SETH

über den

harmonischen

WEG

zur

GESUNDHEIT

SETH

über den harmonischen WEG *zur* GESUNDHEIT

von

Jane Roberts

Vorwort & Epilog von Robert F. Butts

Aus dem Amerikanischen von
Maurizio Vogrig

*Seth*VERLAG

Veröffentlicht vom
Seth-Verlag
c/o smartmyway ag
Wiweg 5
CH-5105 Auenstein
www.sethverlag.ch

Das Original ist erschienen unter dem Titel
THE WAY TOWARD HEALTH
Amber-Allen Publishing, Inc.
P. O. Box 6657
San Rafael, CA 94903

Die ISBN-Nr. lautet 978-1-878424-30-3 für die Originalausgabe

Cover Design: basierend auf Originalausgabe
Satz: basierend auf Originalausgabe
Lektorat: Ursula Lang, Ruth Brandenberger

ISBN: 978-3-907833-11-7

Auch als Kindle-Ausgabe erhältlich bei amazon.de

INHALTSVERZEICHNIS

Einführung von
Robert F. Butts

Der Weg zur Gesundheit ist mehr als ein Bericht über den Aufenthalt – und Tod – meiner Frau Jane Roberts in einem Krankenhaus in Elmira, New York, vor gerade 13 Jahren *(1984)*. Ich wollte schon seit Langem, dass dieses Buch veröffentlicht wird, und ich fühle, ja weiß, dass es noch viel mehr zu bieten hat. Nicht nur hinsichtlich Janes feiner Fähigkeit, in Trance oder einem dissoziierten Zustand für Seth, diese „Energiepersönlichkeitsessenz", als was er sich selbst bezeichnet, zu sprechen, sondern auch in Bezug auf all die enorm komplizierten Herausforderungen, die im Laufe eines menschlichen Lebens auftreten können und es auch tun.

Unser Leben, so habe ich gelernt, verläuft nicht einfach schön und direkt von der „Geburt" bis zum „Tod". Stattdessen sehe ich jeden von uns auf einem höchst kuriosen und verzweigten oder verschlungenen Weg, der auf bekannte und, da bin ich mir jetzt sicher, auch auf unbekannte Weise kreativ ist.

Ah, das ist also die Herausforderung – nämlich, unsere angeborene Kreativität zu verstehen! Wir können versuchen, sie zu formen, sie anzupassen oder gefügig zu machen, aber jedes Leben hat sein eigenes Leben. Was für ein Segen!

Das Leben und die Arbeit meiner Frau zeigen, dass wir sogar schon vor der Geburt Herausforderungen und Ziele erschaffen können, um uns dann im physischen Leben in die Erfüllung dieser Herausforderungen zu stürzen, wenn wir uns Körper, Kleidung und Überzeugungen überziehen. Doch welch großartige, unerwartete Verwicklungen können wir bei diesen Herausforderungen, die wir selbst geschaffen haben, erleben! Dennoch glaube ich, dass wir letztlich verstehen, ob auf bewusster oder unbewusster Ebene – oder beides –, dass wir stets vollkommen wir selbst waren, während wir auf diesem Weg lernten.

Jane starb am Mittwoch, dem 5. September 1984, um 2.08 Uhr morgens im Krankenhaus, nachdem sie dort ein Jahr und neun Monate lang gewissermaßen hilflos gelegen hatte. Es war das dritte Mal seit Februar 1982, dass sie einen Krankenhausaufenthalt hatte antreten müssen.

Nach ihrem Tod schrieben viele Leute, um ihr Mitgefühl zu bekunden und um zu fragen: „Warum?" Sie hatte doch Seth, für den sie etwa 21 Jahre lang gesprochen hatte; außerdem hatte sie mit ihm sechs Bücher veröffentlicht (sowie eine Reihe von Büchern, die sie „allein" geschrieben hatte). Warum hatte Seth sie nicht aus ihrem Dilemma befreit, den magischen Schlüssel im richtigen psychischen Schloss gedreht? Sie war erst 55 Jahre alt, als sie starb. Jane hätte, sagen wir, noch 20 Jahre leben und noch mehr zu unserem Wissen beitragen können, sowohl mit Seth als auch ganz allein. Sie hätte weltberühmt werden können, hätte sie sich entschieden, diesen Weg zu gehen.

Die Antworten auf solche Fragen, die Jane, Seth und ich fanden, sind in diesem Buch zu lesen. Jane war in erster Linie ein Mensch und erst in zweiter Linie eine überaus begabte Sensitive. Im Laufe der Jahre *half* Seth ihr unzählige Male. Überdies gewannen Jane und ich die Erkenntnis, dass es große Bereiche des Wissens und der Gefühlswelt gibt, die noch weitgehend unerforscht sind. Es wäre natürlich schöner gewesen, diese wundersamen Labyrinthe noch intensiver zu erforschen, aber wir haben unser Bestes getan. Seth hilft meiner Frau noch immer, da bin ich mir sicher. Sie sind jetzt vereint, und in umfassenderen Dimensionen begegnen sie auch vielen anderen, die sie aus der „Vergangenheit", „Gegenwart" und „Zukunft" kennen. Angesichts bestimmter Träume glaube ich, dass sich auch Teile meines eigenen Wesens (Seth nennt mich Joseph) anschließen. Und warum auch nicht? So wie Seth die Realität beschreibt, existiert ja alles zur gleichen „Zeit". Ich weiß, es sind knifflige und bisweilen widersprüchliche Konzepte und Fragen, mit denen man sich auseinandersetzen muss, und es sind deren so viele, dass sie für ein ganzes Leben in dieser zeitgebundenen Realität ausreichen.

Dieses Buch zeigt daher meines Erachtens, dass die Wege zur Gesundheit sehr unterschiedlich sein können und es auch sind. Auf eigenwillige und seelisch begründete Art trifft jeder von uns seine eigenen Entscheidungen, so wie es die Menschen schon immer getan haben. Zweifellos zeigt Janes Leben genau das, und zwar auf eine Weise, die keinem von uns auch nur im Entferntesten bewusst war, als wir vor 42 Jahren heirateten.

Während dieser 21 Monate im Krankenhaus sprachen Jane, Seth und ich ausführlich über ihren physischen und psychischen Zustand, und ich hielt alles in meiner selbstentworfenen Kurzschrift fest, so gut ich es unter oft sehr stressigen Bedingungen vermochte. Während dieser ganzen Zeit versäumte ich es aufgrund eines heftigen Schneesturms nur ein einziges Mal, bis zu sechs oder mehr Stunden täglich mit meiner Frau zu verbringen. Nach ihrer Einweisung im April wusste ich wochenlang nicht, ob Jane jemals wieder „medial" arbeiten würde, aber drei Monate später überraschte sie mich, als sie mit einer Reihe von Dialogen begann, die dem „Weltsicht"-Material ähnlich waren, das sie für ihre Bücher über den Psychologen und Philosophen William James und den Maler Paul Cézanne verfasst hatte. Einmal mehr wurde sie durch meine Fragen zur Kunst und zu verwandten Themen inspiriert. „Zumindest habe ich das Gefühl, etwas zu tun, wofür ich geschaffen bin", sagte sie, als sie das neue Projekt begann. Sie beendete es im September 1983 und lieferte dann in den folgenden vier Monaten eine Serie von 71 meist kurzen und überwiegend persönlichen Seth-Sitzungen. Am 2. Januar 1984 beendete sie diese Reihe – und begann am nächsten Tag mit *Der Weg zur Gesundheit*.

Während dieser ganzen Zeit erzählten wir niemandem im Krankenhaus, was genau wir taten – das Personal akzeptierte unsere allgemeine Erklärung, dass wir Schriftsteller seien und „einfach arbeiteten". Das klappte alles sehr gut, obwohl wir oft unterbrochen wurden, wie die Sitzungen zeigen.

Es war jedoch unvermeidlich, dass vieles aus *Der Weg zur Gesundheit* aus der vorliegenden Fassung weggelassen werden musste – nicht von Seths Material, sondern von Janes und meiner Arbeit und von unseren Notizen. Ich schulde der sehr umsichtigen Hilfe von Janet Mills, der Inhaberin von Amber-Allen Publishing, großen Dank. Wir erkannten, dass das Buch sehr lang würde, nähmen wir auch das gesamte Zusatzmaterial zu jeder Sitzung auf. (Ich hatte unter anderem eine Reihe persönlicher Erfahrungen und Einsichten gesammelt, die meiner Meinung nach die Konzepte des Seth-Materials ergänzten.) Aber was sollte man kürzen, wo sollte man aufhören? Dies bedeutete für mich ein Dilemma.

Als Jane 1963 begann, das Seth-Material zu übermitteln, wurde mir schon bald bewusst, was für ein Zeugnis wir hinterlassen würden – nicht in Bezug auf Seth, sondern auf unser Privatleben. Das eine trägt unweigerlich zum anderen bei, was die wunderbare Komplexität von beidem steigert. Schon vor langer Zeit war ich zur Überzeugung gekommen, dass nichts isoliert existiert; einen Teil der Aufzeichnungen wegzulassen, hinterlässt natürlich Lücken. Das ist wahrlich kein origineller Gedanke, aber einer, der meiner Meinung nach bei den oberflächlichen Aktivitäten unseres täglichen Lebens oft ignoriert wird. Andere Facetten unseres physischen und nicht-physischen Lebens könnten uns enorm helfen, würden wir ihnen eine größere bewusste Aufmerksamkeit schenken, unabhängig davon, „wann" sie geschehen sind.

Aber wie können wir – wie kann irgendjemand – mehr vom eigenen Wissen ins Bewusstsein bringen, um es nutzen zu können? Wie können wir uns beispielsweise der Tatsachen und Implikationen unserer Träume und des großen

Einflusses, den sie auf unser Leben ausüben, bewusster werden? Oft stellen unsere Träume ein Tor zu anderen Realitäten dar. Doch ich weiß, dass wir immer tiefer in unsere Psyche vordringen; Janes Arbeit mit Seth sowie ihre Gedichte und anderen Schriften zeigen das. Die großen Geschenke unserer Psyche sind alle dort zu finden und warten …

Robert F. Butts
Elmira, New York
September 1997

TEIL EINS

DILEMMATA

KAPITEL 1

DER ZWECK DIESES BUCHES, UND EINIGE WICHTIGE BEMERKUNGEN ÜBER LEBENSFREUDE UND GESUNDHEIT

3. JANUAR 1984,
16.50 UHR, DIENSTAG

Heute Morgen um 10.00 Uhr nahm ich ein besonderes Paket vom Postboten entgegen – eine französische Übersetzung von Das Individuum und die Natur von Massenereignissen. Auch andere unserer Bücher werden zurzeit übersetzt.

Ich verließ das Haus, um zur Post zu gehen und um Janes Schreibmaschine zur Reinigung zu bringen. So kam ich heute Nachmittag zwanzig Minuten später in Janes Krankenhauszimmer 330 an. Heute war es wärmer – 0 Grad.

Meine Frau kam verspätet von der Hydro[1] zurück – das Pflegepersonal war sehr beschäftigt. Auch das Essenstablett kam nicht rechtzeitig, dann aß Jane aber reichlich zu Mittag.

15.15 Uhr. Jane begann mit der Lektüre der gestrigen Sitzung – und sie kam sehr gut voran, sogar noch besser als gestern. Um 15.35 Uhr war sie fertig. „Wenn deine Augen weiterhin besser werden", sagte ich, „brauchst du am Ende vielleicht eine schwächere Brille." Sie war sichtlich überrascht von diesem Gedanken, aber warum auch nicht? Meine Augen waren vor ein paar Jahren auch besser geworden.

15.40 Uhr. Ich schnitt Janes Finger- und Fußnägel. Die Arbeit ging leichter von der Hand als früher – und tatsächlich lockerten sich die gekrümmten Finger an ihrer rechten Hand beträchtlich, während ich an ihnen arbeitete. Eine weitere Verbesserung, sagte ich ihr.

Eine neue Krankenschwester, Betty, nahm alle Vitalwerte von Jane auf. Ich bearbeitete die Post, während Jane ein Bonbon aß und eine Zigarette rauchte. Ich dachte, sie würde auf eine Sitzung verzichten, weil es schon so spät war, aber schließlich

---

1 *Hydro* ist die Abkürzung des Personals für die Hydrotherapie-Abteilung des Krankenhauses. Jeden Morgen wird Jane auf eine Liege gehoben, die in eine große Wanne mit sanft wirbelndem warmem Wasser abgesenkt wird, das ihren ganzen Körper massiert. Die Behandlung ist sehr entspannend, sehr wohltuend, vor allem bei Dekubitus-Beschwerden.

entschied sie sich dann doch für eine kurze Sitzung, als es Zeit war, sie in Seitenlage zu drehen.)

Nun: Ich wünsche euch erneut einen schönen guten Tag.

(„Guten Tag, Seth.")

Ich werde kurz etwas sagen.

Ich wollte dich wissen lassen *(Pause)*, dass es neue Entwicklungen in Bezug auf die Situation mit der [Kranken]-Versicherung gibt, und zwar zu euren Gunsten.

(„Oh. Okay.")

Ein kleiner Hinweis: <u>Wenn es dir möglich ist</u>, kann eine sanfte Massage von Ruburts[2] <u>Zehenspitzen</u>, an den Nägeln und vielleicht ein wenig hinunter zu den ersten Gelenken, dazu beitragen, die gesamte Durchblutung des Körpers zu verbessern. Bisher war er nicht in der Lage, darauf zu reagieren. Das erfordert nur ein paar Augenblicke.

Wie stets bildet das Sitzungsformat einen eigenen, die Heilung fördernden Rahmen.

Ich mag zurückkehren oder auch nicht, ganz entsprechend den Rhythmen, von denen ich gesprochen habe, aber wisst, dass ich stets präsent und für euch erreichbar bin.

(„Nun, wir haben noch Zeit, wenn du noch etwas sagen möchtest."

Pause.) Ich möchte nur ein paar Bemerkungen machen. Wie ihr wisst oder vermutet habt, lasse ich tatsächlich Buchdiktat einfließen – in unserem eigenen Tempo und mit Rücksicht auf die Umstände. Es sollte relativ einfach sein, diese Teile zu identifizieren –,

(„Ja.")

– und Ruburt wird dies auf alle Fälle tun können, wann immer du Schwierigkeiten hast zu erkennen, wann ein Teil beginnt und ein anderer endet.

(„Das ist kein Problem. Hast du schon eine Idee für einen Titel, oder willst du damit noch warten?")

Ich werde euch dieses Material später zusammen mit anderen einleitenden Passagen geben.

---

2 Als Seth im Januar 1970 begann, *Seth Spricht* zu diktieren, sagte er uns: „Ich schreibe dieses Buch unter der Mitwirkung einer Frau, die ich sehr liebgewonnen habe. Anderen erscheint es seltsam, dass ich sie mit ‚Ruburt' und ‚er' anspreche, aber Tatsache ist, dass ich sie zu anderen Zeiten und an anderen Orten unter anderen Namen gekannt habe. Sie war sowohl Mann als auch Frau, und die Gesamtidentität, die diese diversen Leben gelebt hat, kann mit dem Namen Ruburt umschrieben werden."

(„Okay."

„Oh, ich bin's", sagte Jane.

16.56 Uhr. Jane sagte, dass sie nach dem letzten Satz von Seth sofort den Eindruck hatte, der Titel des Buches würde Der Weg zur Gesundheit lauten. Sie hatte ihn nicht von Seth erhalten, vielmehr war er ihr einfach eingefallen. Und ich erwiderte, ihre Erklärung erinnere mich daran, dass mir derselbe Gedanke schon ein paar Mal gekommen sei, sobald ich mir ziemlich sicher war, dass Seth dabei war, Buchmaterial zu liefern.

Als ich nachsah, bestätigte sich meine ursprüngliche Vermutung, dass sie in Band eins von Die „unbekannte" Realität bereits einen ersten Entwurf für Der Weg zur Gesundheit verfasst hatte. Dieses Buch war 1977 veröffentlicht worden. Siehe dort Anhang 7.

„Die erste Zeile der Sitzung ist sehr amüsant", sagte ich und las ihr Seths Aussage über die Versicherungsangelegenheit vor. Ich war überrascht, denn ich hatte nicht erwartet, dass er heute etwas dazu sagen würde.

„Kurz bevor ich sagte, ich würde eine Sitzung durchführen, kam mir dieser Gedanke", sagte Jane. „Ich wusste, dass er von Seth stammte." Vor Beginn der Sitzung hatte sie keine Zeit mehr gehabt, mir davon zu erzählen.

Eine Anmerkung [die Details dazu finden sich in meiner Sammlung von Time-Magazinen]: Heute fand die Befreiung des amerikanischen Piloten durch den Besuch von Reverend Jesse Jackson bei Präsident Assad in Syrien statt. Das ist eine große moralische und politische Leistung Jacksons, vor allem, weil Präsident Reagan nicht wollte, dass er nach Syrien geht.

Von größerer Bedeutung scheint aber, zumindest oberflächlich betrachtet, die Bereitschaft Assads zu einem Dialog mit der westlichen Welt zu sein – eine ziemlich unerwartete Entwicklung, wie ich fand. Als ich die heutigen Ereignisse mit Jane besprach und sie im Fernsehen verfolgte, kam mir der Gedanke, dass sie zumindest den Beginn jener sehr positiven Weltereignisse signalisieren könnten, die Seth in der Sitzung vom 28. Dezember 1983 für das kommende Jahr erwähnt hatte. Jane wusste es nicht, und ich möchte auch keine voreiligen Schlüsse ziehen. Seth hatte jedoch gesagt, dass viele Länder ihre Bündnisse ändern würden. Syrien ist jetzt mit Russland verbündet. „Das wird interessant", sagte ich zu Jane).

4. JANUAR 1984,
15.54 UHR, MITTWOCH

(In der gestrigen Sitzung hatte Seth gesagt, es gäbe neue Entwicklungen in Bezug auf die Situation mit der Krankenversicherung, und zwar zu unseren Gunsten. Es scheint, dass er, unter Berücksichtigung dessen, was unser Anwalt mir heute Morgen über die Gespräche mit dem Krankenhaus, den Ärzten und Blue Cross – unserer Krankenversicherung – erzählte, soweit recht hat.

Während wir uns unterhielten, aß Jane ordentlich zu Mittag. Als ich später Briefe beantwortete, begann sie mit der Lektüre der gestrigen Sitzung, was ihr, die Seiten wie üblich in der linken Hand haltend, wieder sehr gut gelang. Sie erzählte, sie sei gestern Abend vorübergehend etwas deprimiert gewesen und habe sich gefragt, ob sie jemals wieder auf einer Straße spazieren gehen würde, aber sie habe sich rasch wieder gefangen, indem sie zu sich selbst „streich das" gesagt und sich an Seths Material erinnert habe.

Sie dachte auch an ein Kapitel mit dem Titel „Du und deine Nahrung" in Seths neuem Buch – und ertappte sich dabei, wie sie darüber grübelte, vielleicht etwas Falsches im Buch zu schreiben und Menschen damit in die Irre zu führen – weitere Anzeichen für alte Gewohnheiten. „Aber dann", sagt sie, „habe ich mir gesagt, dass ich mir selbst und Seth vertrauen soll, und ich habe gesagt, zum Teufel damit!"

„Das musst du auch", sagte ich. „Etwas anderes können wir uns auch nicht mehr erlauben. Behalte das Wort ‚Vertrauen' im Hinterkopf."

Als die Krankenschwester Janes Temperatur maß, zeigte sie 37,1 Grad an. „Mein Gott", scherzte ich, „das ist fast perfekt."

Jane wollte nicht länger auf irgendwelche Leute warten, die ihre Vitalwerte, wie Blutdruck und Temperatur, messen würden, und darum begann sie mit der Sitzung.)

Nun: Ich wünsche euch einen weiteren schönen Tag.

(„Danke gleichfalls, Seth.")

Der Lebenswille kann durch Zweifel, Ängste und verstandesmäßige Rechtfertigungen beeinträchtigt werden.

Manche Menschen wollen zum Beispiel unbedingt leben, während sie gleichzeitig versuchen, sich vor dem Leben zu <u>verstecken</u>. Das bringt sie natürlich in einen Konflikt. Solche Menschen hemmen ihre Entwicklung und ihren Fortschritt. Sie machen sich übermäßig Sorgen um ihre Sicherheit. Sollte einer meiner Leser so empfinden, kann es sein, dass er diese Gefühle sogar vor sich selbst verbirgt. Solche Menschen konzentrieren sich auf alle Gefahren, die in der Gesellschaft ihres Heimatlandes oder in anderen Teilen der Welt lauern, sodass ihre ursprünglich allgemeine Sorge um die Sicherheit schließlich eine ganz natürliche, rationale Reaktion auf Bedingungen zu werden scheint, über die sie keine Kontrolle haben.

(Pause.) In Wirklichkeit handelt es sich jedoch um eine Art Paranoia, die zu einer so starken Reaktion werden kann, dass sie das Leben einer Person beherrscht und alle ihre Aktivitäten beeinträchtigt. Sollte dies einem meiner Leser widerfahren sein, kann er sich vielleicht in verschiedenen Szenarien wiedererkennen. Er könnte ein „Prepper" sein und Vorräte für den Fall einer nuklearen Katastrophe anlegen. Es könnte ihm so vorkommen, als sei es gerechtfertigt, sich und seine Familie vor einer Katastrophe zu schützen. In vielen solchen Fällen, in denen die Menschen so besorgt über das Auftreten von Gefahren aus der Außenwelt sind, sind sie jedoch vielmehr über die Natur ihrer <u>eigenen Energie</u> besorgt und haben Angst, dass diese sie zerstören könnte.

(16.03 Uhr.) Anders ausgedrückt bedeutet das, dass sie der Energie ihres eigenen Lebens nicht vertrauen. Sie haben kein Vertrauen in das natürliche Funktionieren ihres Körpers oder akzeptieren dieses Funktionieren nicht als ein Geschenk des Lebens. Stattdessen stellen sie es immer wieder infrage – manchmal halten sie tatsächlich den Atem an und warten darauf, dass etwas schiefgeht.

Andere Menschen behindern sogar die Körperteile, die für die Mobilität zuständig sind, sodass sie hinken, ihre Muskeln anspannen oder ihren Körper auf andere Weise manipulieren, was letztlich dazu führt, dass sie sich nur noch vorsichtig und zögerlich bewegen können. Manche können sich sogar dazu bringen, schwere Unfälle zu verursachen, bei denen sie Teile ihres Körpers opfern, um ein Gefühl –

(16.07 Uhr. Die Krankenschwester kam herein, um Janes Blutdruck zu messen. Jane bat um ein eisgekühltes Ginger Ale. Sie sagte, es gehe ihr – offensichtlich – gut und fügte hinzu, dass sie, wenn sie einen Satz für Seth spräche, spüre, wie auch die anderen Sätze oder diejenigen, die mit dem gesprochenen Satz zusammenhingen, kommen würden. „Auch wenn ich beispielsweise einen Satz spreche, der ganz unten ist, wie etwa ein Ziegelstein am Fuße eines Gebäudes, weiß ich, welche Sätze oben auf dem Gebäude sind."

Ich las ihr diese Anmerkung vor, und sie bestätigte, dass sie genau das wiedergibt, was sie gerade gesagt hatte. „Es ist fast so, als würde ich unmittelbar eine neue hohe Struktur wahrnehmen, nur dass sie aus Wörtern besteht."

Nachdem sie das Ginger Ale bekommen hatte, las ich ihr den Sitzungstext vor, den sie bis dahin übermittelt hatte, und stellte dann sicher, dass die Tür zu Zimmer 330 so weit wie möglich geschlossen war. Weiter um 16.17 Uhr.)

– einer falschen Sicherheit beizubehalten.

Diese eher selbstbetrügerischen Gefühle sind nicht tief im Unterbewusstsein verborgen, wie man vielleicht vermuten könnte. Vielmehr handelt es sich in den meisten Fällen um ganz bewusste Entscheidungen, die irgendwann einmal auf ganz vordergründigen Ebenen getroffen wurden.

(Lange Pause um 16.19 Uhr.) Diese geraten nicht in Vergessenheit; vielmehr <u>verschließen solche Menschen sozusagen ihre Augen</u> vor diesen Entscheidungen <u>und tun so, als gäbe es sie nicht</u> (unterstrichen), nur damit ihr Leben scheinbar reibungslos verläuft und sie ihr Gesicht vor sich selbst wahren können, obwohl sie genau wissen, dass ihre Entscheidungen in Wirklichkeit auf sehr wackligen Beinen stehen.

Ich möchte die Dinge nicht vereinfachen, aber solche Entscheidungen können <u>bei Kindern</u> sehr leicht erkannt werden. Ein Kind fällt vielleicht hin und schürft sich das Knie auf – so sehr, dass es zumindest vorübergehend humpelt. Ein solches Kind ist sich des Grundes für diese Sache oft sehr bewusst. Es gibt womöglich offen zu, dass der verletzte Körperteil absichtlich gewählt wurde, um eine gefürchtete Prüfung in der Schule zu verpassen, und das Kind könnte durchaus der Meinung sein, die Verletzung sei ein geringer Preis für den gewünschten Effekt, den sie bewirkte.

Ein Erwachsener könnte unter denselben Umständen eine Verletzung erleiden, um ein gefürchtetes Ereignis im Büro zu vermeiden – aber der Erwachsene würde sich vielleicht für eine solche Reaktion schämen und sie deshalb vor sich verbergen, um sein Selbstwertgefühl zu wahren. In solchen Fällen haben Erwachsene jedoch das Gefühl, Opfer von Ereignissen zu sein, über die sie wenig oder gar keine Kontrolle haben.

(16.27 Uhr.) Tritt die gleiche Art von Ereignis immer wieder auf, kann ihre Angst vor der Welt und den täglichen Ereignissen wachsen, bis sie völlig irrational wird. Dennoch können in den meisten Fällen diese Entscheidungen leicht erkannt werden – aber solange diese Menschen entschlossen sind, ihr „Gesicht zu wahren", werden sie sich einfach weigern, diese Entscheidungen als ihre eigenen zu akzeptieren. Aber die Menschen <u>entscheiden</u> (unterstrichen) sich zu leben, zu handeln oder nicht zu handeln. Sie <u>entscheiden</u> (unterstrichen) weitgehend über die Ereignisse ihres Lebens – ob sie sich das eingestehen wollen oder nicht – und sie <u>entscheiden</u> (unterstrichen) sich für den Tod.

(16.32 Uhr.) Anmerkungen.

All dies trifft natürlich auch auf Ruburts Situation zu – denn seinerzeit hat er sich in der Tat für die Unbeweglichkeit <u>entschieden</u> und war bereit, bestimmte Arten der Bewegung zu opfern, um <u>andere</u> Arten der psychischen Bewegung sicher zu nutzen, weil er Angst vor seiner spontanen Natur oder seinem spontanen Selbst hatte.

Er hatte Angst, dass es <u>aus eigennützigen Gründen</u> handelte, die vielleicht nicht die seinen waren – zumindest glaubte er das. Jetzt beginnt er zu verstehen, dass seine Energie das Geschenk seines Lebens ist – die <u>ausgedrückt</u> und nicht unterdrückt werden soll –, und er versteht endlich wieder, dass <u>Spontaneität über eine eigene Ordnung verfügt</u>.

Er hat dir gerade gesagt, er spüre eine hohe Struktur aus Wörtern, wenn er für mich zu sprechen beginne, und er lässt diese Struktur ohne zu zögern entstehen *(nachdrücklich)*. Dasselbe gilt für seine Fähigkeit, sich zu bewegen und zu gehen; je mehr er seiner Energie vertraut, desto mehr bildet seine Spontaneität ihre eigene schöne Struktur, die in der spontanen physischen <u>Kunst</u> des Gehens resultiert – und er ist in der Tat auf einem guten Weg. Die Veränderungen haben bereits in seinem Geist begonnen, und sie <u>werden</u> (unterstrichen) körperlich zum Ausdruck kommen. Es ist kein Zufall, dass sich das Wort „werden" als Verb auf die Zukunft bezieht, wie etwa in einer Zeile wie „es wird geschehen", sich aber auch auf die Entscheidungsfreiheit des Geistes beziehen kann, wenn es als Hilfsverb benutzt wird, wie in „etwas werden lassen".

Ich mag zurückkehren oder auch nicht, ganz entsprechend den Rhythmen, von denen ich gesprochen habe, aber wisst, dass ich stets präsent und für euch erreichbar bin.

(„Danke, Seth."

16.39 Uhr. „Das ist deine bisher längste Sitzung", sagte ich. Jane stimmte zu. Sie trank einen Schluck Ginger Ale und rauchte eine Zigarette, während ich ihr den Rest der Sitzung vorlas. Sie ist sehr gut.

„Ich wollte dich beim Vorlesen nicht unterbrechen", sagte Jane, „aber ich begann wahrzunehmen, was er über eine ganze Reihe von Dingen sagen wird … Er wird auf Epilepsie eingehen und sagen, sie sei eine Folge der Angst vor der eigenen Kraft, die man deshalb kurzschließt. Dasselbe gilt für Sekundärpersönlichkeiten, damit man seine Taten auf jemand anderen schieben kann.

Ich habe auch mitbekommen, dass er sagen wird, dass wir im Normalfall keinen bewussten Zugang zu allen Informationen haben, über die wir zu einem bestimmten

Zeitpunkt verfügen, weil wir sie nur schwer einordnen könnten – dass wir uns ihrer aber sehr wohl bewusst seien und nur aus praktischen Gründen so tun, als ob wir es nicht wären. Er hat das schon einmal gesagt – dass die sogenannten unbewussten Anteile in uns durchaus bewusst sind."

19.10 Uhr. Ich verließ Jane nach unserem Gebet, das ich immer mit ihr spreche, und ging im ACME-Supermarkt im Süden von Elmira einkaufen. Um 21.45 Uhr war ich mit dem Abendessen fertig.

Ich möchte noch anmerken, dass mich einiges vom heutigen Seth-Material an Janes eigenes Material über das „sündhafte Selbst" erinnert. Wahrscheinlich ist das in diesem Buch zumindest teilweise unvermeidlich …)

5. JANUAR 1984,
16.25 UHR, DONNERSTAG

(Heute Morgen tippte ich die gestrige Sitzung ab und kam erst nach 10.30 Uhr dazu, an Träume, „Evolution" *und Werterfüllung zu arbeiten. Ich traf auch Vorkehrungen, damit unsere Steuersachen für das Jahr 1983 erledigt würden. Alles klappte zwar gut, aber ich verlor Zeit – und als ich heute Nachmittag in Zimmer 330 ankam, juckten meine Beine wieder, was ich Jane erzählte.*

Heute war es wärmer – über 2 Grad. Das Eis auf der Einfahrt schmolz. Ich hatte gestern Abend und heute Morgen Steinsalz gestreut.

Jane sagte, sie habe heute Morgen lange auf die Hydrotherapie warten müssen. Sie hat viele Krämpfe und befürchtet, dass sich der Katheter gestern so sehr lockerte, dass er heute Abend gewechselt werden muss. Sie sah ihren Arzt kurz während der Hydrotherapie.

Eine der Pflegehelferinnen kam auf einen Besuch vorbei. Sie hatte sich in der Vergangenheit schon einmal verletzt und jetzt einen erneuten Schaden erlitten, als sie stürzte und sich einige der Klammern in ihrem Bein verdrehten oder herausgerissen wurden. Nun wurde ihr eine längere Genesungszeit vorhergesagt. Während der Unterhaltung bemerkten Jane und ich rasch die negativen Suggestionen, die ihr Arzt ihr gegeben hatte. Sie erzählte uns auch, dass eine andere Krankenschwester mindestens eine Woche lang wegen einer Rückenzerrung, die sie sich offensichtlich beim Versuch, einen Patienten zu heben, zugezogen hatte, ausfallen würde.

Das brachte uns dazu, über die Angestellten in Krankenhäusern nachzudenken – es schien, als wären alle ziemlich oft krank.

Jane aß ordentlich zu Mittag und begann dann um 15.05 Uhr mit der Lektüre der gestrigen Sitzung. Sie kam einigermaßen zurecht, wenn auch nicht so gut wie gestern, und hatte um 15.34 Uhr schließlich die sechs Seiten durch. Sie konnte die Seiten aber ganz gut mit ihrer linken Hand halten. Jane sagte, ihre Sehleistung habe stark geschwankt, und sie habe sich beim Lesen anstrengen müssen. Ich sah, dass ihre Augen sehr rot waren, als ich ihr Tropfen verabreichte.

15.45 Uhr. Ich las Jane eine Reihe der letzten Sitzungen vor. Sie erzählte mir von einem lebhaften Traum, den sie letzte Nacht gehabt hatte und in dem sie spazieren ging, mitten auf einer Straße neue Kleider anzog, das Krankenhaus verließ und eine Straße überquerte, um in einen Discountladen zu gehen, und sich hübsche Schmuck-stücke ins Haar steckte. Ich sagte, es sei ein ausgezeichneter Traum gewesen, der ein-mal mehr die Bühne für ihr zukünftiges Gehen vorbereitet habe. Sie stimmte zu. Ich erledigte ein paar Briefe.

16.00 Uhr bis 16.11 Uhr. Eine Krankenschwester nahm Janes Vitalwerte auf – Temperatur: 36,9 Grad. Als alles wieder ruhig war – außer der Patientin Karina, die im Nebenzimmer herumschrie –, sagte Jane, sie würde gerne eine kurze Sitzung durchführen.)

Nun: Ich wünsche euch einen weiteren schönen guten Tag.

(„Guten Tag, Seth.")

Menschen, die an Epilepsie leiden, haben auch vor ihrer eigenen Energie Angst.

Sie vertrauen ihr nicht, und sie vertrauen auch den spontanen Anteilen ihres Selbst nicht. Sie haben Angst, ihre Energie könnte andere angreifen, wenn sie nicht kontrolliert wird, und so schließen sie sie kurz und bekommen Anfälle, die sie vorübergehend selbst hilflos machen.

Menschen mit sogenannten Sekundärpersönlichkeiten haben ebenfalls Angst vor ihrer Energie. Sie teilen sie auf, sodass sie scheinbar *(lange Pause)* zu verschie-denen Persönlichkeiten gehört, und daher wird sie auch faktisch aufgeteilt. Im Grunde genommen gibt es in solchen Fällen keine echte Amnesie, auch wenn es so scheint. Die betroffenen Personen sind sich ihrer Handlungen jederzeit bewusst, aber sie verhalten sich auf eine Weise, die nicht durchgängig ist – das heißt, die Hauptpersönlichkeit scheint sich nicht ausgeglichen zu verhalten, weil sie aufgespalten oder, wie gesagt, scheinbar aufgeteilt ist. Durch diesen psycho-logischen Kniff wird die sogenannte Hauptpersönlichkeit geschickt daran gehin-dert, ihre gesamte Energie zu einem bestimmten Zeitpunkt zu nutzen.

(Lange Pause.) Die betroffenen Personen tun so, als hätten sie keine Erinne-

rung an die Existenz oder die Handlungen der anderen Persönlichkeiten. Diese Persönlichkeiten <u>speichern</u> jedoch ihre Energie, sodass eine Persönlichkeit oft ein explosives Verhalten an den Tag legt oder bestimmte Entscheidungen trifft, die <u>scheinbar</u> (unterstrichen) den Wünschen der Hauptpersönlichkeit zuwiderlaufen. Auf diese Weise *(Pause)* können verschiedene Arten von Verhalten zutage treten, und obwohl es den Anschein hat, dass viele Entscheidungen von einem Teil des Selbst getroffen werden, ohne dass ein anderer Teil des Selbst etwas davon weiß, ist das normalerweise nicht der Fall. Tatsächlich ist die Hauptpersönlichkeit in der Lage, viele verschiedene Arten von wahrscheinlichen Handlungen auszudrücken, aber die Gesamtpersönlichkeit wird daran gehindert, mit ihrer vollen Energie oder Kraft zu handeln. Stattdessen wird die Energie in andere Kanäle umgelenkt.

In der Tat sind alle Teile des Selbst bewusst, und sie sind sich im Grunde auch <u>gegenseitig bewusst</u>, auch wenn sie um des Funktionierens willen scheinbar voneinander getrennt oder isoliert sind.

(Pause um 16.37 Uhr.) Anmerkungen.

Lies Ruburt ein paar Tage lang – wann immer möglich – die Teile der gestrigen Sitzung vor, in denen es um seine Verfassung geht.

Ich mag zurückkehren oder auch nicht, ganz entsprechend den Rhythmen, von denen ich gesprochen habe, aber wisst, dass ich stets präsent und für euch erreichbar bin.

(„Okay. Danke.“

16.40 Uhr. Ich sagte Jane, ich hätte gedacht, sie würde länger sprechen, aber sie sagte, sie habe oft das Gefühl, dass ich, wenn sie es täte, nie dazu käme, die Sitzungen abzutippen. „Ich habe gemerkt, dass du gegen 19 Uhr langsam nervös wirst“, sagte sie. Es stimmt, dass ich dann oft schon unruhig und müde bin, aber Ausnahmen kann ich immer machen. „Du würdest an Träume nicht mehr arbeiten können, müsstest du längere Sitzungen tippen“, fügte sie hinzu. Das ist wohl wahr.

Ich habe selbst auch schon daran gedacht, ihr die hervorragende gestrige Sitzung als eine Art Erinnerung immer wieder vorzulesen.)

6. JANUAR 1984,
16.22 UHR, FREITAG

(Der Tag war erneut vergleichsweise warm – etwa 3 Grad –, als ich mich auf den Weg zu Zimmer 330 machte.

Jane fühlte sich wohl, obgleich sie sagte, dass sie vor und nach der Hydro wieder lange habe warten müssen. Das Ganze ist nicht besonders gut organisiert oder es ist einfach zu viel los. Jane belasteten die Hydro-Situation, das Warten, die neuen Leute, die sie hochhoben und nicht wussten, wie und so weiter. Ich hatte selbst einige neue Krankenschwestern oder Hilfskräfte kennengelernt. Eine von ihnen schaute nach ihrer eigenen Therapie kurz herein – sie sehe nicht gut aus, sagte Jane. Ich selbst vermute, dass die Leute, die dort arbeiten, nach einer Weile von dieser Arbeit einfach genug haben und dann selbst krank werden, um sich zu erholen oder bezahlten Urlaub zu erhalten.

Jane aß jedoch tüchtig zu Mittag, obwohl sie einige Krämpfe hatte. Ich sagte ihr, dass mein Juckreiz seit gestern deutlich nachgelassen habe. „Es gibt nur eine Antwort", erwiderte ich auf ihre Bemerkungen über das Krankenhaus. „Ich weiß", sagte sie, „und genau das versuche ich ja." Dies sei, fügte ich hinzu, in der Tat der einzige Weg, um all die zugrunde liegende Negativität an diesem Ort loszuwerden. Manchmal fragte ich mich, warum Janes Körper das nicht noch viel deutlicher erkannte und dafür sorgte, dass ihr physischer Körper sich noch schneller heilte, damit wir von hier endlich verschwinden <u>könnten</u>.

15.16 Uhr. Jane begann mit der Lektüre der gestrigen Sitzung und machte ihre Sache recht gut – besser als gestern. Sie war um 15.25 Uhr damit fertig; ich kümmerte mich währenddessen um die Post. Um 15.36 Uhr kam eine neue Krankenschwester, um ihre Temperatur zu messen – 36,8 Grad. Um 15.50 Uhr maß eine andere Schwester ihren Blutdruck.

Nachdem sie am 10. November 1982 eine Sitzung durchgeführt hatte, vergingen elf Monate bis zu ihrer nächsten Sitzung am 9. Oktober 1983. In der Zwischenzeit musste sie am 20. April 1983 ins Krankenhaus eingeliefert werden. Jetzt, ab 16.00 Uhr, las ich ihr einige der Sitzungen vor, die sie seit deren Wiederaufnahme im Oktober durchgeführt hatte. Sie enthalten viele gute Punkte, und ich möchte sie nicht in Vergessenheit geraten lassen. Jane sagte, sie wolle eine Sitzung. Wir machten uns über ihren völligen Bewegungsmangel in letzter Zeit Gedanken.)

Nun: Ich wünsche euch einen weiteren schönen guten Tag.

(„Guten Tag, Seth.")

Das Konzept des sündhaften Selbst wird in unserem Buch zwar nicht im Vordergrund stehen, aber wir werden uns sicherlich mit den zahlreichen nachteiligen Vorstellungen der verschiedenen Religionen befassen – Vorstellungen, die vielen Menschen das Gefühl geben, das Selbst sei tatsächlich eher sündhaft als gesegnet.

Das Selbst ist in der Tat gesegnet, und allein die Vergegenwärtigung dieser Tatsache kann negative Überzeugungen oft kurzschließen, vor allem, wenn sie nicht zu tief sitzen.

Was Ruburts Bewegungen betrifft, so folgt der Körper seinen eigenen Rhythmen, die manchmal einerseits offenkundige, spürbare Übungen und Aktivitäten mit sich bringen, während er sich andererseits innerlich trainiert und sozusagen alle Vorbereitungen für die anderen späteren Übungen und Bewegungen trifft. Das schien zum Beispiel, wenn auch nur vorübergehend, der Fall zu sein, als Ruburt plötzlich wieder selbst essen konnte, doch diese äußere Verbesserung folgte auf viele innere Vorgänge, die bis dahin nicht in dieser besonderen Weise miteinander <u>verbunden</u> waren.

(Pause um 16.27 Uhr.) Die Lektüre einiger früherer Sitzungen dieser Reihe wird euch auch an die Fortschritte erinnern, die sich seit dem Beginn dieser Sitzungen *(am 9. Oktober 1983)* eingestellt haben, und die daher noch weitere Verbesserungen erlauben.

Ich mag zurückkehren oder auch nicht, ganz entsprechend den Rhythmen, von denen ich gesprochen habe, aber wisst – einmal mehr –, dass ich wirklich stets präsent und für euch erreichbar bin.

(„Okay."

16.29 Uhr. Ich las Jane die Sitzung vor. Wir dachten, seine Bemerkung über das sündhafte Selbst könnte dadurch ausgelöst worden sein, dass ich ihr heute meine Frage an ihn vom letzten Oktober vorgelesen hatte – welche Rolle das sündhafte Selbst bei ihren Herausforderungen spielen könnte.

16.45 Uhr. Ich wollte Janes rechtes Bein trainieren, während sie noch auf dem Rücken lag, was Seth als tägliche Maßnahme vorgeschlagen hatte, aber sie wollte warten, bis ich sie umgedreht hatte. Ich massierte auch ihre Zehenspitzen mit Oil of Olaz, wie Seth es angeregt hatte. Das rechte Bein ließ sich gut bewegen. Jane sagte, dass die Berührung der Zehen Gefühle in ihren Beinen auslöste – wie Seth es vorausgesagt hatte.

Als ich um 17.15 Uhr einnickte, nachdem ich meine dehypnotisierende Massage von Jane beendet hatte, erinnerte ich mich an den Traum der vergangenen Nacht.

Nach dem Nickerchen schilderte ich ihn Jane und sagte, dass ich das schon früher habe tun wollen, damit Seth sich dazu äußern könnte. Ich hatte – in Farbe – geträumt, dass Jane sich ihr rechtes Bein mehrmals an der gleichen Stelle gebrochen hatte. Es ging dabei auch um Versicherungsprobleme. Ich wachte schweißgebadet auf und musste schließlich aufstehen, um etwas Natron einzunehmen, damit sich mein Magen beruhigte. Danach schlief ich gut.

Nach ein paar Minuten sagte Jane, der Traum könnte mit den Verletzungen zusammenhängen, die die Schwesternhelferin an ihrem eigenen lädierten Bein erlitten hatte – dem Bein, das innen genagelt worden war und auf das ich in einer Sitzung vor Kurzem eingegangen war. Die negativen Suggestionen des Arztes ihr gegenüber könnten dabei eine Rolle gespielt haben.

Dann erzählte mir Jane, auch sie habe in der vergangenen Nacht einen negativen Traum gehabt. Eine Frau, der sie begegnete, hatte Gesichtskrebs und nahm das Medikament Interferon zur Behandlung. Die Frau teilte Jane mit, dass sie die gleiche Art von Gesichtshaut habe wie sie selbst – mit all den damit verbundenen negativen Suggestionen.

Es scheint fast so, als hätten Jane und ich unsere beunruhigenden Träume zeitgleich gehabt. Wir waren uns einig, dass sie lediglich Ängste von uns darstellten – dass sie in keiner Weise wörtlich zu nehmen oder präkognitiv seien.)

7. JANUAR 1984,
16.11 UHR, SAMSTAG

(Heute war es kälter – minus 2 Grad –, als ich mich zu Zimmer 330 aufmachte. Am Vormittag hatte ich eine Stunde lang an den Steuern und an Träume *gearbeitet. Niemand rief während dieser Zeit an.*

Ich hatte mir vorgestellt, dass Jane gegen 11.00 Uhr nach der Hydro in ihr Zimmer zurückkehren würde, aber als ich dort ankam, sagte sie, sie sei erst gegen Mittag wieder in ihrem Zimmer gewesen. Sie hatte gerade frische Verbände angelegt bekommen und war umgedreht worden, als ich ankam. Sie aß jedoch gut zu Mittag, und es schien ihr ganz gut zu gehen.

14.45 Uhr. Ich begann mit der Bearbeitung der Post, und Jane las die gestrige Sitzung. Sie sauste nur so hindurch – es lief ihr so gut wie seit einiger Zeit nicht mehr – und war um 14.55 Uhr damit fertig, was wirklich sehr gut war.

15.00 Uhr. Dana kam herein, um Janes Katheterbeutel, oder Foley, wie ihn alle nennen, zu leeren. Shawn maß um 15.20 Uhr ihre Temperatur – 36,9 Grad; und um 15.45 Uhr verabreichte Lynn Jane Augentropfen.

Zwischen all diesen Aktivitäten erwähnte ich, als wir für einige ruhige Momente allein waren, Jane gegenüber eine Frage, die mir gestern Abend eingefallen war; ich hoffte, Seth würde darauf eingehen. Die Frage war durch einen Satz von mir in den Notizen zur gestrigen Sitzung ausgelöst worden, in dem ich schrieb, dass ich mich manchmal fragte, warum Janes Körper, insbesondere ihr Körperbewusstsein, nicht einfach zu einem noch stärkeren Grad die Kontrolle übernähme und dafür sorgte, „dass ihr physischer Körper sich noch schneller heilte", damit wir aus dem Krankenhaus verschwinden <u>könnten</u>. Ich hatte bemerkt, dass Jane darauf emotional reagiert hatte, als sie diese Zeile gestern laut las, und das brachte mich zum Nachdenken.

Die Frage enthält viele Aspekte. „Vielleicht kommt so etwas sogar an Orten wie diesem Lourdes vor", sagte ich. „Wäre das nie der Fall, hieße das, dass das Körperbewusstsein immer den anderen, dominanteren Persönlichkeitsanteilen untergeordnet wäre, und ich glaube auch nicht, dass das stimmt. Denn wäre das der Fall und ginge alles schief, dann müsste das Körperbewusstsein sogar seinen eigenen Tod nahen sehen, ohne etwas dagegen tun zu können …"

Ich erinnerte Jane auch daran, dass wir gerne ein paar Worte von Seth zu unseren negativen Träumen von vorgestern Nacht hätten, die ich in der gestrigen Sitzung beschrieben hatte.)

Nun: Ich wünsche euch einen weiteren schönen guten Tag.

(„Danke gleichfalls, Seth.")

Das Körperbewusstsein ist selbst schon voller Überschwang, Vitalität und Kreativität. Jeder noch so mikroskopisch kleine Teil des Körpers ist sich seiner selbst bewusst, strebt nach seinen eigenen Entwicklungszielen und kommuniziert dabei mit allen anderen Teilen des Körpers.

Das Körperbewusstsein ist tatsächlich unabhängig. Seine Abwehrmechanismen schützen es weitgehend vor den negativen Überzeugungen des Geistes – wenigstens zu einem großen Teil. Wie ich bereits erwähnt habe, gehen fast <u>alle</u> Menschen von einem sogenannten Krankheitszustand wieder in einen gesunden Zustand über, ohne sich der Veränderungen bewusst zu sein. In diesen Fällen funktioniert das Körperbewusstsein ungehindert von negativen Erwartungen oder Vorstellungen.

Wenn sich die negativen Gedanken jedoch häufen, wenn sie sich sozusagen <u>verhärten</u>, dann beginnen sie in der Tat, die natürliche Fähigkeit des Körpers, sich selbst zu heilen und die gesamte unschätzbare Organisation aufrechtzuerhalten, die ihn in einem Zustand hervorragender Kraft und Vitalität halten soll, zu beeinträchtigen.

Es gibt auch Gelegenheiten, bei denen sich das Körperbewusstsein trotz der Ängste und Zweifel einer Person wehrt und den Zustand der Krankheit in einer Art plötzlichem Sieg abschüttelt. Dann hat die betreffende Person bereits begonnen, solche negativen Überzeugungen infrage zu stellen. Vielleicht weiß der betreffende Mensch aber nicht, <u>wie</u> er sie ablegen kann, auch wenn er sich das wünscht. In solchen Fällen erhebt sich das Körperbewusstsein und wirft seine Fesseln ab.

Aufgrund des freien Willens kann dem Körperbewusstsein jedoch keine vollständige und alleinige Herrschaft übertragen werden, denn das würde große Bereiche der Wahlmöglichkeiten ausschließen und Facetten des Lernens einschränken. Die Hauptrichtung und -<u>tendenz</u> des Körperbewusstseins ist jedoch immer auf Gesundheit, Selbstausdruck und Erfüllung ausgerichtet.

Die Moleküle und auch die noch kleineren Teile des Körpers agieren und reagieren, kommunizieren, kooperieren und teilen ihr Wissen miteinander, sodass ein Teilchen des Körpers weiß, was in allen anderen Teilen vor sich geht. Auf diese Weise funktioniert diese erstaunliche Organisation in der Regel reibungslos und auf natürliche Weise. Viele Ereignisse im Körper, die ihr in eurer Gesellschaft als negativ betrachtet – zum Beispiel bestimmte Viren –, sind vielmehr als selbstkorrigierende Mittel gedacht, so wie auch <u>Fieber</u> die Gesundheit eher fördert, als sie behindert.

(16.26 Uhr.) Hauptmerkmal des Körperbewusstseins ist seine Spontaneität. *(Lange Pause.)* Dadurch kann es mit einer unglaublichen Geschwindigkeit arbeiten, mit der die obersten Bewusstseinsanteile des Geistes nicht umgehen könnten. Seine Funktionsweise beruht auf einer praktisch verzögerungsfreien Art von Bewusstsein, bei der Wissen unmittelbar ist, ohne dass also zwischen dem Wissenden und dem Wissen eine Distanz besteht.

Der Akt des Sehens und alle anderen Körpersinne sind von dieser inneren Spontaneität abhängig.

(16.29 Uhr.) Anmerkungen.

Eure „negativen" Träume drücken übrig gebliebene Zweifel und Ängste und die alte Vorstellung aus, dass stets das Schlechteste und nicht das Beste aus einem Ereignis hervorgeht. Die Art und Weise, wie Ruburts Augen funktionieren, und das sich ständig verändernde Sehvermögen deuten auf die <u>andere</u> Art von Verbesserungen hin, die im Kreislaufsystem und in anderen Bereichen des Körpers stattfinden. Die Augen, die wissen, dass er lesen will, lesen. Der Verstand muss ihm nicht sagen, wie er das tun soll.

Lass ihn auf die gleiche Weise, einfach und sanft, seine Beine ansprechen und ihnen seine Absicht mitteilen, wieder gehen zu können. Die Vorgänge, die zum normalen Gehen gehören, werden wieder einsetzen. <u>Das tun sie jetzt</u> schon *(wie ich Seth gerade fragen wollte)*. An manchen Tagen lesen seine Augen nicht so leicht wie an anderen, und an diesen Tagen spiegeln sie einfach eine Unregelmäßigkeit wider, während sie sich auf weitere Verbesserungen vorbereiten. Das Gleiche geschieht in anderen Körperteilen.

(Pause um 16.35 Uhr.) Zu diesem Zeitpunkt ist es in der Tat für ihn eine gute Idee, sich vorzustellen, wie er geht, fast auf unbeteiligte Weise. Sicherlich nicht mit allzu großer Ernsthaftigkeit – sondern unbeschwert.

Nun, ich mag zurückkehren oder auch nicht, ganz entsprechend den Rhythmen, von denen ich gesprochen habe, aber ich bin präsent und für euch erreichbar.

(„Ja. Okay."

16.36 Uhr. „Ich bin's", sagte Jane. Sie rauchte eine Zigarette, bevor ich sie auf die Seite drehte. Ich massierte ihre Zehen, wie Seth es kürzlich vorgeschlagen hatte, was zu guten Ergebnissen führte, und nachdem ich sie wieder gedreht hatte, bewegte ich ihr rechtes Bein sanft hin und her, wie von Seth angeregt. Das Knie des gebrochenen Beins lässt sich tatsächlich ziemlich frei bewegen, bemerkte ich – viel besser als das linke Knie. Jane stimmte zu. Wenn sie liegt, behindert ihr linker Fuß die Bewegung des rechten Fußes und Beins. Aber das wird vorbeigehen.

Jane aß gut zu Abend, und ich ging um 19.10 Uhr nach Hause, nachdem ich mit ihr das Gebet gelesen hatte. Schlaf gut, meine Liebe.)

9. JANUAR 1984,
16.17 UHR, MONTAG

(Gestern, am Sonntag, dem 8. Januar, fand keine Sitzung statt. Aber es gibt einige Ereignisse dieses Tages, die ich hier zusammenfassen möchte.

Erstens: Mein Traum von gestern Nacht, den ich Jane für den Fall schilderte, dass sie eine Sitzung durchführen und Seth ihn kommentieren wollte. Ich hatte in Farbe geträumt, dass Jane und ich zurück nach Sayre, Pennsylvania – meine Heimatstadt – in Mrs. Potters alte Wohnung an der S. Elmer Avenue 317 gezogen waren. Die

Wohnung war jedoch geräumiger und enthielt auch Elemente der Wohnung an der West Water Street 458 in Elmira, New York. Ich ging durch die großen Räume und sagte zu Jane: „Siehst du, die Wohnung ist gar nicht schlecht. Die Lage ist schön, wir können uns hier wunderbar einrichten." Wir waren in der Stadt, geschützt und aus den Fenstern blickend, sah ich weitläufigere Gärten, als es dort tatsächlich gab. Mir und auch Jane gefiel die Nähe zum Stadtzentrum. Elmira ist übrigens nur knapp 30 Kilometer von Sayre entfernt.

Zweitens: Um 17.30 Uhr ging ich auf die Toilette neben Zimmer 330. Dort fiel mir die Summe von 20'000 Dollar ein, als ich kurz über unsere Freundin Maude Cardwell nachdachte.

Ich hatte fast vergessen, dass ich ihr letzte Woche einen Brief geschrieben hatte. Ich versuchte aber nicht, mich noch weiter zu erinnern. „Ich weiß nicht, ob die 20'000 Dollar alles sind, was wir an Spenden – dem Fonds – bekommen werden, ob die Summe von einer einzigen Person stammt, ob sie der Anfang von noch mehr ist oder was auch immer", sagte ich zu Jane. Aber ich wollte auf jeden Fall, dass sie weiß, was ich denke.[3] Sie würde gleich ihr Abendessen bekommen.

Drittens: Als ich Jane um 18.10 Uhr das Essen einzugeben begann, kamen mir Steve und Tracy Blumenthal in den Sinn, wenn auch eher nebenbei. Ich hatte tagsüber nicht an sie gedacht – ich hatte sogar vergessen, dass heute Sonntag war und sie normalerweise zu Besuch kamen. Plötzlich wusste ich, dass sie im Krankenhaus anrufen würden. Wenige Sekunden später hörte ich auf dem Flur Schritte von Stöckelschuhen, die um die Ecke kamen und sich Zimmer 330 näherten. Eine uns unbekannte Frau klopfte, trat ein und teilte uns mit, dass Steve am Apparat sei und Jane heute Abend besuchen wolle. Jane war einverstanden – nach 20.00 Uhr. Ich sagte Jane, dass ich nicht einmal Zeit gehabt hätte, ihr meinen Eindruck mitzuteilen, bevor die Frau – vielleicht eine Volontärin, die Telefondienst hatte – zu uns gekommen sei. Mit anderen Worten wusste ich schon vom Anruf, als die Frau auf dem Weg zu uns war und ich sie hörte. Es ist, so spekulierte ich, möglich, dass allein das Geräusch und der Rhythmus ihrer Schritte dazu beitrugen, dass ich den Anruf von Steve bewusst wahrnahm.

Ich fragte Jane, ob die Cardwell-Sache die Blumenthal-Geschichte beeinflusst habe

---

3 Maude Cardwell veröffentlicht von ihrer Heimatstadt Austin, Texas, aus ein Seth-Rundschreiben, *Reality Change*. Wir haben bisher nur per Telefon kommuniziert. Maude möchte die Leser von *RC* bitten, Jane und mir zu helfen, bestimmte, sehr hohe Arztrechnungen zu bezahlen, die von der Versicherung nicht übernommen werden. Ein äußerst demütigender Gedanke für meine Frau und mich – wir waren stets stolz darauf, unabhängig zu sein.

oder umgekehrt, und sie bejahte, da beides so dicht beieinander lag. Man beachte, dass die Geldangelegenheit die Frage der Versicherungssumme völlig ausklammerte. Ich hatte überhaupt nicht an das Versicherungsgeld gedacht.

Jane hatte einen guten Tag, auch wenn sie die Sitzung vom Vortag nur mit Mühe lesen konnte. Außerdem hatte sie ein kleines Pflaster am linken Ellbogen, den sie sich irgendwie gestoßen hatte – vielleicht während der Hydrotherapie –, sodass er ihr ziemlich weh tat.

~

Heute Morgen, am 9. Januar, gab es keine Unterbrechungen. Ich arbeitete eine Stunde lang an den Steuern, den Rest der Zeit widmete ich Träume. Ich brachte Jane die in der Schweiz hergestellte Weihnachtsglocke mit, die uns eine Leserin aus dem Bundesstaat New York geschenkt hatte; wenn sie aufgezogen wird, spielt sie sehr stimmungsvoll Stille Nacht. Die Frau, die sie geschickt hatte, wollte, dass Jane der Gründerin einer Seth-Gruppe in Syracuse schreibt; die Dame leidet an Krebs und liegt im Sterben. Beiden Frauen habe ich gestern Abend geschrieben.

Jane aß gut zu Mittag. Ich erzählte ihr, dass ich mich heute Morgen geärgert habe, weil ich das Gefühl hatte, dass das Seth-Material in unserer Gesellschaft nicht das Gehör fand – und finden würde –, das es verdiente. Ich fragte, warum das Material, wenn es den Menschen doch innewohnt, so sehr ignoriert wird. „Ich meine nicht nur in letzter Zeit", sagte ich, „sondern seit Tausenden von Jahren." Ich hatte den Eindruck, dass sich die Menschheit aus wahrscheinlich unzähligen historischen Gründen absichtlich oder perverserweise dafür entschieden hatte, es nicht zu beachten. Aber warum sollte man es nicht nutzen, wenn es helfen könnte, einige der großen Herausforderungen unserer Spezies zu lösen? Jane zeigte keine große Reaktion, außer dass sie sagte: „Sie werden es schon nutzen."

Wenn ich heute schon nicht in Bestform war, dann galt das auch für Jane. Sie gestand, traurig zu sein. Sie versuchte, frühere Sitzungen zu lesen, und indem sie zwischendurch immer wieder eine Pause einlegte, schaffte sie es auch, sie durchzuarbeiten, doch es fiel ihr nicht leicht. Aber wie immer ging es ihr danach besser.

16.05 Uhr. Nachdem ihre Vitalwerte gemessen worden waren – Temperatur 36,3 Grad –, sprach Jane davon, eine Sitzung durchzuführen. Robert, der Krankenpfleger, maß ihren Blutdruck, musste aber unterbrechen und sie in eine bequemere Position umlagern, bevor er fortfahren konnte.

Janes Seths-Stimme war heute etwas kräftiger.)

Nun: Ich wünsche euch einen weiteren schönen guten Tag.
(*„Guten Tag, Seth.“*)

Lebensfreude *(Pause)* und ein Gefühl der Lebendigkeit sind in gewissem Maße immer vorhanden.

Manche Menschen –

(16.18 Uhr. Diana, eine Krankenschwester, kam herein, um Janes Haare zu sehen, weil sie dachte, sie seien geschnitten worden. Jane hatte vergessen, mir mitzuteilen, dass ihr jemand von unten heute Morgen hatte die Haare schneiden wollen, es aber dann doch nicht getan hatte, weil Jane zur Hydro musste und es deshalb zu einer Terminüberschneidung gekommen war. Jane hatte das Haareschneiden deshalb abgesagt. Ich las ihr das Material vor, das sie gerade durchgegeben hatte.)

– sind sich ihrer Lebensfreude immer bewusst, auch wenn die Umstände nicht günstig sind. Sie glauben sich sicher und geschützt, selbst wenn die Ereignisse in ihrem Leben nicht günstig erscheinen mögen. Diese Menschen fühlen sich ungeachtet ihrer Zweifel und Sorgen stets unterstützt und sind sich sicher, dass sich am Ende alles zum Guten wenden wird. Viele andere Menschen hingegen verlieren dieses Gefühl der Sicherheit –

(16.24 Uhr. Penny, eine Krankenschwester, die wir sehr mögen, kam vorbei, um sich für den Tag zu verabschieden. „Ich werde noch verrückt“, sagte sie zweimal und bezog sich dabei auf den hektischen Tag, den sie heute auf der Chirurgie 3 hatte. Sie ist eine Freundin von Luke und Lois Hutter aus Sayre, die Jane und ich vor vielen Jahren kannten.

Durch einen Anruf, den Penny arrangiert hatte, sprach ich um die Feiertage herum mit Luke, und Lois schrieb uns anschließend einen Brief, in dem sie uns die neuesten Nachrichten über ihre Familie, Mrs. Potter und so weiter mitteilte. Ich hatte mit Jane darüber spekuliert, ob die Wiederbegegnung mit den Potters – Lois ist die Adoptivtochter von Mrs. Potter – etwas mit meinem Traum zu tun hatte, dass wir wieder in die Wohnung im Potter-Haus in Sayre zurückziehen würden.)

– und Fülle, und es mag den Anschein haben, als sei Lebensfreude nur ein Privileg der jungen Generationen.

Überschwang und Freude haben jedoch im Grunde nichts mit der Zeit oder dem Alter zu tun. Sie können im Alter von 80 Jahren genauso lebendig und strahlend zum Ausdruck kommen wie im Alter von 8 Jahren. Für ganze Bevölkerungsgruppen scheint es jedoch, als seien Freude und Gesundheit nur flüchtige Attribute, die in der Kindheit kurz vorhanden sind und dann für immer verloren gehen.

(Vom Flur her war viel Lärm zu hören. Penny hatte die Tür zu Zimmer 330 halb offen gelassen.)

Es gibt jedoch unzählige Möglichkeiten, diese Freude zurückzugewinnen, und auf diese Weise *(lange Pause)* können diejenigen ihre körperliche Gesundheit wiedererlangen, die festgestellt haben, dass sie sie in ihrem Leben vermisst haben.

(Lange Pause um 16.29 Uhr.) Die Lebensqualität ist von immenser Bedeutung und hängt zu einem großen Teil von einem Gefühl des Wohlbefindens und des Selbstvertrauens ab. Diese Eigenschaften finden zwar im Körper Ausdruck, aber sie existieren primär im Geist, und es gibt einige hinderliche mentale Überzeugungen, die das seelische und körperliche Wohlbefinden stark beeinträchtigen können.

Wir werden uns zwar nicht auf diese konzentrieren, aber wir werden dennoch auf sie eingehen, damit jeder Mensch die Beziehung zwischen negativen Überzeugungen und schlechter Gesundheit verstehen kann, denn durch das Verstehen dieser Zusammenhänge kann eine Person die große mögliche geistige Vielfalt neu erleben. Kein Mensch ist beispielsweise negativen Überzeugungen gegenüber hilflos. Er oder sie kann lernen, wieder eine Wahl zu treffen und sich für positive Gedanken zu entscheiden, sodass diese so selbstverständlich werden wie einst die negativen Überzeugungen.

Eine der größten Hürden für das geistige und körperliche Wohlbefinden ist der bedauerliche Glaube, dass sich jede ungünstige Situation zwangsläufig verschlimmern wird, anstatt sich zu verbessern. *(Pause.)* Diese geistige Einstellung besagt, dass sich jede Krankheit verschlimmert, jeder Krieg zur Zerstörung führt, sich alle nur denkbaren Gefahren ereignen und die Menschheit ihrer Auslöschung nicht entfliehen kann.

All diese Überzeugungen behindern die geistige und körperliche Gesundheit, untergraben das Gefühl der Freude und der natürlichen Sicherheit des Einzelnen und zwingen ihn, sich als unglückliches Opfer äußerer Ereignisse zu fühlen, die gegen seinen Willen oder seine Absicht zu geschehen scheinen.

(16.39 Uhr.) Anmerkungen.

Die von mir soeben erwähnten Vorstellungen sind in eurer Gesellschaft weit verbreitet, und von Zeit zu Zeit tauchen sie wieder auf und verdunkeln eure Gefühle der Freude und der Erwartung.

Heute erlebte Ruburt ein kleines, aber dennoch starkes Wiederaufflammen dieser Denkmuster. Es ist sehr wichtig, dass man sie erkennt, wenn sie auftauchen. Oft kann schon diese Erkenntnis eure Gedanken und euren Geist wieder beruhigen.

(Lange Pause.) Du machtest gestern Abend deine eigenen Erfahrungen damit: dein Vorauswissen über den Anruf deines Freundes und dein ungewöhnliches *(lange Pause)* Wissen über das Geld – und diese beiden Ereignisse geschahen, weil du eine weitere kleine Bestätigung der mentalen Fähigkeiten haben wolltest, trotz der offiziellen Konzepte des Geistes, von denen ihr so oft umzingelt seid.

Solche Erlebnisse lassen dich das Gefühl deiner größeren Fähigkeiten und deiner Freiheit wieder kosten. Sag Ruburt, er soll sich wieder daran erinnern, dass er die <u>Freiheit</u> hat, sich zu bewegen und normal zu gehen.

(„Darf ich eine Frage stellen?")

Ja.

(„Du sagst also, dass er zumindest in gewissem Maße immer noch das Gefühl hat, nicht die Freiheit zu haben, sich zu bewegen und zu gehen? Daran habe ich in letzter Zeit auch schon öfter gedacht.")

Ich will damit sagen, dass diese Vorstellungen manchmal in unterschiedlichem Ausmaß zurückkehren, es aber deutlich sein sollte, dass dies immer seltener geschieht. Erinnere ihn auch daran, dass er nicht an einer bestimmten Krankheit leidet. Die Gesellschaft wäre viel besser dran, wenn der Mensch die zahlreichen Ebenen der körperlichen Gesundheit benennen würde, anstatt negative Vorstellungen durch Namen und Bezeichnungen zu würdigen.

Nun, es kann sein, dass ich zurückkehre oder auch nicht, je nach dem Rhythmus, von dem ich gesprochen habe – aber wisst, dass ich präsent und erreichbar bin.

Wir werden in Kürze mit Kapitel 1 fertig sein. Es sollte ein Leichtes sein, das persönliche Material vom Buchdiktat zu trennen.

(„Ja, okay."

16.48 Uhr. „Nun", sagte Jane mit einem Seufzer, „ich bin froh, dass ich eine Sitzung hatte."

„Na ja", scherzte ich, „wenigstens hast du heute etwas Sinnvolles getan." Sie rauchte eine Zigarette. Das Abendbrottablett kam. Als wir uns unterhielten, bevor ich sie auf die linke Seite drehte, sagte ich, ich hätte das Gefühl, sie fühle sich immer noch nicht ganz frei zu gehen, dass irgendetwas – irgendwelche Überzeugungen oder eine ganze Reihe von ihnen – sie immer noch zurückhielten. Ich bin mir dieses Gefühls schon seit einiger Zeit bewusst und habe manchmal daran gedacht, es zu erwähnen. Ich wollte es aber auch nicht überstürzen.

„Nun, was auch immer es ist", sagte Jane etwas verzweifelt, „ich muss es überwinden …"

Während sie aß, erzählte ich Jane von einer anderen Frage, die ich schon seit einiger Zeit im Kopf hatte, und bat, dass Seth sich dazu äußerte: Unsere Situation, für die wir beide verantwortlich sind, zeichnet sich durch Extreme aus. Das heißt, es scheint, dass wir die gleichen Ergebnisse mit weniger übertriebenen, weniger schädlichen Extremen im Verhalten erreichen könnten. Warum mussten wir so weit gehen? Das habe ich mich schon immer gefragt. Ich räumte ein, man könne immer sagen, dass das gleiche Ziel nicht erreicht werden kann, wenn man nicht so weit geht, aber, so sagte ich zu Jane, wenn man diese Argumentation zu Ende denkt, wäre der physische Tod das Endergebnis – dieser Zustand wäre das letzte Extrem jeder Form von Verhalten.

Erst, als ich schon bereit war, von Zimmer 330 aufzubrechen, fiel mir ein, dass ich Seth nicht gebeten hatte, sich zu meinem Traum der vorangegangenen Nacht zu äußern, in dem es um unsere Rückkehr in das Potter-Apartmenthaus in Sayre ging. Es sieht so aus, als ob wir eine Menge Fragen an Sie-wissen-schon-wen haben.

Als ich zum Auto ging, schneite es. Allerdings nicht so heftig wie gestern Abend, als ich auf dem Heimweg sehr vorsichtig sein musste.

Jane rief mithilfe von Schwester Carla an, als ich diese Sitzung nach 22 Uhr gerade fertig stellte.)

10. JANUAR 1984,
16.30 UHR, DIENSTAG

([Ich tippe diese Sitzung am 23. Mai 1985. Eine Freundin, Debbie Harris, fand das Original in Notizbuch Nr. 39, als sie es für die Universitätsbibliothek von Yale kopierte. Offensichtlich hatte ich die Notizen beiseite gelegt, um sie am nächsten Tag abzutippen, weil ich so beschäftigt war, sie aber dann ganz vergessen. Ich habe eine vage Erinnerung daran. Ich glaube, es war das erste Mal, dass ich eine Sitzung auf diese Weise übersprang.

Wie seltsam – hier tippe ich nun eine weitere Sitzung aus meinen Notizen, obwohl ich dachte, dieser Abschnitt meines Lebens sei vorbei –, dass ich nie wieder eine Sitzung abtippen würde. Ich wünschte, es gäbe noch mehr davon. Jane ist vor 259 Tagen gestorben.]

Dieses Material kam durch, nachdem Jane und ich gestern und heute eine Sen-

dung namens Auf der Suche nach ... gesehen hatten – alte Wiederholungen mit Leonard Nimoy. Ich erinnerte mich nicht an die betreffenden Folgen. In meinen ursprünglichen Notizen hatte ich vermerkt, dass das heutige „Sitzungsmaterial ziemlich unerwartet war".

Jane übermittelte dieses Material natürlich von ihrem Krankenhausbett in Zimmer 330 aus.)

Nun: Ich wünsche euch einen weiteren schönen guten Tag.

(„Guten Tag, Seth.")

Ein paar Bemerkungen.

Es gibt zahlreiche Spezies, die der Mensch noch nicht entdeckt hat, und zwar in allen Kategorien des Lebens – von den Insekten an aufwärts.

Es gibt unzählige Arten von <u>Viren</u> und so weiter, denen der Mensch noch nicht auf die Spur gekommen ist und die er noch nicht identifiziert hat, und es gibt Verbindungen zwischen Viren und anderen Arten von lebender Materie, die noch unbekannt sind. Es gibt in der Tat zwei verschiedene Arten aufrecht gehender Säugetiere, die eurer eigenen Spezies sehr ähnlich, aber viel größer und mit unendlich schärferen Sinnen ausgestattet sind. Es sind tatsächlich erstaunlich flinke Geschöpfe, und allein durch ihren Geruchssinn nehmen sie die Anwesenheit des Menschen wahr, wenn sich ein Mitglied eurer Spezies überhaupt einmal in deren Umgebung befindet – sagen wir, mindestens mehrere Kilometer entfernt. Sie ernähren sich hauptsächlich von pflanzlicher Nahrung, die jedoch oft durch Insekten ergänzt wird und die als Delikatesse gelten.

Sie haben übrigens viele ausgeklügelte Insekten<u>fallen</u> entwickelt, sodass Hunderte oder mehr gefangen werden können, denn es werden viele benötigt, da die Insekten so klein sind. Diese Fallen werden oft an Bäumen so in die Rinde eingebaut, dass das Baumharz selbst zum Einfangen der Insekten genutzt werden kann. Die Fallen scheinen Teil des Baumes zu sein, wodurch sie unkenntlich sind.

Diese Lebewesen verfügen in der Tat über ein Gedächtnis, und es arbeitet extrem schnell – eine Art <u>fast</u> augenblicklicher <u>Folgerungsfähigkeit</u>, die sich aus der Interpretation der Sinnesdaten ergibt. Das heißt, sie empfangen und interpretieren sie fast in einem Zug oder gleichzeitig.

(Pause um 16.40 Uhr.) Nachkommen entstehen erst, wenn die Individuen weit über das Alter hinaus sind, das ihr als normal für die Fortpflanzung ansehen würdet. Ansonsten ist der Vorgang derselbe. Mit einigen territorialen Unterschieden leben solche Kreaturen in vielen Gebieten eures Planeten, obwohl ihre

Gesamtpopulation sehr klein ist – insgesamt vielleicht einige Tausend. Sie versammeln sich selten in großen Gruppen, sondern sind familien- und stammesartig organisiert, mit höchstens zwölf Erwachsenen in einem bestimmten Gebiet. Wenn es Nachwuchs gibt, spalten sich die Gruppen wieder auf, denn sie wissen genau, dass sie in größerer Zahl viel leichter zu entdecken wären.

Alle benutzen Werkzeuge der einen oder anderen Art und leben in der Tat in enger Eintracht mit den Tieren. Sie konkurrieren zum Beispiel nicht mit den Tieren und sind im Grunde genommen nicht aggressiv, obwohl sie sehr gefährlich sein könnten, würden sie in die Enge getrieben oder ihre Jungen angegriffen.

In sehr kalten Klimazonen werden sie im Winter recht träge, und ihre Temperatur sinkt, wie es für den Winterschlaf von Tieren typisch ist, nur dass ihre Temperatur empfindlicher auf Tagesschwankungen reagiert, sodass sie an manchen Wintertagen sehr gut nach Nahrung suchen können, während sie andererseits sogar wochenlang Winterschlaf halten können.

(16.46 Uhr.) Sie haben ein ausgeprägtes Verständnis für die Natur und für Naturphänomene. Die Sprache ist nicht besonders entwickelt, denn ihre normale <u>Sinnesausrüstung</u> ist so rein und schnell, dass sie fast zu einer eigenen Sprache wird und keiner <u>Ausarbeitung</u> bedarf.

Diese Sinne besitzen ihre eigenen Nuancen, sodass die Geschöpfe ohne ein Wort wie „jetzt" oder „dann" ziemlich genau wissen, wie viele Lebewesen sich in der Nähe befinden und wie lange sie schon dort sind *(Pause)* – und ihre Erfahrung mit der Zeit orientiert sich so sehr an den Jahreszeiten, dass sie sich <u>ohne Worte</u> ein ziemlich genaues Bild von der Welt machen können, auch wenn sie umherziehen und sich orientieren müssen.

Ich erwähne dieses Material aufgrund der Sendung, die ihr heute gesehen habt, und auch, weil ich wusste, dass ihr daran interessiert seid.

Die neue Beziehung zu Prentice-Hall sollte sehr gut funktionieren. Inzwischen werdet ihr durchaus geachtet *(Pause)*, da ihr so viele Veränderungen innerhalb dieses Verlags überstanden habt.

Dein Traum über die Rückkehr nach Sayre und die weitläufigere Umgebung bedeutet auch, dass du so, wie du jetzt Vergangenheit und Zukunft veränderst, die Vergangenheit bereits verändert hast: Du siehst sie in einem erweiterten Licht, sodass sie weniger eng und einschränkend wirkt. Aus dieser neuen Vergangenheit entstehen dann in gewisser Weise die neue Gegenwart und Zukunft – ein faszinierendes Phänomen.

Nun, es kann sein, dass ich zurückkehre oder auch nicht, entsprechend der

Gründe, mit denen ihr immer vertrauter werdet – aber wisst, dass ich präsent und erreichbar bin.

(*„Vielen Dank, Seth.“*

16.55 Uhr. „Ich sollte es dir sagen“, sagte Jane, als ich ihr eine Zigarette anzünde-te, „aber sobald die Sendung zu Ende war, wusste ich, dass er den Schneemenschen erwähnen würde. Aber ich dachte, es wären vielleicht nur ein paar Zeilen – so viel hatte ich nicht erwartet.“ Ich hatte überhaupt nichts erwartet. Die Fernsehsendung war um 15.00 Uhr zu Ende gewesen. Jane sagte auch, sie habe „gesehen“ oder sich daran erinnert, wie die Insektenfalle aussah, aber sie konnte keine Zeichnung davon anfertigen. Sie sagte, sie wolle mich nicht in die Irre führen, aber die Fallen hätten sie an Spinnennetze erinnert, so wie sich die Insekten darin verfingen.

17.00 Uhr. „Keine Sorge – ich werde nicht mit der Sitzung fortfahren, aber wie er gesagt hat: Man geht immer zurück und ändert die Vergangenheit von der Gegen-wart – vom Fokuspunkt – aus. Ich weiß, was er als Nächstes sagen wird …“ Ich sagte, sie könne die Sitzung gerne fortsetzen.

Ich musste Jane bitten, das Gesagte zu wiederholen, weil die russische Patientin im Zimmer nebenan, Karina, wie schon den ganzen Nachmittag in den Flur hinaus brüllte. Das war sehr störend – und sie hat noch immer nicht aufgehört. Die Schwes-ter, die am Ende der Sitzung das Abendbrottablett brachte, ließ unsere Zimmertür offen, und Karina erschallte umso lauter.

Hinzugefügt am Mittwoch, dem 11. Januar 1984: Wir würden gerne mehr über die Veränderung der Vergangenheit von der Gegenwart aus erfahren. Heute waren Jane und ich [vermutlich] nicht ganz einer Meinung über das, was Seth gesagt hatte. Sie scheint zu glauben, dass die eigentliche Episode mit Pfarrer Darren, der sie ums Bett herumjagte, als sie als Teenager mit ihm in einem Hotelzimmer war, verändert wurde, während ich dachte, Seth meine, dass das ursprüngliche Ereignis bestehen bleibe, sich aber ihr psychologisches <u>Verständnis</u> dessen, was geschehen war, stark ver-änderte. Hierbei besteht ein großer Unterschied. Wie ich es begriffen habe, erschafft Jane keine Realität, in der das Ereignis aus ihrer Erinnerung verschwunden ist oder nie stattgefunden hat.

Seth erwähnte dies in seiner kurzen Sitzung am Mittwoch, dem 11. Januar, nicht, und ich versäumte es, ihn danach zu fragen.)

11. JANUAR 1984,
16.23 UHR, MITTWOCH

(Die gestrige Sitzung über Sasquatch, den Schneemenschen, habe ich noch nicht abgetippt. Ich musste die Einfahrt freischaufeln – es lagen über zehn Zentimeter Schnee –, da es fast den ganzen Tag geschneit hatte, und ich wollte den Zugang zum Haus nicht völlig eingeschneit haben. Jane rief mich gestern Abend mithilfe von Carla an und sagte, Debbie Harris habe sie auch noch besucht. Debbie ist wirklich eine wahre Freundin.

In der gestrigen Sitzung ging es hauptsächlich um das Sasquatch-Phänomen, was wohl durch die Sendung Auf der Suche nach… *ausgelöst worden war, und ich werde mir wahrscheinlich eines Morgens eine Auszeit von* Träume *nehmen, um sie ins Reine zu bringen. Zurzeit ist das allerdings etwas schwierig, weil ich schon jetzt jeden Morgen eine Pause von* Träume *mache, um an den Steuerzahlen von 1983 zu arbeiten. Aber das kriegen wir schon hin.*

Heute Morgen und gestern Abend, als ich nach Hause kam, machte der Ofen einen solchen Krach, dass ich unseren Heizungsinstallateur anrief, damit er sich das ansieht. Wie versprochen, ließ ich das Garagentor für ihn offen, damit er am Nachmittag ins Haus kommen konnte, wenn ich nicht da war. Und – oh Wunder! – als die Heizung heute Abend in Betrieb ging, war der Ofen so leise, dass ich es kaum glauben konnte. Er war zwar schon immer etwas laut gewesen, in letzter Zeit war es aber wesentlich schlimmer geworden.

Letzte Woche lag in der Post Carol Steiners Dissertation über das Seth-Material, die sie im November versprochen hatte. Wir wussten schon seit einem Jahr, dass sie sie für ihre Doktorarbeit in Philosophie schreiben würde. Das ist äußerst interessant, aber wie ich Jane sagte, erinnerte mich diese Arbeit auch daran, was für eine Aufgabe es sei, ganz am Anfang zu beginnen und eine Erklärung für das Seth-Material zu präsentieren. Ich schätze, aus unserer Sicht bleibt mehr ungesagt als gesagt – aber das mag in solchen Fällen immer zutreffen. Carol möchte das Werk veröffentlichen und fragte nach einer Butts-Roberts-Biographie – etwas, das wir wahrscheinlich abgeben werden. Ich werde unserem Verleger Prentice-Hall schreiben.

Jane aß ordentlich zu Mittag. Sie versuchte, die Sitzung vom 9. Januar noch einmal zu lesen, hatte aber Schwierigkeiten. Ihre Sehkraft veränderte sich ständig; zeitweise konnte sie gut sehen. Seth hatte diese Anpassung der Augenmuskeln erwähnt. Jane versuchte zu lesen, während ihre Vitalwerte gemessen wurden, gab es aber schließlich auf. Wir vergaßen, Carla zu fragen, wie hoch die Temperatur meiner

Frau gewesen sei. Ich versuchte, die Post zu beantworten, aber ich kam nicht gut vo-
ran. Die Zeit schien vorüber zu sein, bevor wir irgendetwas erledigt hatten.

Ich erinnerte Jane daran, dass Seth in der gestrigen Sitzung nicht auf die Frage
eingegangen war, die ich ihr in der Mittagspause gestellt hatte – warum wir uns in
Anbetracht der Schwere der Symptome so extrem verhielten und so weiter … Jane
wollte heute Nachmittag eine Sitzung durchführen.)

Nun: Ich wünsche euch einen weiteren schönen guten Tag.

(„*Guten Tag, Seth.*")

Ich möchte Folgendes anmerken.

Man kann eure Situation zwar als extrem bezeichnen – aber echte Extreme
sind noch viel schlimmer. Es gibt zum Beispiel die extreme Armut, unter denen
die Menschen in vielen anderen Teilen der Welt leiden – eine Armut, die jede Art
von Wachstum verhindert, sei sie geistig oder physisch, und die zu einem frühen
Tod führt. Oder extreme Krankheiten, bei denen Kinder ohne alle lebensnot-
wendigen Voraussetzungen geboren werden und deshalb ebenfalls einen frühen
Tod sterben. Oder die Extreme, bei denen ganze Familien von Tragödien heimgesucht werden, sodass gleich Generationen mit einem Mal ausgelöscht werden.

Natürlich gibt es für solche Fälle Gründe. Ich wollte euch nur wissen lassen,
dass es viele sehr schwere Extreme gibt, die euer Leben im Gegensatz dazu sehr
vorteilhaft erscheinen lassen würden.

Da ihr beide geistig sehr beweglich seid und eure bisherige Lebensgeschichte
von Gesundheit und Vitalität geprägt war, kann Ruburt diese Geschichte nutzen, indem er sich zum Beispiel daran erinnert, wie er die Stufen der Kunstgale-
rie hinauf- und hinunterlief. Sein Geist und sein Körper müssen die Gültigkeit
dieser Bewegungen anerkennen, damit es kein widersprüchliches Material gibt,
das sie blockieren könnte.

Die geistige Übung, sich selbst dabei zu sehen, wie er die Wohnungen im
Haus Nr. 458 *(wo wir früher an der West Water Street wohnten)* oder die Zimmer
im Hügelhaus *(wo wir jetzt leben)* eifrig putzt, kann er ebenfalls sehr vorteilhaft
einsetzen.

Vielleicht komme ich zurück, vielleicht auch nicht, gemäß den Rhythmen,
von denen ich gesprochen habe – aber wisst, dass ich präsent und erreichbar bin.

(„*Okay.*"

16.30 Uhr. Jane fühlte sich besser. Ich erzählte ihr, dass Seth in der gestrigen
Sitzung nicht auf unsere Fragen zu seinem Material über die Veränderung der Ver-
gangenheit durch die Gegenwart und auch nicht auf Carol Steiners Doktorarbeit

über das Seth-Material eingegangen war. Ich hatte sie Jane natürlich gezeigt, aber sie war nicht in der Lage gewesen, sie zu lesen.

In den Sitzungsnotizen vom 9. Januar hatte ich vermerkt, ich hätte immer noch das Gefühl, dass Jane durch irgendetwas daran gehindert würde, sich frei zu fühlen und zu gehen, und dies trotz all der Fortschritte, die wir gemacht hatten. Seth hatte in der gestrigen Sitzung nichts darüber gesagt, und nun fragte ich Jane, ob sie irgendwelche Erkenntnisse zu dieser Frage habe. Ich war mir nicht einmal sicher, ob ich richtig lag.

Ich packte gerade meine Sachen zusammen, um mich auf den Heimweg zu machen, als Jane sagte, sie habe darüber nachgedacht und wolle mir etwas sagen. Es stellte sich heraus, dass sie, wie sie es beschrieb, wegen ihres gebrochenen rechten Beins daran gehindert wurde – wird –, die Freiheit zu fühlen, wieder gehen zu können.

Dann verriet sie, dass sie zunehmend darüber besorgt sei, warum das rechte Bein so viel kürzer aussehe als das linke. Sie hielt es nicht für möglich, dass sie mit diesem Bein wieder würde gehen können, selbst wenn sie es ausstrecken könnte. Wir unterhielten uns eine Weile. Ich fürchte, das Gespräch hat ihr nicht wirklich geholfen. Ich weiß schon seit einiger Zeit, dass es ein Problem gibt, aufgrund dessen das rechte Bein so viel kürzer als das linke scheint.

„Aber", sagte ich, „wir sollen ja nicht so denken. Wir sollten darauf vertrauen, dass der Körper weiß, was er tut und dass er das Bein auf die erforderliche Weise in Ordnung bringen wird." Jane stimmte natürlich zu, aber ich konnte sehen, dass sie sehr beunruhigt war.

Ich sagte, sie müsse diesbezüglich vielleicht einen Arzt konsultieren, aber ich glaube, wenn man das Bein morgen röntgen wollte, würde sie es ablehnen. Ich würde so gerne sehen, dass sich das Bein wieder entspannt, dass es sich zumindest ein wenig begradigt. Ich mache mir große Sorgen wegen der Beanspruchung, die entsteht, wenn sie das rechte Bein so verkrampft gegen ihre Leiste drückt. Wie gesagt, ich weiß immer noch nicht genau, warum der Körper das tun muss. Selbst wenn die Knochen durch die anhaltende Belastung geschwächt worden wären, sollte diese gefährliche Phase angesichts ihres verbesserten Appetits und ihrer Einstellung inzwischen zumindest etwas gebannt sein. Jane hatte keine weiteren Knochenbrüche erlitten.

Kurz gesagt, Jane, das rechte Bein spielt offensichtlich eine zentrale Rolle bei deiner Genesung – nicht nur in körperlicher Hinsicht, sondern auch in Bezug auf die Veränderung der Überzeugungen hinsichtlich der ganzen Angelegenheit. Es wäre in der Tat ironisch, dachte ich auf der Heimfahrt, wenn das gebrochene Bein der letzte, endgültige Anstoß wäre, um unsere Psyche von den alten, schädlichen Überzeugun-

gen zu befreien, damit die neue Synthese endlich stattfinden und der Körper sich selbst heilen könnte.

Jane rief heute Abend mit Carlas Hilfe um 22.10 Uhr an, als ich gerade mit dem Abtippen der Sitzung fertig geworden war. Sie sagte, sie fühle sich immer noch nicht viel besser. Ich versuchte, sie – und auch mich – aufzumuntern.)

12. Januar 1984, 16.02 Uhr, Donnerstag

(Heute war es sehr kalt – minus 11 Grad am Mittag. Ich ging kurz zur Bank, um einen Scheck und eine Zahlungsanweisung für Blue Cross und die monatliche Krankenhausrechnung auszustellen. Als ich in Zimmer 330 ankam, erzählte Jane mir einen Traum, den sie hatte, kurz nachdem ich gestern Abend gegangen war.

Im Traum saß sie in einer Badewanne ohne Wasser und sprach mit ihrer Mutter, die sie nicht sehen konnte. Es folgte eine „sehr sinnliche" Episode, an die sie sich nicht mehr erinnern konnte. Dann stand sie in einem Raum und ließ ihr Haar herunter. Sie meint, das sei ein Symbol dafür, dass sie „aus sich herausgeht", während sie weiter lernt.

Jane war heute Morgen „traurig und nervös", aber sie konnte sich selbst aus dieser Stimmung befreien. Sie aß gut zu Mittag. Ich hatte die gestrige Sitzung abgetippt, und sie versuchte mehrmals erfolglos, sie zu lesen – selbst nachdem ich ihr Augentropfen gegeben hatte, schaffte sie es heute einfach nicht. Schließlich las ich ihr die Sitzung vor und war um 15.33 Uhr damit fertig.

Als wir uns danach unterhielten, willigte Jane ein, in den Spiegel zu schauen, den ich seit einigen Monaten in Zimmer 330 bereithielt. Zuerst hatte sie Angst davor, aber es ging gut – nach einem kleinen Zögern sah sie sich selbst ins Gesicht und machte es sehr gut. Wir waren uns vor allem darin einig, dass die Benutzung eines Spiegels ein wichtiges Problem weniger bedeutete; sie würde sich so viel weniger vor sich selbst verstecken müssen.

Wir trugen Lippenstift auf, und mit ihrer feinen Haut und dem faltenlosen Gesicht nicht vieler Menschen in ihrem Alter sah sie sehr hübsch aus. Sie ist 54. Ich sagte ihr, sie sähe bemerkenswert gut aus. Auch ihr Haar ist schön – lockig und lebendig. Ich sagte, wenn sie es färben würde, wie sie es früher tat, sähe sie genauso gut aus wie in jüngeren Jahren. Ich schlug ihr auch vor, jeden Tag zumindest kurz in den Spiegel zu schauen, und sagte, dass ihr das bald nichts mehr ausmachen würde. Vielleicht *könnte sie sich mit der Zeit sogar darauf freuen zu sehen, wie sie weiter Fortschritte macht. Jane versuchte erneut, die Sitzung zu lesen, gab aber bald auf. Ich sagte, dass ich im Falle einer Sitzung heute gerne das Thema behandeln würde, über das wir gestern Abend gesprochen hatten, bevor ich ging – ihr rechtes Bein und die damit verbundenen Herausforderungen. Außerdem wollte ich, dass Seth sich zum letzten Absatz äußerte, den ich für die gestrige Sitzung geschrieben hatte. Ich dachte, ich hätte da einen guten Gedanken gehabt, und Jane stimmte mir zu. Sie möchte auch, dass ich ihr einen Augenbrauenstift mitbringe, den sie dann mit ihrem Lippenstift verwenden kann. Schließlich beschloss Jane, nicht länger darauf zu warten, dass jemand ihre Werte misst, sondern die Sitzung zu beginnen.*

Karina brüllte draußen wieder auf dem Flur heraus, was sie seit meiner Ankunft ununterbrochen getan hatte.)

Nun: Ich wünsche euch einen weiteren schönen guten Tag.

(„Guten Tag, Seth.“

Lange Pause.) Es mag zwar viel <u>angenehmer</u> sein, die ganze Zeit gut gelaunt zu sein – aber im Falle von Ruburt wirken die <u>ziemlich</u> seltenen Phasen der Traurigkeit tatsächlich therapeutisch, indem er diese Gefühle durch Tränen ausdrücken und somit den Körper davor bewahren kann, die gleichen Gefühle durch zusätzliche Symptome auszudrücken.

(Jemand fragte von der Tür aus: „Ist Sharon da drin?“

„Nein“, sagte ich. Jane blieb in Trance.)

Es gibt also einen gewissen Rest *(Pause)* ziemlich hoffnungsloser Gefühle – und diese werden abgearbeitet, indem sie ausgedrückt werden, wodurch der Körper für weitere Verbesserungen frei wird. Er *(wie Seth Jane wegen ihres männlichen Wesenheitsnamens Ruburt manchmal anspricht)* macht beispielsweise in einem bestimmten Tempo Fortschritte und stößt dabei aufgrund von Zweifeln und Ängsten immer wieder auf Blockaden. Diese werden dann durch Tränen oder durch eine depressive Phase gelöst und ausgedrückt. Dadurch wird das System gereinigt und der Weg für weitere Besserungen freigemacht.

In der Vergangenheit <u>war der Körper selbst deprimiert</u> *(ein sehr wichtiger Punkt)* und arbeitete nur kraftlos, und das ist jetzt sicher nicht mehr der Fall. Jede depressive Episode wird immer kürzer, das System schneller gereinigt, und auch die neuen Verbesserungen zeigen sich immer schneller.

(Lange Pause um 16.10 Uhr.) Das bedeutet jetzt zumindest ein natürliches Ablegen alter Zweifel und Ängste, aber in einer Weise, dass sie erkannt und dann losgelassen werden.

(Lange Pause.) Der sich verändernde Zustand der Augen zeigt die Art von Zyklen, die auftreten können: Die sozusagen obere Grenze der Verbesserungen dehnt sich aus, sodass jede neue Verbesserung offensichtlich der letzten überlegen ist. Aber in der Zwischenzeit gibt es viele Schwankungen, Unregelmäßigkeiten und Zeiten, in denen die Sicht ziemlich trüb ist. Diese Veränderungen erscheinen in der Tat rätselhaft. Ruburt beobachtet seine Augen nicht die ganze Zeit – also ist diese Rätselhaftigkeit irgendwie selbstverständlich. Er versteht so wenig von der Funktionsweise der Augen, dass er sich nicht die Mühe macht herauszufinden, in welcher Reihenfolge solche Verbesserungen stattfinden oder wie sie ablaufen sollten. Das rechte Bein befindet sich jedoch unmittelbar in seinem Blickfeld – es ist gut sichtbar, sodass er seine Position oft zu dessen Ungunsten mit der des anderen Beins vergleicht. Das führt zwangsläufig dazu, dass er über die Hindernisse nachdenkt, die ihm im Weg zu stehen scheinen. Der Körper kann das Bein ebenso leicht heilen wie die Augen und das Wundliegen.

Es ist eine gute Idee, sich jetzt <u>nicht</u> auf das Bein zu konzentrieren oder darauf, was es letztlich tun muss, damit es wieder gehen kann. Es könnte helfen, wenn er sich gelegentlich vorstellt, dass er so leicht und natürlich gehen kann, wie seine Gedanken kommen und gehen, und dies auf eine so geheimnisvolle Art und Weise, wie sein Sehvermögen arbeitet, wenn es plötzlich klarer wird und er dann so viel schneller liest – denn das schnelle Lesen wird bald ganz normal sein. Es ist in der Tat ein Fortschritt, dass er heute in den Spiegel geschaut hat – ein sehr wichtiger Schritt –, und auch dein Vorschlag, dass er dies jeden Tag kurz tut – und dabei lächelt *(amüsiert)*, ist wichtig.

Das zeigt, dass er bereit ist, sich selbst gegenüberzutreten und dass er zumindest gewillt ist, sich wohlwollend zu betrachten. Natürlich <u>ist</u> der Lippenstift eine ausgezeichnete Idee, und auch der Augenbrauenstift, damit er beginnt, sich wie früher liebevoll um sein Gesicht zu kümmern. Der Gesichtsausdruck spiegelt exakt das innere Selbstbild wider, so merkwürdig das auch erscheinen mag. Ein Lächeln, auch wenn ihm nicht nach Lächeln zumute ist, stärkt das Selbstbild und wirkt sich auf den gesamten Körperzustand aus.

Ruburt wurde bereits von so komplizierten Dingen wie dem gebrochenen Bein geheilt. Ich mag wiederkommen oder auch nicht – aber wisst, dass ich anwesend und erreichbar bin und dass ihr immer in meinen Gedanken seid.

(„Kann ich eine Frage stellen?")

Natürlich.

(„Möchtest du etwas zu unserer gestrigen Diskussion sagen – darüber, wie man die

Vergangenheit von der Gegenwart aus verändern kann?" Ich hatte das Gefühl, dass Seth eher Janes Version von dem, was er gesagt hatte, zustimmen würde, als meiner.

16.25 Uhr.) Das ist sehr schwer zu erklären, denn das, was tatsächlich geschieht, steht manchmal in direktem Gegensatz zu dem, was <u>scheinbar</u> geschehen ist. Man verändert oder erweitert nicht einfach nur seine Vorstellungen oder Überzeugungen über die Vergangenheit – vielmehr <u>verändert man die Ereignisse der Vergangenheit selbst</u>, und zwar für sich selbst und manchmal auch für andere. Es könnte helfen, sich daran zu erinnern, dass alle Ereignisse trotz allem Anschein grundsätzlich subjektiv sind. Ihre „Objektivität" entsteht an einem bestimmten Brennpunkt, und wenn sich –

(16.27 Uhr. Eine neue Schwester kam herein, um Janes Temperatur zu messen – 36,8 Grad. Karina hatte die ganze Sitzung über geschrien – so laut, dass ich manchmal fast nicht mitbekam, was Seth sagte.

Einen Augenblick später kam Shawn Peterson herein, um Hallo zu sagen. Ich machte den Fehler, sie zu fragen, wie es ihrem Mann gehe; ich hatte sie schon gestern fragen wollen, es aber nicht getan. Shawn begann mit einem langen Bericht über die jüngsten Probleme ihres Mannes. Gestern hatten die beiden einen Tag im Krankenhaus in Sayre verbracht. Mit den besten Absichten spiegelte ihr Bericht all die negativen Vorstellungen über Krankheiten wider, an die Jane und ich in der Krankenhausumgebung inzwischen gewöhnt waren.

Nachdem Shawn gegangen war, las ich Jane ihr Material von 16.25 Uhr vor.)
– dieser Brennpunkt verändert, tun das auch die Ereignisse.

(16.44 Uhr. Das war alles, obwohl Jane sagte, sie hätte noch mehr Material verfügbar. Es war an der Zeit, sie umzudrehen. Die Situation war etwas frustrierend, da ich mich auf gutes Material bezüglich der Veränderung der Vergangenheit von der Gegenwart aus gefreut hatte; ich hatte nicht gewollt, dass die Frage vergessen geht.

Vielleicht gibt es morgen mehr dazu, sagte Jane schließlich. Karina war heute Nachmittag wirklich lästig gewesen, und sie schrie immer noch, aber ihre Stimme war jetzt heiser und viel schwächer. Ich sagte Jane, sie höre sich an, als würde sie ihre Kindheit noch einmal durchleben. Das Personal hatte mehrmals erfolglos versucht, sie zu beruhigen. Jane sagte, deren Maßnahmen gäben ihr ein schlechtes Gefühl, weil sie daran erinnert würde, wie sie in den ersten Tagen im Krankenhaus selbst Panikgefühle hatte und wie man dann versucht hatte, sie zu beruhigen. Jetzt sagte Jane zu sich selbst „denk nicht weiter darüber nach", nachdem sie mir ihre Gefühle mitgeteilt hatte.)

13. JANUAR 1984,
15.37 UHR, FREITAG

(Jane betrachtete sich heute nach dem Mittagessen wieder im Spiegel – es war der zweite Tag in Folge, an dem sie dies tat. Sie schätzt, es sei das erste Mal seit weit über einem Jahr, dass sie das wieder tut. Die Angelegenheit hatte auch ihre humorvolle Seite, denn heute schaute sie sich nur kurz an und sagte mir dann, ihr Haar sei weiß. Das ist es natürlich nicht. „Nun, das habe ich hinter mir", sagte sie sichtlich erleichtert, als sie mir den Spiegel zurückgab, den ich ihr gereicht hatte, kurz nachdem ich in Zimmer 330 angekommen war. Ich gab ihr auch ihren Lippenstift, den sie mühelos auftrug.

Heute war es wärmer, etwa minus 5 Grad. Am Vormittag hatte ich die Zahlungen für die Versicherung und das Krankenhaus vorbereitet. Karina ist heute viel ruhiger – jedenfalls bis jetzt. Ich sagte, ich hätte nichts dagegen, wenn Seth über sie etwas sagen würde.

Jane aß gut zu Mittag. Eine Schwesternhilfe brachte uns eine Kopie des regulären Speiseplans als Vergleich zu demjenigen für Weichkost, den Jane immer bekam, und wir stellten fest, dass der Unterschied zwischen den beiden nicht allzu groß war.

14.35 Uhr. Jane begann mit der Lektüre der gestrigen Sitzung und kam offensichtlich besser voran als am Vortag. An einigen Stellen half ich ihr. Um 14.50 Uhr machte sie eine Zigarettenpause, als sie auf Seite 3 war. Dann erzählte sie mir von ihrem Traum. Im ersten Teil sah sie in einem Spiegel, dass sie rosa Perlen hatte, die sie anprobierte, um zu sehen, wie sie zur Bluse passten, die sie trug – an die Farbe der Bluse erinnerte sie sich nicht. Im zweiten Teil lag sie auf dem Rücken im Bett, als ihre rechte Hüfte irgendetwas machte, und dann waren ihre Beine in ihrer Sicht gleich lang. Sie weiß nicht, was sie getan hatte. Ich sagte, es höre sich an, als ob der Traumzustand ihr Informationen über Heilung und Bewegung gegeben hätte. Die Informationen über die Beine waren besonders wichtig.

15.20 Uhr. Jane beendete das laute Lesen der Sitzung, was ihr sehr gut gelungen war, besonders gegen Ende. Ich beantwortete Briefe, während sie vor der Sitzung eine weitere Zigarette rauchte. Sie hatte beschlossen, nicht auf die Leute zu warten, die ihre Vitalwerte messen würden. Als sie mich fragte, ob ich Seths Buchmaterial von seinem persönlichen Material trennen könne, sagte ich, das sei ganz einfach – ich sei überhaupt nicht besorgt.

„Und weißt du, warum?", fragte ich sie. „Weil <u>du</u> die ganze Arbeit am Buch erledigen wirst, wenn du nach Hause kommst. Mach dich also schon mal darauf gefasst.

Ich habe immer gewusst, dass du das Buch fertigstellen wirst. Ich kann ein Vorwort schreiben, wenn du willst, und du oder Du-weißt-schon-wer kann das auch – aber du wirst diejenige sein, die das Buch schreibt."

Meine kleine Rede veranlasste sie, darüber und über ähnliche Dinge zu sprechen, und schon bald fühlte sie Seth in der Nähe. Sie drückte ihre Zigarette sogar schon vorzeitig aus.)

Nun, ich wünsche euch einen weiteren wunderbaren guten Tag.

("Guten Tag, Seth.")

Apropos unsere Erörterungen über die Zeit.

Das Wesen der universellen Kreativität ist so bemerkenswert, dass ihr <u>wahres Ausmaß</u> buchstäblich jenseits aller Vorstellungen liegt. Die Verflechtungen sind atemberaubend – was es fast unmöglich macht, die Sache zu erklären.

Die Vergangenheit und jeder Moment der Vergangenheit werden ständig vom Aktionspunkt der Gegenwart aus verändert. <u>Nach euren Begriffen</u> wird die Gegenwart zur Vergangenheit, die wiederum an jedem denkbaren Punkt von der Jetzt-Gegenwart – du kannst einen Bindestrich zwischen die letzten beiden Wörter setzen, damit die Bedeutung klar ist – aus verändert wird. Doch in all dieser immensen, kontinuierlichen Schöpfung ist immer ein persönliches Gefühl der Kontinuität vorhanden: Man verirrt sich nie wirklich auf der Strecke zwischen einem Moment und dem nächsten.

(15.43 Uhr. Eine der Krankenschwestern schaute auf dem Heimweg kurz vorbei, um uns mitzuteilen, dass Georgia Cecce soeben ins Krankenhaus eingeliefert worden sei – „Am Ende des Flurs, in Zimmer 307." Wir kennen Georgia, Janes Lieblingskrankenschwester, seit meine Frau im April 1983 ins Krankenhaus eingetreten war.

„Jedes Mal, wenn wir auf dieses Thema zu sprechen kommen, passiert etwas", sagte ich. Ich las Jane vor, was sie bis jetzt gesagt hatte: „Ist das verständlich?"

„Ja", sagte sie. Weiter um 15.46 Uhr.)

In ähnlicher Weise sind auch, wie ihr wisst, die Objekte um euch herum in ständiger Bewegung. Die Atome und Moleküle wirbeln immerzu umher, und die Elektronen sind <u>gewissermaßen die Lenker</u> dieser Bewegung.

Euer eigener Fokus ist so präzise und fein abgestimmt, dass die Objekte trotz all dieser Aktivität solide erscheinen. Punkt. Nun sind Objekte aber auch Ereignisse, und vielleicht kann man sie auf diese Weise am einfachsten verstehen. Sie sind in hohem Maße von eurem subjektiven Fokus abhängig. Lasst ihr diesen Fokus auch nur für eine kurze Zeit schwanken, stürzt sozusagen das ganze Kartenhaus in sich zusammen.

Bedenkt, dass auch ihr Objekte und Ereignisse seid und dass eure Organe als physische Körper genauso aus Atomen und Molekülen bestehen, deren Bewegung wiederum von den Elektronen gesteuert wird.

(Lange Pause um 15.52 Uhr.) Die Elektronen verfügen ebenfalls über ein subjektives Leben. Sie sind also auch subjektive Ereignisse, sodass zwischen den Elektronen in eurem Körper und denen in den Objekten, die ihr um euch herum seht, immer eine Wechselbeziehung besteht. Aber auch hier gilt, dass die subjektive Kontinuität selbst nie ins Wanken gerät, da sie immer auch Teil der Welt ist, die sie wahrnimmt, sodass ihr und die Welt euch in diesem Sinne <u>gegenseitig erschafft</u>.

Wenn ihr die Vergangenheit von jedem Punkt der Jetzt-Gegenwart aus verändert, verändert ihr auch Ereignisse auf den mikroskopisch kleinsten Ebenen. Eure <u>Absicht</u> hat daher auch eine elektronische Realität. Es ist <u>beinahe so</u>, als würden eure Gedanken die Tasten eines gewaltigen Computers drücken, denn eure Gedanken verfügen tatsächlich über eine Kraft. Neuer Satz: Da Sätze aus Wörtern zusammengesetzt werden, gibt es unendlich viele Sätze, die gesprochen werden können – und so besteht auch die „Zeit" aus unendlich vielen unterschiedlichen elektronischen Sprachen, die anstelle von Wörtern eine Million <u>Welten</u> „sprechen" können.

Nun, ich kann zurückkehren oder auch nicht, je nach den Rhythmen, von denen ich spreche, aber seid gewiss, dass ich „anwesend" und erreichbar bin.

(„Darf ich eine Frage stellen?")

Ja.

(„Könntest du vielleicht etwas über Karina sagen?" Ich hatte die russische Dame heute Nachmittag während der Sitzung ein paar Mal schreien gehört.)

Macht eure Pause.

(16.00 Uhr. Jane rauchte eine Zigarette. „Er meint, er kommt wieder", sagte sie. „Ich fand das Material über die Zeit fantastisch. Da ist etwas, was ich habe, wenn ich es übermittle, und was ich nicht mehr habe, wenn ich es hinterher lese, wenn ich es von außen betrachte. Wenn ich es übermittle, bin ich <u>mittendrin</u>."

„Du meinst, du fühlst es", sagte ich, und sie stimmte zu. Ich habe oft darüber nachgedacht, wie schwach doch unsere derzeitigen Theorien sind, um zu erklären, was wir um uns herum oder am Nachthimmel sehen.

16.05 Uhr – 16.10 Uhr. Lynn kam herein, um alle Vitalwerte von Jane zu messen. Temperatur: 36,7 Grad. Wir sprachen über Karina, die im Zimmer auf der anderen Seite des zwischen den Zimmern liegenden Badezimmers war. Lynn geht davon aus, dass Karina nicht weiß, wo sie ist, obwohl einige der Ärzte das nicht glauben. Wir spekulierten darüber, warum Karina nie eine andere Sprache als Russisch gelernt hatte. Lynn sagte, das Krankenhaus habe sogar eine Liste mit russischen Wörtern, aber Karina reagiere nicht richtig darauf – vielleicht würden sie ja falsch ausgesprochen, mutmaßten wir.

Nachdem Lynn gegangen war, sagte ich Jane, dass sie mit dem Material über die Zeit fortfahren könne, wenn sie wolle. Weiter um 16.21 Uhr.)

Daten sind nichts weiter als den Tagen zugeteilte Bezeichnungen.

Die Menschheit hat viel länger ohne solche Benennungen gelebt, als sie sie verwendet hat. Tiere kennen auch ohne solche Bezeichnungen ihre Position auf dem Planeten, und sie sind sich der Gezeiten und der Bewegung der Erde und der Planeten bewusst.

(Lange Pause.) Karina verfügt über dieselbe Art von Orientierung. An diesem Punkt ihres Lebens weigert sie sich sogar, sich auf Sprachen zu konzentrieren, die sie enger an die Details der Welt binden würden. *(Lange Pause, eine von vielen.)* Sie „kehrt in die Vergangenheit zurück" und gestaltet sie nach ihren Wünschen um. Ihre Jetzt-Gegenwart zeigt erste Verfallserscheinungen.

Sie will einen Ausgangspunkt, von dem aus sie andere Realitäten konstruieren kann. Es geht also nicht so sehr darum, dass die Jetzt-Gegenwart verfällt, als vielmehr darum, dass sie ihre Aufmerksamkeit absichtlich abschweifen lässt und zulässt, dass die Jetzt-Gegenwart (mit dem Bindestrich) an Kraft und Vitalität einbüßt. Sie wird natürlich eine neue Form konstruieren, von der aus sie agieren kann.

Nun, ich mag zurückkommen oder auch nicht, aber wisst einmal mehr, dass ich anwesend und erreichbar bin *(humorvoll).*

(„Vielen Dank."

16.32 Uhr. Jane rauchte eine Zigarette. Gestern war einer von Karinas schlechten Tagen gewesen – ihr schlechtester, soweit wir das beurteilen konnten. Den ganzen Nachmittag über hatte sie unverständliche Worte geschrien, bis ihre Stimme schließlich beim Abendessen heiser wurde und zu versagen begann. Das war mehr als nur störend gewesen. Ich hatte mich gefragt, ob ihr Zustand sich wohl verschlechtere, denn ich konnte mich nicht erinnern, dass sie in den vergangenen Wochen so unaufhörlich geschrien hatte. Ich dachte, ihr Schreien bis zur Heiserkeit bedeute eine späte – oder gar letzte – Konfrontation mit einer Welt, die sie vielleicht bald verlassen würde …)

14. JANUAR 1984,
16.31 UHR, SAMSTAG

(Heute ist es warm – nur minus 0,5 Grad –, und Schnee und Eis beginnen zu schmelzen. Am Vormittag arbeitete ich an der letzten Abschrift unserer Steuererklärung für das Jahr 1983, die ich am Montagmorgen unserem Steuerberater schicken werde. Ich brachte Jane ihren Augenbrauenstift.

15.15 Uhr. Jane betrachtete sich im Spiegel, nachdem sie Lippenstift aufgetragen hatte. Sie lächelte sogar – „weil ich es ja soll" –, und es gelang ihr gut. Mit dem Stift dunkelte ich ihre Augenbrauen nach, und sie sah gut aus.

15.25 Uhr. Ich ging den Flur hinunter zu Zimmer 307, um Georgia zu besuchen, aber sie schlief. Ich hatte heute Mittag im Vorbeigehen bei ihr hereingeschaut; ihr Bett war leer, aber zwei Personen hatten im Zimmer gesessen und sich unterhalten.

15.32 Uhr. Jane rauchte ihre Zigarette zu Ende, ich bearbeitete die Post.

15.45 Uhr. Jane begann mit der Lektüre der gestrigen Sitzung, und zu Beginn kam sie sehr gut voran. Sie las sehr schnell. Dann wurde sie von Leuten unterbrochen, die ihre Werte maßen – Temperatur 36,3 Grad. Um 15.57 Uhr kehrte sie zur Sitzung zurück – aber jetzt war sie langsamer und nicht mehr so sicher. Sie sagte, ihre Sehkraft verändere sich.

16.02 Uhr. Jane hörte auf zu lesen. Sie konnte die Sitzung kaum noch erkennen. Wenig später begann sie wieder, sporadisch zu lesen. All diese Veränderungen waren laut Seth eine ausgezeichnete Demonstration dafür, wie sich ihre Augen auf dem Weg zu besserem Sehen verhielten.

16.07 Uhr. Jane machte eine Lesepause und rauchte eine Zigarette. Sie nahm die Lektüre um 16.19 Uhr wieder auf und beendete die Sitzung, wobei sie am Ende wieder besser sah.

16.25 Uhr. Nun erzählte sie mir, wie sie sich heute früh vorgestellt hatte, Enfield Glen[4] zu besuchen. Sie sagte, es sei ihr sehr gut gelungen, sich vorzustellen, wie sie um den Teich spazierte und im Park umherwanderte – aber dann sei sie plötzlich traurig geworden, als sie an all das dachte, was sie noch durchmachen musste, bevor sie diese Dinge wieder tun könne. „Es ist also verdammt schwierig, dies alles zu tun und dabei

---

4 Enfield Glen ist die lokale Bezeichnung für den Robert Treman State Park. Er ist ungefähr 56 km von Elmira und Sayre entfernt und liegt in der Nähe von Ithaca, New York. Die Familie Butts verbrachte dort viele glückliche Sommer beim Zelten. Jane stammt aus Saratoga Springs im Norden des Staates New York. Das wunderschöne Glen war der erste Ort, an den ich sie nach unserer Verlobung 1955 mitgenommen hatte.

nicht den Mut zu verlieren", sagte sie. Ich sagte, es sei in Ordnung, den Mut zu ver-
lieren, wenn man gleichzeitig erkennt, was passiert, und Maßnahmen ergreift, um
nicht ganz in eine Depression zu versinken. Niemand ist perfekt, und Perfektion ist
auch nicht nötig. Karina war heute meistens ruhig, auch wenn sie manchmal kurz
zu schreien begann. Ich fand Janes Seth-Stimme stärker und positiver als sonst, und
manchmal war sie auch sehr nachdrücklich).

Nun, ich wünsche euch einen weiteren schönen guten Tag –

(„Guten Tag, Seth.")

– und ich melde mich nur kurz, um die Koordinaten zu aktivieren, die für die
Förderung der Heilenergie so nützlich sind.

Ruburt hat seine mentalen Übungen sehr gut gemacht – ungewöhnlich gut,
abgesehen von einigen wenigen Momenten, in denen er sich von Selbstmitleid
leiten ließ. Es ist äußerst wichtig, dass er sich auf die <u>Freuden</u> des Lebens konzentriert, die er wirklich genießt: Gutes Essen, die wiedererlangte Freude am Lesen,
die Freude am schöpferischen Denken, das Vergnügen im Umgang mit Freunden und so weiter, denn dann wird der Nutzen daraus um ein Hundertfaches
steigen. Alle notwendigen Verbesserungen ereignen sich in der Tat im Rahmen
seiner geistigen und körperlichen Erfahrungen auf verschiedenen Aktivitätsebe-
nen. Wenn er so weitermacht wie bisher, wird er tatsächlich in der Lage sein, auf
eigenen Füßen zu stehen und sicher zu gehen. Er muss jedoch darauf <u>vertrauen</u>,
dass dies so sein wird – und zwar ohne sich Gedanken darüber zu machen, wie es
geschehen wird. Der bewusste Geist kann die körperliche Aktivität steuern *(lange Pause)*, aber nur das Körperbewusstsein kann die Aktivitäten ausführen, die
Leben und Bewegung hervorbringen. Ich mag zurückkehren oder auch nicht,
entsprechend den Rhythmen, von denen ich spreche, aber wisst einmal mehr,
dass ich gegenwärtig und erreichbar bin.

(„Danke."

16.37 Uhr. Ich sagte Jane, die kurze Sitzung sei ausgezeichnet gewesen, was sie
tatsächlich war. Ich fand, sie enthielt sehr positives und hoffnungsvolles Material –
aus irgendeinem Grund traf es wirklich ins Schwarze. Jane freute sich ebenfalls, und
ich las ihr die Sitzung nach dem Abendessen noch einmal vor.

Während wir aßen, klingelte das Telefon. Es war John Bumbalo, unser Nachbar,
der auf der anderen Straßenseite unseres Hügelhauses wohnt. Er lud mich zu einem
späten Abendessen mit seiner Freundin Lisa ein. Jetzt, um 20.15 Uhr, tippe ich die-
se Sitzung zu Ende und bereite mich auf meinen Weg über die Pinnacle Road vor.
Schlaf gut, Jane. Ich liebe dich.)

15. JANUAR 1984,
16.41 UHR, SONNTAG

(Die letzte Nacht war sehr kalt, und es waren immer noch nur minus 8 Grad, als ich mich heute Mittag auf den Weg zu Zimmer 330 machte. Am Vormittag stellte ich die Endabrechnungen für unsere Steuern für das Jahr 1983 fertig. Den Rest der Zeit widmete ich Träume. *Allerdings habe ich durch die zahlreichen Unterbrechungen immer das Gefühl, dass ich von meinen selbst gesetzten Zielen weit entfernt bin, wenn ich mich jeweils wieder an dieses Projekt setze.*

Jane sagte, Georgia Cecce habe sich heute Morgen bei ihr eine weitere Schachtel Zigaretten geliehen. Eine Krankenschwester namens Gaye wusch Jane heute Morgen die Haare; ich sagte meiner Frau, sie sähe gut aus. Jane schaute in den Spiegel und widersprach mir, obwohl sie zugab, dass ihr Haar nicht weiß, sondern grau-weiß sei. In den Spiegel blickend, setzte Jane ein Lächeln auf, nachdem sie Lippenstift aufgetragen hatte. Gaye hatte am Morgen ihre Brauen mit dem Stift nachgezogen.

Nach dem Mittagessen erzählte mir Jane, dass ihr heute Morgen gegen 3.30 Uhr ein neuer Katheter eingesetzt worden sei und dass es dabei keine Probleme gegeben habe. Aber sie brauchte den neuen Katheter, nachdem ihn die neue Hilfskraft der Etage mehrmals ungeschickt gelockert hatte, während sie Jane pflegte. Keine Hydro heute Morgen.

Mit Carlas Hilfe versuchte Jane gestern Abend zweimal, mich anzurufen, aber ich kam erst gegen Mitternacht von John Bumbalo nach Hause zurück. Wir hatten ein ausgezeichnetes Abendessen. Gegen 3.00 Uhr wurde ich wach und stand dann für etwa eine Stunde auf, bevor ich mich wieder schlafen legte. Das Pendel sagte mir, dass ich mich darüber ärgere, bei Träume *Zeit zu verlieren.*

14.50 Uhr. Jane begann mit der Lektüre der gestrigen Sitzung und kam recht gut voran. Sie war um 15.05 Uhr fertig. Dann rauchte sie eine Zigarette, während ich versuchte, mich auf die Post zu konzentrieren, aber es gelang mir nicht. Ich war müde. Von 16.00 Uhr bis 16.07 Uhr kamen Leute, um ihre Vitalwerte zu messen – Temperatur 37,2 Grad, ein bisschen erhöht, aber Jane fühlte sich gut. Ich dachte schon, sie würde keine Sitzung durchführen wollen, aber dann sagte sie mir, ich solle meinen Notizblock holen.)

Nun: Ich wünsche euch einen weiteren schönen guten Tag.

(„Gleichfalls, Seth.")

Ich melde mich noch einmal kurz, um die für den Heilungsprozess so wichtigen Koordinaten stärker zu aktivieren.

Es ist sehr gut, dass Ruburt seinen Armen und Beinen sagt, es sei völlig ungefährlich, sich zu recken, zu strecken und zu beugen und ihre normale Bewegungsfähigkeit zu nutzen. Diese Suggestionen sind sehr wertvoll, und er setzt sie gut ein. Die Hände beginnen in der Tat, ihre Fortschritte zu beschleunigen – insbesondere die rechte Hand, sodass die Finger sich allmählich zu lockern anfangen.

Die raschen Veränderungen der Augenbewegungen zeigen die Schnelligkeit der muskulären Aktionen und Reaktionen, die auch in <u>allen anderen</u> Teilen des Körpers stattfinden.

Es wäre gut, wenn er sich gelegentlich an das Klettergerüst *(in Webster, New York, wo mein jüngerer Bruder Bill mit seiner Familie lebt)* und an das erste Mal erinnern würde, als er körperlich schwächelte. Falls er kann, soll er sich vorstellen, dass er nicht mehr schwächelt, sondern weitermacht. Auf diese Weise repariert er auch die Vergangenheit. Falls ihm die Übung jedoch schwerfällt, soll er sie sein lassen, aber mit den Suggestionen in Bezug auf die Sicherheit fortfahren.

Ich mag zurückkehren oder auch nicht, gemäß den Rhythmen, von denen ich spreche – aber wisst, dass ich anwesend und erreichbar bin.

(„Okay. Danke.“

16.47 Uhr: Früher am Nachmittag hatte Jane mir gezeigt, wie sich die verkrümmten Finger ihrer rechten Hand tatsächlich etwas gelockert hatten; ich hatte Remedy-Rescue-Salbe auf die Knöchel beider Hände gerieben. Seit einiger Zeit bemerke ich auch Veränderungen am Handgelenk und auf dem Handrücken der linken Hand. Als ich Jane heute vor dem Abendessen umdrehte, bewegte sich ihr rechter Arm im Ellbogen recht frei und locker. Auch das rechte Knie lässt sich immer besser beugen. Diese bedeutenden Veränderungen finden also weiterhin statt.

Ich verließ Jane um 19.07 Uhr, nachdem ich das Gebet mit ihr gelesen hatte, und winkte Georgia in Zimmer 307 auf dem Weg nach draußen zu. Sie hatte Besuch, also blieb ich nicht stehen.

Wir erinnerten uns beide sofort an das Klettergerüst im Park am See in Webster, wo uns Janes Bewegungsschwäche vor so vielen Jahren zum ersten Mal aufgefallen war. Als Seth den Vorfall heute erwähnte, schien sie das nicht zu belasten, sodass wir diese Erinnerung jetzt vielleicht konstruktiv nutzen können.)

16. JANUAR 1984,
16.23 UHR, MONTAG

(Letzte Nacht war es sehr kalt, und heute Morgen um 6.30 Uhr waren es immer noch minus 15 Grad. Als ich mich heute Mittag auf den Weg zu Zimmer 330 machte, waren es dann minus 12 Grad. Ich hatte unserem Anwalt einen Brief bezüglich unserer Steuern geschrieben und ihn heute Mittag abgeschickt. Später sagte ich Jane, dass ich Informationen über die Annahme von Spendengeldern via Maude Cardwell benötigte.

Ich vermute, solche Gelder sind steuerpflichtig, und um zu verhindern, dass ein Großteil durch hohe Steuern verloren geht, benötigen Jane und ich Rat. Es könnte durchaus sein, sagte ich, dass wir das Geld nie sehen werden. Vielleicht muss Maude Cardwell die Rechnungen und so weiter für uns bezahlen. In jedem Fall, so glaube ich, kann der Spender Abzüge geltend machen.

Jane aß gut zu Mittag. Danach beschrieb sie eine Reihe von „Erlebnissen“, die sie hatte, nachdem ich gestern Abend nach Hause gegangen war. Sie ereigneten sich gegen 20.15 Uhr, bevor das Personal kam, um sie auf die Seite zu drehen. Es ist schwierig zu beschreiben, was sie mir erzählte, und würde viele Worte und viel Zeit erfordern. „Ich wünschte, ich könnte es selbst schreiben“, sagte sie. Ich nehme an, sie befand sich während einiger der Erlebnisse in verschiedenen veränderten Zuständen und in anderen in einem Traum.

Als Erstes fand sich Jane als junges Mädchen auf einer Schaukel auf dem Spielplatz gegenüber der St. Clement's Catholic Church and School in Saratoga Springs wieder, wo sie aufgewachsen war. „Ich schaute nach unten und sah, dass ich schwarze Schuhe und weiße Socken trug, wie kleine Kinder es tun und so wie ich auf einigen dieser alten Fotos aussehe.“ Einmal dachte sie dabei, sie sei erst vier Jahre alt. Sie wusste, dass sie diese Dinge tat, während sie auf dem Spielplatz war, sagte sie.

Dann fand sie sich in einer Badewanne mit warmem Wasser wieder, und sie war erfüllt von sexuellen, sinnlichen Gefühlen, vor allem im Intimbereich. „Plötzlich merkte ich, dass ich das Wasser und die ganzen Sachen halluzinierte und in Wirklichkeit in meinem Krankenhausbett lag. Dann dachte ich, dass ich hier ja trotzdem ein Kätzchen haben könnte. Wir haben zwei Zimmer, und Rob könnte das Kätzchen und auch das Katzenklo verstecken – wie, wusste ich allerdings nicht.“

Als Nächstes erzählte Jane, dass sie in unserem Hügelhaus in Elmira ein Radio und einen Rekorder suchte, damit Sue Watkins, die eine Autostunde weiter nördlich entfernt lebt, sie ausleihen könnte. Bei ihrer Suche fand sie plötzlich zahlreiche

Fächer, die mit Schmuckstücken gefüllt waren, von denen sie wusste, dass sie ihr ge-
hörten, und über dieses Wissen freute sie sich sehr.

„Den Rest der Zeit habe ich mich dann mit Aufnahmegeräten beschäftigt." Sie
befand sich in einer Art Güterwagen, der gleichzeitig das Innengehäuse eines Kassettenspielers war. In diesem Waggon fuhren Jane und Sue auf und ab und um wunderschöne, juwelenartige grüne Hügel herum. „Es war fantastisch!" Dann sah Jane,
gleich einer aufgehenden Sonne, ihr eigenes riesiges Gesicht, das auf alles hinunterblickte – die juwelenartigen Farben, Sue und sich selbst, das Fahrzeug.

Jane sah Sue während dieser Erfahrung nicht wirklich – sie wusste nur, dass Sue
da war und mit ihr sprach. Dann wurde der Trip „viel undeutlicher", und sie versuchte herauszufinden, was sie Sue leihen sollte. Sie konnte sich aber nicht erinnern.

15.10 Uhr. Ich putzte Janes Brille. Sie trug Lippenstift auf und schaute dann in
den Spiegel, den ich ihr vorhielt. Sie schlug sogar vor, dies selbst zu tun. Sie lächelte
– ganz kurz. Ich lachte und sagte ihr, ihr Verhalten erinnere mich an unsere Katzen
heute Morgen, als es so kalt war: Kaum waren Billy und Mitzi aus dem Küchenfenster auf den Picknicktisch getreten, drehten sie sich um und hüpften zurück ins Haus.
Ich bezweifle, dass meine Frau diesen Vergleich lustig fand.

15.38 Uhr. Jane versuchte, die gestrige Sitzung zu lesen, hatte aber große Schwierigkeiten. Sie las ein wenig während kurzer Phasen mit klarer Sicht. „Mein Gott, das
ist ja furchtbar", sagte sie. „Es macht mir Angst, wenn das passiert. Das würde jeden
erschrecken." Sie legte die Sitzung beiseite, um eine Zigarette zu rauchen. Carla maß
ihre Temperatur – 36,7 Grad. Diana maß ihren Blutdruck.

16.00 Uhr. Jane unternahm einen weiteren Versuch, die Sitzung zu lesen. Es ging
nicht. „Das macht mich wütend. Oh – und ich habe vergessen, dir etwas zu sagen.
Sie haben heute Morgen Blut abgenommen. Allerdings nur wegen der Schilddrüsenwerte, und zwar nach dem Frühstück. Bei den anderen Tests müssen sie das Blut vor
dem Essen abnehmen, also kommen sie vielleicht morgen früh wieder." Das ist die
erste Blutabnahme seit mindestens einigen Wochen.

16.05 Uhr. Schließlich las ich Jane die Sitzung vor. Bevor sie die heutige Sitzung
begann, rauchte sie noch eine Zigarette.)

Ich wünsche euch einen weiteren schönen guten Tag.

(„Guten Tag, Seth."

Mit häufigen Pausen:) Mit den Erfahrungen von gestern Abend hat Ruburt
ein hervorragendes Beispiel für die Beweglichkeit des Bewusstseins gezeigt.

<u>Heilung</u> findet auch auf vielen verschiedenen Bewusstseinsebenen statt. *(Lange Pause.)* Alles in allem berührte Ruburts Erfahrung viele dieser Ebenen und

begünstigte die Heilungsprozesse auf jeder einzelnen davon. Die „Güterwagen"-Episode stellte sein Leben auf einer Ebene der physischen Erfahrung dar, während er gleichzeitig als das riesenhafte Selbst existierte, das über den Berggipfel spähte und seinen Fortschritt beobachtete. Eine ausgezeichnete Darstellung – oder Illustration – des unendlichen inneren Selbst, wie es die Existenz des physischen Selbst beobachtet und anleitet.

(Das gäbe ein großartiges Gemälde.

16.28 Uhr.)

Die sexuellen Aspekte der Badewannen-Episode standen in der Tat für die Stärkung der sexuellen Kräfte und deren lustvolle Aspekte. In der ersten Episode erlebte Ruburt den gesunden und lebensfrohen Körper des Kindes mit seiner unschuldigen Spontaneität. Dies ermöglichte ihm, mit der Vitalität der Kindheit in Berührung zu kommen – und zwar auf sinnliche Weise, nicht etwa nur als Erinnerung.

Die herrlichen leuchtenden Farben halfen ihm auch, sich an die Fähigkeit der Augen zu erinnern, leuchtende Farbtöne wahrzunehmen, und aktivierten so die Augenmuskulatur und -nerven und erinnerten <u>diese</u> an ihre natürlichen Fähigkeiten.

Die Güterwagen-Elemente stellten – neben der bereits gegebenen Erklärung – auch den Körper als Fahrzeug dar, das sich leicht und schnell bewegt. Die ganze Episode zeigt, wie der Geist neue Erfahrungen sammelt, indem er mehr als eine Bewusstseinsebene gleichzeitig nutzt. Und die kleinen Schmuckstücke, die Ruburt zu seiner Freude entdeckte, stehen für die kleinen, aber sehr wertvollen Freuden des täglichen Lebens, die er nun zurückgewinnt.

Nun, ich mag zurückkehren oder auch nicht, je nach den Rhythmen, von denen ich spreche – aber wisst, dass ich anwesend und erreichbar bin.

(„Kann ich eine Frage stellen?")

Ja.

(„Was hat es damit auf sich, dass Jane sich in einem Rekorder wiederfand? Und mit Sue?" Sue hat das zweibändige Werk Im Dialog mit Seth *geschrieben.)*

Sue repräsentiert einen bestimmten Teil von Ruburt – das schreibende Selbst, was darauf verweist, dass die „psychisch-seelischen" Anteile von Ruburts Persönlichkeit den schreibenden Anteilen helfen und sie an den psychischen Kenntnissen und Erfahrungen teilhaben lassen.

(„Ist das alles?", fragte ich nach einer langen Pause.

„Ja", sagte Jane.

16.38 Uhr. Ich sagte Jane, ich sei etwas überrascht, dass die Sitzung an dieser Stelle endete, weil ich immer noch darauf wartete, dass Seth den Teil meiner Frage beantwortete, in dem es darum ging, dass sie sich in einem Rekorder befand. Jane war ebenfalls überrascht – denn sie hatte nicht mitbekommen, dass ich diesen Teil der Frage gestellt hatte. Ich hatte allerdings nicht laut gesprochen. Vielleicht kann Seth das nächste Mal darauf eingehen. Ich sagte Jane, dass der Rekorder ganz offensichtlich eine Art Kommunikationsgerät sei, sodass die Verbindung darin bestehen könnte.

Es wäre auch interessant, wenn Seth sich zu dem Kätzchen und seiner Symbolik im Zusammenhang mit Janes Erlebnis äußern würde.

Um 17.00 Uhr ging ich zum Parkplatz, um das Auto warmlaufen zu lassen, weil es so kalt war. Nachdem ich wieder zurück war, drehte ich Jane um und massierte sie mit Oil of Olaz; dann zeigte sie mir, wie ihre rechte Hand noch immer die verkrümmten Finger etwas bewegen ließ, was seit gestern möglich war. Ihr rechter Ellbogen war bis zu einem bestimmten Punkt ziemlich gut bewegbar, und auch das wird immer besser. Ich sagte ihr, dass die Knötchen auf der Oberseite ihres linken Handgelenks deutlich zurückgegangen seien, was schon seit einiger Zeit schrittweise zu sehen war. Schlaf gut, Jane.)

17. JANUAR 1984,
16.25 UHR, DIENSTAG

(Heute war es viel wärmer. Am Mittag zeigte das Thermometer minus 1,1 Grad. An diesem Morgen wurde ich bei der Arbeit an Träume *nicht unterbrochen – was mir seltsam vorkam. Jane fühlte sich in Zimmer 330 heute ganz wohl; als ich ankam, hatte man sie bereits auf den Rücken gedreht. Auch die Hydrotherapie war gut gelaufen. Am Morgen war niemand gekommen, um zusätzliches Blut abzunehmen. Die gekrümmten Finger ihrer rechten Hand werden immer lockerer.*

Georgia sah ich heute nicht. Als ich in Zimmer 330 ankam, erzählte mir Jane, dass Karina in ein Pflegeheim in Wellsburg, einer kleinen Gemeinde ein paar Kilometer östlich von Elmira, verlegt worden sei. Ich war überrascht und irgendwie auch traurig für sie, weil ich mich fragte, wie es ihr dort wohl ergehen und wie man sie im neuen Heim behandeln würde. Zum ersten Mal seit Wochen hörten wir Karina also nicht auf Russisch schreien oder auf Englisch nach Georgia rufen.

15.00 Uhr. Jane begann mit der Lektüre der gestrigen Sitzung. Obwohl es ihr schwerfiel, hielt sie durch und war schließlich um 15.30 Uhr fertig. Ich bearbeitete die Post, las mehrere wunderbare Briefe und beantwortete einige. Einer davon ist vielversprechend – es geht um eine Gruppe junger Schauspielerinnen in New York City, die im Rahmen einer Reihe von Radiosendungen Seth vortragen wollen. Ich beabsichtige, ihren Vorschlag und ihren Brief an Lynne Lumsden, unsere Redakteurin bei Prentice-Hall, zu schicken.

16.00 Uhr. Eine neue Schwester – wahrscheinlich eine Aushilfe – maß Janes Temperatur: 36,9 Grad.

Jane sagte, sie wolle eine Sitzung durchführen, obwohl es schon spät war. Außerdem sagte sie, sie wolle einige der späteren Sitzungen nochmals durchgehen: „Weil ich sie brauche." Dies wiederholte sie im Laufe des Nachmittags mehrere Male.)

Nun: Ich wünsche euch einen weiteren schönen guten Tag.

(„Guten Tag, Seth.")

Ruburt befand sich bei seiner jüngsten Erfahrung im Inneren eines Aufnahmegeräts – was bedeutet, dass er statt einer Kassette sozusagen sein Bewusstsein in verschiedenen Geschwindigkeiten abspielte. Er hörte sich also nicht einfach aufgezeichnetes Material an, sondern war selbst die aufgezeichnete Information und ein <u>Aufnahmegerät</u>, auf dem die Erfahrungen abgespielt wurden.

(16.28 Uhr. Eine Krankenschwester kam herein, um Janes Blutdruck zu messen. Beim Hinausgehen ließ sie die Zimmertür offen, sodass vom Flur Geräusche hereindrangen.

16.31 Uhr.) Die Analogie der vielen <u>Geschwindigkeiten</u> des Bewusstseins passt übrigens wirklich gut zu den tatsächlichen neurologischen Sequenzen, in denen das Bewusstsein aktiv ist. Wie ihr wisst, ist alles Lebendige bewusst – und selbst die sogenannte tote Materie besitzt eine Art von Selbstbewusstsein.

(Pause.) In euren Begriffen schiene der Rhythmus mancher Bewusstseinsformen außerordentlich langsam, sodass zwischen einer Wahrnehmung und der nächsten ein Jahrhundert vergehen könnte. Andere Varianten könnten erstaunlich schnell scheinen – mit Wahrnehmungen, die so rasch aufeinander folgen, dass sie <u>eurer</u> (unterstrichen) Wahrnehmung tatsächlich völlig entgehen würden; doch im Rahmen der erstaunlichen Wunder des inneren Wesens sind all diese Rhythmen miteinander verbunden und gleichen sich sozusagen aus.

Es sind nicht so sehr die sich manifestierenden tatsächlichen Rhythmen, die den Unterschied in der Wahrnehmung ausmachen, sondern <u>das Fehlen bestimmter anderer Rhythmen</u> *(nachdrücklich)*, auf denen die Wahrnehmungen beruhen.

Nun, ich mag zurückkehren oder auch nicht, je nach den Rhythmen, von denen ich gerade gesprochen habe.

(„Möchtest du meine Frage der gestrigen Sitzung hinsichtlich des Grundes für das Kätzchen in Janes Erfahrung beantworten?")

Das Kätzchen war lediglich Ausdruck eines Wunsches, denn Ruburt plant, sich ein Kätzchen zuzulegen, sobald er wieder zu Hause ist. In dieser Erfahrung war das Kätzchen im Krankenhauszimmer, und es schien, als gäbe es angrenzende Zimmer, wie in 458 *(was die Adresse des Apartmenthauses war, in dem wir an der West Water Street gewohnt hatten)*. Es war ein Zeichen dafür, dass Ruburt Ähnlichkeiten zwischen gegenwärtigen und vergangenen Erfahrungen herstellte, sodass das Kätzchen, das in der Gegenwart und Vergangenheit des Traums auftauchte, tatsächlich auch in der Zukunft erscheinen würde.

Ich intensiviere auch die Koordinaten, die an Ruburts Heilung beteiligt sind, wodurch diese lebenswichtigen Heilungsprozesse beschleunigt werden.

(„Danke."

16.44 Uhr. Jane hatte ihre Sache gut gemacht. Nach dem Abendessen las ich ihr die Sitzung noch einmal vor. Außerdem scheint Seth alle Fragen beantwortet zu haben, die mir im Zusammenhang mit ihrer Erfahrung von vorgestern Nachmittag durch den Kopf gegangen waren. Das heißt, ohne dass ich noch mehr ins Detail gegangen wäre – dann könnten die Fragen ja ohne Ende sein.)

18. JANUAR 1984,
16.29 UHR, MITTWOCH

(Der Tag war nicht allzu unangenehm – es waren etwa minus 4 Grad, als ich mich auf den Weg zu Zimmer 330 machte –, aber für den Nachmittag war ein Schneesturm vorhergesagt. Jane lag bereits auf dem Rücken; ihre linke Schulter machte ihr zu schaffen. Ich bemerkte sofort, dass sie deprimiert war.

Ich bat die Krankenschwester, mir zu helfen, sie noch etwas höher zu lagern, damit sie sich wohler fühlte, und das schien zu helfen. Ich war auch nicht gerade in bester Stimmung.

Dann erzählte mir Jane, dass Shawn Peterson gestern Abend die Flasche Oil of Olaz fallen gelassen und den Dosierer zusammen mit den Glasscherben weggeworfen habe. Diese Dosierer sind nur schwer zu finden. Ich fragte Jane, warum sie Shawn nicht sofort gebeten habe, ihn aufzuheben, aber als sie sich etwa zehn Minuten später daran erinnerte, war es schon zu spät; Shawn hatte einfach alles aufgeräumt und weggeworfen. Irgendwie war diese Nachricht der Auslöser dafür, dass ich selbst in eine depressive Stimmung verfiel, die fast den ganzen Nachmittag anhielt. Vielleicht war ich aber auch einfach nur müde.

Als ich dann das Tablett für das Mittagessen vorbereitete, kam Peggy Gallagher, unsere Freundin, die als Reporterin für die Elmira-Star-Gazette arbeitet, zu Besuch und blieb fast während der gesamten Mahlzeit. Mir war nicht nach Reden zumute, aber nachdem wir ein bisschen lockerer geworden waren, verbrachten wir eine gute Zeit miteinander. Gleichzeitig konnte ich nicht umhin, mich zu fragen, warum Peggy ausgerechnet diesen Tag für ihren Besuch ausgewählt hatte. Sie hatte immer viel zu tun.

Ich bearbeitete die Post, hatte aber eigentlich keine Lust dazu. Um 15.15 Uhr begann Jane mit der Lektüre der gestrigen Sitzung. Sie kam ziemlich gut voran – besser als gestern. Dann wurde sie von Carla und Shawn unterbrochen, die ihre Vitalwerte kontrollierten – Temperatur 37,2 Grad –, und zehn Minuten später hatte sie die Sitzung durchgelesen.

15.50 Uhr. „Ich muss auch einige der früheren Sitzungen lesen“, hatte Jane gesagt, als ich angekommen war, und so begann sie um 15.50 Uhr mit der Lektüre der Sitzung vom 13. Januar, einer guten Sitzung, während ich die Post erledigte. Um 16.20 Uhr hörte sie für eine Zigarette und eine eventuelle Sitzung damit auf, obwohl es schon so spät war.)

Nun: Ich wünsche euch einen weiteren schönen guten Tag –

(„Guten Tag, Seth.“)

– und ich komme auch, um jene Koordinaten zu intensivieren, die die Heilungsprozesse beschleunigen.

Ihr konntet beide recht gut mit euren <u>negativen</u> Stimmungen umgehen. Kümmert euch jetzt nicht darum, aber wenn ihr vorübergehend „mies drauf“ seid, dann ist es besonders wichtig, dass Ruburt in den Spiegel schaut, Lippenstift aufträgt und – wie auch immer – lächelt. Manchmal macht sich so tatsächlich ein humorvoller Aspekt breit, der seine Stimmung automatisch hebt.

Wie gesagt zeigt sich in den Augen die Schnelligkeit der muskulären Reaktion und der neuronalen Aktivitäten. Es ist sinnvoll, sich daran zu erinnern, dass sich die neurologische Dynamik in allen Teilen des Körpers entfaltet. Dabei werden die gesünderen Verbindungen hergestellt, und es stimmt, dass sich Ruburts Körper oft außerordentlich warm anfühlt. Diese Wärme ist das Ergebnis der <u>erhöhten</u> Aktivität des Körpers. Sie <u>erzeugt</u> Wärme und ist charakteristisch für viele, wenn nicht sogar die meisten Heilerfahrungen.

Noch einmal: Es ist sehr wichtig, dass Ruburt seine Ziele nicht aus den Augen verliert und sich daran erinnert, dass der Heilungsprozess <u>trotz</u> irgendwelcher Stimmungen weitergeht. Auch seine rechte Hand macht weitere Fortschritte, und er tut gut daran, sich selbst daran zu erinnern, dass es für alle seine Gliedmaßen ungefährlich ist, sich auf normale Weise zu strecken und zu beugen und ihre wahre Bewegungs- und Handlungsfähigkeit zum Ausdruck zu bringen.

Nun, ich mag zurückkehren oder auch nicht, je nach den Rhythmen, von denen ich spreche – aber seid gewiss, dass ich anwesend und erreichbar bin.

(„Danke.")

Ein Punkt, den ich noch erwähnen wollte: Peggy Gallagher nahm telepathisch eure Stimmung wahr und verspürte dadurch den Impuls, euch zu besuchen.

(16.38 Uhr. Wie gesagt, ich hatte mich über den Zeitpunkt von Peggys Besuch gewundert. Bevor Seth es erwähnte, hatte ich heute völlig vergessen, Jane aufzufordern, in den Spiegel zu schauen. Sie trank einen Kaffee und rauchte eine Zigarette, bevor ich sie umdrehte. Ich las ihr die Sitzung vor, bevor ich gegen 19.05 Uhr nach Hause ging. Es schneite noch immer. Ich schaffte es zwar den Hügel hinauf, schlitterte aber ein bisschen herum. Wahrscheinlich werde ich zumindest einen Teil der Einfahrt freischaufeln, nachdem ich das hier beendet habe.)

19. JANUAR 1984,
16.13 UHR, DONNERSTAG

(Die Temperatur betrug nur minus 7,5 Grad, als ich auf Zimmer 330 kam. Nach einem kleineren Schneesturm gestern Nachmittag und gestern Abend, musste ich gestern am späten Abend und heute früh die Einfahrt freischaufeln. Keine Telefonate heute Morgen. Ich hatte vergessen, unseren Anwalt anzurufen, und als es mir einfiel, sagte ich mir „zum Teufel damit" und setzte die Arbeit an Träume fort. Auf dem Weg zum Krankenhaus hielt ich am Postamt, um Lynn Lumsden die Kopie eines Leserbriefs zu schicken, den wir erhalten hatten und in dem uns ein Jahr lang kostenlose Anzeigen in einem Kreuzworträtselmagazin angeboten wurden.

Ich weiß nie so recht, wie ich auf solche Angebote reagieren soll, habe in letzter Zeit aber auf mehrere solcher Briefe geantwortet. Dann öffnete ich heute ein Paket, das ein Buch mit Trance-Material ähnlich dem von Seth enthielt. Ich nehme an, man erwartet von mir, dass ich dem Verleger und dem Medium danke und sage, dass das Material toll sei. Tatsächlich denke ich, dass diese beiden Leute ihr Material – das von Allem-Was-Ist handelt – zu weit von seiner menschlichen Quelle, seinem alltäg-

lichen Kontakt mit der menschlichen Persönlichkeit weggerückt und somit lediglich ein weiteres übersinnliches Buch produziert haben. Man könnte sechs solcher Bücher nehmen, dachte ich, die Namen der Medien durcheinander mischen und keinen Unterschied feststellen, wer was geschrieben hat. Ich vermute, die betreffenden Medien haben Angst vor den Emotionen und den Konsequenzen, die andernfalls hervorgerufen werden könnten.

Jane aß gut zu Mittag. Dann bat sie mich, Spiegel, Lippenstift und Augenbrauenstift zu holen. Als sie sich betrachtete, lächelte sie kurz und zeigte dabei sogar etwas ihre Zähne – und das war viel besser als gestern, als wir das überhaupt nicht gemacht hatten.

15.00 Uhr. Jane begann mit der Lektüre der gestrigen Sitzung und kam recht gut voran. Sie war in etwa 10 Minuten fertig – was wirklich gut war. Ich erledigte die Post.

15.33 Uhr. Sie begann mit der Lektüre der Sitzung vom 17. Januar, der zweiten an diesem Tag, und kam erneut gut voran.

Ich erkannte, dass mich an der Art von Büchern, von denen ich heute eines erhalten hatte, die begrenzte Sichtweise störte. Sie ist genauso begrenzt wie diejenige von einem Buch über Geologie oder Kleidung oder von unzähligen anderen. Da ist kein hinterfragender Geist, sind keine neuen Ideen oder Theorien im Spiel – nur der bekannte Aufguss über Alles-Was-Ist, Liebe, Reinkarnation und so weiter. Das mag ja vielleicht ganz in Ordnung sein, aber es fehlt an neuen Einsichten und an Individualität, wie sie im Material von Seth zu finden sind.

Ich erzählte Jane von meinem Traum der vergangenen Nacht, in dem sie und ich zusammen mit Leonard Yaudes – der unser Nachbar im Erdgeschoss des Hauses mit der Nummer 458 gewesen war – in eine gemeinsame Wohnung im selben Haus einzogen. Im Traum waren die Zimmer größer und schöner als in Wirklichkeit. Ich erzählte Jane, ich vermutete, dass der Traum aus meiner Begegnung mit Leonard im neuen Super-Duper-Markt an jenem Abend herrührte, wo er herumgealbert und mehrere Male wiederholt hatte, wie gut er sich nach seiner Herzoperation körperlich fühle. Jane sagte, sie glaube, der Traum bedeute, dass wir drei uns alle auf dem Weg zu besserer Gesundheit und einer positiveren Lebensperspektive befänden.

15.42 Uhr. Nachdem Shawn ihre Temperatur – 36,1 Grad – gemessen hatte, begann Jane mit der Lektüre ihrer dritten Sitzung an diesem Tag – derjenigen vom 14. Januar –, und sie kam damit sogar noch besser voran, schnell und leicht, wie ich fand. Sie wurde von Pflegenden unterbrochen, die ihr Augentropfen verabreichten und ihren Blutdruck maßen; sie beendete diese Sitzung um 16.02 Uhr. Sie sagte:

„Die Schrift ist das Beste, was ich seit Langem gesehen habe – phasenweise war sie erstaunlich klar." Das sagte sie, nachdem ich bemerkt hatte, dass sie heute tatsächlich sehr gut lesen konnte.

16.05 Uhr. Sie rauchte eine Zigarette und sagte mir, dass ihre Hände noch immer Fortschritte machten und sich veränderten. „Ich wäre froh, es ginge schneller, aber ich weiß, dass sie besser werden.")

Nun: Ich wünsche euch einen schönen, guten Tag.

(„Guten Tag, Seth."

Humorvoll:) Diktat. *(Pause.)* Falls ihr, meine Leser und Leserinnen, gesundheitlich angeschlagen oder allgemein unglücklich seid, verlangt niemand von euch, dass ihr so tut, als würdet ihr euch nicht in dieser Situation befinden.

Ich hoffe, euch zu zeigen, dass selbst diese unglücklichen Umstände aus einer fehlgeleiteten guten Absicht hervorgegangen sind. In diesem Buch werden wir euch jedoch immer wieder daran erinnern, dass Lebensfreude und Optimismus ein natürlicher Teil eures Erbes sind.

Wir hoffen auch, euch dabei zu helfen, diese Gefühle wiederzuerlangen, falls ihr sie verloren habt *(lange Pause)*, und euch andere Möglichkeiten aufzuzeigen, wie ihr diese Stimmungen frisch und intakt halten könnt. Alle werden in unterschiedlicher Weise davon profitieren, je nach ihren Voraussetzungen und Absichten, aber alle werden auf die eine oder andere Weise davon profitieren – und <u>alle</u> werden sich wieder mit den inneren Quellen von Lebenskraft und Wohlbefinden vertraut machen, die im Rahmen der menschlichen Erfahrung so wichtig sind.

(Aufgeräumt:) Ende von Kapitel 1.

(16.19 Uhr.) Anmerkungen.

Weil Ruburts Vitalität stärker geworden ist, wird er manchmal ziemlich ungeduldig mit seinen Fortschritten.

Er fühlt sich energiegeladener und will natürlich noch viel aktiver werden. *(Lange Pause.)* Das Essen bekommt ihm immer besser. Er nimmt es viel leichter auf, und dadurch <u>wird</u> der Heilungsprozess beschleunigt. Gleichzeitig treten oft noch diese Schwankungen auf, da alle Teile des Körpers sozusagen <u>wieder in Gang</u> kommen. Die Augen haben heute gezeigt, was ich meine, denn <u>zeitweise</u> konnte er viel besser lesen als bisher, nur um dann wieder auf ein früheres Niveau zurückzufallen, und dann wechselte er zwischen den verschiedenen Phasen hin und her.

Er sollte vor allem den Rat befolgen, den ich ihm gegeben habe: Er soll sich auf die Freuden in seinem Leben konzentrieren, seine Ziele im Auge behalten und darauf vertrauen, dass die unendliche Intelligenz in ihm die gewünschten Ergebnisse entstehen lässt. Das befreit seinen Geist und ermöglicht es ihm, seine Verbesserungen ohne Unterbrechung voranzutreiben.

Ich mag zurückkehren oder auch nicht, je nach den Rhythmen, von denen ich spreche – aber seid gewiss, dass ich anwesend und erreichbar bin. Meine Glückwünsche zur neuen Ausgabe von *Sieben*.

(Seth meinte die Taschenbuch-Ausgabe von Die weitere Ausbildung von Überseele Sieben*, die gestern Abend von Prentice-Hall bei uns noch angekommen war – neun Exemplare.*

„Kann ich eine Frage stellen?")

Ja.

(„Was meinst du zu meinem Traum, in dem Leonard, Jane und ich in 458 West Water Street zusammenziehen?")

Die von euch diskutierte Interpretation ist gut. Leonard ließ sich über seine gute Gesundheit aus, und ihr als ehemalige <u>Nachbarn</u> befindet euch auf <u>dem Weg zur Gesundheit</u>.

(Ich fand, er fasste den Traum sehr gut zusammen. „Ich habe noch eine weitere Frage.")

Nur zu.

(Seth sprach, während ich mich bemühte, mit meinen Notizen nachzukommen.

„Eigentlich hatte ich nicht vorgehabt, dies heute Nachmittag zu fragen – aber in letzter Zeit habe ich bemerkt, dass meine Nahsicht ohne Brille nicht mehr so scharf wie früher ist. Ich glaube aber nicht, dass dies physische Ursachen hat. Ich denke, irgendetwas belastet mich, und es macht sich auf dieses Weise bemerkbar. Nicht, dass es dramatisch wäre, aber manchmal ist es schon störend. Ich habe mir noch nicht allzu viele Gedanken darüber gemacht –")

Gib uns einen Augenblick Zeit … Das ist deine Version, dich zu <u>sorgen</u>, dass sich gewünschte Wirkungen nicht in die Gegenwart einbringen lassen – das heißt, dass sie nicht in deine Nahsicht kommen. Wenn dich diese Gefühle überkommen, schließe die Augen, und sei es auch nur für einen Moment, und sage dir, dass du deiner Sicht – der geistigen und der physischen – <u>vertrauen kannst</u> und dass deine Ziele in der Tat in einen klaren Fokus rücken werden.

(„Okay."

„Ich bin's wieder", sagte Jane, während ich schrieb.

„Danke, Seth", sagte ich um 16.32 Uhr. Sein Rat war wie stets ausgezeichnet. Ich war erleichtert, und ich werde seine vorgeschlagene Methode ausprobieren. Ich habe

vor, sie auf einem separaten Blatt aufzuschreiben, damit ich sie im Wohnzimmer immer vor Augen habe. Vielleicht lege ich das Blatt sogar direkt auf den Schreibtisch. Ich sagte Jane, die Frage habe sich aus dem heutigen Material ergeben, besonders aus demjenigen über Leonard.)

20. JANUAR 1984,
16.33 UHR, FREITAG

(Jane rief mich gestern Abend mit Carlas Hilfe noch an. Die Nacht war sehr kalt – es waren immer noch minus 14,4 Grad, als ich um 6.30 Uhr aufstand, und nur minus 11 Grad, als ich mich auf den Weg zu Zimmer 330 machte. Für das Wochenende ist weiterhin bitterkaltes Wetter vorhergesagt.

Jane war heute Morgen wie üblich zur Hydrotherapie gegangen, aber sie war über dieses System nicht sehr glücklich. Während sie gut zu Mittag aß, dachte ich daran, ihr zu sagen, dass der Schreibmaschinenreparaturdienst heute Morgen angerufen und eine Rechnung über 90 Dollar für die Reparatur und eine Schachtel mit einem Dutzend Patronen in Aussicht gestellt hatte, aber schließlich vergaß ich es zu erwähnen, als wir über andere Dinge sprachen. Ich hatte auch unseren Optiker angerufen und seine Sekretärin gebeten, ihn zurückrufen zu lassen, damit ich ihm ein paar technische Fragen zu einer Anmerkung stellen konnte, die ich für Sitzung 901 für Träume schreibe. Da ich auf seinen Anruf warten musste – der nie kam –, konnte ich nicht aus dem Haus gehen, um Janes Schreibmaschine zu holen. Ich möchte sie ausprobieren, um sicherzugehen, dass sie in Ordnung ist, bevor ich meine eigene zur Überholung bringe.

15.00 Uhr. Jane begann mit der Lektüre der gestrigen Sitzung, kam dabei aber viel langsamer voran als gestern. Um 15.25 Uhr war sie endlich damit durch.

Um 15.43 Uhr begann sie mit der Lektüre der Sitzung vom 27. Dezember 1983, wobei es ihr besser lief als zuvor. Sie wurde von Personal unterbrochen, das ihre Werte maß – Temperatur 36,8 Grad – und beendete die Sitzung schließlich um 16.20 Uhr, nachdem sie mehrere Pausen eingelegt hatte.

Einmal mehr sagte Jane, sie merke, wie ungeduldig sie sei. Sie wünscht sich wirklich, die Verbesserungen gingen viel schneller vonstatten, als sie es tun – wirklich schnell. Ich sagte, ich dächte, ihre Ungeduld diene vielleicht dazu, ihre Heilung zu beschleunigen. „Zumindest signalisiert sie deinem Körper, dass du etwas tun willst", sagte ich. „Was wäre, wenn du weder Ungeduld noch Antrieb hättest?"

Sie stimmte natürlich zu und sagte, sie wolle eine kurze Sitzung durchführen.)
Nun: Ich wünsche euch erneut einen wunderschönen guten Tag –
(*„Guten Tag, Seth.“)*
– und einmal mehr kündige ich mich an, um jene Bedingungen zu beschleunigen, die die Heilungsprozesse fördern.

Was Ruburts Ungeduld betrifft, so hast du recht: Er soll <u>sie</u> (unterstrichen) aber als Werkzeug <u>benutzen</u> und sich nicht <u>von ihr benutzen</u> lassen. Das heißt, die Ungeduld ist tatsächlich als Anstoß, als Anregung zu weiterer Aktivität und Bewegung gedacht – daher muss er diese Ungeduld als Freundin und nicht als Widersacherin betrachten.

Die noch vorhandenen Dekubiti werden noch schneller abheilen, da er jetzt so viel besser als zuvor Eiweiß aufnimmt. Seine mentalen Übungen mit dem inneren „Stopfen“ der Wunden mit neuem Gewebe *(wovon Jane mir heute Nachmittag erzählt hatte)* funktionieren gut. Allerdings sollte dies auf spielerische Art und Weise geschehen.

Ich mag zurückkehren oder auch nicht, je nach den Rhythmen, von denen ich spreche – aber seid gewiss, dass ich anwesend und erreichbar bin.
(*„Danke.“*

16.38 Uhr. Jane sagte, dass ihre Hände immer noch Fortschritte machten, und das schien mir auch der Fall zu sein, als ich sie mit Handcreme massierte, nachdem ich sie auf ihre linke Seite gedreht hatte. Wie üblich aß sie ordentlich, nachdem ich ein Nickerchen gemacht hatte, und las mit mir um 19.05 Uhr das Gebet. Schlaf gut, Jane. Hab dich lieb.)

21. JANUAR 1984,
16.11 UHR, SAMSTAG

(Letzte Nacht war es sehr kalt – und es waren immer noch nur minus 20,5 Grad, als ich um 6.30 Uhr aufstand. Nach dem Frühstück nahm ich das Auto, um einige Besorgungen zu machen, die Rechnungen auf der Post einzuzahlen und so weiter. Am Montag hole ich Janes Schreibmaschine ab.

Jane erzählte mir, dass ihr Katheter heute Morgen um 11.30 Uhr gewechselt worden sei und dass man gerade ihre Verbände gewechselt habe, bevor ich kam. Sie aß gut zu Mittag. Währenddessen schilderte ich ihr meine Reaktionen und Gedanken über Am Anfang war das Feuer, *einen bekannten Film von vor ein paar Jahren, den ich gestern beim Abendessen auf dem Fernsehsender* Showtime *teilweise gesehen hatte.*

Ich sagte, ich sei sehr neugierig auf Seths Kommentar, da das, was im Film gezeigt wurde, so sehr im Widerspruch zu seinem Material über den Frühmenschen in Träume *stand. Ich hatte zwar große Unterschiede erwartet, aber die Darstellung unserer Frühgeschichte in diesem Film ließ das Leben vor 80'000 Jahren unvorstellbar trostlos erscheinen. Ich konnte nicht verstehen, wie unsere Vorfahren überhaupt überlebt hatten, falls der Film der Wahrheit entsprach. Er musste einfach unzutreffend sein, denn alles, was er zeigte, war die Grausamkeit von Tieren, Affen, Hunden, Menschen, Kannibalen und so weiter.*

„Es wäre ein Wunder gewesen, wenn jemand unter diesen Umständen auch nur 20 Jahre alt geworden wäre", sagte ich zu Jane. Es gab kein Mitgefühl, keine Intuition; die Figuren im Film zeigten kaum irgendwelche Emotionen außer Blutrausch, Überleben des Stärksten und Egoismus. Und schon gar nicht wurde gezeigt, wie die menschlichen Nachkommen über den langen Zeitraum versorgt wurden, den sie zum Heranwachsen benötigten.

Auf dem Weg zu Zimmer 330 rief mich Georgia in ihr Zimmer und sagte, dass sie nächsten Montag oder Dienstag irgendeine Art von Rückenoperation habe. Sie wird auch in den ersten Stock verlegt – Chirurgie 1. Ich werde ein Spielzeug-Einhorn besorgen, das ich ihr morgen schenken werde, zusammen mit einem Gedicht, das Jane geschrieben hat. Beides ist raffiniert und kreativ. Das ist Janes Gedicht:

Das Einhorn sprach,
„Oh, bring mich doch bitte
zu meiner lieben Freundin
Georgia Cecce.

Oh, ich werde vor Freude tanzen und hüpfen
über ein Lächeln von meiner Freundin
Georgia Cecce.

Meine Zauberkräfte werden sie erlösen,
meine liebe Freundin
Georgia Cecce."

15.18 Uhr. Jane begann mit der Lektüre der gestrigen Sitzung, hatte aber anfangs Schwierigkeiten. Als ich die Post bearbeitete, lief es ihr etwas besser, und als sie die letzte Seite las, sogar recht gut. „Meine Augen werden jetzt besser", sagte sie um 15.22 Uhr.

15.29 Uhr. Sie begann mit der Sitzung vom 28. Dezember 1983, erneut langsam. Um 15.40 Uhr gab sie es auf und rauchte eine Zigarette. Einige Minuten später kam Carla herein, um ihre Temperatur zu messen – 36,9 Grad. „Fast perfekt", sagte ich im Scherz.

15.55 Uhr. Shawn maß Janes Blutdruck und Puls, dann befasste sich meine Frau wieder mit der Lektüre der Sitzung, wobei es ihr ein wenig besser lief. Um 16.10 Uhr kündigte Jane an, sie sei für die Sitzung bereit. Sie hatte mir bereits gesagt, sie glaube, Seth würde sich zum Film äußern.)

Nun, ich wünsche euch einen weiteren wunderbaren Tag.

(„Guten Tag, Seth.")

Das Bild von Mensch, Tier und Natur, das im Film gezeigt wird, über den ihr gesprochen habt, ist die einzig mögliche Darstellung der Realität, die in Anbetracht der Überzeugungen, auf denen der Film beruht, konsequenterweise gezeigt werden kann.

Die Umwelt, der Mensch und die Tiere werden als wild und sich feindlich gesinnt dargestellt, jeder entschlossen, sein Überleben auf Kosten des anderen zu sichern. Der Mensch hätte unter den im Film dargestellten Bedingungen nicht existieren können – ebenso wenig wie die Tiere. Trotz aller gegenteiligen Theorien ist die Welt mit all ihren physischen Aspekten und all ihren Lebewesen auf eine angeborene Zusammenarbeit angewiesen. Die Spezies <u>konkurrieren nicht miteinander</u> um ein bestimmtes Territorium, egal, wie oft das auch der Fall zu sein <u>scheint</u>. *(Lange Pause.)* Punkt.

Die Wissenschaft hat die Vorstellung gefördert, dass Feindseligkeit ein konstantes Attribut der Natur und all ihrer Teile sei, während sie die <u>kooperativen</u> Eigenschaften der Natur als eher selten oder außergewöhnlich erachtet – aber mit Sicherheit als außerhalb der Norm *(ironisch amüsiert)*.

Selbst auf der biologisch mikroskopisch kleinsten Ebene gibt es ein gewaltiges, angeborenes Netzwerk kooperierender Aktivitäten, die das Tier- und Mineralreich mit allen anderen Aspekten der irdischen Existenz verbinden. Jeder Organismus hat einen Zweck, und der besteht darin, seine eigenen Fähigkeiten so zu erfüllen, dass auch alle anderen Organismen davon profitieren.

(16.23 Uhr.) Jeder Organismus wird daher von jedem anderen Organismus in seiner Entwicklung unterstützt, und das reibungslose Funktionieren des einen trägt zur Integrität aller bei. Die Menschen begannen erst mit der Jagd auf Tiere,

als bestimmte Tiergruppen eine Möglichkeit brauchten, ihre eigene Population zu regulieren. Wie ich bereits gesagt habe, haben Menschen und Tiere voneinander gelernt. Sie waren keine Feinde, sondern unmittelbare Verbündete.

Fast von Anfang an domestizierte der Mensch auch Tiere, sodass Mensch und Tier sich gegenseitig einen Dienst erwiesen – sie arbeiteten zusammen. Die Stabilität des Lebens auf dem Planeten hing vor allem von dieser grundlegenden Zusammenarbeit ab, bei der alle Spezies an einem Strang zogen.

Das Gehirn des Menschen hatte immer die Größe, die es heute hat –

(*16.28 Uhr. Eine Krankenschwester kam herein, um Jane Augentropfen zu verabreichen. Danach las ich Jane vor, was sie in der Sitzung gesagt hatte. Ich erwähnte, dass Menschen und Tiere zusammengearbeitet haben müssen, auch, als sie sich noch weitgehend im Traumzustand befanden. Weiter um 16.37 Uhr.*)

–, und die Tiere existierten in den Formen, in denen man sie heute kennt. Kein Tier – oder Virus – ist jemals wirklich ausgestorben. Alle existieren *(lange Pause)* in einem inneren Netzwerk und werden im Speicher eines irdischen Gesamtwissens bewahrt – eines, das biologisch ist, sodass jede kleinste Mikrobe die eingeprägten biologischen Botschaften in sich trägt, die jede weitere Mikrobe bilden. Die Existenz der Einzelnen setzt die Existenz aller anderen voraus, und die Existenz aller anderen ist in der Existenz der Einzelnen enthalten.

Ich mag zurückkehren oder auch nicht, je nach den Rhythmen, von denen ich spreche.

(*„Möchtest du noch etwas über Ruburts Zustand sagen?"*)

Ruburt macht weiterhin Fortschritte, und seine Kraft nimmt täglich zu. Im Körper spielen sich bestimmte Prozesse ab, die schon sehr bald zu spürbaren Verbesserungen in der Bewegung und der allgemeinen Koordination führen werden.

(*16.43 Uhr „Ich bin's", sagte Jane nach einer Pause. Sie hatte ihre Sache gut gemacht. Ich war besonders froh über Seths aufmunternde Worte über ihren Zustand, denn sie wartet immer noch ungeduldig auf weitere Verbesserungen.*

Mit Carlas Hilfe rief mich Jane um 21.47 Uhr noch an, als ich gerade dabei war, diese Sitzung zu tippen. Ich sagte ihr, die Temperatur sei bereits auf minus 18 Grad gesunken. Schlaf warm und wohlig, Jane.)

22. Januar 1984,
16.07 Uhr, Sonntag

(Es waren minus 15 Grad, als ich um 6.30 Uhr aufstand, aber es waren schon minus 9 Grad, als ich mich um 12.30 Uhr auf den Weg zu Zimmer 330 machte. Auf dem Weg zu Jane machte ich auf der Station Chirurgie 1 halt, um Georgia das Einhorn zu geben, das wir gestern für sie gekauft hatten, und das Gedicht, das Jane geschrieben hatte und das ich auf die Karte, die wir ebenfalls gekauft hatten, übertragen hatte. Georgia wird nächsten Dienstag operiert.

In Georgias Zimmer traf ich eine Krankenschwester, die sich früher um Jane gekümmert hatte. Sie hatte die gleiche Operation, ein Myelogramm, hinter sich, die Georgia wegen eines Bandscheibenvorfalls bevorstand. Während ich dort war, gab sie Georgia viele negative Suggestionen: „Über so etwas kommt man nicht so schnell hinweg" und so weiter. Später kam dieselbe Krankenschwester vorbei, um Jane Hallo zu sagen. „Ich hoffe sehr, dass sie sich nicht um mich kümmern muss", sagte Jane, nachdem sie gegangen war. „Ich will hier raus!"

Jane aß gut zu Mittag. Ich erzählte ihr von meinem sehr lebhaften und farbenfrohen Traum der vergangenen Nacht. Sie und ich waren am Ufer des Susquehanna River in Richtung Sayre spazieren – wandern – gegangen. Wir trugen sehr helle und bunte Kleidung. Es war ein schöner, milder Sommertag. Wir waren in Begleitung von Freunden, und sie boten uns an, uns zu unserem Ziel zu fahren. Wir lehnten ab. Jane bestand vor allem darauf, am Flussufer entlangzugehen. Sie ging ganz normal und leichtfüßig; sie war bei bester Gesundheit.

Ich erzählte Jane auch, dass ich Seth bitten wollte, neben dem Traum auch die Tatsache zu kommentieren, dass ich heute Morgen mit Gedanken an Maude Cardwell aufgewacht war, und zwar im Zusammenhang mit dem Brief, den ich ihr vor ein paar Wochen geschrieben hatte. Ich hatte ihn fast vergessen. Ich wollte, dass Seth sich zu Maudes Reaktion auf den Brief äußerte. Ich sagte Jane, ich wolle, dass sie über die Frage Bescheid wisse, falls wir diese Woche von Maude hören würden. Ich dachte, es gäbe einen Grund, warum ich heute Morgen so eindeutig an sie gedacht hatte. Jane war ebenfalls der Meinung, dass wir bald etwas hören könnten.

14.38 Uhr. Jane trug Lippenstift auf und betrachtete sich dann – kurz – im Spiegel.

15.00 Uhr. Sie begann mit der Lektüre der gestrigen Sitzung, was ihr aber nicht leicht fiel – und legte um 15.20 Uhr eine Zigarettenpause ein. Ich bearbeitete die Post. Ich hatte mir auch die Suggestionen gegeben, die Seth in der Sitzung vom 19.

Januar in Bezug auf meine Augen vorgeschlagen hatte – wenn sie nicht so scharf se-
hen, wie ich weiß, dass sie es eigentlich könnten. Das half. Ich hatte die Suggestionen
auch heute Morgen ein paar Mal mit gutem Erfolg angewandt. Es geht darum, sich
keine Sorgen zu machen. Ich muss die Suggestionen ein paar Tage lang anwenden,
um meinem schöpferischen Selbst Zeit zu geben, sie in die Tat umsetzen zu können;
auf diese Weise funktionieren Suggestionen üblicherweise bei mir.

15.39 Uhr. Jane kam jetzt viel besser zurecht, als sie sich wieder ans Lesen mach-
te. Carla maß ihre Temperatur um 15.45 Uhr: 36,7 Grad.

Jane sagte, sie würde die Sitzung früher beginnen, damit ich den Super Bowl
sehen könnte, der um 16.30 Uhr beginnen sollte, aber ich sagte, das sei nicht so wich-
tig. Ich würde während des Spiels wohl auf meinem Stuhl sitzen und ein Nickerchen
machen.)

Nun: Ich wünsche euch einen schönen guten Tag.

(„Guten Tag, Seth.“)

Ich komme auch, um jene Koordinaten zu intensivieren, die die Heilungsprozesse so begünstigen. Nochmals: Es ist äußerst wichtig, dass Ruburt sich auf
seine Ziele konzentriert und sich nicht mit dem Versuch belastet, Umstände und
Bedingungen herauszufinden, die am besten der unendlichen Intelligenz seines
Unterbewusstseins überlassen werden sollten. Für die Wege und Mittel wird gesorgt. Sie werden sich in der Tat fast mühelos ergeben – aber er muss sich von der
Last der Sorgen frei machen.

(Lange Pause.) Gib uns einen Augenblick … Maude war über deinen Brief
erfreut und auch erstaunt. Sie war sich über eure Lage nicht im Klaren – die medizinischen Kosten und deren Ausmaß. Sie ist eine hervorragende Organisatorin
und arbeitet an verschiedenen Plänen.

Wie gesagt ist es eine gute Idee, die Abschnitte unserer Sitzungen, die sich mit
Ruburts Zustand befassen, noch einmal durchzugehen.

Nun, ich mag zurückkehren oder auch nicht, je nach den Rhythmen, von
denen ich spreche – aber seid gewiss, dass ich anwesend und erreichbar bin.

(„Was hältst du von meinem Traum über Ruburt von gestern Nacht?“)

Der Traum betonte Ruburts Entschlossenheit, wieder eine normale Bewegung zu erlangen, und darum bestand er im Traum auch darauf, sich auf seine
eigene Mobilität zu verlassen und nicht etwa auf ein Fahrzeug oder ein anderes
Transportmittel. Er symbolisierte auch eure gemeinsame Entschlossenheit, zusammen weiterzugehen, sodass selbst Freunde euch nicht abhalten oder von eurem Weg abbringen konnten.

(„Ich bin's. Das war's."

„Danke."

16.14 Uhr. Ich las Jane die Sitzung vor. „Das sollte dich etwas beruhigen, beson-
ders der Teil über den Traum", sagte ich. Jane stimmte mir zu, dass sie in letzter Zeit
noch mehr darüber gegrübelt hatte, wieder gesund zu werden und aus dem Kranken-
haus zu kommen, als ich gedacht hatte. Sie fragte sich sogar, ob es irgendeinen Roll-
stuhl gäbe, in dem sie sich fortbewegen könnte ... Ich sagte, ich bezweifelte, dass sie in
irgendeinen Stuhl passen würde, bevor sich ihr verkrümmtes rechtes Bein nicht noch
weiter gestreckt hätte. Aber das Wichtigste ist, dass sie dieses Verlangen jetzt kundtut,
und es wird sicherlich gute Ergebnisse zeitigen. Sie äußert jetzt starke Wünsche bezüg-
lich ihrer Mobilität wie seit Jahren nicht mehr. Die Veränderungen sind bereits in
Gang, und Seth hat viele ermutigende Informationen dahingehend gegeben, dass sie
auch wirklich Wirkungen zeigen werden.

Um sie in ihrer positiven Einstellung hinsichtlich der bevorstehenden großen Ver-
änderungen zu bestärken, las ich Jane die persönlichen Teile der Sitzungen vom 13.
Januar bis heute vor. Das half ihr sehr und erinnerte sie an einige Punkte, die sie
vorübergehend vergessen hatte. Es ist leicht, einen guten Punkt aus den Augen zu
verlieren, wenn sich die Sitzungen Tag für Tag mehren – aber diese Informationen
können immer wieder durch nochmaliges Lesen abgerufen werden. Wir machen das
heute konsequenter als je zuvor.)

23. JANUAR 1984,
16.24 UHR, MONTAG

(Unser lieber Freund Frank Longwell, der uns seit vielen Jahren eine große Hilfe
ist, besuchte mich heute, während ich zu Mittag aß; er hat seinen ersten Verkauf
eines Hörgeräts abgeschlossen. Wir wünschen ihm alles Gute. Es war heute viel wär-
mer – etwa minus 4 Grad –, als ich mich auf den Weg zu Zimmer 330 machte. Ich
drehte Jane sofort auf den Rücken. Sie sagte, zwei Krankenschwestern hätten sich
gestern Abend, nachdem ich gegangen war, um sie gekümmert, und dabei hätten sie
zahlreiche negative Suggestionen über viele Dinge von sich gegeben. Jane hatte dazu
geschwiegen.

Als dann Steve und Tracy kurz darauf zu Besuch kamen, äußerten auch sie viele
negative Dinge – bis Jane schließlich zu Steve sagte, er soll seine Negativität für sich
behalten. Steve sprach auch davon, dass die Mondphasen Einfluss auf sein Verhalten

und auf seine Handlungen hätten, worauf Jane sagte, dass sie nicht daran glaube. Er entschuldigte sich.

Ich beschrieb Jane einen ausgezeichneten Traum von letzter Nacht, erneut in leuchtenden Farben. Einer der Träume, an die man immer wieder zurückdenkt. Jane und ich waren wieder in die Wohnung im Haus mit der Nummer 458 an der West Water Street gezogen, nur dass es jetzt viel größer war, als es in Wirklichkeit ist, und viel mehr Wohnungen enthielt – sie waren alle in gutem Zustand und durch zahlreiche Treppen miteinander verbunden. Sie waren nicht voneinander getrennt, wie es bei Wohnungen üblich ist, sodass die zahlreichen Mieter sich frei austauschen konnten, wann immer sie wollten. Wenn ich aber allein sein wollte, um zu malen, hatte ich ein Eckatelier, in das ich mich zurückziehen konnte, um in Ruhe zu arbeiten – ein sehr schöner Raum. Jane war sehr aktiv und gesund und ging ganz normal umher. Im Traum beschäftigte ich mich mit der Malerei, aber nicht mit dem Schreiben.

15.16 Uhr. Jane begann mit der Lektüre der gestrigen Sitzung und kam recht gut voran, besser als gestern, fand ich. Ich erledigte die Post. Zwischendurch hatte Jane beim Lesen etwas Mühe, gegen Schluss lief es ihr aber wieder besser, und sie beendete die Sitzung um 15.30 Uhr.

15.55 Uhr. Ich begann, Jane über ihre religiöse Unterweisung in der katholischen Grundschule zu befragen. Heute Morgen hatte ich mit dem Entwurf einer Anmerkung begonnen, die mit einer Aussage von Seth in einer Sitzung in Kapitel 5 von Träume *zu tun hatte. Darin bezog er sich auf Frühmenschen, die mehrere Jahrhunderte lang lebten – das einzige Mal, dass er einen solchen Hinweis gab. Ich hatte vor, das Alter einiger biblischer Urväter nachzuschlagen, und wollte wissen, was Jane wohl über solche Menschen und ihr Alter beigebracht worden war.*

Carla unterbrach unser Gespräch, um Janes Vitalwerte zu messen – Temperatur: 36,9 Grad. Während unserer Unterhaltung bemerkte ich, dass meine Frau rasch emotional auf meine Fragen reagierte, die ich für völlig harmlos hielt – aber es war offensichtlich, dass das Thema unseres Gesprächs für sie emotional belastend war. Eine der Fragen, so dachte ich, bezog sich wahrscheinlich auf ihre Symptome, wenn man sie genau betrachtete. Tatsächlich war ich mir dessen sicher. Als ihr jedoch klar wurde, wie sie reagierte, schien Jane meine Fragen gelassener zu nehmen und gab mir sogar von sich aus viele Informationen, nach denen ich nicht gefragt hatte.

16.20 Uhr. Jane bat mich, eine bestimmte Stelle an ihrer linken Schläfe zu massieren. Als ich schließlich meinen Finger zurückzog, schrie sie plötzlich auf und ihr Kopf kippte schnell nach rechts. Eine Art muskulärer Lockerung hatte völlig un-

erwartet stattgefunden. Sie schrie mehrmals auf und wirkte kurzzeitig benommen. Sie bat mich, die entsprechende Stelle an ihrer rechten Schläfe zu massieren, aber bevor sich ein Ergebnis einstellte, kam eine Krankenschwester herein und sagte: „Ich bin mit meiner 16-Uhr-Kontrolle etwas verspätet. Brauchen Sie etwas?"

„Und mir wurde danach auch heiß", sagte Jane und bezog sich dabei auf ihre Stirnreaktion. Das brachte mich auf den Gedanken, dass die Wärme, die sie spürte, ein Zeichen für körperliche Heilung war, die, wie Seth kürzlich gesagt hatte, mit Wärme einherging.

Nach unserem Gespräch über religiöse Fragen schrieb ich eine kurze Anmerkung, in der ich Jane zitierte – eine Anmerkung, die ich vielleicht für Träume *verwenden werde, wofür sie mir ihr Einverständnis gab.)*

Nun: Ich wünsche euch erneut einen schönen guten Tag.

(„Guten Tag, Seth.")

In jenen frühen Tagen erreichten Männer und Frauen ein Alter, das euch heute erstaunen würde – viele wurden mehrere hundert Jahre alt.

Der Grund dafür war in der Tat, dass ihr Wissen und ihre Erfahrung dringend benötigt wurden *(Pause)*. Sie wurden verehrt, und sie übertrugen ihr Wissen in Lieder und Geschichten, die über die Jahre hinweg auswendig gelernt wurden.

Außerdem nutzten sie ihre Energie auf andere Weise als ihr. Sie wechselten zwischen dem Wach- und dem Traumzustand hin und her *(lange Pause)*, und im Schlaf alterten sie nicht so schnell. Ihre körperlichen Prozesse verlangsamten sich. Obwohl das so war, verlangsamten sich ihre mentalen Prozesse beim Träumen jedoch <u>nicht</u>. Im Traumzustand gab es eine viel größere Kommunikation, sodass einige Lektionen im Traum gelehrt wurden, während andere im Wachzustand vermittelt wurden.

Mit dem Fortbestehen der physischen Existenz musste immer mehr Wissen weitergegeben werden, denn sie gaben nicht nur persönliches, sondern das gesamte Wissen weiter, das der Gruppe oder dem Stamm gehörte.

(Pause um 16.33 Uhr.) Nun: Dein Traum verkörperte die größeren Überzeugungsbereiche, in die du vordringst. Die vielen Menschen und die verbindenden Räume stellten die neue Struktur umfassenderer Überzeugungen dar, die alle miteinander verbunden sind, während du dich jedoch immer noch auf dein persönliches schöpferisches Selbst konzentrierst und von diesem Standpunkt aus die Welt betrachtest – daher auch deine private Ecke, in der du maltest, denn von dieser Ecke privater Kreativität aus betrachtest du die weite interagierende Struktur der neuen Überzeugungen.

Nun, ich mag zurückkehren oder auch nicht, aber seid gewiss, dass ich anwesend und erreichbar bin und dass ich die Heilungsprozesse, die zu Ruburts vollständiger Genesung führen, noch einmal beschleunigt habe.

(*„Was hatte es mit der Reaktion auf sich, als ich seine linke Schläfe massierte?"*)

Die Reaktion war hervorragend. Er wusste instinktiv, welche Druckpunkte er von dir berührt haben wollte. Dabei handelt es sich um wichtige Punkte im Körper, die die Energie verstärken, aber auch Stress absorbieren können. Wenn man sie so berührt, wie du es getan hast, löst sich der Stress – und Ruburt fühlte sich daraufhin etwas <u>benommen</u>. Solche Vorgänge entspannen auch andere Körperbereiche, da die Wirkung sozusagen ausstrahlt.

(*16.40 Uhr. Ich dankte Seth, dass er sich Zeit für uns genommen hatte. Jane trank etwas Ginger Ale, bevor ich sie auf die Seite drehte. Ich hatte es vorhin in meinem Traumbericht nicht erwähnt, aber ich hatte Jane beschrieben, wie ich den Besitzer von 458 West Water Street gefragt hatte, wie hoch unsere Miete sein würde. Ich tat dies mehrere Male, erhielt aber keine Antwort. Ich hatte erwartet, dass sie uns passen würde, befürchtete aber dennoch, sie wäre hoch. Seth hatte sich nicht dazu geäußert, und ich hatte ihn auch nicht gefragt.*)

24. JANUAR 1984,
16.27 UHR, DIENSTAG

(*Es war erstaunlich warm – über 6 Grad – als ich mich auf den Weg zu Zimmer 330 machte, nachdem ich meine eigene Schreibmaschine bei der Reparaturwerkstatt abgegeben hatte. Während sie zu Mittag aß, erzählte ich Jane von meinem sehr lebhaften und intensiven Traum der letzten Nacht. Ich empfand ihn als bedeutsam.*

Zunächst war ich mit ihrem Vater Del auf Bergpfaden in sehr tiefem Schnee gewandert. Es waren viele andere Menschen unterwegs, es war also keine einsame Umgebung. Wir gingen auf und ab und kreuz und quer. Dann verließ mich Del aus irgendeinem Grund, und ich versuchte, allein weiterzugehen – und klammerte mich schließlich regungslos an einen sehr steilen Felshang, um nicht in eine tiefe Schlucht abzurutschen, aus der es sehr schwierig wäre, wieder herauszukommen. Dann kam Del zurück; er trug saubere, moderne, maßgeschneiderte Wanderkleidung, eine Wolljacke und einen Hut mit einer Feder darin – er war viel schicker gekleidet als im wirklichen Leben. Er sah auch viel jünger und gelassener aus, als ich ihn je gesehen hatte.)

Dann war ich in einer Hütte am Berghang. Einige der Wände waren aus Glas, das bis zum Boden reichte. Es saßen und aßen viele Menschen an kleinen runden Tischen mit weißen Tüchern. Die Umgebung war sehr nobel. Bei mir war Jean Longwell, die Tochter unseres Freundes Frank. Wir standen auf und begannen zu tanzen und hielten uns dabei ganz eng aneinander. Ich empfand eine tiefe Zuneigung zu Jean, eine seltsame und überraschende Sehnsucht, gemischt mit einem starken sexuellen Bewusstsein ihrer Attraktivität. Ich wusste auch, dass sie dasselbe für mich empfand. Wir unterhielten uns. Dabei waren meine Augen so nah an ihrem Gesicht, dass ich die winzigen Poren der Haut unter ihren Augen, die sehr fein und glatt war, sehen konnte. Hier endete der Traum, oder er löste sich in andere Ebenen auf.

Dieser Traum beschäftigte mich den ganzen Tag über, so stark war seine Wirkung auf mich. Ich fühlte immer noch diese seltsame Zuneigung zu Jean, gemischt mit einer Art Bedauern, dass sich zwischen uns nichts wirklich entwickeln konnte – wegen des Alters und anderer Gründe. Ich erzählte Jane, dass ich auch das Gefühl hatte, Jean sei irgendwie unzufrieden im Leben, vielleicht verwirrt, vielleicht gefangen zwischen ihren künstlerischen Neigungen und ihrer Erziehung für ein eher konventionelles Leben – ihre Arbeit im Krankenhaus und so weiter. Ich glaube, ich spürte, dass sie sich über ihren Umzug in die Stadt in North Carolina – Raleigh? –, den sie mit ihrem Freund plante, nicht ganz sicher war. Gestern hatte Frank mir gesagt, dass es nicht mehr so einfach sein würde, Jean zu sehen, da es nun eine 15-stündige Autofahrt bräuchte, statt einfach nach Washington DC flitzen zu können.

15.00 Uhr. Jane begann mit der Lektüre der gestrigen Sitzung, kam aber nicht weit. Nach ein paar Minuten hörte sie auf, während ich die Post bearbeitete. Um 15.20 Uhr versuchte sie es erneut und kam viel besser voran. Ich erzählte ihr, dass ich Seths Vorschläge zur Verbesserung meiner Nahsicht, die er vor Kurzem in einer Sitzung gemacht hatte, ausprobiert hätte und dass sie sehr gut funktionierten. Jane beendete die Sitzung um 15.35 Uhr. Um 15.40 Uhr begann sie mit der Lektüre der Sitzung vom 9. Oktober 1983, kam damit aber nicht mehr ganz so gut zurecht – siehe die Krankenhaus- und Sitzungschronologie in meinen Eröffnungsanmerkungen für die Sitzung vom 6. Januar 1984. Sie legte die Sitzung für eine Zigarette beiseite und nahm sie dann um 15.58 Uhr wieder auf. Schließlich gab sie es auf und beschloss, noch eine kurze Sitzung durchzuführen, da es langsam spät wurde.)

Nun: Ich wünsche euch einen weiteren schönen guten Tag.

(„Guten Tag, Seth.")

Dein Traum wurde speziell durch Franks Besuch *(gestern Mittag)* und seine Ausführungen über seine Tochter Jean ausgelöst.

Das führte dazu, dass du, knapp jenseits des normalen Bewusstseins, über die Beziehung zwischen Vater und Tochter nachdachtest und dir dann auch Ruburts Vater Del in den Sinn kam. Er erschien dir jünger und vitaler, als du ihn je erlebt hattest – ja, er war in gewisser Weise verwandelt. In deinem Geist erschien er erlöst und als sein ideales Selbst. In diesem Zustand half er dir, dich auf sichere Pfade und aus der Gefahr zu führen.

Das war auch ein Zeichen für dein Wissen auf anderen Ebenen darüber, dass Ruburt sich zunehmend von allen negativen Überzeugungen befreit, die das Ergebnis seiner Beziehung zu seinem Vater waren.

Jean Longwell stand somit für Franks Gefühle für seine Tochter, und auf eine gewisse Art empfandest du sie als deine eigenen – eine Mischung aus väterlicher Liebe, Sexualität und Empathie. Diese Gefühle repräsentierten auch die wiedergewonnene Liebe von Del zu seiner Tochter – zu Ruburt.

Der Traum symbolisierte dein Wissen, dass Ruburt von negativen Assoziationen in Bezug auf seinen Vater befreit wurde. Andererseits war der junge Del auch ein Symbol für dein eigenes inneres Selbst, das dir als Führer und Gefährte diente.

Auch diese Sitzung aktiviert die Koordinaten, die die körperliche Heilung beschleunigen. Erinnere Ruburt noch einmal daran, dass es sicher ist loszulassen und seinen spontanen Rhythmen, seinen Bewegungen zu vertrauen.

Ich mag zurückkehren oder auch nicht, aber seid gewiss, dass ich anwesend und erreichbar bin.

(16.38 Uhr. Ich las Jane die Sitzung vor. „Ich weiß nicht, warum", sagte sie, „aber als du das vorgelesen hast, hatte ich das Gefühl, dass mein Vater auf mich aufpasse …" Ich sagte, das sei in der Sitzung gewiss angedeutet worden und dass ich mich das auch gefragt habe, während Seth sprach. Ich erinnerte sie auch daran, dass ich in der Oktober-Sitzung in meinen Anmerkungen über Erlösung geschrieben hatte. Das ist ein Thema, das mich sehr beschäftigt, aber wir gebrauchen diesen Ausdruck nur sehr selten. Ich hatte mich auch schon in Träume *damit auseinandergesetzt.*

Während der Sitzung waren wir nicht unterbrochen worden. Tatsächlich wurde uns schließlich klar, dass am Nachmittag niemand Janes Vitalwerte gemessen oder den Katheterbeutel geleert hatte. Eine Pflegerin kam erst um 16.47 Uhr, um Janes Werte zu kontrollieren: 36,8 Grad, Blutdruck ausgezeichnet.

Während wir uns unterhielten, wurde Jane durch irgendetwas an eine Zeit in ihrer Jugend erinnert, als sie zu Fuß den ganzen Weg zur Autowerkstatt in Saratoga Springs gegangen war, in der ihr Großvater arbeitete – „weit am anderen Ende der

Stadt". Sie vermutete, dass sie damals wohl in der 8. Klasse war. Jane erinnerte sich, in eine Pfütze geblickt und ein Gedicht darüber geschrieben zu haben. Sie entsann sich sogar noch zumindest eines Teils davon:

Ich blickte in die Pfütze,
und was hätt' ich andres sehen sollen
als die Sterne am Himmel,
die zu mir zurückblickten.

Seltsam: Später am Nachmittag erkannte ich schließlich eine wichtige Verbindung hinsichtlich des unerwarteten Wertes von Träumen. Ich sagte Jane, ich verstünde plötzlich, dass ich im Traum – echte – väterliche Gefühle verspürt hatte, die mir im bewussten Leben nicht bekannt waren oder offen standen. Im Traumzustand hatte ich also tatsächlich meine Erfahrungen in diesem Leben erweitert, und zwar auf äußerst bedeutsame und nachhaltige Art und Weise. Auch jetzt, während ich dies um 21.30 Uhr schreibe, verspüre ich noch immer diese Gefühle.

Ich kann auch noch anfügen, dass ich mich in Kapitel 5 von *Träume* mit einigen meiner intensiven Erfahrungen mit dem „Licht des Universums" im Jahre 1980 befasse. Auch Frank war Teil einer dieser Traumzustände gewesen, und Seth hatte erklärt, wie ich seine Besorgnis über das Alter, Sexualität, Selbstwert und so weiter wahrgenommen hatte. Auch im Traum von vergangener Nacht waren Elemente vorhanden gewesen, die auf Informationen beruhten, die ich von Frank empfangen hatte. Unsere übersinnliche Kommunikation funktioniert offenbar bestens ...)

25. JANUAR 1984,
16.09 UHR, MITTWOCH

(Auch heute war es wieder recht warm – minus 4,4 Grad, als ich mich auf den Weg nach Zimmer 330 machte. Jane lag auf ihrem Rücken. Ihre Verbände waren gerade gewechselt worden, kurz bevor ich ankam. Das Personal war sehr beschäftigt, und auch die Hydro hatte viel zu tun.

Während sie aß, erzählte ich ihr, dass ich heute Morgen unseren Anwalt angerufen hatte. Keine Neuigkeiten von Blue Cross, unserer Versicherung – aber er hatte gesagt, dass wir uns wegen der Schenkungssteuer keine Sorgen machen müssten, falls jemand in den Fonds einzahlen würde, den Maude Cardwell vermutlich für uns organisiert.

Es gibt einen Freibetrag von 10'000 Dollar, bevor irgendwelche Steuern anfallen.

Ich erzählte Jane auch von meiner interessanten Zeit, die ich heute Morgen damit verbracht hatte, biblische Genealogien zu durchleuchten, und zwar als Vorbereitung auf die Anmerkung, die ich für Kapitel 5 von Träume *schreiben möchte. Seths Älteste hätten lange vor denjenigen in der Bibel gelebt – oder doch nicht? Denn Adam war der erste Mensch, zumindest nach der Bibel. Es hängt davon ab, unter welchen Voraussetzungen man die Situation betrachten möchte.*

Jane aß gut zu Mittag. Im Fernsehen lief Werbung für irgendwelche Filme, und ich fragte sie, warum unsere Literatur hauptsächlich auf dem Schlechten im Leben basiere – Mord, Chaos, Diebstahl, Bestechung, Raub und so weiter. Ich sagte, unser Verlangen nach solcher „Unterhaltung“ widerspiegle wohl unsere sozialen Grundüberzeugungen, die sich hinter einer anständigen Fassade verbergen würden – die bewussten, negativen Ängste vor dem Unbekannten –, und eine Folge davon sei, dass wir in uns durch Verdrängung unserer Bewusstheit für unser wahres Selbst eine Zerrissenheit geschaffen hätten. Wir sind jetzt an einem Punkt angelangt, an dem unser subjektives Leben weitgehend verborgen ist, aber ständig versucht, sich gegen alle Zwänge durchzusetzen.

15.00 Uhr. Jane begann mit der Lektüre der gestrigen Sitzung – und heute klappte es viel besser als gestern. Sie beendete die Sitzung schon um 15.08 Uhr und sagte, sie habe eine Zeit lang sehr klar sehen können. Sie rauchte eine Zigarette, und ich bearbeitete die Post, während ich abwartete, ob sie noch mehr lesen wollte.

15.08 Uhr. Sie begann mit der Sitzung vom 13. Januar, und sie kam sogar noch besser voran – beinahe schnell. Irgendwann während dieser Zeit holte ich ihren Lippenstift hervor, und nachdem ich ihn ihr aufgetragen hatte, schaute sie in den Spiegel – wiederum sehr kurz. Aber zumindest tat sie es.

16.00 Uhr. Carla und Shannon maßen ihre Vitalwerte – Temperatur: 36,8 Grad. Jane sagte, sie wolle eine Sitzung durchführen. Ich erwähnte, dass Seths Älteste den Ältesten der Bibel um ein Vielfaches vorangegangen sein mussten, und sie stimmte mir zu.)

Nun – ich wünsche euch wieder einen schönen guten Tag.

(„Guten Tag, Seth.“)

Einmal mehr intensiviere ich die Koordinaten, die für den Heilungsprozess so wichtig sind.

Die Augen und das Sehvermögen von Ruburt haben sich weiter verbessert, und diese Verbesserungen hängen speziell mit den freieren Bewegungen des Kopfes und der Arme zusammen – einschließlich der Hände.

Es finden viele Vorbereitungen für Bewegungen statt, die in naher Zukunft notwendig sein <u>werden</u>, um das Gleichgewicht und die allgemeine Fortbewegung zu verbessern.

(Lange Pause.) Die Bibel ist ein Sammelsurium von Gleichnissen und Geschichten, durchmischt von einigen <u>undeutlichen</u> Erinnerungen an viel frühere Zeiten. Die Bibel, die ihr kennt – oder die als solche anerkannt wird – ist jedoch nicht die erste, sondern wurde aus mehreren früheren zusammengestellt, als der Mensch sozusagen versuchte zurückzublicken, um seine Vergangenheit zu ergründen und seine Zukunft vorherzusagen.

Es gab Bibeln, die nicht aufgeschrieben waren, sondern von den Sprechern mündlich weitergegeben wurden, wie ich vor einiger Zeit bereits erwähnt habe. Erst viel später wurden diese Informationen schriftlich festgehalten, und bis dahin war natürlich vieles in Vergessenheit geraten. Dies abgesehen von der Tatsache, dass es zu Manipulationen oder regelrechten Irreführungen kam *(lange Pause)*, da verschiedene Gruppierungen das Material für ihre eigenen Zwecke instrumentalisierten.

(Lange Pause um 16.16 Uhr.) Du hast die väterlichen Gefühle in deinem Traum erwähnt. Sie erlaubten dir, deine Erfahrung im Traumzustand zu erweitern. Dies ist auch ein Beispiel dafür, wie der Frühmensch sein Wissen und seine Erfahrungen im Traumzustand bereicherte. In gleicher Weise hatte der Mensch, wie in *Träume* erwähnt, auch Traumbilder von realen geografischen Orten, die er physisch noch nicht bereist hatte.

Nun, ich mag zurückkehren oder auch nicht, gemäß den Rhythmen, von denen ich spreche – aber seid gewiss, dass ich anwesend und erreichbar bin.

(„Ja, Danke."

16.19 Uhr. Keinem von uns war der Gedanke gekommen, dass meine väterlichen Gefühle im Traum eine Analogie zu der Art und Weise darstellten, wie der Frühmensch sein Wissen im Traumzustand erweiterte – aber wir sahen die Verbindung, sobald Seth sie erwähnt hatte. Ich las Jane die Sitzung vor.

*Sobald Seth die Sprecher und deren mündliche Überlieferungen angesprochen hatte, dachte ich, dass dieses Thema weit in die Zeit zurückreichte, als Jane 1970 – 71 *Seth Spricht* produzierte. Siehe Sitzung 558 vom 5. November 1970 im Anhang von *Seth Spricht*.*

Jane sagte, sie habe, während ich ihr vorlas, von Seth Information dahingehend aufgenommen, dass die Menschen in jenen frühen Zeiten häufig darauf bestanden hätten, an die Stätten ihrer zerstörten oder beschädigten Städte, Dörfer und Bauern-

höfe zurückzukehren, selbst wenn diese Orte mehr als einmal durch solche Ereignisse ausgelöscht worden waren. Es war, als ob die Menschen aus Gründen, die intellektuell keinen Sinn ergaben, psychisch und emotional zu diesen Orten zurückgezogen wurden. Wir sprachen dabei beispielsweise auch über die bekannten „Tells" in Israel [Anm. d. Ü.: Ein Tell ist eine durch wiederholte Besiedlung entstandene hügelartige Erhebung].

Anmerkung: Ich spüre noch immer die Auswirkungen meines Traums mit Del und Jean Longwell von vor zwei Nächten nachhallen.)

KAPITEL 2

BIOLOGISCH GÜLTIGE GEDANKEN, EINSTELLUNGEN UND ÜBERZEUGUNGEN

26. JANUAR 1984, 16.08 UHR, DONNERSTAG

Es war um die 0,5 Grad, als ich mich auf den Weg zum Krankenhaus machte. Janes Zimmerfenster war weit geöffnet, aber es war immer noch sehr warm. Ich schälte mich Schicht für Schicht aus meiner Kleidung und erzählte ihr von meinem Traum der vergangenen Nacht: Ich war in meinem Schreibzimmer und hörte Jim Baker, unseren Optiker, in meinem Studio.

Er redete und gebrauchte gelegentlich auf witzige Weise ein Schimpfwort. Ich hörte seine Stimme deutlich. Ich wusste, dass Jane irgendwo im Haus war, dass sie problemlos gehen konnte und dass Jim gekommen war, um sie zu sehen, nicht mich. Ich war weder beunruhigt noch eifersüchtig.

Während wir uns vor dem Mittagessen unterhielten, weinte Jane ein wenig. Sie wollte aufstehen, aus dem Bett steigen und loslaufen – nicht länger warten. Ich erzählte ihr von einer Erkenntnis, die ich hatte, während sie sprach. Sie besagte, dass der Körper sich in einem durch die Umstände vorgegebenen Tempo selbst heilte – dass er sich tatsächlich sehr schnell selbst heilen könnte, würde er nicht daran gehindert. Der Aufenthalt in einem Krankenhaus mit all den negativen Suggestionen könnte also sowohl telepathisch als auch ganz direkt die Heilung verlangsamen. Diese kaum originelle Erkenntnis dämmerte mir, als ich Jane auf etwas, das sie gesagt hatte, fragte, warum ihre Heilung so lange dauern würde. Ich hoffte, Seth würde sich dazu äußern.

Nachdem Jane sehr gut zu Mittag gegessen hatte, erzählte sie mir von ihrem eigenen langen und komplizierten Traum der vergangenen Nacht. Sie war mit Ronald Reagan und einer seiner Töchter zusammen. Sie brachte ihn von seiner Atomwaffenpolitik und von der Vorstellung des Teufels – und des Bösen – ab. Im Traum war sie sehr erfreut über ihren Erfolg. Sie sagte auch, dass noch mehr geschehen sei, woran sie sich aber nicht mehr erinnern könne.

Dann diskutierten wir über einige Artikel, die ich gerade in der neuesten Ausgabe *von Free Inquiry gelesen hatte, einer Zeitschrift, deren Autoren allem, was mit dem Paranormalen zu tun hat, sehr skeptisch gegenüberstanden.*

15.30 Uhr. Dana maß Janes Temperatur – 37,0 Grad –, perfekt. Jane hatte gerade mit der Lektüre der gestrigen Sitzung begonnen. Um 15.40 Uhr fuhr sie damit fort und kam ganz gut voran. Ich erledigte die Post.

15.58 Uhr. Ich massierte auf Janes Bitte hin ihre rechte Schläfe, und sie zeigte eine gute Reaktion, als ich meine Finger schließlich wegzog: „Ich fühle mich so leicht – ganz herrlich. Ich kann es sogar in meiner Ellenbeuge spüren – da muss ein Nerv sein." Sie sagte, sie wolle eine Sitzung durchführen.)

Nun: Ich wünsche euch einen weiteren schönen guten Tag –

(„Guten Tag, Seth.")

– und wir werden mit Kapitel 2 beginnen. Es hat folgende Überschrift: „Biologisch gültige Gedanken, Einstellungen und Überzeugungen."

(Lange Pause.) Wenn ihr zur Welt kommt, verfügt ihr über eine Reihe von Einstellungen euch selbst und dem Leben gegenüber. Diese ermöglichen es euch, mit dem größtmöglichen Schwung in die Kindheit hineinzuwachsen. Sie sind auch in jedem anderen Abschnitt eures Lebens wichtig. Ihr könnt *(lange Pause)* die Ergebnisse überall im Leben um euch herum sehen; bei Tieren oder Pflanzen werden sie aber eher als Gefühle denn als Gedanken oder Einstellungen erlebt.

Es mag sich vielleicht sehr simpel anhören, wenn ich euch sage, dass ihr sowohl sonnige Gedanken als auch physische Sonnenstrahlen braucht, um gesund zu sein – denn sonnige Gedanken sind biologisch genauso notwendig für euer Wohlbefinden wie die Strahlen der Sonne, die am Himmel scheint. Ihr seid daher schon als Säuglinge von Natur aus mit bestimmten Gefühlen, Gedanken und Einstellungen ausgerüstet, die euer gesundes Überleben und Erwachsenwerden sichern sollen.

Dabei handelt es sich im Grunde um angeborene psychologische Informationen, die für euer Leben ebenso notwendig und lebenswichtig sind, wie die von euren Genen und Chromosomen übermittelten Daten. Diese angeborenen, inneren psychologischen Veranlagungen sind bei der genauen Umsetzung der von euren Genen und Chromosomen übermittelten Informationen in der Tat von größter Bedeutung.

(16.17 Uhr.) Es ist schwierig, derartiges biologisches und psychologisches Material in die Worte irgendeiner Sprache zu übersetzen, auch wenn diese angeborenen psychischen Anlagen eine eigene Art von Sprache bilden. Es ist eine Sprache, die Wachstum, Lebensfreude und Selbstverwirklichung fördert und

den gesamten Organismus des Körpers stimuliert – indem sie die richtigen Reaktionen auslöst, die für Gesundheit und Wachstum erforderlich sind.

Später werden wir über widersprüchliche Gefühle, Gedanken und Emotionen sprechen. Ich möchte Emotionen durch Überzeugungen ersetzen –

(*„Ja.“*)

–, die das natürliche Gedeihen von Gesundheit und Vitalität stark einschränken. Wir werden uns hier jedoch vor allem mit den inneren Veranlagungen befassen, die Leben und Vitalität fördern.

(16.24 Uhr.) Nun: Kommentare.

Ruburt verspürt neue, starke Wogen des Verlangens – Verlangen nach normaler Gesundheit, normaler Bewegung, Energie und Kraft. Diese Gefühle sollen auch als Anstoß dienen, um ihn in die richtigen Bahnen zu lenken, damit diese Wünsche tatsächlich erfüllt werden. Er muss sie als solche verstehen. Sie können von sich aus zusätzliche Energie und Vitalität freisetzen und seine Entschlossenheit beflügeln. Nochmals: Fordere ihn auf, sich so unbekümmert wie möglich vorzustellen, wie er sich in der Zukunft so normal wie möglich bewegen wird. Es soll eine neue Zukunft sein, die das Ergebnis gesünderer, klügerer Überzeugungen und Einstellungen ist. Er muss begreifen, dass die „Zukunft“, die er befürchtet hat, nicht mehr existiert – denn sie bestand aus Überzeugungen, die er nicht länger vertritt.

(Lange Pause um 16.29 Uhr, die Augen halb geschlossen. Ich finde den obigen Abschnitt extrem wichtig.)

Das erste Kapitel dieses Buches kann folgenden einfachen Titel tragen: „Der Zweck dieses Buches, und einige wichtige Bemerkungen über Lebensfreude und Gesundheit.“

Nun, ich mag zurückkehren oder auch nicht, gemäß den Rhythmen, von denen ich spreche – aber seid gewiss, dass ich anwesend und erreichbar bin.

Ich wollte euch etwas Buchmaterial geben, und darum habe ich eure Träume nicht kommentiert –

(*„Nun, du kannst ja jetzt noch etwas über die Träume sagen, wenn du möchtest … Zum Beispiel über Janes Traum.“*)

Gib uns einen Augenblick … Ruburt unterzieht in seinem Traum den Teil von sich, den er einst als Autorität betrachtete, einer vollständigen Umerziehung. Er hat diesen Teil davon überzeugt, dass die alten Überzeugungen über Gut und Böse, Selbstzerstörung und die Existenz des katholischen Teufels nicht gültig sind. Im Traum triumphiert er über diese Überzeugungen.

Dein Traum steht für Ruburts gesündere Einstellung zu seinen Augen und ihrem Sehvermögen. Er steht auch für sein wachsendes Vertrauen in sein eigenes geistiges Sehen und damit für seine Rückkehr zu seinen natürlichen Rhythmen und Bewegungen.

(„Danke."

16.37 Uhr. „Nun, ich bin wirklich froh, dass ich nach diesen Träumen gefragt habe", sagte ich. Beide waren sehr gut und sollten Janes Fortschritt und Einstellungen stärken.

„Ich wusste, dass er etwas am Buch arbeiten würde", sagte Jane. „Ich habe das Gefühl, das Buch wird Der Weg zur Gesundheit *heißen", sagte sie.*

Ich lachte und sagte: „Dann sollte uns unser Verleger besser versichern". Damit bezog mich auf einen Artikel in der NY Times vom 16. Dezember 1983. Darin wurde erläutert, wie einige Verlage ihre Autoren jetzt durch eine Versicherung vor Klagen schützten.

Ich sagte Jane, dass Seths Eröffnungssatz zu Kapitel 2, in dem es darum geht, dass man bereits bei der Geburt eine Gruppe von Einstellungen sich selbst und dem Leben gegenüber hat, direkt der Theorie des Establishments zuwiderlaufe, wonach das Neugeborene wie ein unbeschriebenes Blatt sei, das durch Unterweisung und Erfahrungen geprägt werden müsse. Dies würde insbesondere auf den Behaviorismus zutreffen. Sie lachte.)

27. JANUAR 1984,
16.08 UHR, FREITAG

(Jane rief mich gestern Abend um 22.30 Uhr mithilfe einer Pflegerin an.

Heute war es noch wärmer als gestern – unglaubliche 7 Grad, als ich das Auto rückwärts aus der Garage fuhr. Und es hatte ja so kommen müssen – als ich das Garagentor herunterließ, riss der Federmechanismus, der die Bewegung des Tores steuerte, sodass ich es nicht mehr ganz schließen konnte.

Als ich in Zimmer 330 ankam, war eine meiner ersten Handlungen, die Firma Overhead Door *anzurufen und sie zu bitten, das Garagentor möglichst noch heute Nachmittag reparieren zu lassen. Ich gab eine Wegbeschreibung und bat, mir eine Rechnung zu schicken. Da heute Freitag war, hoffte ich, dass die Reparatur noch heute stattfinden würde.*

Jane aß sehr gut zu Mittag. Während ihrer Mahlzeit sagte ich ihr mehrmals, ich würde eine Art Erwartungsspannung verspüren, als ob ich ihr etwas sagen wolle, mich aber nicht mehr daran erinnern könne. Nur, dass ich nichts vergessen hatte. Zuweilen war das Gefühl ziemlich stark.

Von 14.30 Uhr bis 15.00 Uhr schauten wir In Search Of, und das Programm erinnerte mich an eine Reihe von Fragen, die ich mir schon öfter gestellt hatte. In der Sendung ging es um den Atombombenabwurf auf Hiroshima, Japan, und die Nachwirkungen, wie beispielsweise Krebs. Meine Fragen betrafen das Bewusstsein, das der Strahlung innewohnen oder sie erzeugen musste, und warum diese Art von Bewusstsein so virulent war, dass wir Menschen es nicht vertragen konnten. Dabei hatten wir es doch – vereinfacht ausgedrückt – geschaffen. Dasselbe gilt für eine Krankheit wie Krebs, sagte ich Jane. Warum hatten wir sie denn erschaffen, wenn wir viele Formen davon nicht vertragen konnten?

Ich erzählte ihr von meiner These, dass beispielsweise Arthritis alle geschichtlichen Epochen und Kulturen überspannte und dass ihr Ursprung – so glaube ich – in der aus vielerlei Gründen bestehenden Angst des Einzelnen vor Bewegung lag. Jane wunderte sich ein wenig über diese Vorstellung. Ich erwiderte, dass ich sie schon seit geraumer Zeit, das heißt seit Jahren, für wahr halte.

Ich fügte an, dass ich hoffte, Seth würde solche Fragen in seinem Buch behandeln.

15.00 Uhr. Jane begann mit der Lektüre der gestrigen Sitzung – sie war zwar keineswegs in Bestform, schaffte es aber dennoch, mit ein wenig Hilfe von mir durchzukommen. Sie beendete die Sitzung um 15.20 Uhr, wobei es ihr zum Schluss hin besser lief. Ich bearbeitete die Post. Jane sagte mir, sie sei etwas überrascht, dass Maude Cardwell meinen Brief von vor ein paar Wochen noch nicht beantwortet hatte – aber ich sagte, ich dächte, die Dinge würden sich tatsächlich so entwickeln, wie wir alle es wollten. Außerdem hatte ich Maude unsere Telefonnummer noch nicht gegeben – obwohl ich das vorhabe –, und wir waren bisher zu ihr und anderen, die ihre Hilfe angeboten hatten, eher auf Distanz geblieben. Wenn wir uns so verhalten, können wir kaum erwarten, dass andere sich uns gegenüber anders benehmen.

Um 15.55 Uhr maß Carla Janes Temperatur – 36,7 Grad –, und Shawn maß ihren Blutdruck und Puls. Zu dieser relativ frühen Stunde kam auch Lynn, um Jane ihre Augentropfen zu verabreichen, woraufhin meine Frau sagte, sie sei bereit für eine Sitzung.)

Nun: Ich wünsche euch einen weiteren schönen guten Tag.

(„*Guten Tag, Seth.*")

Diktat. Diese angeborenen Anlagen oder Einstellungen lassen sich etwa wie folgt übersetzen:

1. Ich bin ein wunderbares Geschöpf, ein wertvoller Teil des Universums, in dem ich existiere.

2. Meine Existenz bereichert alle anderen Teile des Lebens, so wie auch mein Wesen durch den Rest der Schöpfung bereichert wird.

3. Es ist gut, natürlich und sicher für mich, zu wachsen und mich zu entwickeln und meine Fähigkeiten zu nutzen, und dadurch bereichere ich auch alle anderen Teile des Lebens.

Weiter: Ich werde ewig vom Universum, von dem ich ein Teil bin, beschützt und unterstützt, und ich existiere, ob meine Existenz physisch ausgedrückt wird oder nicht.

Weiter: Ich bin von Natur aus ein gutes, anerkennenswertes Geschöpf, und alle Elemente und Teile des Lebens sind ebenfalls von guter Absicht.

Und weiter: Alle meine Unvollkommenheiten und alle Unvollkommenheiten anderer Geschöpfe werden im größeren Plan des Universums, in dem ich mein Dasein habe, aufgewogen.

Diese Einstellungen sind in den mikroskopisch kleinsten Teilen des Körpers verankert – in jedem Atom, jeder Zelle und jedem Organ, und sie dienen dazu, alle Reaktionen des Körpers auszulösen, die Wachstum und Erfüllung fördern. Säuglinge werden nicht mit einer angeborenen <u>Angst</u> vor ihrer Umwelt oder vor anderen Lebewesen geboren. Stattdessen sind sie in Gefühle des Wohlbefindens, der Vitalität und des Überschwangs eingebettet. Sie halten es für selbstverständlich, dass ihre Bedürfnisse erfüllt werden und dass das Universum ihnen wohlgesonnen ist. Sie fühlen sich als Teil ihrer Umwelt.

(Lange Pause um 16.20 Uhr.) Sie kommen nicht mit Gefühlen der Wut oder des Zorns ins Leben, und sie verspüren grundsätzlich keine Zweifel oder Ängste. Die Geburt wird im Sinne einer Selbstentdeckung erlebt und umfasst das Gefühl, dass das Selbst sanft aus dem inneren Herzen des Universums aufsteigt und sich entfaltet.

(Während des letzten Absatzes begann die Feueralarmglocke an der Aufzugtür vor Janes Zimmer zu klingeln. Das seltsame Geläut war sehr ablenkend, und ich dachte

schon, es würde nie aufhören, doch Jane blieb in Trance und diktierte mit einigen Pausen weiter.)

Viele Menschen glauben, dass die Geburt dagegen eine Zeit des Traumas oder gar der Wut sei, wenn der Säugling aus dem Mutterleib hervortritt. Die Geburt ist aber der wertvollste und natürlichste Vorgang des Lebens. Selbst bei Geburten, die als nicht „normal" betrachtet werden (unterstrichen), erlebt der Säugling ein Gefühl der Entdeckung und Freude.

Wir werden später in diesem Buch noch mehr über den Prozess der Geburt sagen. Für den Augenblick möchte ich einfach unterstreichen, dass die menschliche Geburt grundsätzlich genauso geordnet und spontan abläuft wie die Geburt jedes anderen Lebewesens der Natur – und ein Kind öffnet sein Selbstsein, so wie eine Blume ihre Blütenblätter öffnet.

Die angeborenen Anlagen und Einstellungen, über die wir gesprochen haben, sollten idealerweise (unterstrichen) für den Rest eures Lebens Teil von euch bleiben und euch dazu bringen, eure Fähigkeiten auszudrücken und Erfüllung zu finden, wenn sich euer Wissen durch Erfahrung erweitert. Dieselben Gefühle und Überzeugungen sollten euch idealerweise (unterstrichen) auch helfen, mit einem Gefühl der Sicherheit, Geborgenheit und Zuversicht zu sterben. Auch wenn euch diese angeborenen psychischen Stützen nie ganz verloren gehen, so werden sie doch oft durch Überzeugungen beeinträchtigt, die man im Verlauf des Lebens annimmt und die das Gefühl der Sicherheit und des Wohlbefindens des Einzelnen untergraben.

(Pause um 16.33 Uhr.) Kommentare.

Ich intensiviere ein weiteres Mal jene Koordinaten, die dem Heilungsprozess von Nutzen sind. Lass Ruburt noch einmal das Material der gestrigen Sitzung lesen, das ihn betrifft.

Nun, ich mag zurückkehren oder auch nicht, gemäß den Rhythmen, von denen ich spreche – aber seid gewiss, dass ich anwesend und erreichbar bin.

(„Kann ich eine Frage stellen?")

Ja.

(„Es geht um das, worüber wir heute früher am Tag gesprochen haben – das Bewusstsein in Strahlung, das uns gegenüber so mächtig ist – oder dasjenige in Krebs –")

All dieses und ähnliches Material wird in diesem Buch behandelt. Notiere dir aber auf alle Fälle solche Fragen, wenn sie sich ergeben.

(„Okay. Danke."

16.35 Uhr. Jane trank etwas Ginger Ale und rauchte eine Zigarette. „Nun, er wird diese Fragen in seinem Buch behandeln", sagte ich zu Jane – *„über Strahlung, das damit verbundene Bewusstsein und über Dinge wie Krebs. Das wird bestimmt faszinierendes, einzigartiges Material."* Und, so dachte ich, ich muss eine Liste mit Fragen anlegen und sie bei jeder neuen Sitzung aktualisieren, damit wir sie nicht vergessen.

Nach dem Abendessen las ich Jane die Passagen aus der Sitzung von gestern vor, auf die sich Seth bezogen hatte. Sie sind sehr gut.

Ich finde es auch ziemlich einleuchtend, dass Seth im Lichte meiner Bemerkungen über das aktuelle psychologische Dogma, dass der Säugling ohne jeglichen Antrieb geboren wird, begann, auf die Eigenschaften einzugehen, mit denen wir geboren werden.

Und als ich heute Abend nach Hause kam, bestätigte sich mein Gefühl der Erwartung: Von Maude Cardwell war eine Nachricht eingetroffen. Außerdem war das Garagentor repariert worden.)

28. JANUAR 1984,
15.54 UHR, SAMSTAG

(Als ich mich heute auf den Weg zu Zimmer 330 machte, war es viel kühler – minus 1,7 Grad. Ich nahm Maude Cardwells Brief mit, um ihn Jane zu zeigen. Sie kam erst ziemlich spät von der Hydro zurück. *„Du willst das alles gar nicht hören"*, sagte sie, als ich sie nach dem Grund dafür fragte. *„Wenn ich darüber spreche, hört es sich an, als würde ich die ganze Zeit jammern. Es hat letztlich alles gut geklappt."*

Jane aß nicht viel zu Mittag – der Cheeseburger war viel zu stark gebraten und ziemlich zäh. Weder sie noch ich hatten Träume zu berichten. Ich las ihr Maudes Brief und ihren Artikel in Reality Change vor und sagte, dass wir uns eine Antwort überlegen sollten. Wir müssen uns auch Gedanken darüber machen, wie wir mit dem Geld umgehen, das wir erhalten, bis die Fragen mit dem Krankenhaus und der Versicherung geklärt sind. Ich habe vor, am Montagmorgen unseren Anwalt anzurufen und ihn um Rat zu fragen. Ich denke, ich werde bei der Bank ein separates Konto für die Schecks eröffnen. Ich habe Jane auch gesagt, ich hätte gerne etwas von Seth, das Maude an die Spender und Spenderinnen weiterleiten kann.

Um 15.40 Uhr waren Carla und Denise mit der Messung von Janes Vitalwerten – Temperatur 36,4 Grad – fertig. Und viel früher als sonst sagte Jane, sie sei bereit für die Sitzung.)

Nun – ich wünsche euch erneut einen schönen guten Tag.
(„Guten Tag, Seth.")

Diktat. *(Pause.)* All dieses Gerede über Lebensfreude, Gesundheit und Vitalität mag vielen von euch ziemlich weit hergeholt vorkommen. *(Lange Pause.)* Es scheint vielmehr, dass die Welt voller Kummer und Krankheit ist.

Ich gestehe, dass dies durchaus so aussieht. Es mag euch vielleicht auch empören, wenn ich euch sage, dass es so etwas wie Krankheit im Grunde nicht gibt. Es gibt vielmehr nur Prozesse. Was ihr als Krankheit betrachtet –

(15.56 Uhr. Es klopfte an der Tür, und jemand huschte in den Raum, legte einen Stapel weißer Bettunterlagen auf den Tisch und eilte wieder hinaus.)

–, ist vielmehr das Ergebnis einer Übertreibung oder Übersteigerung ganz normaler Körperprozesse. Ihr werdet beispielsweise nicht von Viren befallen, denn normalerweise existieren bereits alle Arten von Viren im Körper. Es gibt also keine <u>Killerviren</u> (unterstrichen), sondern lediglich Viren, die über ihre üblichen Grenzen hinweg agieren. Später im Buch werden wir noch mehr über solche Themen sagen – denn ich hoffe, euch zeigen zu können, wie bestimmte Gefühle und Überzeugungen tatsächlich die Gesundheit fördern, während andere eine nachteilige Verstärkung oder Übertreibung ganz normaler Körperprozesse oder viraler Aktivitäten begünstigen.

Das bedeutet natürlich, dass ihr weder einer Krankheit zum Opfer fallt noch von einem Virus befallen werdet, sondern dass eure Gefühle, Gedanken und Überzeugungen euch aus dem einen oder anderen Grund veranlassen, einen Krankheitsschub zu provozieren. Punkt.

Solche Vorstellungen klingen für viele Leser sicherlich wie medizinische Ketzerei, aber je eher ihr beginnt, Gesundheit und „Krankheit" unter diesen neuen Gesichtspunkten zu betrachten, desto gesünder und glücklicher werdet ihr. *(Lange Pause.)* Ihr seid nicht eine Sache und Krankheit eine andere, denn eure Gedanken und Emotionen sind die Auslöser, die zu Schüben schlechter Gesundheit führen. Sobald euch das einmal bewusst ist, könnt ihr beginnen, Schritte zu unternehmen, die dazu dienen, Freude und Vitalität statt Angst, Zweifel und „Krankheiten" zu fördern.

(16.07 Uhr) Ihr werdet entdecken, dass sogenannte Krankheiten bestimmte Dienste leisten. Sie erledigen für euch Funktionen, von denen ihr vielleicht <u>glaubt</u>, dass ihr sie auf keine andere Weise erfüllen könnt. Die Gründe für solche Krankheiten liegen nicht tief im Unterbewusstsein begraben, wie ihr vielleicht denkt. Sie sind dem Bewusstsein viel näher und beruhen in der Regel auf einer

Reihe scheinbar harmloser Entscheidungen, die ihr über Jahre getroffen habt. Es gibt aber natürlich auch Krankheiten, die durch plötzliche Entscheidungen hervorgerufen werden, die eine Reaktion auf ein bestimmtes Ereignis in eurem Leben sind.

(Lange Pause.) Den Menschen wurde beigebracht, der Körper sei eine Art Schlachtfeld und dass er ständig in Alarmbereitschaft sein müsse, damit er nicht ohne Vorwarnung von fremden Keimen, Viren oder Krankheiten angegriffen oder heimgesucht wird.

Wir werden uns in Kürze mit anderen negativen Überzeugungen befassen, die eine schlechte Gesundheit verursachen. Vorerst konzentrieren wir uns jedoch auf die angeborenen positiven Einstellungen, Gefühle und Überzeugungen, die unser Wohlbefinden, unsere Kraft und unsere Lebenserfüllung ständig verbessern.

Macht eine Pause, und dann fahren wir fort.

(16.15 Uhr. Jane sagte, sie habe gedacht, Seth würde gleich auf meine gestrige Frage eingehen – nicht auf den Teil über die Strahlung und warum dieses Phänomen für uns zu mächtig ist, sondern auf den Teil über das Bewusstsein, das beispielsweise im Krebs verkörpert ist und das für uns meistens auch zu heftig ist. Ich verstand, was sie meinte.

Weiter um 16.26 Uhr, leicht amüsiert:)

Und nun: ein Brief.

„Ich möchte dir für deine Spende für Ruburt und Joseph danken, und im Gegenzug lasse ich dir die Segnungen zukommen, die ich spenden kann. Wir arbeiten gegenwärtig an einem Buch, das den Titel *Der Weg zur Gesundheit* tragen wird, und ich hoffe, dass das Material in diesem Buch dir ganz persönlich zugutekommt und dir erlaubt, die Ausgelassenheit, Lebensfreude, Kraft und gute Gesundheit zu erleben, die dein Erbe sind. Obwohl wir uns physisch nicht begegnet sind, bin ich mir deiner Gegenwart, deiner Umstände und deiner guten Absichten durchaus bewusst.

Im Namen von uns dreien sende ich dir hiermit unseren aufrichtigsten Dank und unsere <u>herzlichsten</u> Grüße.“

Unterzeichne den Brief einfach mit „Seth“.

Nun, ich mag zurückkehren oder auch nicht, gemäß den Rhythmen, von denen ich spreche – aber seid gewiss, dass ich anwesend und erreichbar bin.

Ich hoffe, mein Brief entspricht euren Vorstellungen.

(„Ja. Danke", sagte ich, obwohl ich mich fragte, ob er nicht ein bisschen zu kurz sei.)

Er kann mit „Lieber Freund" beziehungsweise „liebe Freundin" adressiert werden.

(„In Ordnung."

16.31 Uhr. „Oh", rief Jane aus, „jetzt haben wir endlich den Buchtitel erhalten! Über mich hat er heute nichts gesagt, aber wenigstens haben wir etwas für das Buch bekommen." Ich las ihr sogleich Seths Brief vor.

Dann notierte ich auch Janes eigenen Brief an die Spender und Spenderinnen, der offensichtlich von Seths Schreiben ausgelöst worden war. Sie diktierte ihn geradeso locker und leicht, wie Seth es getan hatte. Ein paar Minuten später:

„Lieber Freund, liebe Freundin:

Ich danke dir herzlich, dass du uns in dieser schwierigen Zeit hilfst. Ich gestehe, dass ich tief gerührt und gleichzeitig ziemlich beschämt bin, denn Rob und ich haben es bisher immer allein geschafft. Es war für mich immer leichter zu geben als zu nehmen. Jetzt lerne ich, bescheiden und dankbar zu empfangen – eine Lektion, die ich wohl lernen muss. Aber ob krank oder nicht, ich bin immer noch tatendurstig und stelle mich dem Leben auf beiden Beinen – zumindest symbolisch!

Vielen, vielen Dank!

Herzlichst, Jane.")

29. JANUAR 1984,
16.18 UHR, SONNTAG

(Nachdem ich mich gestern Abend von Jane verabschiedet hatte, ging ich im Supermarkt einkaufen, kam gegen halb neun nach Hause, und eine Stunde später war ich mit dem Abendessen fertig. Als Jane um 22.00 Uhr mit Carlas Hilfe anrief, tippte ich gerade die Sitzung ab. Heute Morgen schrieb ich Maude Cardwell einen kurzen Brief und versprach, dass später mehr folgen würde, sowohl von uns selbst als auch von unserem Anwalt. Morgen früh kläre ich mit ihm die Fragen bezüglich der Steuern und Spenden und welche Art von Bankkonto ich für das Krankenhausgeld eröffnen soll. Jane erzählte mir, dass ihr um 15.30 Uhr ein neuer Katheter gelegt würde. Als ich bei ihr eintraf, fühlte sie sich nicht besonders wohl. Sie aß aber gut zu Mittag, und die Reste nahm ich für unsere Katzen Billy und Mitzi mit nach Hause. Jane vermisst diese Tiere schmerzlich.

14.35 Uhr. Sie trug Lippenstift auf und schaute kurz in den Spiegel. Ich glaube, seit Seth ihr das vorgeschlagen hat, hat sie das keinen einzigen Tag versäumt.

14.40 Uhr. Jane begann mit der Lektüre der gestrigen Sitzung, aber es fiel ihr schwer. Sie hatte einige Blasenkrämpfe und legte die Sitzung schließlich beiseite, um eine Zigarette zu rauchen, während ich die Post bearbeitete. Um 14.56 Uhr las sie weiter, und es ging etwas besser, sodass sie um 15.09 Uhr damit fertig war.

15.20 Uhr bis 15.55 Uhr. Judy leerte Janes Katheterbeutel, Dorothy maß ihren Blutdruck und ihren Puls und Carla ihre Temperatur: 36,8 Grad.

Ich kümmerte mich um weitere Post, bis Jane sagte, sie sei bereit für eine Sitzung. Im Krankenhaus war es heute sehr ruhig gewesen, und wir waren die meiste Zeit über allein. Janes Seth-Stimme war ein bisschen kräftiger als sonst.)

Nun, ich wünsche euch einen schönen guten Tag.

(„Guten Tag, Seth.")

Diktat. *(Lange Pause.)* Alle Elemente des Lebens sind optimistisch.

Der Fötus ist beispielsweise ausgesprochen optimistisch, denn er trägt das Miniaturmuster eines erwachsenen Menschen in sich und geht davon aus, dass die Bedingungen so günstig sein werden, dass sich das gesamte Muster eines normalen Lebens trotz aller Hindernisse oder widrigen Umstände erfüllen wird.

Diese Erwartung, zu wachsen und zu gedeihen, ist in jedem Atom, jeder Zelle und jedem Organ präsent, und alle Teile des Lebens enthalten diese optimistische Erwartung und sind mit dem Versprechen gesegnet, dass ihre Fähigkeiten zur Reife gelangen werden.

(Lange Pause.) Kinder gehen spontan davon aus, dass ihre Handlungen zu den günstigsten Umständen führen und dass jede Situation ein positives Endergebnis hat. Diese Einstellung ist auch im Tierreich verbreitet. Sie ist in das Leben von Insekten, Fischen und Vögeln eingebettet. Es ist diese Einstellung, die dem Leben Sinn, Richtung und Antrieb verleiht. Kein Organismus erwartet, dass er zwangsläufig auf Hunger, Enttäuschungen oder nachteilige Bedingungen stößt – doch selbst wenn solche Umstände <u>eintreten</u>, beeinträchtigen sie in keiner Weise den wunderbaren Optimismus, der den Kern des Lebens ausmacht.

(16.28 Uhr.) Auch wenn es zu biologischen „Fehlschlägen" kommt, beispielsweise bei Totgeburten oder Missbildungen, gibt das beteiligte innere Bewusstsein nicht auf, und auch wenn der Tod eintritt, unternimmt es unter anderen Bedingungen einen neuen Versuch. In solchen Fällen wird der Tod vom <u>Organismus</u> nicht als Versagen oder als biologischer Fehler empfunden. Vielmehr wird er als eine Erfahrung, eine Entdeckung erlebt, die <u>bis hierher</u> und nicht weiter gegangen ist – doch die Ereignisse beeinträchtigen in keiner Weise die Vitalität und Kraft des betroffenen inneren Bewusstseins.

(Pause um 16.32 Uhr.) Kommentare.

Vergiss nicht, noch einmal die Teile der Sitzungen durchzugehen, die sich mit Ruburts Verfassung befassen. Erinnere ihn daran, die Ungeduld <u>als einen Freund</u> zu akzeptieren, der ihn zur Erfüllung seiner Wünsche führen soll. Einmal mehr aktiviere ich die Koordinaten, die den Heilungsprozess so fördern.

Ich mag zurückkehren oder auch nicht, gemäß den Rhythmen, von denen ich spreche – aber seid gewiss, dass ich anwesend und erreichbar bin.

(„Okay".

16.35 Uhr. Janes Durchgabe war gut gewesen, und ich beglückwünschte sie zu einer ausgezeichneten Sitzung. Sie trank einen Schluck Ginger Ale und rauchte eine Zigarette. „Ich habe während der Durchgabe des Materials oft ganz bestimmte Gefühle", sagte sie, „und ich frage mich, ob ich es auf die beste Weise übermittle – wie das Material über den Fötus, der seinen Tod nicht als Versagen, sondern als Erfahrung ansieht. Für die meisten Menschen wäre das wohl schwer zu verstehen …"

„Nicht, wenn sie erst einmal zu verstehen begonnen haben", sagte ich. „Sie müssen lernen, in neuen Bahnen zu denken, und das ist möglich. Alles ergäbe für sie dann viel mehr Sinn, als wenn sie die Dinge weiter auf die alte Art und Weise betrachteten."

Ein paar Minuten, bevor ich um 19.00 Uhr gehen wollte, nachdem wir das Gebet gelesen hatten, sagte Jane, sie wolle noch etwas reden. Es stellte sich heraus, dass sie sich ungeduldiger fühlt und unbedingt aufrecht sitzen können möchte – zum Beispiel in einem Sessel, wie ihn die Leute von der Abteilung erwähnt haben. Nur wegen ihrer verkrümmten Beine könne sie keine andere Position einnehmen als die, die sie im Bett einnimmt. Sie sagte, sie habe sogar daran gedacht, ihren Arzt um Hilfe zu bitten – „nur halte ich mich von Ärzten so weit wie möglich fern", sagte sie halb lachend. Ich sagte, ich erwarte, dass sie ihre Beine bald wieder bewegen und vom Bett auf eine Art Stuhl wechseln könne, aber da das noch nicht geschehen sei, müssten wir halt noch abwarten. Ich hatte eigentlich damit gerechnet, dass sie ihre Beine schon früher wieder bewegen könnte, aber offensichtlich müssen wir uns noch etwas gedulden. Erst als ich zu Hause war, fiel mir ein, dass ich vergessen hatte, Jane die Sitzung vorzulesen. Sie hatte sich jedoch daran erinnert, dass Seth gesagt hatte, sie solle sich die Ungeduld zum Freund machen. Aber ihre Ungeduld wächst, daran besteht kein Zweifel, und wenn das so bleibt, bin ich mir sicher, dass sie Veränderungen in ihrem Verhalten und ihrer Einstellung herbeiführt – ja, sie sogar erzwingt. Ich weiß, dass das geschehen wird. Ich hoffe – und erwarte –, dass ihr Körper sich auf die Veränderungen bezüglich der Abläufe und Bewegungen vorbereitet haben wird, wenn sie schließlich eintreten.)

30. JANUAR 1984,
16.35 UHR, MONTAG

(Jane hatte gestern Abend noch angerufen. Heute Morgen telefonierte ich mit unserem Anwalt und erhielt die gewünschten Bestätigungen zu mehreren Fragen – beispielsweise zur Freigrenze von 10'000 Dollar für Spenden und so weiter. Er stimmte meiner Idee zu, ein separates Konto für Spendenschecks zu eröffnen. Er bat auch um unsere Ausgabe von Reality Change, *um sie für die Akten zu kopieren, und ich fügte auch eine Kopie von Maudes Brief hinzu. Heute Morgen arbeitete ich dann weiter an* Träume *und fertigte auch einen ersten Entwurf meines eigenen Briefes an, den ich an diejenigen schicken werde, die uns Geld spenden.*

Es war etwa 0 Grad, als ich mich auf den Weg zu Jane machte. Ihr Zimmer war kalt, weil die Heizung nicht funktionierte. Eine Pflegerin hatte bereits den Reparaturdienst benachrichtigt, wie Jane berichtete.

Gegen 14.30 Uhr begann es, wie vorhergesagt, zu schneien; südlich von uns tobte ein stärkerer Sturm. Ich hoffte, dass es bei uns bis zum Abendessen nicht zu schlimm würde.

15.00 Uhr. Jane trug Lippenstift auf und schaute dann kurz in den Spiegel. Ich bearbeitete die Post. Ein Mann vom Wartungsdienst kam, konnte aber nicht herausfinden, was mit der Heizung los war. Er verschwand, um sich Werkzeug zu besorgen. Während er im Zimmer war, musste Jane zugedeckt werden, aber sie beschwerte sich deswegen nicht.

Shawn maß ihre Temperatur – 36,8 Grad.

15.55 Uhr. Jane begann mit der Lektüre der gestrigen Sitzung und kam dabei leidlich voran. Sie wurde um 16.05 Uhr von Diana unterbrochen, die ihren Blutdruck maß – 102/64 – „in Ordnung“. Fünf Minuten später beendete sie die Lektüre der Sitzung, wobei sie zum Schluss hin besser zurechtkam.

16.15 Uhr. Lynn verabreichte Jane Augentropfen. Zehn Minuten später begann Jane mit der Sitzung. Kurz davor war uns ein ziemlich starker und leckerer Geruch von Leber und Zwiebeln entgegen geweht, der aus der Küche im Keller durch den Aufzugsschacht gegenüber unserer Tür herauf drang. Essensdüfte steigen oft auf diesem Weg zu uns herauf.)

Ich wünsche euch erneut einen schönen guten Tag.

(„Guten Tag, Seth.“)

Eine Sitzung, und sei sie noch so kurz, trägt tatsächlich dazu bei, den Heilungsprozess zu beschleunigen.

Es laufen innere Verbesserungen ab, die sich bisher zwar bei den physischen Bewegungen noch nicht gezeigt haben, sich aber bald in Form einer leichteren Beweglichkeit manifestieren werden. Es ist, wie gesagt, wichtig, dass Ruburt erkennt, dass seine Ungeduld jetzt selbst ein geistiger, physischer und natürlicher <u>Aspekt</u> der Heilungsprozesse ist.

Sein insgesamt verbesserter Allgemeinzustand lässt ihn sogar noch größere Veränderungen erwarten. Dies geht natürlich mit einem starken Verlangen einher, und es ist sehr wichtig, dass er dieses Verlangen ausdrückt – denn inzwischen <u>möchte</u> (unterstrichen) er wirklich normal gehen und ist bereit – mehr als bereit –, alle Ängste und Zweifel abzulegen, die ihm in der Vergangenheit im Weg gestanden haben.

Deshalb betone ich einen <u>neuen</u> (unterstrichen) Anfang, denn von nun an wird er sein Leben unter diesem Gesichtspunkt gestalten.

Ich mag zurückkehren oder auch nicht, gemäß den Rhythmen, von denen ich spreche – doch wie immer könnt ihr gewiss sein, dass ich anwesend und erreichbar bin.

(„Okay. Danke.“)

16.41 Uhr. Obgleich nur kurz, halte ich die Sitzung für sehr wichtig. Sie signalisiert den Beginn eines neuen Lebensentwurfs – sehr interessant. Sie erinnert mich auch an etwas, das Seth vor vielen Jahren einmal gesagt hatte – dass Jane sich von den Symptomen befreien könnte, wenn sie es mit aller Entschlossenheit nur wollte. Diesen Gedanken habe ich nie vergessen. Ich glaube, die heutige Sitzung zeigt, dass Jane diesen Punkt des leidenschaftlichen Verlangens jetzt entweder erreicht hat oder kurz davor steht.

Ich möchte noch erwähnen, dass unsere lieben Freunde Bill und Peg Gallagher Jane gestern Abend recht spät noch besuchten und eine Flasche Wein mitbrachten, die die drei dann auch gleich leerten. Jane war überrascht und gerührt.

Anfügen möchte ich auch noch, dass uns Sue, eine der Pflegekräfte, mit denen wir etwas näher bekannt geworden sind, Bilder von ihren beiden kleinen Söhnen gezeigt hat. Diese hinreißenden Kinder haben mich aus vielen Gründen beeindruckt – zum einen wegen Seths Material, zum anderen, weil ich glaube, dass ich in meinem Alter – 65 – den wahrhaft kreativen Aspekt des Elternseins wirklich zu würdigen gelernt habe. Jane und ich sagten Sue, ihre Kinder seien großartig, und wir meinten es ehrlich.

Ich würde mich freuen, wenn Seth sich einmal zu meinen eigenen sich entwickelnden Ansichten über Elternschaft äußern würde.

Heute Nachmittag fielen etwa acht Zentimeter Schnee; jetzt werde ich wohl eine Weile die Einfahrt freischaufeln müssen. Die Heimfahrt war aber kein Problem.)

31. JANUAR 1984,
16.30 UHR, DIENSTAG

(Gestern Abend rief Jane nicht mehr an. Sie sagte, Debbie Harris sei zu Besuch gewesen. Nachdem ich die gestrige Sitzung fertig abgetippt hatte, schaufelte ich noch eine ganze Menge Schnee aus der Einfahrt und spürte zum ersten Mal seit langer Zeit wieder die alte Panik. Als ich ins Bett ging, war sie zwar wieder verflogen, hatte mir aber gezeigt, dass die alten Gedanken und Überzeugungen manchmal nur schwer zu überwinden sind. Heute Morgen schaufelte ich die restliche Einfahrt frei und fühlte mich dabei viel besser – obwohl ich gelegentlich ein leichtes Aufflammen der Panik verspürte.

Letzte Nacht hatte ich einen ziemlich lebhaften Traum, den ich Jane vor der heutigen Sitzung beschrieb. Ich träumte, dass ich bei einem Händler eine neue rote, sportliche Limousine kaufte. Der Mann war nicht sehr nett oder sympathisch, jünger als ich und fluchte ständig. Ich glaube, ein- oder zweimal wies ich ihn zurecht. Nachdem ich mir im Autohaus den gewünschten Wagen ausgesucht hatte, ging ich los, um das Geld zu holen. Als ich zurückkam, sah ich, dass eine fünfköpfige Familie – Eltern und drei kleine Kinder – im Auto saß und gerade wegfahren wollte. Der unangenehme Händler teilte mir mit, er habe den Wagen der Familie verkauft und für mich einen identischen <u>grünen</u> Wagen reserviert.

Ich wurde richtig wütend, schrie ihn an und – so glaube ich – drohte ihm mit rechtlichen Schritten, falls ich das Auto, das er mir zugesprochen hatte, nicht bekäme. Schließlich bekam ich es. Ich sah, wie die Familie mit den Kindern auf der Seite stand und ruhig wartete, mit Hüten und Mänteln und so weiter. Es waren nett aussehende gewöhnliche Leute. Ich stieg in mein rotes Auto ein, und der Traum war zu Ende.

Ich hatte nicht zu Mittag gegessen, weil Lynn eine Überraschungsparty für eine der Krankenschwestern organisiert hatte, die Geburtstag hatte, und sie wollte, dass auch ich am Essen teilhabe. Ich war um 12.40 Uhr in Zimmer 330, musste aber noch warten, bis das Tablett um 13.30 Uhr kam. Das Essen war köstlich. Jane und ich teilten es. Der Erdbeerkuchen war allerdings unglaublich mächtig und süß.

Als ich bei Jane eintraf, sang sie mit leiser Stimme vor sich hin. Sie wollte sofort umgedreht werden, da sie seit 10.30 Uhr auf der Seite lag, nachdem sie früh von der Hydro zurückgekommen war. Sie sagte, sie habe einen ganzen Haufen alter Lieder im Kopf, die sie sich selbst vorsang – nicht Sumari[5], sondern die altbekannten Stücke. Ich kannte viele der Melodien, aber kaum Worte oder Titel. Wir aßen beide gut zu Mittag. Jane gab mir eine Tüte mit ungeschälten Erdnüssen, die ich für die Eichhörnchen mit nach Hause nehmen sollte.

14.30 Uhr. Jane rauchte eine Zigarette. Um 15.00 Uhr begann sie mit der Lektüre der gestrigen Sitzung und kam – mit Pausen – ganz gut voran. Ich erledigte die Post, bis sie um 15.14 Uhr fertig war. Ich erzählte ihr, dass ich gestern von unserem Verleger Prentice-Hall einen Karton mit 64 Briefen bekommen hatte.

15.55 Uhr. Nach einer weiteren Zigarette las Jane noch einmal die Sitzung vom

---

5 Jane und ich gehören beide zur Bewusstseinsfamilie, die Seth die Sumari nennt. Jane kann auf Sumari schreiben, sprechen und singen – schnelle, scheinbar unsinnige Wörter, die sie mit Leichtigkeit in wunderschöne englische Prosa und Poesie übersetzen kann. (Ich kann auch auf Sumari schreiben, aber Jane muss es für mich übersetzen – und die Ergebnisse überraschen mich stets aufs Neue.) Meine Frau hat eine kräftige Gesangsstimme. Siehe ihr Material über Sumari in *Bewusstseinsabenteuer*.

29. Januar – und dieses Mal klappte es etwas besser als vorher. Sie war um 16.13 Uhr damit durch.

Während wir uns unterhielten und ich einige dieser Notizen schrieb, um sie zu Hause abzutippen, wurde mir plötzlich mein Traum von letzter Nacht klar. Das Auto stand für meine Reisen durch die Psyche, und die Familie für das konventionelle Amerika und seine herkömmlichen Überzeugungen, die ich ablehne. Indem ich das rote Auto verlangte, bestand ich darauf, meinen eigenen Weg zu gehen, und zwar auf meine Weise. Der Autohändler könnte ich selbst gewesen sein, um so meine Zweifel und Konflikte mit der Gesellschaft auszudrücken. Jane glaubte, ich hätte recht. Übrigens war ich in den letzten Monaten bei der Deutung meiner Träume viel erfolgreicher. Ich erkenne jetzt intuitive Zusammenhänge, die mir in früheren Jahren verborgen geblieben waren.

Janes Seths Stimme war, wie gestern, wieder kräftig. Aus irgendeinem mysteriösen Grund funktionierte die Heizung in Zimmer 330 wieder, denn Jane sagte, dass heute niemand da gewesen sei, um sie zu kontrollieren, und gestern war es dem Handwerker nicht gelungen, sie zum Laufen zu bringen. Das Fenster war ein gutes Stück geöffnet, aber im Zimmer war es immer noch warm.)

Nun, ich wünsche euch einen weiteren schönen guten Tag.

(„Guten Tag, Seth.")

Ein kurzes Diktat.

(Lange Pause.) Dieser Optimismus spiegelt sich auch in vielen anderen Bereichen des Lebens wider.

Viele Vögel legen auf ihren fantastischen Wanderungen einen erstaunlichen Optimismus an den Tag, indem sie Tausende von Kilometern zu fernen Küsten zurücklegen und sozusagen im wahrsten Sinne des Wortes auf gut Glauben fliegen und dabei alle Gefahren ignorieren, ohne sich von Zweifeln beirren zu lassen. Da ist kein Zögern, nur der zielsichere Flug. Die Vögel fragen sich nicht, ob das Wetter geeignet ist oder nicht, ob die Winde günstig oder ungünstig sind. Sie fliegen einfach ihrem Ziel entgegen. Selbst wenn einige Vögel <u>tatsächlich</u> abstürzen oder sterben, beeinträchtigt oder untergräbt dies in keiner Weise das Vertrauen der anderen.

Monarchfalter fliegen auf ihren erstaunlichen Wanderungen oft in Länder, die sie noch nie gesehen haben – und doch erreichen sie ihr Ziel.

Bei all diesen Fällen gibt es einen angeborenen biologischen Glauben – diesen Mut und diese Vitalität, diesen biologischen Optimismus. Er wirkt gleichermaßen auch bei allen Menschen und löst die notwendigen körperlichen Reaktionen aus. Nur wenn dieser Optimismus nachhaltig untergraben wird, geraten die körperlichen Mechanismen ins Wanken. Aber selbst dann werden alle Lebewesen von dieser angeborenen Gabe, diesem inneren Gefühl der Sicherheit getragen, das die Geschöpfe nicht nur zu leben anspornt, sondern sie auch sicher über das physische Leben und über die Schwelle des Todes hinaus geleitet.

(Pause um 16.40 Uhr.) Kommentare.

Du hast deinen Traum hervorragend gedeutet und alle wichtigen Punkte und Bedeutungen herausgearbeitet. Er zeigt deine Entschlossenheit, dich nicht von den konventionellen Überzeugungen einschränken zu lassen, die in eurer Gesellschaft vorherrschen.

Einmal mehr intensiviere ich die Koordinaten, die die Heilungsprozesse von Ruburt beschleunigen. Ich mag zurückkehren oder auch nicht, gemäß den Rhythmen, von denen ich spreche. Doch seid gewiss, dass ich tatsächlich anwesend und erreichbar bin.

(„Ja. Danke."

16.43 Uhr. Ich las Jane die Sitzung vor. Ich sagte, ich hätte vergessen, Seth zu bitten, sich zu meinen derzeitigen Gefühlen in Bezug auf Elternschaft zu äußern, vor allem dahingehend, wie ich sie gestern beim Betrachten der Fotos von Sues Kindern verspürt hatte. Jane schlug vor, ich solle Seth morgen daran erinnern.

Dann erzählte ich ihr vom Artikel, den ich gestern Abend in Science News *gelesen hatte und in dem es um die Fähigkeit von Tieren, Vögeln und Bienen ging, sich gewissermaßen Karten ihres Lebensraums bewusst zu sein. Sehr interessant.*

Ich erinnere mich, vor nicht allzu langer Zeit einen Artikel über die Wanderungen des Monarchfalters gelesen zu haben, aber ich glaube nicht, dass ich diesen Artikel leicht finden kann.

Wir sprachen über ihre Beine, ihre Beweglichkeit und so weiter, während ich mich nach unserem Gebet für den Heimweg bereit machte. Dann sagte sie, sie habe von Seth etwas aufgeschnappt – und zwar, dass wir jeden Tag, so gut es geht, ohne Sorgen leben und die Zukunft für sich selbst sorgen lassen sollten. Ich gebe sie hier wahrscheinlich nicht vollständig oder richtig wieder, da ich nicht aufschrieb, was sie mir sagte. Falls nötig, kann sie nach der Lektüre dieser Anmerkung weitere Informationen hinzufügen, und ich werde sie dann in die morgige Sitzung einfließen lassen. Ich bin gespannt.)

1. FEBRUAR 1984,
16.10 UHR, MITTWOCH

(Gestern Abend rief Jane nicht mehr an. Es waren nur minus 12 Grad, als ich aufstand. Ich duschte, frühstückte und fütterte die Katzen, brachte den Müll raus, der später vom Müllabfuhrdienst abgeholt würde, den wir abonniert haben, und gab sowohl Classie als auch „Schwarzer Hund" – dessen Name, wie Margaret Bumbalo mir sagte, Missy ist – Snacks aus trockenem Katzenfutter. Beide Hunde gehören einem Nachbarn.

Jane wollte sofort umgedreht werden, als ich auf Zimmer 330 ankam, da sie seit ihrer Rückkehr von der Hydro um 11.00 Uhr auf der Seite gelegen hatte. Ich war spät dran, weil ich noch auf der Post war, um Band 14 der ersten Durchschläge der Sitzungen an Dick zu schicken – was ich seit 1983 aufgeschoben hatte. Ich kaufte zusätzliche Versandtaschen, um ihm das Material zu schicken, das sich angesammelt hatte. Ich hatte ihm und Ida letzte Woche geschrieben, dass ich das tun würde.

Jane war bedrückt und ängstlich, als ich bei ihr ankam. Sie hatte Schmerzen in der Seite, wie sie dort lag, und befürchtete, es sei etwas Ernstes – aber als ich sie auf den Rücken drehte, ging es ihr besser, und sie dachte, die Schmerzen kämen wohl nur von den Blähungen. Doch ihre Stimmung hielt bis zum Mittagessen – von dem sie übrigens wenig aß – an. Als ich sie fragte, ob sie wieder ihre alten Mätzchen mache, sagte sie: „Ich weiß, was ich tue – aber das heißt nicht, dass ich nicht ab und zu mal Mist bauen kann."

14.45 Uhr. Sie trug Lippenstift auf und schaute kurz in den Spiegel. Auch danach war sie sehr still, während sie eine Zigarette rauchte und ich die Post erledigte. Um 15.30 Uhr begann sie mit der Lektüre der gestrigen Sitzung, was ihr in Anbetracht ihrer Stimmung recht gut gelang. Sie wurde von Carla unterbrochen, die ihre Temperatur maß – 36,8 Grad.

16.00 Uhr. Nachdem sie die Sitzung durchgelesen hatte, erzählte mir Jane, sie sei auch letzte Nacht sehr niedergeschlagen gewesen und habe sich heute Morgen wegen der Schmerzen in ihrer Seite „richtig erschrocken" und sich „alles Mögliche vorgestellt". Angesichts meiner eigenen panischen Reaktion, als ich gestern Schnee schaufelte, konnte ich nicht viel dazu sagen, aber ich meinte, dass wir uns wohl wieder auf die frühere Art und Weise mit den Ereignissen auseinandersetzten.

Jetzt korrigierte Jane das Zitat, das sie von Seth noch erhalten hatte, als ich gestern Abend nach Hause ging und an das ich mich zu erinnern versucht hatte: „Der Weg zur Gesundheit liegt in der Einfachheit selbst. Ihr könnt Pläne für die Zukunft machen, aber ihr sollt euch nicht um die Zukunft sorgen. Lebt einfach jeden Tag." *Abgesehen davon, dass es sich um einen ausgezeichneten Rat handelt, führe ich das Zitat hier an, weil es der Auslöser für die Eröffnungszeilen der heutigen Sitzung war.)*

Nun: Ich wünsche euch erneut einen schönen guten Tag.

(„Guten Tag, Seth.")

Diktat. *(Lange Pause.)* Der Weg zur Gesundheit liegt in der Einfachheit selbst.

Es ist die natürlichste und einfachste Art, sich zu verhalten, und doch ist dieses natürliche mentale Verhalten für den Intellekt oft nur schwer zu verstehen, da es dem Intellekt Spaß macht, mit <u>Komplikationen</u> zu spielen und Probleme zu lösen. Daher erscheint es dem Intellekt oft lächerlich, sich vorzustellen, dass die Antwort auf eine Frage in der Frage selbst liegt.

(Lange Pause.) Die gesamte Natur zeigt diese fast magisch anmutende Einfachheit. Pflanzen und Tiere und alle Aspekte des Lebens nehmen es als selbstverständlich hin, dass die Sonne scheint und der Regen so fällt, wie es für alle Lebewesen am besten ist. Tiere machen sich gewiss keine Gedanken über die morgigen Wetterbedingungen. *(Lange Pause.)* Es mag stimmen, dass Tiere das Wetter von morgen nicht zu kennen brauchen, da sie nicht säen oder die Ernte einfahren. Es ist völlig in Ordnung, Pläne für die Zukunft zu machen, doch sollte jeder Mensch von Tag zu Tag leben, ohne sich über das Ergebnis dieser Pläne <u>zu sorgen</u> (unterstrichen). Der physische Körper kann nur im gegenwärtigen Moment reagieren. Sich über zukünftige Ereignisse Sorgen zu machen oder über vergangene unglückliche Situationen nachzudenken, verwirrt die Körpermechanismen nur und untergräbt ihre präzise Aktivität im gegenwärtigen Moment.

(16.20 Uhr.) Damit sage ich nicht, man solle so tun, als gäbe es nicht manchmal auch ungünstige Umstände, oder dass man ihnen in der Vergangenheit nicht begegnet sei respektive in der Gegenwart oder Zukunft begegnen könnte. Es ist jedoch auch wahr, dass <u>vorteilhafte</u> Ereignisse weitaus häufiger vorkommen als negative – sonst gäbe es die euch bekannte Welt einfach nicht. Sie wäre in den Wogen der Zerstörung oder des Unglücks zugrunde gegangen.

<u>Es widerspricht auf grundlegendste Weise den Zielen der Natur</u>, eine düstere Zukunft zu erwarten, denn die gesamte Natur arbeitet unter der Prämisse, dass die Zukunft sicher ist. Die Natur ist überall voller Verheißungen – nicht nur der Verheißung des bloßen Überlebens, sondern der Verheißung von Schönheit und Erfüllung. Noch einmal: Dieses ausgeprägte Gefühl der Verheißung ist jedem Teil des Körpers angeboren. Es aktiviert die Gene und Chromosomen und fördert Gefühle von Optimismus, Ausgelassenheit und Stärke.

Wie gesagt werden wir später auf die Bedingungen eingehen, die eine solche feine Kreativität untergraben können. In der Zwischenzeit solltet ihr jedoch jeden Tag so intensiv und freudvoll wie möglich leben. Stellt euch die bestmöglichen Ergebnisse eurer Pläne und Projekte vor. Konzentriert euch vor allem nicht auf ungünstige vergangene oder imaginäre negative zukünftige Ereignisse.

(16.29 Uhr.) Kommentare.

Deine Panikanflüge und Ruburts Bedrücktheit und Angst sind Überreste alter Gewohnheiten, wie ihr beide wisst.

Ihr könnt – <u>und müsst</u> – den Aktivitäten eures Körpers vertrauen. Er strebt von Natur aus nach Erfüllung, Vitalität und dem größtmöglichen Ausdruck.

(Eine äußerst wichtige Feststellung.

Lange Pause.) Ruburt hatte einen Traum mit hervorragenden Assoziationen, in dem er ein wunderschönes altes Haus mit wunderschön geschnitztem Holz und geräumigen Zimmern betrachtete und beschloss, in das Haus einzuziehen, obwohl es in einem Gebiet lag, das zuvor fast schon verteufelt war – ein Zeichen dafür, dass er sich tatsächlich von Glaubensvorstellungen, die er verurteilte, in einen Bereich größeren, umfassenderen Ausdrucks bewegen würde.

(„Letzte Nacht?" Jane hatte mir nichts über den Traum erzählt.

Anmerkung: Genau zum Zeitpunkt von Janes Traum las ich einen Artikel in der Star-Gazette, *in dem es hieß, dass einige Straßenzüge in der Nähe des Stadtzentrums von Elmira, eingeschlossen auch das Apartmenthaus an der West Water Street 458, in dem wir gewohnt hatten, vom Staat New York zum Denkmalschutzgebiet erklärt worden seien. Ich hatte eigentlich beabsichtigt, den Artikel aufzubewahren, aber dann vergessen. Ich glaube, das Gebiet wird von der Walnut, der West Water und der Church Street und zurück in Richtung Stadtzentrum begrenzt.)*

In der Tat. Ich mag zurückkehren oder auch nicht, gemäß den Rhythmen, von denen ich spreche – doch seid gewiss, dass ich anwesend und erreichbar bin.

(16.35 Uhr. „Würdest du etwas über meine Gefühle sagen, die ich in letzter Zeit in Bezug auf Elternschaft habe?")

Machen wir eine Pause.

(„Okay."

Jane trank Ginger Ale und rauchte ein paar Züge. „Auch wenn du nicht gefragt hättest, hätte er etwas über dein Eltern-Ding gesagt", sagte sie. Wir sprachen darüber, wie seltsam es war, dass noch niemand gekommen war, um ihren Blutdruck und Puls zu messen – aber für uns machte es so oder so keinen Unterschied. Weiter um 16.40 Uhr.)

Nun: Wenn du deine generellen Gefühle in Bezug auf Elternschaft genau betrachtest, wirst du feststellen, dass sie eine erstaunliche Ähnlichkeit mit deinen Gefühlen hinsichtlich deiner <u>Malerei</u> und <u>unserer Arbeit</u> haben. Nur der Fokus ist unterschiedlich. Ihr seid in der Tat beide Eltern eines erstaunlichen Werkes und die geistigen Eltern von unzähligen Menschen jeden Alters. Ihr habt jedoch die <u>konventionelle</u> Vorstellung einer Familie, wie sie durch deinen *(Auto-)*Traum von neulich Nacht symbolisiert wurde, hinter euch gelassen. Ihr tauscht eine Art von Familie gegen ein anderes, umfassenderes Konzept aus, bei dem es allerdings auch um Elternschaft geht – allerdings eher eine geistige als eine physische Elternschaft. Die Briefe, die ihr erhaltet, sind oft wie Briefe, die Kinder an ihre Eltern schreiben.

(„Nun, ich glaube, das war's", sagte Jane nach einer Pause.

„Okay. Danke."

16.45 Uhr: Ich las Jane die Sitzung vor. Ich sagte ihr, sie sei so gut, dass ich eine zusätzliche Kopie machen würde, um sie im Schreibzimmer bei mir zu haben. Um 18.55 Uhr las ich sie ihr erneut vor. Sie war mir seit Sitzungsende nicht mehr aus dem Kopf gegangen.

Ich sagte Jane, dass wir sie befolgen müssten – dass wir einfach alles andere fallen lassen und dem Körper vertrauen müssten, dass nichts anderes mehr Sinn machte, dass er der Schlüssel zu unserer Zukunft sei. Sie stimmte natürlich zu. Sie sagte, sie werde morgen mit Tag Eins beginnen und von da an durchstarten, dem Körper vertrauen, nicht in der Vergangenheit verweilen und die Zukunft offen lassen. Das <u>ist</u> die Einfachheit selbst, sagte ich ihr und dass wir das nie wieder vergessen dürften. Ab und zu einen Ausrutscher zu machen, ist dann bedeutungslos. Aber ein Teil unseres Erfolgs wird davon abhängen, dass wir diese einfachen Ziele immer vor Augen haben.

Heute Abend rief Jane um 21.45 Uhr mit Carlas Hilfe an, als ich gerade diese Sitzung beendete. Draußen ist es ganz schön kalt.)

2. FEBRUAR 1984,
16.02 UHR, DONNERSTAG

(Anmerkung: Jane erinnerte mich daran, dass dies „Tag 1" sei.

Als ich heute Morgen um 6.30 Uhr aufstand, waren es nur minus 15 Grad, aber als ich mich auf den Weg zu Zimmer 330 machte, waren es schon minus 3,9 Grad. Ich hielt bei der Post, um zwei weitere Pakete mit Seth-Material, Aufzeichnungen und so weiter an Dick zu schicken – jetzt bin ich erst einmal auf dem Laufenden. Was für eine Erleichterung!

Jane ging es gut, sie war seit 11.00 Uhr wieder von der Hydro zurück. Gestern hatten wir unsere Belegexemplare der Bantam-Taschenbuchausgabe von Die Natur der Psyche *erhalten, und ich hatte ein Buch mitgebracht, um es Jane zu zeigen. Sie fand es genauso schrecklich – so billig und sensationsgeil – wie ich. Ich sei nicht einmal wütend geworden, sagte ich ihr. Ich wollte, dass Seth sich dazu äußerte, wie wir im Lichte der gestrigen Sitzung über das Leben im Augenblick reagieren sollten oder könnten.*

Ich hätte noch zwei weitere Fragen an ihren Kumpan, sagte ich, während ich ihr das Mittagessen eingab. Die eine lautete: Was denken die Angestellten, die Leute, die wir jeden Tag im Krankenhaus sehen, über uns? Bei der anderen wollte ich wissen, was Seth zu einem sehr lebhaften und langen Traum sagen würde, den ich letzte Nacht hatte.

Im Traum, ganz in leuchtenden Farben, hatte ich viele Elemente kombiniert, die ich Jane ausführlicher beschrieb, als ich es hier tun werde. Erstens waren wir zurück in die Wohnung an der 458 West Water gezogen – was ich anscheinend mehrmals pro Woche träume –, und als ich aus den Fenstern meines alten Ateliers schaute, sah ich meinen Vater in der Einfahrt vor der Garage wie ein Barbier Haare schneiden. Ich lud ihn ein, heraufzukommen und das Atelier als Friseursalon zu nutzen. Lachend und um Jahre jünger aussehend, tat er das. Dann arbeitete ich für Jake Ruppenthal, meinen alten Chef bei Artistic Card Company, als er Art Director war. Ich hatte Artistic 1972 verlassen, um mich darauf zu konzentrieren, Jane mit dem Seth-Material zu helfen.

Im Traum zeichnete ich etwa 30 cm hohe ovale Buchstaben mit schwarzer Tinte, hatte aber Bedenken, ob ich es gut machte, weil meine Hand zitterte. Dann fiel mir ein, dass ich die Buchstaben aus Pappe oder so ausschneiden und dann einfärben könnte. Als Nächstes gingen Jake und ich eine Straße in einer Stadt entlang, auf dem Weg zu Janes Mutter. Auf halbem Weg verließ Jake mich und sagte, ich könne von dort an allein weitergehen.

Als ich mich dem Zimmer näherte, in dem Marie, wie ich wusste, durch Arthritis gezeichnet im Bett lag, hörte ich Jane und ihre Mutter drinnen. Sie redeten, lachten und weinten gleichzeitig. Ich ging hinein und sah sie beide in einem Doppelbett, vollständig bekleidet, die Arme umeinander gelegt, einander <u>vergebend</u>. Beide waren um Jahre jünger als in Wirklichkeit und hatten glänzendes schwarzes Haar. Marie war bettlägerig, aber Jane war völlig gesund und war gekommen, um ihrer Mutter *zu verzeihen oder sich mit ihr zu versöhnen. Was für eine Szene! Der ganze Traum habe mich sehr beeindruckt, sagte ich Jane.*

Ich sagte Jane, ich glaubte nicht, dass ich bezüglich des Traums viel herausgefunden hätte, abgesehen davon, dass ich die Vergangenheit wieder hatte aufleben lassen und dass alle Figuren, außer ihr selbst, Autoritätsfiguren aus dieser Vergangenheit zu sein schienen. Ich hatte zudem das Gefühl, dass die Vorstellung von Autorität irgendwie mit meiner zittrigen rechten Hand zusammenhing, und da dieser Aspekt des Traums heute nicht besprochen wurde, hoffe ich, dass Seth sich morgen dazu äußert, falls er eine Sitzung durchführt. Ich glaube, mich von alten Pendelsitzungen her zu erinnern, dass meine Mutter mit der zittrigen Hand zu tun hat, obwohl sie in diesem Traum nicht vorkam. Stella Butts war im November 1973 im Alter von 81 Jahren gestorben.

15.00 Uhr. Jane begann mit der Lektüre der gestrigen Sitzung, die ich für ausgezeichnet halte, aber sie kam überhaupt nicht gut voran. Um 15.12 Uhr machte sie eine Zigarettenpause, während ich die Post bearbeitete. Um 15.20 Uhr versuchte sie es noch einmal, und es ging ein wenig besser. Ich dachte weiter über die Sitzung nach und hörte zu, wie Jane versuchte, sie zu lesen, während ich die Post durchging. Schließlich las ich ihr um 15.29 Uhr den Rest der Sitzung vor.

15.36 Uhr. Jennifer leerte Janes Katheter-Beutel. Das Personal hatte sehr viel zu tun.

Ich wiederholte die drei Fragen für Seth: 1. Was denkt das Krankenhauspersonal über uns? 2. Wie sollten wir auf den Bantam-Taschenbuchumschlag reagieren? 3. Mein Traum.

„Oh, er wird niemals alle drei beantworten können", sagte Jane. Ihre Seth-Stimme war erneut kräftig.)

Nun: Ich wünsche euch einen weiteren guten Tag.

(Kaum hatte Seth gesprochen, kam Lynn herein, um Jane ihre Augentropfen zu verabreichen. Ich sagte ihr, dass ich das vor einer Stunde bereits selbst getan hätte.)

Diktat. Für sich selbst bezeichnet Ruburt diese Konzepte in ihrer Gesamtheit als „Der neue Weg".

Die Konzepte selbst sind natürlich sehr alt. Sie werden von vielen Kulturen und Religionen, esoterischen Gruppen und Kulten von der Vergangenheit bis in die Gegenwart hinein vertreten. Ihre Kraft, Dynamik und ihr Wert wurden jedoch durch Verzerrungen, negative Vorstellungen und schieren Unsinn stark ausgehöhlt.

Mit anderen Worten wurden diese für die gesamte Schöpfung so natürlichen

Konzepte von der Menschheit noch nie in ihrer reinen Form praktiziert. In dieser Hinsicht bedeuten sie tatsächlich einen neuen Weg. Sie stehen im direkten Gegensatz zu einem Großteil eures offiziellen Wissens und des zeitgenössischen Denkens, soweit es den Mainstream der Weltkultur betrifft. Wo solche Konzepte praktiziert werden, werden sie häufig durch Fanatismus, Aberglauben und Opportunismus kontaminiert.

Mein Hauptpunkt dabei ist, dass dieser „neue Weg" *(lange Pause)* die ideale und einfachste Ergänzung zur ureigenen Integrität der Natur darstellt –

(16.12 Uhr. Shawn kam herein, um Janes Vitalwerte zu messen. Temperatur: 37 Grad. Um 16.17 Uhr rauchte Jane eine Zigarette. Ich las ihr vor, was sie bis jetzt übermittelt hatte, während Shawn ein Ginger Ale holte. Sie war um 16.21 Uhr zurück. Ich vermute, die Unterbrechung führte zum nur kurzen Diktat.)

Nun: Kommentare.

Die gestrige Sitzung sollte vorerst zwei- bis dreimal pro Woche gelesen werden. In deinem Traum ging es in der Tat darum, die Vergangenheit und die vergangenen Überzeugungen zu verändern und damit eine neue Gegenwart und eine neue Zukunft zu implementieren. Haare sind oft ein Symbol für Stärke, aber in diesem Fall stehen sie für die Stärke alter Überzeugungen, und dein Vater stellt einen Friseur dar, der diese wegschneidet – während er hingegen in der Vergangenheit vielen ziemlich negativen Überzeugungen und Konzepten anhing. Jake steht auch für deine eigenen Überzeugungen in Bezug auf die Arbeit im Allgemeinen, die dich nur bis zu einem gewissen Punkt tragen können. Die Beziehung zwischen Ruburt und seiner Mutter hast du richtig gedeutet – übrigens ein gutes Omen.

(Jetzt kam Seth mit einem Satz durch, der meiner Ansicht nach nicht korrekt ist:)

Das Bantam-Cover bietet, trotz eurer verständlichen Einwände, auf seine Art die am möglichsten positive Weise … Es vermittelt natürlich die unglücklichste Sensationshascherei, doch die Menschen, die sich aus diesem Grund davon angezogen fühlen, sind genau die Menschen, die es zu erreichen gilt. Die Konzepte in diesem Buch werden ihre negativen, belasteten Vorstellungen von psychischen Aktivitäten im Allgemeinen verändern.

Das bedeutet nicht, dass du keinen deutlichen Brief schreiben solltest, in dem du eure Reaktion bezüglich des Umschlags zum Ausdruck bringst, wenn du das möchtest. Es wird einige Zeit in Anspruch nehmen, die Meinung des Personals über euch beide zu besprechen, daher schlage ich vor, dass wir dies auf einen anderen Zeitpunkt eurer Wahl verschieben.

Ich mag zurückkehren oder auch nicht, gemäß den Rhythmen, von denen ich spreche, doch seid gewiss, dass ich anwesend und erreichbar bin.

(*„Ich möchte den ersten Satz des Bantam-Materials noch einmal anschauen – ich habe einen Fehler gemacht, oder irgendwo ist etwas falsch."*

Auf Seths Bitte hin las ich den Satz zweimal.)

Nein, irgendwo ist da ein Fehler … Trotz eurer offensichtlichen Unzufriedenheit hilft der Bantam-Umschlag eurer Arbeit auf positive Weise.

(*Auf Seths Aufforderung las ich den von ihm gerade durchgegebenen Satz vor.*)

So passt er.

(*16.32 Uhr: Ich sagte Jane, ich wisse nicht, ob ich in eine Kontroverse über den Bantam-Umschlag verwickelt werden wollte, und ich wollte nicht einmal Zeit damit verbringen, darüber nachzudenken, vor allem angesichts der gestrigen Sitzung.*

Ich zitiere das wörtliche Transkript, in dem Seth den Satz, den er gesagt hatte, korrigierte, weil das, soweit ich mich erinnern kann, das erste Mal war, dass das je passierte. Eine ziemlich gute Bilanz über die ganzen Jahre, Jane. Schlaf gut. Ich liebe dich.)

3. FEBRUAR 1984,
16.03 UHR, FREITAG

(*Jane rief gestern Abend nicht mehr an. Als ich mich auf den Weg zu Zimmer 330 machte, war die Temperatur bereits auf fast 7 Grad gestiegen. Jane lag schon auf dem Rücken – sie hatte sich geweigert, die Hydro zu machen, weil bis 12.30 Uhr noch niemand gekommen war, um sie abzuholen. Ich sagte ihr, dass ich ihr Sitzung 903 von Träume mitgebracht hätte, damit ich ihr ein paar Fragen stellen könnte. Sie sagte, das sei okay.*

Jane aß recht gut zu Mittag. Danach hatte sie Schwierigkeiten, Sitzung 903 zu lesen, und ich versuchte, ihr Teile davon vorzulesen. Ich fand allerdings nicht, dass unser Gespräch über Säugetiere, Tiere allgemein, Seelenwanderung und so weiter sehr gut lief. Jane sagte, die Fragen hätten sie genervt, und am Ende ging es mir genau so. Ich habe jedoch einen Weg gefunden, wie ich mit den wenigen Notizen für die Sitzung arbeiten kann, und ich beschloss, andere zu verwerfen, die mir Kopfzerbrechen bereitet hatten. Ich bereue bereits die Zeit, die ich bis jetzt mit der Sitzung für Träume verbraucht hatte.

Jane meinte, was ich damit wirklich sagen wollte, sei, dass ich mich mit dem

Zweitbesten zufriedengäbe. Ich stimmte ihr zu und fügte an, dass ich keinen anderen Weg sähe, wollte ich das Buch jemals beenden. Ich möchte die Arbeit vor allem zu Ende bringen, damit ich mich anderen Dingen zuwenden kann. Ich fügte hinzu, dass ich in Einklang mit der Sitzung vom Vortag, dem 1. Februar, vermeiden wollte, irgendwelche Probleme mit Träume *in die Zukunft zu projizieren, obwohl mir bewusst war, dass einiges von dem, was ich sagte, im Widerspruch zu Elementen dieser Sitzung stand. Aber ich werde das schon klären. Ich möchte* Träume *so schnell wie möglich fertigstellen, und ich werde mich in den kommenden Jahren nicht mehr auf vergleichbare umfassende Begleitarbeiten, sprich Anmerkungen, einlassen.*

15.15 Uhr. Jane begann mit der Lektüre der gestrigen Sitzung. Sie musste zwar zu Beginn viele kurze Pausen einlegen, während ich diese Notizen schrieb, aber schließlich lief es ihr besser, sodass sie um 15.42 Uhr damit fertig war. Ein paar Minuten später maß Carla ihre Temperatur: 37,9 Grad.

„Oh, Sie haben etwas Fieber", sagte sie. Jane war verdutzt, denn sie fühlte sich gut. Diana maß Janes Blutdruck und Puls. „Sie fühlen sich warm an", sagte sie. „Ich habe kein verdammtes Fieber!", sagte Jane, als sie gegangen waren.

Jane möchte, dass ich festhalte, dass dies Tag 2 ihres neuen Lebensansatzes ist, der auf der Sitzung vom 1. Februar basiert. Ich halte die Sitzung für ausgezeichnet, und ich habe sie auch für zu Hause kopiert.)

Nun – ich wünsche euch einen weiteren wunderschönen Tag.

(„Guten Tag, Seth.")

Kommentare.

In Bezug auf deinen Traum: Das Zittern symbolisierte Werte und Vorstellungen deiner Mutter, vor allem hinsichtlich der Arbeit – Überzeugungen, die du immer als <u>wirklich</u> wackelig empfunden hast. Im Traum gelingt es dir, ihre Auswirkungen zu umgehen. Im täglichen Leben steht das Zittern immer noch für die verbliebene Unsicherheit, und es macht sich stärker bemerkbar, wenn es zu starken Störungen kommt.

Was die Textstellen im Buch angeht, so ist es in der Tat sehr schwierig, mit einem einfachen Wortschatz über komplizierte Sachverhalte zu schreiben. Aber genau das versuchen wir natürlich. Wir versuchen, Wörter zu verwenden, die für den durchschnittlichen Leser eine übergreifende Bedeutung haben, und nehmen dann alle notwendigen –

(16.08 Uhr. Lynn kam herein, um Jane die Augentropfen zu verabreichen und ging dann, um ihr etwas kühles Ginger Ale zu holen. Ich las Jane vor, was sie bisher durchgegeben hatte.)

– Differenzierungen vor, um sicherzustellen, dass der Abschnitt korrekt ist.

Deine Frage zur Seelenwanderung *(in Sitzung 903 in* Träume*)* war ausgezeichnet und hat die Sache tatsächlich verdeutlicht. Zuweilen ist man versucht, spezifischere wissenschaftliche Begriffe zu verwenden, aber diese wären genauso verwirrend wie die verschiedenen Definitionen und Klassifizierungen *(humorvoll),* die man im Wörterbuch nachlesen kann, sodass wir im Allgemeinen versuchen, einen „goldenen Mittelweg" zu finden *(noch humorvoller).*

Nochmals: Lest euch die Sitzung vom Mittwoch häufig durch – und die Bezeichnung Tag 1 und so weiter ist eine gute Idee, indem ihr beide versucht, einen Neuanfang zu machen und jeden Tag so zu nehmen, wie er ist, <u>einen Tag nach dem anderen</u>. Ich mag zurückkehren oder auch nicht, gemäß den Rhythmen, von denen ich spreche, doch seid gewiss, dass ich anwesend und erreichbar bin.

(„Okay. Danke."

16.14 Uhr. Seth bestätigte also meine Pendel-Informationen über die Überzeugungen meiner Mutter und meine Reaktionen darauf, die zum Zittern meiner rechten Hand geführt hatten.)

4. FEBRUAR 1984,
16.26 UHR, SAMSTAG

(Jane rief gestern Abend mit Carlas Hilfe noch an. Davor hatte sie Besuch von unseren Freundinnen Debbie Harris und Elisabeth – die zur gleichen Zeit dort waren. Elisabeth hat ihr einige sehr hübsche gelbe Primeln und ein Platzdeckchen mitgebracht, das von einer Dame in Deutschland angefertigt worden war, an die Elisabeth, die selbst Deutsche ist, für uns geschrieben hatte.

Es war erneut verhältnismäßig warm – fast 6 Grad –, als ich mich am Mittag auf den Weg zu Zimmer 330 machte. Jane hatte gerade ihre Verbände gewechselt bekommen, als ich ankam. Um 10.30 Uhr war sie zur Hydro gegangen, aber es hatte sehr lange gedauert, bis sie die Prozedur hinter sich gebracht hatte. Ich sagte ihr, sie solle sich weigern zu gehen, wenn sie glaube, sie müsse lange warten, aber ich denke nicht, dass sie das tun wird.

Heute ist Tag 3 von Janes neuer Routine, mit der sie nach der Sitzung am 1. Februar begonnen hat. Sie sagte, sie ertappe sich immer wieder dabei, wie sie vom Kurs abkommt, und dann versuche sie jeweils, sich an ihre neuen, gesundheitsfördernden Ziele zu erinnern – im Augenblick leben, positiv denken und so weiter.

Sie aß recht gut zu Mittag. Ich schilderte ihr meinen sehr lebhaften Traum von letzter Nacht. Er war sehr aufregend. Ich hatte geträumt, dass ich in Richtung Sayre auf einer Landstraße entlang des Chemung Rivers gejoggt war. Die Straße ähnelte der alten Uferstraße, die wir früher oft gefahren sind. Ich trug Shorts und ein Sweatshirt und hatte weißes Haar. Ich war erstaunt und erfreut über die geschmeidige, mühelose Art und Weise, wie sich mein Körper beim Laufen bewegte, besonders für jemanden meines Alters. Ich genoss die Leichtigkeit der Bewegung, die Kraft, das Laufen in der sonnigen Sommerluft.

Ich wusste, dass ich im Gefängnis gewesen und jetzt frei war. Auch, dass hinter mir, nicht allzu nah, ein Polizeiwagen fuhr, in dem mehrere Polizisten saßen, die mich kontrollierten. Ab und zu kamen sie näher, störten mich aber nicht. Und auf der gegenüberliegenden Flussseite sah ich an einer Stelle eine große Gruppe von Männern, die sich am Ufer tummelten oder arbeiteten – ich glaube, sie waren noch inhaftiert. Ich winkte ihnen zu, als ich gegenüber vorbeilief.

Ich sagte Jane, ich glaube, die Polizei in dem Traum bedeute, dass ich alte, mich einschränkende Überzeugungen hinter mir gelassen habe und dass ich nun frei davon sei. Auch die Gruppe von Männern auf der anderen Flussseite repräsentierte alte Überzeugungen, die ich abgelegt hatte. Ich fügte an, dass ich, wenn ich Zeit hätte, jetzt gerne joggen würde, da ich ein gewisses Talent dafür habe und gerne laufe.

Jane war nicht in bester Verfassung. Heute Morgen hatte man ihre Temperatur gemessen, und sie lag bei fast 38 Grad. Ich fragte Jane, warum sie wieder gestiegen sei, aber sie wusste es nicht. Ist die Temperatur hoch, wird sie in jeder Schicht gemessen. Ich läutete nach Ginger Ale und Eis, da die Pflegehilfe, die alles vor einer Stunde hatte bringen wollen, nicht aufgetaucht war.

14.40 Uhr. Jane las die gestrige Sitzung, während ich die Post durchsah, und sie kam ganz gut zurecht. Viel besser als gestern.

14.55 Uhr. Sie begann mit der Lektüre der so zentralen Sitzung vom 1. Februar. Auch diese schaffte sie gut. Danach ließen wir die Zeit einfach verstreichen, sahen fern und so weiter. Ich erledigte ein wenig Post. Wir gingen Teile eines langen Briefs von Sue Watkins durch, aber Jane konnte ihn nicht lesen. Ich merkte ihr an, dass sie entmutigt war, und ich war auch nicht in Höchstform. Jane wartete lange darauf, dass man ihre Vitalwerte maß, und schließlich entschied sie sich für eine Sitzung.)

Nun: Ich wünsche euch einen weiteren schönen guten Tag.

(„Guten Tag, Seth.")

Kommentare.

Dein Traum war in der Tat ein hervorragendes „Omen". Du warst dem Gefängnis der negativen Überzeugungen entkommen und freutest dich über die neue <u>Leichtigkeit</u>, mit der sich dein Körper bewegte, nachdem du entlassen worden warst.

Das Gefühl des Überschwangs ist eine wunderbare Empfindung, die – natürlich – von <u>allen</u> Kindern erlebt wird. Der Traum war dazu bestimmt, dich an diesen inneren <u>und</u> äußeren Überschwang und die Freiheit zu erinnern.

Ich mag zurückkehren oder auch nicht, wiederum gemäß den Rhythmen, von denen ich spreche, doch seid gewiss, dass ich anwesend und erreichbar bin.

(„Okay."

16.30 Uhr: Ich hatte nicht erwartet, dass die Sitzung so kurz sein würde, weil ich gedacht hatte, es gäbe noch einige wichtige Themen, die Jane hätte besprechen können, beispielsweise die Gründe für ihren Temperaturanstieg. Sie machte jedoch keine Anstalten, darüber sprechen zu wollen, und so drängte ich sie auch nicht dazu. Auf dem Heimweg um 19.10 Uhr wünschte ich mir, ich hätte es getan, und mir wurde klar, dass ich ihr in einer Zeit, in der es ihr offensichtlich sehr schlecht ging, keine große Hilfe gewesen war. Als ich sie massierte, fing sie einmal an, über ihr hohes Fieber zu sprechen, aber ich war durch ihren verspannten Körper abgelenkt und hatte sie unterbrochen. Vielleicht gelingt es uns morgen besser.

16.33 Uhr. Eine Pflegehilfe maß Janes Temperatur, und sie war wieder bei 37,8 Grad. „Oh Gott", murmelte Jane, sagte aber ansonsten nur, dass sie keine Antibiotika wolle. Ich war mir sicher, dass die Temperatur mit der Sitzung vom 1. Februar zusammenhing, obwohl ich nicht sagen konnte, warum.

Auf dem Heimweg fielen mir noch ein paar Fragen ein. Was haben Janes Symptome für einen Reinkarnationshintergrund? Und warum presst sie ihr rechtes Bein nach all der Zeit nach dem Bruch am Knie immer noch so fest an ihren Bauch?)

5. FEBRUAR 1984, 16.04 UHR, SONNTAG

(Das ist „Tag 4" von Janes neuem Programm.

Gestern Abend rief Jane nicht mehr an. Ich verbrachte den Morgen mit dem Abtippen von Briefen von Jane, Seth und mir für Maude Cardwell, die sie an die Spender und Spenderinnen weiterleiten wird. Außerdem schrieb ich Maude einen Brief für sie selbst. An Träume arbeitete ich nicht.

Die Tagestemperatur lag bei etwa 1 Grad. Als ich auf Zimmer 330 ankam, sagte

Jane, dass Shawn Peterson gestern Abend mit Brustschmerzen in die Intensivstation eingeliefert worden sei, aber dass die Tests bisher nichts ergeben hätten. Jane hatte eine Krankenschwester heute Morgen sagen hören: „Das Pflegepersonal ist kränker als die Patienten."

Jane ging nicht zur Hydro, sondern ließ sich nur das Gesicht waschen. Gestern war ihr Blutdruck kein einziges Mal gemessen worden. Sie war sehr gesprächig und machte einen viel besseren Eindruck als gestern. Ich fühlte mich ebenfalls besser. Gestern Abend, nachdem ich gegangen war, und heute früh war ihre Temperatur gemessen worden: 37,2 und 36,6 Grad – sie war beide Male gesunken. Nachdem ich gegangen war, hatte Jane sich selbst „eine Standpauke" gehalten, und zwar dahingehend, dass sie ihrem Körper vertrauen solle und so weiter, was ihr sehr half.

Jeff Karder, Janes Arzt, war heute Morgen bei ihr auf Visite. Er war sehr zufrieden mit ihren Fortschritten. „Wenn er sehr gut sagt, dann heißt das schon etwas", sagte Jane. „Ich bekomme gute Berichte über Sie", habe er ihr gesagt. Er fragte Jane auch nach unseren Versicherungsproblemen. Sie erklärte es so gut sie konnte und erzählte auch von der Krankenstation. Jane fragte ihn, warum ihr rechtes Bein kürzer sei als das linke, und Jeff erklärte ihr, dass der Bruch zwar verheilt sei, die Knochen aber nicht ausgerichtet seien, was die Verkürzung verursache. Um das Bein wiederherzustellen, sei eine größere Operation erforderlich, wobei es keine Garantie dafür gäbe, dass sie gelänge. Eine „kleinere" Operation könne das Bein so weit wiederherstellen, dass sie sich aufsetzen könne, sagte er, nachdem Jane gesagt hatte, sie wolle üben, sich wieder aufzusetzen.

Es ist also kein Zufall, dass eine der Fragen, die ich Seth heute stellen wollte und die ich der gestrigen Sitzung angefügt hatte, ihr rechtes Bein betraf und den Grund, warum sie es nicht ausstrecken konnte. Jeffs Informationen sind darum negativ, weil er sagte, sie könne sich nicht aufsetzen, solange das Bein nicht zumindest zu einem gewissen Grad gerichtet sei. Ich hatte diese Art von Diagnose schon länger erwartet. „Scheiße", sagte Jane, „wenn mein Körper sich so erholen kann, wie er es getan hat, dann kann er auch das Bein wieder in Ordnung bringen." Das glaube ich auch. Jane hat den Arztbesuch heute Morgen sehr gut verkraftet, und ich beglückwünschte sie dazu. Ich wollte Seth ohnehin zu der ganzen Sache befragen, denn er hat mehrmals gesagt, dass sie wieder normal und sicher werde gehen können.

Jane sagte, Jeff sei über ihre Fortschritte sichtlich überrascht gewesen, habe sie aber gleichzeitig dazu verdonnert, im Bett zu bleiben. Ich sagte, dass er in seiner Position kaum etwas anderes tun könne.

Jane aß heute besser zu Mittag. Sie war ganz offensichtlich erleichtert, dass ihre

Temperatur sank. Um 15.15 Uhr begann sie mit der Lektüre der gestrigen Sitzung und kam gut voran, so gut wie seit Tagen nicht mehr. Sie sagte, sie habe versucht, Jeff zu erklären, dass sie sich bei der Hydro unwohl und ungeduldig fühle, aber sie habe nicht deutlich machen können, was sie meinte. Sie konnte sehen, dass er keine Ahnung hatte, wovon sie sprach, und so ließ sie es schließlich auf sich beruhen.

Ich zeigte Jane die Liste der Fragen, die ich auf Seths Vorschlag hin zusammengestellt hatte, und sagte ihr, dass eine davon die Versicherungssituation betreffe – und dass ich die Sache nicht vermasseln wolle, indem ich beispielsweise von unserem Anwalt Maßnahmen forderte. Vor sechs Wochen hatte Seth gesagt, die Angelegenheit werde zu unserer Zufriedenheit geregelt, und unser Anwalt hatte gemeint, ich solle mir keine Sorgen machen, und seither haben wir nichts mehr von ihm gehört. Ich fügte hinzu, ich könne mir nicht vorstellen, dass das Krankenhaus nicht schon früher entsprechende Maßnahmen gefordert habe – was aber tatsächlich nicht der Fall war. Seth hatte gesagt, die Sache würde sich rasch klären lassen.

15.40 Uhr. Auf meine Anregung hin versuchte Jane, mit einem meiner Stifte zu schreiben. Sie schaffte es, den Block gegen ihr rechtes – druckempfindliches – Knie zu stützen. Sie hielt den Stift sogar in ihrer rechten Hand. Ich werde ihr morgen das Klemmbrett bringen. Ich bin sicher, dass sie hierbei Fortschritte machen kann. Vielleicht kann sie dann nachts, wenn sie allein ist, Gedichte schreiben.

Ich beschrieb Jane, dass ich in meinem Geist sagte: „Tut mir leid, Mutter, aber ich habe keine Zeit mehr für deine zweifelhaften Überzeugungen oder Vorstellungen“. Vor Kurzem hatte sich spontan aus einer von Seths Bemerkungen ergeben, dass dies der Grund gewesen sei, warum meine rechte Hand zitterte. Die Suggestion funktioniert ziemlich gut. Ich finde sie recht witzig und originell, und das tut Jane auch. Möglicherweise hat der Spruch eine kumulative Wirkung, und ich möchte Seth um einen Kommentar bitten.

Um 16.00 Uhr verabreichte Lynn Jane ihre Augentropfen. Jeff hatte Jane gesagt, ihre Augen sähen schon besser aus. Jane wollte mit der Sitzung beginnen, die ihrer Meinung nach länger als gewöhnlich dauern könnte, also sagte ich ihr, sie solle nicht auf die Leute warten, die ihre Werte messen würden.)

Nun: Ich wünsche euch einen weiteren <u>äußerst</u> schönen guten Tag.

(„Guten Tag, Seth.“)

Kommentare.

Ihr wart beide von höchst unglücklichen Überzeugungen umzingelt, die zumindest teilweise paranoid, auf jeden Fall aber nachteilig waren. Es waren Überzeugungen, die mit Begabung, Fähigkeiten oder Genie zu tun hatten.

(16.07 Uhr. Eine Krankenschwester kam herein, um Janes Temperatur zu messen. Sie lag bei 36,8 Grad – also erneut niedrig; sie brachte Jane etwas Ginger Ale.

16.12 Uhr.) Es handelte sich um verzerrte Ableger, die mit fehlerhaften Vorstellungen von Gleichheit im Zusammenhang mit einer demokratischen Regierung zusammenhingen. Dieselben Überzeugungen hatten auch mit Psychologie zu tun, mit „der Norm", dem Durchschnittsmenschen und so weiter. Die Menschen versuchen, ihren Nächsten so ähnlich wie möglich zu sein und verstecken daher ihre Eigenarten, Schwächen und sogar Begabungen und Fähigkeiten, die sie von ihren Mitmenschen abgrenzen könnten. Das Endergebnis war eine Reihe von Überzeugungen wie: Wenn man in irgendeiner Weise besonders begabt ist, sollte man sein Talent herunterspielen oder sich äußerst bescheiden verhalten, weil andere Menschen einen sonst beneiden, sich vor einem fürchten oder versuchen, einen „auf ihre eigene Stufe" herunterzuziehen.

(Lange Pause um 16.16 Uhr.) Je ungewöhnlicher und origineller eine Begabung ist, desto mehr muss man sich vor dem Misstrauen der anderen schützen. Diese Überzeugung steigert sich wie folgt: Im Falle einer extrem einzigartigen oder originellen Begabung ist es möglicherweise sicherer, sie völlig zu verleugnen oder gar eine Art von Behinderung oder Handicap vorzutäuschen, um den Neid oder die Missgunst anderer zu verringern, was einen sonst vielleicht fertig machen würden.

Nun, ihr beide wart von diesen Überzeugungen durchdrungen – Ruburt wegen seiner Poesie und Schriftstellerei, und du wegen deiner Kunst. Du wandtest dich früh der kommerziellen Kunst zu, wo du deine Liebe zur Malerei hinter der Liebe des Durchschnittsbürgers zum Geld <u>verstecken</u> konntest. Das heißt, du arbeitetest offenbar als Künstler, um deinen Lebensunterhalt zu verdienen. Dabei handelte es sich einfach um eine weitere Variante der amerikanischen Version der konventionellen Rolle des Mannes.

Ruburt hatte als junge Frau das Gefühl, dass Schriftsteller am Rande der –

(16.23 Uhr. Carla maß Janes Blutdruck und Puls. Jane rauchte eine Zigarette, während ich ihr die bisherige Sitzung vorlas.

16.29 Uhr.) – Gesellschaft stehen. Punkt.

Seine Überzeugungen über Dichter waren von Vorstellungen verseucht, die besagten, dass ein Dichter zu sensibel, zu verletzlich gegenüber den Herausforderungen des Lebens sei – dass diese Sensibilität Schwäche statt Stärke mit sich bringe und dass wahre Künstler oder wahre Dichter aus diesem Grund ein tragisches Ende fänden.

Andere persönliche Überzeugungen, die ihr – mit den üblichen kulturellen Vorstellungen – beide in gewissem Maße hattet, betonten eine falsche Demut gegenüber dem rechtmäßigen natürlichen Stolz auf die eigenen Fähigkeiten. Solche Überzeugungen werden Kindern oft eingeimpft, zum Beispiel in Form von „Sei kein Angeber!" oder „Stell dich nicht so in den Vordergrund!", gefolgt von der eindringlichen Warnung, dass die Mitmenschen jeden verdächtigen, der anders ist oder überlegene Fähigkeiten zeigt.

Dieses ganze System von Überzeugungen war schon schlimm genug, als ihr euch der Schriftstellerei und der Malerei widmetet, wie sie gemeinhin verstanden werden. Als sich jedoch Ruburts übersinnliche Fähigkeiten zu zeigen begannen, ließen die gleichen Überzeugungen euch beide noch vorsichtiger werden als zuvor, und ihr machtet euch noch mehr Sorgen über mögliche Repressionen von anderen – und was Ruburt betrifft, noch mehr Sorgen über Kritik oder Spott. All diese Überzeugungen bestanden zusammen mit vielen bedauerlichen, geschlechtlich gelagerten Überzeugungen, die zum Beispiel die traditionellen Rollen von Ehemann und Ehefrau oder von Mann und Frau vorgaben. Ruburt fühlte sich schuldig, weil er seine psychischen Fähigkeiten so deutlich zum Ausdruck brachte, während es doch schien, dass der Mann in der Beziehung am begabtesten und finanziell am erfolgreichsten sein sollte *(nachdrücklich)*. In dieser Hinsicht brachten eure Rollen euch beide manchmal aus der Fassung.

(16.40 Uhr.) Eine Zeit lang befürchtete Ruburt sogar, der junge Psychologe aus Oswego habe recht – dass seine übersinnlichen Fähigkeiten nur ein Versuch seien, sich dir gegenüber als überlegen zu beweisen.[6] Das sind alles Überzeugungen, mit denen ihr beide im Laufe der Jahre zu kämpfen hattet. Ihr hattet aber auch viele <u>ausgezeichnete</u> Überzeugungen, sodass ihr eure Fähigkeiten tatsächlich nutztet und euer Wesen zum Ausdruck brachtet. Ihr erfreut euch an eurer Beziehung zueinander, an der Beziehung zu euren Freunden, und ihr hattet auch einigen finanziellen Erfolg.

(Lange Pause.) Die Auswirkungen dieser alten negativen Überzeugungen waren bei Ruburt jedoch stärker als bei dir, denn irgendwann kam er zum Schluss,

---

6 Als Antwort auf meinen Brief lud 1965 ein älterer und sehr angesehener Parapsychologe – „Dr. Instream", wie Jane ihn nannte – Jane und mich ein, an einem Hypnose-Symposium teilzunehmen, das er an einer Universität im Staat New York durchführen würde. Ärzte, Zahnärzte und Psychologen nahmen daran teil. Dort hatten Jane und ich unsere höchst unglückliche Begegnung mit dem jungen Psychologen. Siehe Kapitel 6, 7 und 8 in *Das Seth-Material*. Seth-Verlag, 2017.

dass ihn die Menschen wegen seiner erstaunlichen psychischen und geistigen Beweglichkeit nicht anfeinden würden, wenn er seine körperliche Beweglichkeit einschränkte. Die körperliche Bewegungseinschränkung erfolgte offensichtlich nach und nach, bis er endlich die Wahrheit erkannte – nämlich, dass der Mensch dazu bestimmt ist, alle seine Fähigkeiten – die geistigen wie auch die körperlichen – zum Ausdruck zu bringen und dass das Leben eine Arena des Ausdrucks ist. In der Tat, das Leben ist Ausdruck. Es gab einen Punkt, an dem Ruburt eine Zeit lang weder schrieb noch Sitzungen abhielt, außerdem war er körperlich fast völlig unbeweglich. Dann begann er, die notwendigen Lektionen zu lernen – dass das Leben Ausdruck ist und dass es für ihn sicher ist, sich geistig und körperlich zu bewegen, indem er seine psychischen, kreativen, mentalen und physischen Fähigkeiten in vollem Umfang nutzt.

(16.48 Uhr. Eine Hilfskraft brachte das Tablett mit dem Abendbrot und ließ dann die Tür offen. Auf dem Flur war es laut, aber Jane fuhr trotzdem fort:)

Diese Sitzung wird jedoch als Erinnerung für euch beide dienen und dazu beitragen, die Reste der alten, noch vorhandenen Überzeugungen zu beseitigen. Früher hatte Ruburt Angst, seinem Körper zu vertrauen, Angst, sich von seinem Körper heilen zu lassen, weil er befürchtete, von anderen angegriffen zu werden. Ihr beide glaubtet auch, dass ihr eure besonderen Fähigkeiten mit aller Kraft schützen müsstet – aber nun erkennt ihr den Weg der Widersprüche, der auf diese Weise von euch errichtet wurde.

Ich weiß von Karders Besuch und euren Gesprächen über Ruburts Gehen und so weiter – und ich beabsichtige, eure Fragen zu beantworten, aber ich wollte euch zuerst das vorangegangene Material als notwendige Grundlage geben. Ich bin mir auch der zeitlichen Beschränkungen bewusst.

(„Nun ja, da gibt es keine Probleme.")

Ich kann sagen, dass ich im Großen und Ganzen mit euren Entscheidungen und mit Ruburts Interpretation von Karders Besuch übereinstimme. Einiges vom Material, das ich gerade gegeben habe, wird Ruburt helfen, sich wohler zu fühlen. Der Körper kann sich selbst heilen. Ihr müsst es ihm nur erlauben. Ich hoffe, diese Sitzung trägt dazu bei, die letzten Zweifel und Widersprüche zu beseitigen.

(„Sie ist sehr gut!")

Erinnere mich morgen an deine weiteren Fragen, dann werden wir damit weitermachen. Ich mag zurückkehren oder auch nicht et cetera et cetera *(belustigt)*, und ich bin anwesend und erreichbar.

(„Vielen Dank, Seth."

16.57 Uhr. Ich las Jane die Sitzung vor, währen sie eine Zigarette rauchte. „Da gibt es vieles, über das ich nachdenken muss – es ist eine starke Sitzung", sagte sie. In der Tat! Sie seufzte, stöhnte und grummelte abwechselnd, während ich las. Ich glaube, die Sitzung wird ihr sehr helfen.

Während ich dies um etwa 22 Uhr tippte, rief Jane noch mit Carlas Hilfe an.)

6. FEBRUAR 1984,
16.33 UHR, MONTAG

Georgia – Bandscheibe, Geschwüre, Chirurgie
Shirley – Bandscheibe, Chirurgie
Susie – Knie, Chirurgie
Shawn – Brustschmerzen
Robert – Kardiologie
Judy – Rücken
Rhonda – Chirurgie, unbekannt

Hydro:
Steve – Geschwüre
Debbie – Ferse, Chirurgie
Tom – Bein
Mike – Schulter

Obiges zeigt eine unvollständige Liste des Pflegepersonals mit ernsthaften medizinischen Problemen, von denen wir wissen, seit Jane am 20. April letzten Jahres ins Krankenhaus gekommen ist. Es handelt sich um Personen, mit denen wir in unserem kleinen Kreis im Krankenhaus mehr oder weniger regelmäßig in Kontakt sind. Wie hoch ist der Anteil der kranken Angestellten, wenn man ihre Zahl proportional zu den etwa 1000 Mitarbeitern des Krankenhauses hochrechnet? Ich denke, ziemlich hoch.

Jane sang vor sich hin, als ich heute bei ihr in Zimmer 330 ankam. Gestern Abend hatte sie noch angerufen, als ich gerade die Sitzung beendete. Heute Morgen arbeitete ich an Träume, *und am Mittag, auf dem Weg ins Krankenhaus, schickte ich unsere Briefe an Maude Cardwell ab. Die Temperatur lag heute knapp über dem*

Gefrierpunkt. Heute Morgen war Jane in die Hydrotherapie gegangen. Sie sagte, sie habe dort auch vor sich hin gesungen, während sie wartete, und ein Pfleger sei hereingekommen und habe sie gefragt, ob alles in Ordnung sei.

Nach dem Mittagessen, um 14.45 Uhr, trug Jane Lippenstift auf und betrachtete sich im Spiegel. Sie sagte, sie könne ihren rechten Daumen wieder etwas freier bewegen. Ihre Temperatur lag heute bei 36,8 Grad und war damit wieder gesunken. Ich vergaß, sie zu fragen, wie hoch sie heute Morgen gewesen war.

15.36 Uhr. Jane begann mit der Lektüre der gestrigen Sitzung und kam ganz gut voran. Ich bearbeitete die Post.

15.45 Uhr. Diana kam herein. „Sie sind eine Berühmtheit", sagte sie und deutete auf Jane. Diana hatte in einem Buch über die Geschichte von Chemung County und Elmira einen Artikel über Jane mit Bild gefunden. Wir hatten ihn vergessen, aber ein älterer Rentner hatte Jane vor Jahren wegen eines solchen Projekts kontaktiert. Wir konnten uns nicht mehr an seinen Namen erinnern. Ich glaube, er hatte mit der Star-Gazette zu tun.

15.56 Uhr. Jane nahm die Lektüre der Sitzung wieder auf, kam gut voran und beendete sie um 16.10 Uhr. Sie rauchte noch eine Zigarette, während ich die Post weiter bearbeitete. Sie schlug vor, noch eine kurze Sitzung durchzuführen, da es allmählich spät wurde).

Nun, ich wünsche euch ein weiteres Mal einen schönen guten Tag.

(„Guten Tag, Seth.")

Kommentare.

Es gibt noch einen weiteren Punkt, auf den ich besonders eingehen möchte, obwohl er natürlich schon oft diskutiert wurde. Dabei handelt es sich um die Frage der Selbstannahme.

Viele der widersprüchlichen und negativen Überzeugungen, die in der gestrigen Sitzung besprochen wurden, führten zu starken Gefühlen der Selbstablehnung. Die Überzeugungen waren so widersprüchlich, dass ihr andere, denen ihr ebenfalls anhingt, zu verleugnen schient, wolltet ihr auch nur einer von ihnen gerecht werden. Egal, was ihr also tatet, so wart ihr stets beide von starken Gefühlen der Selbstablehnung durchdrungen.

Ihr habt diese Art von Reaktion jetzt weitgehend abgelegt – und doch neigt sie dazu, hin und wieder in Erscheinung zu treten, wenn ihr befürchtet, dass ihr etwas nicht so gut gemacht habt, wie ihr es hättet tun sollen, oder wenn sich vorübergehend alte Verhaltensmuster zeigen. Das Gefühl der Selbstannahme ist absolut notwendig für wahres Wohlbefinden; es ist in keiner Weise (unterstrichen) tugendhaft, sich selbst herabzusetzen oder zu bestrafen, nur weil ihr das Gefühl habt, irgendwann einmal nicht euer Bestes gegeben zu haben.

Achtet auf solche Reaktionen, damit ihr sie im Keim ersticken könnt.

Sag Ruburt, die gleiche Energie, die sein rechtes Knie geheilt oder instand gesetzt hat, kann es auch wieder geraderichten. Die mentalen Übungen, die er macht, sind in dieser Hinsicht hervorragend. Macht euch keine Sorgen über die Versicherungssituation. Sie wird <u>gelöst</u>, und zwar zu eurem Vorteil.

Stellt euch so oft wie möglich <u>spielerisch</u> (zweimal unterstrichen) vor, wie eure Sorgen davonschweben. Es könnte helfen, wenn ihr euch Luftballons vorstellt, einen mit der Aufschrift „Versicherung", einen anderen mit „Gesundheit" und so weiter – dann stellt euch vor, wie sie wegfliegen oder zerplatzen, oder was auch immer. Nochmals: Macht das spielerisch. Womöglich stellt ihr zu eurer eigenen Überraschung fest, dass ihr euch wie ein Kind über ein neues Spiel freut.

Ich mag zurückkehren oder auch nicht et cetera, aber ich aktiviere auf alle Fälle diejenigen Koordinaten, die Ruburts Heilungsprozess beschleunigen.

(„Ich bin's", sagte Jane nach einer Pause.

„Danke".

16.45 Uhr: Ich vergaß, Jane von einem Traum zu erzählen, den ich letzte Nacht hatte. Nicht sehr detailliert: Ich träumte, dass ich bei Freunden zu Besuch war, einem Ehepaar, glaube ich, und dass sie mehrere Katzen bei sich zu Hause hatten. Auch unser Billy war dort. Als es für mich Zeit wurde zu gehen, begann ich, Billy zu suchen. Jedes Mal, wenn ich eine Katze aufhob, stellte ich fest, dass es nicht Billy war. Alle Katzen waren mehr oder weniger ähnlich gezeichnet, aber es gab genügend Unterschiede in Farbe und Muster, sodass ich Billy erkennen würde, falls ich ihn fände.)

7. FEBRUAR 1984,
16.04 UHR, DIENSTAG

(Jane rief gestern Abend noch an. Heute war es kalt, minus 5,6 Grad, als ich zu ihr fuhr. Ich machte noch einen Halt bei der Bank, um Geldanweisungen auszulösen und um Rechnungen zu bezahlen. Heute Morgen hatte niemand Janes Temperatur gemessen, da sie wieder in den normalen Bereich gesunken war. Nach dem Mittagessen erzählte mir Jane, dass Steve und Tracy ihr am Sonntagabend ein Telegramm geschickt hätten, in dem sie mitteilten, dass sie aus verschiedenen Gründen nicht kommen könnten. Sie hatte vergessen, es mir zu sagen.

Anmerkung: Dies ist „Tag 6" von Janes neuer Denkstrategie.

15.02 Uhr. Nach dem Mittagessen begann Jane mit der Lektüre der gestrigen Sitzung und kam recht gut voran. Ich beantwortete Briefe. Jane erinnerte sich an den Namen des pensionierten Zeitungsmannes, der in seiner Geschichte über das Chemung County über uns geschrieben hatte – irgendetwas wie „Burs". Und das löste meine eigene Erinnerung aus: Tom Byrne.

15.15 Uhr. Jane beendete die Sitzungslektüre, was ziemlich gut geklappt hatte. Um 15.55 Uhr maß eine Auszubildende ihren Blutdruck, der in Ordnung war. Jane war heute früh für die Sitzung bereit. Sie beschloss, nicht auf die Messung der Temperatur zu warten.

Im Zimmer war es warm; ich hatte die Heizung ausgeschaltet und das Fenster weit geöffnet. Der Verkehrslärm war zeitweise störend – und dieser Umstand erinnerte mich daran, wie oft dies ein Problem war, als wir die Sitzungen noch in der Wohnung an der West Water Street 458 durchführten.)

Nun, ich wünsche euch einen weiteren schönen guten Tag.

(„Guten Tag, Seth.")

Buchdiktat. *(Lange Pause, dann ganz langsam:)* Alle Lebewesen werden also mit einem starken Gefühl der Selbstannahme geboren.

Jedes Geschöpf wird voller Stolz auf sich selbst und sich selbst liebend geboren. Dieselbe Selbstannahme wird auf unterschiedliche Weise nicht nur von den Geschöpfen, wie ihr sie euch vorstellt, sondern auch von Atomen und Molekülen und überhaupt allen Materieformen erfahren.

Ruburt schrieb einmal ein Gedicht über einen Nagel in einem Fensterbrett. Er stattete den Nagel mit Bewusstsein und Selbstwahrnehmung aus. Nun, jeder Nagel reagiert tatsächlich auf seine Weise auf Reize.

Er agiert und reagiert. Ein Nagel mag sich nicht dazu entschließen, vom Fenster herunterzuspringen und durch den Raum zu tanzen, aber ein Nagel ist sich des Raumes, des Fensterbretts und der Temperatur auf beiden Seiten des Fensters bewusst. Die Atome und Moleküle, aus denen der Nagel besteht, besitzen ihr eigenes lebendiges Bewusstsein. Ihre Bewegung wird von Elektronen gelenkt, sodass der Nagel in sich tatsächlich eine ständige Bewegung erfährt. In der Tat findet ein Tanz von großer Symmetrie und wunderbarem Rhythmus statt. Der Nagel ist also tatsächlich von seinem eigenen Gefühl der Selbstannahme erfüllt. Ich erwähne dies nur, um die Tatsache zu betonen, dass Selbstachtung und Selbstbejahung *(lange Pause)* natürliche Eigenschaften sind – Eigenschaften, die tatsächlich eure gesamte physische und erfahrbare Welt möglich machen.

Es ist daher sehr bedauerlich, wenn Erwachsene unwissentlich das Gefühl der Selbstannahme eines Kindes untergraben. Ein kleiner Junge könnte zum Beispiel bei einer Lüge ertappt und deshalb von einem Erwachsenen mit den wütendsten Worten als Lügner abgestempelt werden. Es sollte aber vielmehr eine Unterscheidung gemacht werden: Das Kind hat einen Fehler gemacht – es hat gelogen –, aber es ist selbst weder der Fehler <u>noch</u> die Lüge. So kann es sich entschließen, sein Verhalten zu ändern, und gleichzeitig seine Selbstachtung bewahren.

(Lange Pause um 16.16 Uhr.) Alle Lebewesen sind grundsätzlich von guten Absichten beseelt; selbst wenn sie die zweifelhaftesten Taten verüben, beruhen diese für gewöhnlich auf einer irregeleiteten guten Absicht. Tatsächlich werden viele Kriminelle durch eine verzerrte Version von Rechtschaffenheit motiviert. Darauf werden wir im weiteren Verlauf des Buches noch zu sprechen kommen, aber vorerst möchte ich die Bedeutung der Selbstannahme im Zusammenhang mit Lebensfreude, Gesundheit und Wohlbefinden hervorheben.

Ende des Diktats. Ich mag oder mag nicht zurückkehren, wie gesagt entsprechend den Rhythmen, von denen ich spreche et cetera, aber ich intensiviere in der Tat jene Koordinaten, die Ruburts Heilungsprozesse beschleunigen. Ich möchte euch auch daran erinnern, die Sitzung von vorgestern wann immer möglich zu lesen.

(„Ich bin's", sagte Jane nach einer Pause.

„Danke."

16.21 Uhr. Jane erzählt mir, dass Mary Jean, die gestern ihre Verbände gewechselt hatte, bemerkt habe, wie gut die verbleibenden Wunden heilten.

16.45. Dorothy maß Janes Temperatur – 37,4 Grad. Nachdem sie gegangen war, sagte Jane: „Siehst du, statt meinem Körper zu vertrauen, bin ich sauer, weil meine Temperatur wieder angestiegen ist …"

Sie ging die Sitzung von vorgestern nicht noch einmal durch. Ich hatte sie heute Morgen zu Hause gelesen.)

8. FEBRUAR 1984,
16.24 UHR, MITTWOCH

(Heute Morgen arbeitete ich an Träume. *Es war kalt – etwa minus 6 Grad –, als ich mich um 12.30 Uhr zu Zimmer 330 aufmachte. Ich hatte Jane gerade umgedreht, als das Telefon klingelte. Es war jemand namens Danny Olson aus einer kleinen Stadt in Missouri.*

Er hatte uns zu Weihnachten einige selbst eingemachte Gläser mit Obst und Gemüse geschickt; während des vergangenen Jahres hatte er auch eine Reihe langer Briefe geschrieben, die mit „ich" unterzeichnet waren, was bedeutete, dass ich ihm nicht antworten konnte, um mich für die Sachen zu bedanken. Dasselbe hatte er auch vorletztes Jahr zu Weihnachten getan.

Mit einem frühen Brief hatte er einige Fotos von sich geschickt und darum gebeten, sie zurückzusenden, was ich auch tat. Danach fügte er seinen Briefen seine Adresse nicht mehr hinzu. Diese hatte ich in der Zwischenzeit bei den vielen anderen abgelegt und mir nicht die Zeit genommen, sie zu finden, damit ich antworten könnte – ein weiteres Problem, das sich bei der Briefpost häufig ergibt.

Heute erzählte er mir, dass er von jemandem aus North Carolina, mit dem er in Briefkontakt steht, erfahren habe, dass Jane im Krankenhaus sei, sodass er alle Krankenhäuser in unserer Gegend anrief, bis er erfuhr, in welchem Jane lag. Ein einfaches Vorgehen, und ich hoffe, andere werden es ihm nicht gleichtun. Ich glaube nicht, dass er noch einmal anruft, vielleicht aber doch. Unser Gespräch wurde schließlich ziemlich hitzig, und ich hoffe, ihn so weit abgeschreckt zu haben, dass er meine Frau und mich nicht mehr belästigen wird.

Er war voller Energie, was ich spüren konnte, aber er schien mir in vielerlei Hinsicht widersprüchlich zu sein, und ich wies ihn auch mehrfach darauf hin. Er schien vom Seth-Material so eingenommen zu sein, dass er, wie er sagte, nichts anderes mehr lese, aber als ich sagte, er solle das nicht tun, sagte er, er lese auch viel anderes Material – so in der Art. Ich spürte, dass er nicht verstand, dass man als kreativer Vordenker nicht anderen folgt, sondern seinen eigenen Weg geht. Während unseres Gesprächs wurde mir klar, dass zumindest seine schmeichlerische Meinung über mich erschüttert wurde.

Am Ende überkam mich auch wieder das vertraute Gefühl, dass Jane und ich niemals den Fantasievorstellungen gerecht werden können, die sich andere von uns machen. Ich sei mir der Widersprüche in unserem eigenen Verhalten durchaus bewusst, sagte ich zu Jane, nachdem das halbstündige Gespräch beendet war: Wir präsentieren unsere Arbeit der Öffentlichkeit und hoffen, dass sie Beachtung findet. Und wenn es dann so kommt, schreckt uns das andererseits manchmal auch wieder ab.

Die Reaktionen der Menschen sind – so habe ich inzwischen gelernt – zu unterschiedlich, als dass wir erwarten könnten, dass sie sich unseren Erwartungen entsprechend verhalten. Das macht uns wohl manchmal Angst. Und ich ärgerte mich auch, als Danny ausrief: „Verdammt, Rob, ich möchte, dass Sie so offen mit mir sind, wie ich mit Ihnen!" Er hatte völlig vergessen, dass er seine Gefühle nicht auf einen anderen Menschen projizieren sollte, der ganz anders sein könnte. Auf der Heimfahrt fragte ich mich, was die Leute wohl getan hatten, <u>bevor</u> sie auf das Seth-Material oder meine eigene Denkweise stießen. Wem waren sie zuvor nachgeeifert – wie hatten sie ihr Leben ausgefüllt, mit welchen Helden und Heldinnen? Eines ist sicher: Sie schrieben weder Bücher noch entwickelten sie eine eigene Philosophie. Sie begnügten sich damit, sich auf die Arbeit anderer zu stürzen und auf sie – also auf Jane und mich – wütend zu sein, wenn sie nicht so reagierten, wie es von ihnen erwartet wurde. Sie vergaßen auch, oder verstanden nicht, dass gerade durch unsere ganz eigene Art die Entstehung unserer Arbeit überhaupt erst ausgelöst worden war. Wären wir andere Persönlichkeiten, hätte sich auch unser Werk anders entwickelt – oder würde vielleicht gar nicht existieren.

Ich überlegte mir auch, dass es vielleicht besser wäre, unseren Briefeschreibern andere Antworten zukommen zu lassen – aber angesichts der Informationen über uns, die ich für den Artikel von Maude Cardwell in Reality Change *zur Verfügung gestellt hatte, würde das wohl wenig Sinn machen. Wir haben nur noch wenige Geheimnisse. Die Vorstellung, dass die Leute uns Geld geben, hat offensichtlich auch eine negative Seite. Aber ich kann nicht sagen, dass ich das nicht gewusst hätte.*

Während ich am Telefon war, brachte uns ein Pfleger einen Brief von Sue Watkins. Als ich ihn öffnete, fand ich einen Scheck über 1'000 Dollar, ausgestellt von Helen Granger Park. „Wofür schickt uns Miss Bowman Geld?", fragte ich Jane. Ich war einen Moment lang verwirrt, denn meine Kunstlehrerin in der Highschool in Sayre, Pennsylvania, war eine Helen Bowman gewesen, bis sie später heiratete und Helen Bowman Park wurde. Ich hatte sie immer Miss Bowman genannt. Es stellte sich heraus, dass die Helen Park, die geschrieben hatte, Maudes Artikel in Reality Change *gelesen und den Scheck an Sue geschickt hatte, damit sie ihn an uns weiterleitete, um sicherzustellen, dass wir ihn sicher erhalten würden. <u>Diese</u> Helen Park lebte in Austin, Texas. Vielleicht rufe ich sie und Sue heute an. Ich sagte Jane, ich wisse nicht, ob ich den beiden Helen Parks irgendeine besondere Bedeutung beimessen soll. Bei beiden Leuten spielte Geld eine Rolle, da mir <u>meine</u> Miss Bowman Geld* *geliehen hatte, damit ich die Kunstschule in New York City absolvieren konnte. Ich hatte ihr die Summe während meiner drei Jahre Militärdienst im Zweiten Weltkrieg zurückgezahlt.*

Jane erzählte, sie habe gestern Abend gegen 20.30 Uhr ein sehr lebhaftes „Erlebnis gehabt, das ziemlich real war" und bei dem sie sich für ein paar Sekunden in sehr klarem und seichtem Wasser habe tummeln können, sich sehr frei gefühlt und großen Spaß gehabt habe.

Dabei habe sie die Kieselsteine im Wasser sehen können und so weiter. Später habe sie gut geschlafen. Gestern Abend und heute Morgen wurde ihre Temperatur nicht gemessen. Sie war gegen 10.00 Uhr zur Hydro gegangen und für einmal schon um 11.00 Uhr zurück gewesen.

Ich möchte noch hinzufügen, dass ich, als mir klar wurde, was der Scheck über 1'000 Dollar bedeutete, anfänglich seltsame Gefühle der Schuld und der Rebellion hatte, da wir uns auf seltsame Weise in einer ziemlich verletzlichen Position befanden, auch wenn das Geld bei den Krankenhauskosten helfen würde. Und obwohl Helen Park in ihrem Brief geschrieben hatte, die Spende sei an keinerlei Verpflichtungen geknüpft, dachte ich, dass es dennoch in irgendeiner Form solche Verpflichtungen geben müsse – dass es sie naturgemäß geben müsse. Ich empfand die Spende und den persönlichen Kontakt, den sie bedeutete, als eine Art von Bindung. Inzwischen denke ich, dass es auf die eine oder andere Weise verschiedenste Verpflichtungen geben wird, und das meine ich keineswegs zynisch.

16.00 Uhr. Eine neue Hilfskraft maß Janes Blutdruck, der normal war.

16.05 Uhr. Eine Lehrkraft maß Janes Temperatur – sie war auf 38,3 Grad angestiegen.

Um 16.06 begann Jane mit der Lektüre der gestrigen Sitzung, und es ging einigermaßen. Ich half ihr zuweilen, während ich begann, die Post zu sortieren. Als Jane schließlich durch war, sagte sie, sie wolle eine kurze Sitzung durchführen.)

Nun: Einen weiteren guten Tag!

(„Guten Tag, Seth.")

Ich komme durch, um Ruburt zu versichern, dass seine Temperatur ein Zeichen der Heilung ist, denn der Körper scheidet aus, was er nicht braucht.

Erinnere ihn bitte liebevoll daran *(Jane musste niesen)*, seinem Körper und seinen Prozessen zu vertrauen. Ihr könnt euch beide gegenseitig eine große Hilfe sein, wenn der eine oder andere besorgt oder verunsichert ist. Das Vertrauen in den Körper beschleunigt automatisch alle Heilungsprozesse, und diese Sitzung kann Ruburt beruhigen. Er muss sich meine Worte nur <u>zu Herzen</u> nehmen.

Ich intensiviere tatsächlich auch die Koordinaten, die so sehr bei den Heilungsprozessen helfen.

Ich mag zurückkehren oder auch nicht et cetera.

(„*Okay. Danke.*"

16.27 Uhr. Jane schien sich nach der Sitzung besser zu fühlen.

Ich wollte mich gerade auf den Heimweg machen, als Shawn Peterson ins Zimmer kam. Es geht ihr viel besser, und sie wird morgen nach Hause gehen. Sie scheint keine Herzprobleme zu haben, aber sie muss zu Hause 24 Stunden lang ein Überwachungsgerät tragen, um eventuelle Herzanomalien festzustellen – ein Messgerät, das, wie ich glaube, irgendwie die elektrische Herzaktivität aufzeichnet.

Ich ging bei SuperDuper einkaufen, aß später als sonst zu Abend und rief Helen Park in Austin an. Sie meldete sich nach dem zweiten Klingeln, und wir hatten ein gutes Gespräch. Sie war überrascht, von mir zu hören, und ich dankte ihr für ihre Unterstützung. Die Verbindung war eher schwach, aber doch deutlich genug.

Dann rief ich Sue in Dundee an, um ihr für die Weiterleitung des Schecks zu danken, und wir unterhielten uns mindestens eine halbe Stunde lang. Als Folge all dieser Aktivitäten konnte ich mich erst spät an die Schreibmaschine setzen, und es ist jetzt schon 23.20 Uhr, während ich diese Sitzung beende. Schlaf gut, Jane.)

9. FEBRUAR 1984,
16.16 UHR, DONNERSTAG

(Gestern Abend bekam Jane Besuch von Debbie Harris. Es ging Jane nicht gut, als Debbie dort war. Eine Hilfskraft maß während des Besuchs Janes Temperatur, die um 20.30 Uhr normal war. Um 23.00 Uhr wurde die Temperatur meiner Frau erneut gemessen, und da betrug sie 38,3 Grad. Bei der nächsten Messung nach 3.00 Uhr morgens waren es bereits 38,9 Grad. Aber nach dem Frühstück heute Morgen war Janes Temperatur wieder auf 35,3 Grad gefallen, und zwar, nachdem man ihr eine Pille gegeben hatte, um ihre Temperatur künstlich zu senken. Ich weiß nicht, wie das Medikament heißt. Mindestens dreimal während der Nacht hatte Jane Schleim erbrochen. Das geschah, als sie auf der Seite lag, und als sie die Ruftaste drückte, kam keine Hilfe. Mitten in der Nacht musste das Pflegepersonal dann ihr gesamtes Bettzeug wechseln. Davor hatte Jane um Hilfe schreien müssen. Sie sagte, ihre untere Zahnprothese habe sie danach nicht gleich wieder zurückbekommen, weil sie nicht mehr sauber gewesen sei.

„Aber Seth hat recht", sagte sie mir. „Der Körper versuchte, sich von Sachen zu be-freien – vom Schleim –, die er nicht wollte." Sie klang schwächer als sonst. Während der Nacht hatten ihre Füße außerdem rötliche Flecken bekommen – so wie früher, wenn sie stark angeschwollen waren. Allerdings war jetzt keine Schwellung mehr vorhanden. Die rötlichen Stellen sahen wie Durchblutungsstörungen aus. Sie fielen mir sofort auf, als ich Zimmer 330 betrat. Jane sagte, sie täten nicht weh, außer dass ihre rechte Ferse hinten und die Innenseite ihres rechten Knöchels etwas schmerzten.

Heute Morgen in der Hydro hatte ihre rechte Fußsohle auf die gleiche Weise ge-schmerzt. Sie hatte die ganze Nacht gekühltes Ginger Ale getrunken und dann be-schlossen, heute damit aufzuhören und nur noch kaltes Wasser zu trinken. Niemand hatte eine Ahnung, warum Janes Füße plötzlich so fleckig geworden waren, ich glau-be aber, wir wissen es. Jane sagte, es wäre ihr wohl nicht einmal aufgefallen, wenn andere sie nicht darauf hingewiesen hätten.

Gestern Abend hatte sie zweimal versucht, mich anzurufen, aber das war offen-bar, während ich mit Helen Park und Sue Watkins sprach. Während sie ein leichtes Mittagessen zu sich nahm, erzählte ich ihr, dass die Assistentin unseres Anwalts heute Morgen angerufen und dass ich auf dem Weg zu ihr bei ihm angehalten hätte, um unseren Steuerbescheid abzuholen. Unglaublich, dieses Jahr schulden wir dem Fi-nanzamt Geld – trotz der 26'000 Dollar an medizinischen Kosten. Ich kann es nicht glauben, sagte ich zu Jane. Ich lasse mir allerdings Zeit, die Rechnung zu bezahlen – jetzt, wo wir Geld schulden, anstatt eine Erstattung zu bekommen. Ich hatte gehofft, dass wir wenigstens keinen Verlust machen würden.

15.00 Uhr. Jane trug den neuen Lippenstift auf, den ich ihr vor ein paar Tagen gekauft hatte, und schaute dann in den Spiegel.

15.25 Uhr. Sie sagte, ihr rechter Fuß tue ihr ein wenig weh. Da fiel ihr ein, dass sie heute Morgen in der Hydro das gleiche Gefühl gehabt hatte. Ich erledigte einige Briefe. Die ganze Post droht mich wieder völlig zu vereinnahmen.

15.30 Uhr. Jane begann mit der Lektüre der gestrigen Sitzung – und kam sehr gut voran. Um 15.45 Uhr war sie schon fertig. „Ich glaube, meine Augen sind so gut wie schon lange nicht mehr, Bob", sagte sie – was mich wirklich überraschte. Denn obwohl sie so gut vorangekommen war, hatte ich nicht bemerkt, wie sehr sie sich ver-bessert hatten. Hervorragend!

15.50 Uhr. Jetzt kam immer wieder Pflegepersonal herein, um Janes Vitalwerte zu überprüfen. Vor einer Stunde hatte ich ihr Augentropfen verabreicht. Janes Blut-druck war normal, ihre Temperatur lag bei 36,1 Grad, ihr Puls war gut. Als sie für die Sitzung bereit war, gab sie mir ein Zeichen. Dies ist Tag 8 ihres neuen Pro-

gramms. Ihre Stimme war nicht sehr kräftig, als sie für Seth sprach, und zu Beginn sagte sie nur ein paar Worte am Stück und machte dann eine deutliche Pause. Im Laufe der Sitzung legte sich dieser Umstand aber weitgehend.)

Nun, ich wünsche euch einen weiteren schönen guten Tag.

(„Guten Tag, Seth.")

Die hohe Körpertemperatur spülte tatsächlich ihr gesamtes Kreislaufsystem durch.

Darüber hinaus wurde der Körper auch von überschüssiger Flüssigkeit befreit – dem Schleim und so weiter. *(Lange Pause.)* Das Fieber begann dann, mitten in der Nacht zu sinken. Ruburt hielt sich gut mit seiner Einstellung – zumal das Krankenhauspersonal selbst so anfällig für negative Suggestionen ist. Das hohe Fieber war auch die Folge davon, dass sozusagen der <u>Körperofen angeheizt</u> wurde – wie gesagt, um die noch vorhandenen „Gifte" loszuwerden. Punkt.

Die Veränderungen an den Füßen zeigen die Schwankungen des Kreislaufsystems – eine <u>Ungleichmäßigkeit</u> des Kreislaufs, da sich das System selbst reinigt. Die Verbesserungen der Augen heute waren zum Teil das Ergebnis dieser Prozesse, da die Nebenhöhlen und so weiter durchgespült wurden, was die Augenmuskeln entlastete und auch diese Bereiche von überschüssiger Flüssigkeit befreite.

Der Reinigungsprozess des Körpers begann an Tag 1 von Ruburts neuem Programm, aber angesichts der vielen negativen Suggestionen im Krankenhaus und des allgemeinen Irrglaubens, der Fieber anhaftet, mussten die positiven Aspekte tatsächlich <u>weitgehend</u> (unterstrichen) gutgläubig akzeptiert werden, so <u>groß</u> diese auch waren *(lauter)*.

Die Verbesserungen, die sich in den Augen zeigen, werden auch in anderen Bereichen des Körpers deutlich werden.

Ich mag zurückkehren oder auch nicht et cetera – aber ich intensiviere erneut jene Koordinaten, die die körperliche Heilung beschleunigen.

(„Danke."

16.26 Uhr. Ich holte Jane etwas kühles Wasser: „Oh, das war gut – gerade kalt genug …" Jane hatte den ganzen Tag über immer wieder etwas getrunken. Kein Wunder, dass ihr Körper nach dem Fieber und so weiter die Flüssigkeit braucht. Einige Tage lang waren ihre Nasennebenhöhlen verstopft, sodass sie oft schniefte und sich schnäuzte.

16.32 Uhr. Jane war bereit, sich früher umdrehen zu lassen – sehr ungewöhnlich. Sie wollte ihren rechten Fuß mit Oil of Olaz massiert haben. Um 17.00 Uhr begann ich mein Nickerchen – aber zehn Minuten später kamen Jeff Karder und eine Kran-

kenschwester herein. Jeff möchte morgen einen Bluttest machen lassen – „Ich bin mir nicht sicher, wodurch das Fieber verursacht wurde. Wir werden die Füße im Auge behalten." Ich sagte ihm, dass die Flecken schwächer geworden seien, seit ich heute bei Jane war. Jeff wollte nicht, dass sie dehydriert. Insgesamt schien er zufrieden zu sein, obwohl er sagte, Janes Urin sei „zu konzentriert". Ich bat ihn zu klären, ob Jane nicht wieder auf die alte flüssige Vitaminmarke umgestellt werden könnte, da sie die neue überhaupt nicht mochte. Er sagte, er würde es versuchen.

Jane aß nicht viel vom Abendbrot. Sie bat mich, etwas davon mit nach Hause zu nehmen, damit niemand merkt, dass sie nicht viel gegessen hatte, aber ich sagte ihr, dass niemand die Tabletts kontrolliere; es stehen zum Beispiel keine Namen darauf. So brachte ich Billy und Mitzi ein paar Leckereien mit nach Hause. Mitzi hat gerade eine ihrer anhänglichen Phasen.)

10. FEBRUAR 1984, 16.12 UHR, FREITAG

(Das ist Tag 9 von Janes neuem Programm.

Als ich gestern Abend die Coleman Avenue zum Hügelhaus hinauffuhr, bemerkte ich plötzlich ein merkwürdiges vibrierendes, rüttelndes Geräusch im Unterboden des Autos. Im Rückwärtsgang war es bei Weitem noch ausgeprägter. Ich vermutete, dass es sich um Eis handeln könnte und konnte nichts anderes feststellen.

In der Post fand ich einen Brief von Maude Cardwell – und zu meiner großen Überraschung Schecks im Gesamtbetrag von etwa 1'100 Dollar. Ich rief die beiden Personen an, deren Telefonnummern auf den Schecks standen – eine von ihnen hatte 1'000 Dollar gespendet. Beide waren sehr überrascht, dass ich mich meldete, und es tat mir gut, mit ihnen zu sprechen und ihnen zu danken.

Heute Morgen nach dem Frühstück brachte ich das Auto in Ron Travers Werkstatt – aber das Geräusch, das ich beim Anlassen gehört hatte, war mittlerweile verschwunden. Ron und ich konnten keinen Fehler finden. Das Auto schien sogar besser zu laufen als je zuvor. Er sagte mir, ich solle mich melden, wenn etwas nicht in Ordnung sei. Ich hoffte, damit ein Problem weniger zu haben.

Janes Temperatur war in der vergangenen Nacht wieder angestiegen: Gegen 22.30 Uhr lag sie bei 38,3 Grad, um 3.00 Uhr morgens war sie unverändert. Vor dem Frühstück hatte man bereits eine Blutprobe entnommen – die Ergebnisse haben wir noch nicht bekommen. Auch eine Urinprobe hatte man genommen. Während Jane *ein leichtes Mittagessen zu sich nahm, kam Lynn herein, um eine weitere Urinprobe zu entnehmen.*

Noch während sie aß, kamen zwei Labormitarbeiter, um Jane weiteres Blut abzunehmen – für eine Kultur, die eine Woche lang angelegt werden sollte, wie sie sagten. Sie sagten, der Arzt habe die Tests angeordnet – wir dachten, sie meinten Jeff Karder.

Jane fröstelte gelegentlich ein wenig und bat mich, die Heizung aufzudrehen, was auch gut funktionierte. Ihre fleckigen Füße sahen viel besser aus, was ich sofort sah, als ich ankam. Sie sagte, Jeff sei am Morgen bei ihr gewesen und habe ebenfalls festgestellt, dass ihre Füße wieder besser aussähen: „Ihre Temperatur ist erhöht", hatte er zu ihr gesagt, „wir müssen das im Auge behalten."

Jane sagte, sie habe letzte Nacht „hervorragend geschlafen". Um ihre Temperatur machte sie sich keine Sorgen, vor allem nicht nach der gestrigen Sitzung. Sie zog ihr eigenes Ding durch und schuf ihre eigene Realität. Am Morgen war sie zu einer guten Zeit in der Hydro und um 11.00 Uhr bereits wieder zurück. Georgia Cecce besuchte uns heute Morgen kurz und sah gut aus. Sie wird mindestens ein paar Monate lang nicht arbeiten können. Eine Krankenschwester kam herein, um uns mitzuteilen, dass die Belegschaft nächsten Dienstagmittag ihre Valentinstagsfeier veranstalte und ich nicht zu Hause zu Mittag essen solle.

15.09 Uhr. Jane begann mit der Lektüre der gestrigen Sitzung. Sie hatte große Schwierigkeiten – lag es vielleicht daran, dass der Temperaturanstieg sich auf die Nebenhöhlen auswirkte, was wiederum die Augen beeinträchtigte? Sie kam so schlecht voran, dass sie es um 15.13 Uhr aufgab; ich bearbeitete die Post. Als Judy ein Ginger Ale brachte, beschloss Jane, keine kohlensäurehaltigen Getränke mehr zu trinken. Gestern und heute hatte sie deutlich mehr Flüssigkeit zu sich genommen, und der Urin sah daraufhin viel besser aus, wie das Personal sagte.

Dann kamen die Tiefschläge. Um 15.20 Uhr kam eine Krankenschwester herein, um eine Heparin-Kanüle in Janes rechten Unterarm zu setzen. Die Kanüle ist eine dauerhaft angebrachte Öffnung in einer Vene für Medikamente: Jane sollte mit Antibiotika behandelt werden. Kaum waren wir darüber informiert worden, kam eine der beiden Pflegerinnen zurück, um noch <u>mehr</u> Blut abzunehmen – sie „wollen alles, was sie kriegen können." Jane fluchte. Die Pflegerin entschuldigte sich. „Ich würde mich weigern, das Antibiotikum zu nehmen", sagte Jane, „wenn es nicht so einen Wirbel verursachen würde." Ich wusste nicht, was ich darauf antworten sollte. Es schien, dass man wieder einmal in die natürlichen Abwehrmechanismen des Körpers eingriff, wie Seth es ausdrückte – aber warum waren wir dann überhaupt hier? Ich wollte nicht darüber nachdenken. „Ich vertraue meinem Körper weiß Gott mehr als diesem Antibiotikum", sagte Jane. Judy kam herein und sagte uns, dass nicht Jeff das Antibiotikum angeordnet habe – das habe seine Frau Olivia getan, die ebenfalls Ärztin ist.

15.36 Uhr. Nachdem die Krankenschwester die Heparin-Kanüle gesetzt hatte, nahm Jane die Lektüre der Sitzung wieder auf. Während wir auf das Antibiotikum warteten, lief es ihr deutlich besser. Ich war frustriert. Ihr Kopf fühlte sich wieder verstopft an.

15.50 Uhr. Judy kam herein, um eine weitere Urinprobe zu nehmen. Sie soll, wie die letzte Blutprobe, kultiviert werden. Jane beendete die Lektüre der Sitzung um 15.55 Uhr. Dann rauchte sie eine Zigarette. „Wenn niemand mehr kommt, fange ich mit der Sitzung an. Ich nehme aber an, sie werden auch meine Temperatur und meinen Blutdruck noch einmal messen wollen.")

Nun –

(16.12 Uhr. Kaum hatte Jane Seths Gruß ausgesprochen, kam eine Krankenpflegeschülerin herein, um ihre Temperatur zu messen, 38,4 Grad. „Mist", sagte Jane. Dorothy kam herein, um Blutdruck und Puls zu messen. „Wir können genauso gut von vorn anfangen", sagte Jane, nachdem sie um 16.18 Uhr wieder gegangen waren.)

Nun: Ich wünsche euch einen schönen guten Tag.

(„Guten Tag, Seth.")

– und ich komme nur durch, um euch beide zu beruhigen.

Der Körper klärt sich tatsächlich selbst, indem er seine Feuer anheizt – eine Vorstellung, die dem medizinischen Establishment völlig abwegig erscheint.

Seine Antwort lautet natürlich: Antibiotika. Solange Ruburts Einstellung gut ist, werden die Antibiotika keinen Schaden anrichten und eine Erklärung liefern, wenn sich die Beschwerden bessern. Es ist natürlich unerfreulich, dass Ruburt sich in dieser Lage befindet, aber es handelt sich hier eindeutig um Anzeichen für körpereigene Heilungsprozesse. Es würde euch beiden helfen, die Passagen für Tag 1 oder Tag 2 noch einmal zu lesen, damit ihr euch diese wichtigen Punkte in Erinnerung rufen könnt.

Ich werde die Koordinaten, die den Heilungsprozess beschleunigen, noch einmal intensivieren. Denkt daran, dass der Körper ein natürlicher Selbstheilungskünstler ist.

Nun, ich mag zurückkehren oder nicht et cetera – aber ob ich es tue oder nicht, auf meine Art bin ich „in der Nähe".

(„Danke." 16.38 Uhr. Jane war jetzt soweit, dass ich sie auf die Seite drehen konnte. Um 16.53 Uhr hatte ich sie gerade mit Oil of Olaz massiert, als Linda, die

Krankenschwester, mit dem Antibiotikum hereinkam. Sie sagte, es sei ein „Breit-spektrum-Medikament", das viele Keime abtöten könne. Gentamicin 60 mg in 50 ml isotonischer Kochsalzlösung. Sie sagte, Jane würde vielleicht eine halbe Stunde brauchen, um alles aufzunehmen, und danach würde sie eine kleine Menge Heparin bekommen, die den Zugang für weitere Dosen offen halten würde. Jane soll das Medikament alle acht Stunden bekommen. Sie fluchte erneut. „Aber Sie haben doch Fieber", sagte Linda beschwichtigend. Sie räumte ein, dass manche Menschen allergisch auf die Medikamente reagierten – „es gibt immer Nebenwirkungen."

17.05 Uhr. Das Tablett für das Abendessen kam, als ich gerade mein Nickerchen begann. Als ich um 17.40 Uhr aufstand, hatte Jane das gesamte Antibiotikum bereits aufgenommen. Linda kam herein und half mir, Jane ans Kopfende des Bettes zu heben, nachdem ich sie auf den Rücken gedreht hatte. Sie zeigte keine Reaktionen auf das Medikament.

Jane rief gegen 21.20 Uhr mit Carlas Hilfe noch an. Man hatte ihre Temperatur erneut gemessen, nachdem ich gegangen war – 37,8 Grad oder so – und sie sagte, sie sei „ein paar Striche" niedriger als früher am Tag. Sie hörte sich gut an.)

11. FEBRUAR 1984,
16.23 UHR, SAMSTAG

(Heute war es sehr warm, 7,2 Grad, als ich mich auf den Weg zu Jane machte. Das Auto lief einwandfrei. Jane war aufgebracht, als ich bei ihr ankam – obwohl ihre Füße viel besser aussahen. Die dunklen, rötlichen Flecken sind jetzt viel schwächer. Heute Morgen war sie nicht zur Hydrotherapie gegangen – wegen ihres Fiebers hatte Jeff sie nicht gehen lassen wollen. Sie hatte nicht gut geschlafen, und das Personal war zu beschäftigt gewesen, um sie oft genug umlagern zu können. Jane weiß jedoch nicht, ob sie in der Nacht eventuell eine Dosis des Antibiotikums erhielt, während sie schlief.

Sie schätzte, dass ihre Temperatur in der vergangenen Nacht um 20.00 Uhr, um 23.00 Uhr und um 3.00 Uhr morgens bei 38,3 Grad lag, beim Frühstück waren es dann 37,4 Grad. Nach dem Mittagessen waren es 38,9 Grad. „Nicht schlecht", sagte der Pfleger, der die Temperatur gemessen hatte.

Ich konnte die obigen Informationen nach dem Mittagessen nur mit Mühe von Jane erhalten, da sie mehrmals beinahe einschlief. Sie sagte, sie sei heute Morgen auf Jeff und Judy wegen deren negativen Überzeugungen wütend geworden. Jeff meinte, die Flecken an ihren Füßen seien vielleicht entzündet, und Judy sagte, der Drainage-

fluss aus den kleinen Geschwüren an den Hüften sei stärker geworden. Jane forderte sie schließlich auf, damit aufzuhören. Jeff sagte, er wüsste gern, woher das Fieber käme.

14.45 Uhr. Jane erinnerte sich daran, mir zu erzählen, dass gestern Abend zwei Auszubildende zugesehen hatten, wie eine Hilfskraft ihren Katheter kontrollierte. Das wiederum erinnerte sie daran, dass Jeff heute Morgen auch gesagt hatte, dass sie vielleicht eine Infektion durch den Katheter habe, „weil das immer wieder passiert." Sie hatte gehört, wie Krankenschwestern dasselbe sagten.

15.10 Uhr. Judy sagte, dass die Cranberrysaftmischung, die Jane einnimmt, dazu beiträgt, dass ihr Urin eher sauer als basisch ist – warum, wissen wir nicht.

15.37 Uhr. Lippenstift und Spiegel.

15.45 Uhr. Carla maß Janes Temperatur. 39,1 Grad – der bisher höchste Wert. Jane fluchte wieder. Sie war mehr wegen Jeffs Reaktion besorgt als wegen der Temperatur. Sie hatte eine ganze Menge Saft getrunken.

15.50 Uhr. Jane begann mit der Lektüre der gestrigen Sitzung, während ich die Post durchging. Es lief ihr überhaupt nicht gut. Fünf Minuten später kam Leanne herein, um ihr etwas Ascripton, oder Aspirin, in Eiscreme gegen das Fieber zu geben. Dann schloss sie Jane an einen neuen Beutel Gentamicin 40 mg, das Antibiotikum, an. Es sollte wie üblich in einer halben Stunde aufgenommen werden. Jane las wieder in der Sitzung – es ging noch immer nicht gut.

16.15 Uhr. Ich las Jane den Rest der gestrigen Sitzung vor.)

Ich wünsche euch erneut einen schönen guten Tag –

(„Guten Tag, Seth".)

– und ich kann wirklich nur wiederholen, was ich gestern in der Sitzung gesagt habe.

(Lange Pause.) Ruburt ist nicht in Gefahr. *(Pause.)* Wir können die Umstände jedoch als Lehrsituation nutzen, damit er sich tatsächlich siegreich über diese unseligen medizinischen Überzeugungen erheben kann.

Noch einmal: Es ist völlig natürlich, dass sich jede Zelle im Körper, jedes Organ und jeder Teil des Körpers selbst heilt, und ebenso ist es wirklich „unnatürlich", dem Körper <u>nicht</u> zu vertrauen und ihn stattdessen mit Misstrauen zu betrachten. Auf jeden Fall –

(16.27 Uhr. Leanne kam herein. Das Antibiotikum wurde noch immer von Jane aufgenommen; ich hatte vor ein paar Minuten gesehen, wie es tropfte. Leanne ging wieder, um das Heparin zu holen, das in die Kanüle an Janes Handgelenk gespritzt werden sollte.)

– auf jeden Fall ist es natürlich wichtig, dass Ruburt seinen Geist möglichst entspannt. Das allein bewirkt, dass sich auch alle anderen Teile des Körpers entspannen und die Heilungsprozesse leichter und effizienter ablaufen können.

Nun, ich mag zurückkehren oder auch nicht, aber ich werde Ruburt im Auge behalten – und dich auch.

(*„Okay. Danke.“*

16.33 Uhr. Ich las Jane die Sitzung vor, während sie eine Zigarette rauchte. Erst, als ich heute Abend nach Hause kam, fiel mir ein, dass ich nach dem Massieren vergessen hatte, ihr rechtes Bein zu trainieren, während sie auf der Seite lag. Inzwischen bewege ich es 250 Mal vor und zurück, und es geht immer besser.

Carla und eine Pflegeschülerin kamen herein, um Jane umzulagern, bevor ich ihr das Gebet vorlesen konnte. Darum ging ich um 19.00 Uhr nach Hause.

Als ich auf dem Weg nach draußen den Flur entlangging, fiel mir auf, wie betriebsam es in den Patientenzimmern zuging – die Kakofonie der Geräusche, die zahlreichen Besucher, Patienten, Krankenschwestern und Hilfskräfte. Ich könnte genauso gut mitten im Stadtzentrum auf einer belebten Straße sein, dachte ich. Der Flur war selbst geradezu eine von allen akzeptierte Gemeinschaft.)

12. FEBRUAR 1984,
16.28 UHR, SONNTAG

(*Als Jane gestern Abend noch anrief, sagte sie, ihre Temperatur sei auf 37,6 Grad gesunken und habe damit die 37,8-Grad-Marke unterschritten. Heute war es wieder warm, 5,6 Grad, als ich mich zu Zimmer 330 aufmachte. Janes Füße sahen viel besser aus. In die Hydro war sie nicht gegangen. Sie sagte, sie habe sich gestern Abend, nachdem ich gegangen sei, entschlossen zu tun, was Seth gesagt hatte, egal, was geschehen würde. Danach sei Debbie Harris zu Besuch gekommen. Anschließend habe Leanne gesagt, Janes Urin sehe viel besser aus als vorher. Sie hatte deutlich mehr getrunken. Jane hatte sehr gut geschlafen, und um 5.30 Uhr morgens lag ihre Temperatur noch bei 36,7 Grad.*

Vor dem Frühstück war ihr erneut Blut abgenommen worden, und zwar vom linken Fuß. Nach dem Frühstück wurde noch mehr entnommen. Um 11.00 Uhr betrug ihre Temperatur 36,6 Grad. Ich sah, dass auf Janes Speiseplan für morgen bei jeder Mahlzeit „Kalorienzahl“ angekreuzt war. Das bedeutete, dass ich von den Mahlzeiten nichts aufheben kann, da ich schätzen muss, wie viel sie von jeder Mahl-

zeit isst, damit die Diätetikerin die entsprechenden Kalorien berechnen kann. Jane aß nicht viel zu Mittag.

14.15 Uhr. Sie versuchte, die gestrige Sitzung zu lesen, aber es gelang ihr überhaupt nicht. Sie legte sie beiseite, als Judy hereinkam, um ihr einen anderen Medikamentenbeutel zu geben. Es gab einige Verwirrung, da Judy uns sagte, dass es sich um dasselbe Medikament – Gentamicin – handelte, das sie bisher bekommen hatte, nur dass es jetzt in 100 ml Flüssigkeit statt in 50 ml abgefüllt sei. Doch nachdem sie gegangen war, entdeckte ich einen anderen Namen auf dem Plastikbeutel: (Septra) Bactrim.

14.45 Uhr. Jane versuchte erneut, die Sitzung zu lesen, schaffte es aber nicht. Um 15.10 Uhr begann ich, sie ihr vorzulesen, als Mary Jean hereinkam, um den Durchfluss des Antibiotikums zu überprüfen. Wie sich zeigte, wurde Jane ein zweites Medikament verabreicht, ohne dass man sie darüber informiert hatte. Es handelte sich um ein Antibiotikum gegen eine Blasenentzündung. Mary Jean sagte, Jeff müsse etwas auf dem Bericht ihrer Urinanalyse von heute Morgen gesehen haben und das Bactrim, das ziemlich stark ist, angeordnet haben. Jane ärgerte sich. „Ich möchte formell für die Akten Protest einlegen", sagte sie zu Mary Jean, „weil ich darüber nicht informiert wurde." Mary Jean sagte, sie würde der Oberschwester Bescheid geben – wo die Sache wohl untergehen wird. Es dauert eine Stunde, bis diese zweite Dosis in Janes Körper eingeflossen ist – im Vergleich dazu brauchte das Gentamicin nur eine halbe Stunde.

15.20 Uhr. Ich las Jane die gestrige Sitzung vor und begann dann mit der Post.

15.30 Uhr. Carla maß Janes Temperatur – sie war wieder auf 38,4 Grad angestiegen. Judy kam herein, um den Medikamentendurchfluss zu überprüfen und sagte, Jane würde das Bactrim alle sechs Stunden – oder viermal täglich – bekommen.

Zusammen mit dem Gentamicin alle acht Stunden sind das sieben Medikamente, die Jane innerhalb von 24 Stunden erhält. Jane ließ alle wissen, dass sie stocksauer sei. Was war denn passiert? „Das wüsste ich wirklich gerne", sagte ich, als sie ihre Bedenken äußerte und sagte, sie tue, was sie könne.

Ich hatte das Gefühl, in einen medizinischen Strudel geraten zu sein, in den man immer tiefer hineingezogen wird, ohne dass man sich daraus befreien könnte. Ich fragte mich, warum sich der Körper nur durch Fieber und Infektionen selbst heilen könne. „Nun, dann ist es halt so", sagte ich und widmete mich wieder der Post, bis Jane sagte, sie sei jetzt für eine Sitzung bereit.)

Nun, ich wünsche euch einen weiteren äußerst schönen guten Tag!

(„Guten Tag, Seth.")

Bakterien sind von Natur aus in jeder Blase vorhanden – aber wenn man sie sammelt oder isoliert, bezeichnen die Ärzte sie als infiziert.

Ich wiederhole, Ruburt ist nicht in Gefahr, aber ich möchte auch, dass ihr einige der letzten Sitzungen zur Verstärkung noch einmal durchgeht. Einmal mehr stimme ich die Koordinaten ab, die Ruburts Heilkräfte beschleunigen, und beide steht ihr unter meiner Obhut.

Wie gesagt ist es wichtig, dem Körper zu vertrauen, insbesondere angesichts des Misstrauens der Ärzteschaft gegenüber den natürlichen Vorgängen im Körper.

Ich mag zurückkehren oder auch nicht et cetera, und ich wünsche euch einen guten frühen Abend.

(„Danke."

16.32 Uhr. Ich las Jane die Sitzung vor. Nachdem ich sie um 16.40 Uhr auf die Seite gedreht hatte, kam Leanne herein, um die nächste Dosis Gentamicin anzuschließen.

Nachdem ich Jane erneut umgelagert und gefüttert hatte und so weiter, wollte ich um 18.50 Uhr aufbrechen, als ich feststellte, dass ich meine Brille nicht finden konnte. Ich trage sie nicht mehr allzu oft, aber ich dachte, ich hätte sie wenigstens einmal am Nachmittag aufgehabt. Schließlich fand ich die Brille im Badezimmer. Nachdem ich mit Jane das Gebet gelesen hatte, ging ich um 19.25 Uhr nach Hause. Es war immer noch warm und angenehm. Die Coleman Avenue hinauf in Richtung Hügelhaus war es neblig.

Bevor ich gegangen war, hatte ich noch Janes rechte Fußsohle massiert, die stark juckte. Während ich das tat, bewegte sich ihr linker Fuß im selben Rhythmus – und sie sagte, sie habe in letzter Zeit mehr Bewegung darin bemerkt. Aber sie hat schon seit Langem keine nennenswerten Bewegungen mehr gemacht.)

13. FEBRUAR 1984,
MONTAG

(Tag 12 von Janes neuem Programm.

Jane hatte gestern Abend noch angerufen.

Heute hatte ich zwei sinnlose Fahrten gemacht – weil heute ein Feiertag war: Die Bank war geschlossen, also konnte ich die Steuern nicht bezahlen – ich war um 9 Uhr dort. Dann war mein Zahnarzt um 13.00 Uhr nicht anwesend, obwohl ich einen Termin für heute hatte – er war mir vor 3 oder 4 Monaten gegeben worden. Um 13.20 Uhr ging ich wieder, nachdem ich eine Notiz auf seinem Schreibtisch im Büro hinterlassen hatte.

Janes Arzt sagte, dass die Ergebnisse aller Tests eine Blutinfektion zeigten, aber dass sie sie zweifellos auskurieren könnten. Sie probieren zwei Medikamente aus – Gentamicin und Bactrim –, um zu sehen, welches am besten wirkt, allerdings ist mir unbegreiflich, wie das funktionieren soll. Hatte Jane alles richtig verstanden? Während des Mittagessens erhielt sie Bactrim. Peg G. war auch während des Mittagessens da.

Danach las ich Jane die gestrige Sitzung vor, als sie es allein nicht schaffte. Lippenstift und Spiegel. Post. Ein Brief von DO. Ich habe ihn weggeworfen – er war sehr beleidigend.

16.00 Uhr – Dana. Blutdruck und Puls.

16.02 Uhr – Gentamicin.

16.25 Uhr – Carla. Temperatur: 37,1 Grad. Medikament noch immer im Tropf.

16.35 Uhr – Ich betätigte den Hilfeknopf. Medikament durchgelaufen.

16.50 Uhr – 17.15 Uhr – Umlagern, Massage, Tablett.

17.15 Uhr – 17.45 Uhr – Nickerchen.

18.00 Uhr – Abendessen.

18.20 Uhr – Zigarette. Dessert. Zähne.

19.05 Uhr – Zigarette. TV.

19.13 Uhr – Gebet.

19.20 – Nach Hause.)

14. FEBRUAR 1984,
16.32 UHR, DIENSTAG

(Das ist Tag 13 von Janes neuem Programm.

Jane hatte gestern Abend noch angerufen. Es war wieder sehr warm – über 10 Grad –, als ich mich zu Zimmer 330 aufmachte. Schnee und Eis sind verschwunden. Ich hielt bei der Bank, um einen Scheck für das Finanzamt und Zahlungsanweisungen zu besorgen. Heute Morgen hatte ich zwei Briefe an Leute geschrieben, die uns Spenden geschickt hatten, wie ich Jane erzählte. Ich habe vor, das Konto für diese Schecks noch diese Woche zu eröffnen.

Ich erzählte Jane auch, dass ich in einem Bündel von Leserbriefen, das ich vorübergehend verlegt hatte, eine Notiz von Babs, der Sekretärin und Zahnarzthelferin meines Zahnarztes, gefunden hätte, in der das Datum meines Termins vom 13. auf den 23. Februar geändert worden war. Ich hatte gestern, am Tag meines ursprünglichen Termins, allein in der Praxis gesessen, ohne dass jemand aufgetaucht war. Ich hatte dem Zahnarzt einen Zettel geschrieben und ihn auf seinen Schreibtisch gelegt.

Mit Zahnärzten habe ich so eine Sache. Hätte Jane gestern ihre reguläre Sitzung in Zimmer 330 durchgeführt, hätte ich, so sagte ich ihr, gestern Abend, wenn ich mit dem Abtippen beschäftigt gewesen wäre, Babs Notiz nicht gefunden, weil ich nach dem Abendessen dann keine Zeit gehabt hätte, die Leserbriefe durchzugehen, die Papiertüte zu leeren, die ich jeden Tag ins Krankenhaus mitnehme und so weiter. Warum hatte sie also gestern, am Tag meines Zahnarzttermins, keine Sitzung durchgeführt? Es war seit Wochen die erste Sitzung, die Jane hatte ausfallen lassen.

Heute rief ich Babs vom Krankenhaus aus an und bestätigte den neuen Termin. Diese Erfahrung folgt natürlich auf die, die ich bei meinem letzten Termin hatte und die ich dokumentiert habe – als mir ein Stück eines Zahns abbrach und ich am selben Tag noch zu meinem Zahnarzt ging, um zu sehen, ob er ihn flicken könne – und dann feststellte, dass ich für genau diesen Tag ohnehin einen Termin hatte, den ich aber vergessen hatte. Als ich die Praxis betrat, dachte Babs, ich würde diesen Termin ganz normal wahrnehmen …

Jane war heute Morgen in die Hydro gegangen. Ihre Temperatur ist im normalen Bereich, und auf ihrem Speiseplan steht auch nichts mehr bezüglich einer Kalorienzählung. Jeff hatte sie heute Morgen nicht gesehen. Sie bekommt immer noch die beiden Antibiotika, Gentamicin und Bactrim. Ihre fleckigen Füße sind noch besser geworden – und zwar deutlich besser, wie ich ihr sagte. [Sie kann sie selbst nicht sehen.]

Zu Mittag aß Jane nur wenig. Danach überreichte ich ihr eine Valentinstagskarte und eine Schachtel mit Süßigkeiten in Form eines Herzens. Ich hatte heute nicht zu Mittag gegessen, weil eine Krankenschwester gesagt hatte, ich solle in Zimmer 330 essen, da das Personal eine Party gebe. Es kam aber niemand mit Essen für mich vorbei, also aß ich, was Jane übrig gelassen hatte – ein halbes Roastbeefsandwich mit Senf. Sehr gut.

Da Jane keine Sitzung von gestern zu lesen hatte, versuchte sie es mit der Sitzung vom 1. Februar – derjenigen, die zu ihrem Tag 1, 2, 3-Programm führte. Sie schaffte es aber nicht, also las ich sie ihr vor: „Gesundheit ist die Einfachheit selbst". Eine ausgezeichnete Sitzung. Dann las ich ihr die Sitzung vom 5. Februar vor – sie war ebenso gut. Sie halfen ihr. Jane möchte nur selten frühere Sitzungen lesen – ein Verhalten, das meiner Meinung nach immer noch einen Schutzmechanismus darstellt, und zwar schon seit vielen Jahren. Und das, obwohl Seth ihr in letzter Zeit immer wieder vorgeschlagen hatte, bestimmtes Material nachzulesen. Für mich ist diese Situation ein klarer Beweis dafür, dass ein Teil von ihr immer noch in Opposition zu einem anderen Teil steht und dass das ängstliche Selbst immer noch dominant ist, wenn in letzter Zeit vielleicht auch in etwas geringerem Maße, denn wir haben Fortschritte gemacht.

Janes Temperatur war normal – 36,8 Grad, um 15.45 Uhr. Frank Longwell kam zu Besuch. Ich versuchte, Post zu erledigen, kam aber nicht weit. Wegen des warmen Wetters waren die Fenster von Zimmer 330 etwas geöffnet, und die Heizung war ausgeschaltet. Als Jane mit der Sitzung begann, wurde ich mir einmal mehr des Verkehrslärms auf der Market Street gewahr.)

Nun: Einen weiteren schönen guten Abend.

(„Guten Abend, Seth.")

Ruburt musste genau das Material hören, das du ihm heute vorgelesen hast.

(Lange Pause.) Die Konzepte sind so nützlich, dass es schade ist, dass ihr keinen Zeitplan aufstellen könnt, der die Lektüre dieses Materials öfters vorsieht.

(„Er bittet mich nur selten, ihm daraus vorzulesen.")

Das liegt ganz einfach daran, dass die verfügbare Zeit jetzt völlig verplant ist. Dieses Material ist jedoch eine „ausgezeichnete Medizin" und kann in der Tat lebensrettend sein *(nachdrücklich)*. Es ist in der Tat bedauerlich, dass diese Überzeugungen, die sich in der Natur als so einfach und wirkungsvoll zeigen, für die übliche Ausrichtung des offiziellen Bewusstseins so mysteriös erscheinen.

Die offizielle Ausrichtung spielt natürlich ihre Rolle – aber nur für sich genommen bleibt sie, wie gesagt, von den tiefliegenden, kreativen, heilenden Funktionen des Körperbewusstseins isoliert. Die offizielle Bewusstseinsausrichtung stellt in Wirklichkeit einen „Pessimisten" dar, der erkennt, dass er nur bis zu einem gewissen Punkt gehen kann, und normalerweise ist er nicht aufgeklärt genug, um zu begreifen, dass <u>er selbst</u> getragen und unterstützt wird – und nun wünsche ich euch einen schönen guten Tag, und ich wirke in der Tat auf jene Koordinaten ein, die Ruburts Heilungsprozesse beschleunigen.

(Zu mir:) Natürlich habe ich auch ein Auge auf <u>dich</u>, und diese späten Sitzungen sollten auch dir helfen, deinen Körper zu erquicken und deine Lebensfreude und dein Verstehen wieder aufzufrischen.

(„Kann ich etwas fragen?")

Natürlich.

(„Was genau meinst du, wenn du sagst, dass du ‚jene Koordinaten anpasst oder abstimmst', die Ruburts Heilungsprozesse beschleunigen"?

Langsam um 16.44 Uhr.) Gib uns einen Augenblick . . . Wenn ich „anwesend" bin, hat Ruburt sich selbst gegenüber eine andere Einstellung, in der der größte Teil der Negativität einfach keinen Halt findet. Es ist, als würde man eine kleine Heilungsstation oder -plattform errichten, und von dort aus ist der Körper dann in der Lage, seine Heilungsfähigkeiten viel effektiver als sonst einzusetzen.

Nun, ich mag zurückkehren oder nicht et cetera …

(„Ich bin's", sagte Jane.

16.47 Uhr. Jane erinnerte sich nur vage an Seths Antwort auf meine Frage. Ich hatte schon früher daran gedacht, sie zu stellen, und hätte es auch tun sollen. „Ich wollte eigentlich noch eine andere Frage stellen, aber du kamst zu schnell wieder zu dir", sagte ich. Ich las ihr die Sitzung vor. Dann erläuterte ich ihr, dass meine nächste Frage gewesen wäre, ob sie sich in Anwesenheit von Seth in diesen Zustand versetzen könne, auch wenn ich nicht dabei war und sie nicht für Seth sprach. „Wenn du es einmal am Tag kannst, warum nicht zweimal – oder noch öfter?", fragte ich. „Stell dir vor, ich wäre im Badezimmer, einfach außer Sichtweite, oder draußen auf dem Flur." Ich hoffte, dies könnte ihre Heilung noch weiter beschleunigen. Jane willigte ein, es zu versuchen.

„Ich kann nicht glauben, dass wir nicht zehn Minuten am Tag finden können, um die Sitzung vom 1. Februar durchzugehen", sagte ich, „selbst wenn wir auf das Fernsehen verzichten müssen. Vor allem, wenn wir das Programm schon einmal gesehen haben." Wir können doch nicht zulassen, dass irgendein ‚Zeitplan' etwas so Wichtiges verhindert. Und wieder einmal hatte ich das Gefühl, dass es an mir lag, in solchen Angelegenheiten die Initiative zu ergreifen.

Jane sagte, ich könne Seth morgen meine zweite Frage stellen.)

15. FEBRUAR 1984,
16.32 UHR, MITTWOCH

(Durch den Dauerregen hatte ich gestern Abend etwas Wasser im Keller. Ich konnte nur einen Teil davon aufwischen, bevor der alte Mopp kaputtging, sodass ich nun einen neuen kaufen muss. Es regnete auch während der Nacht und heute Morgen noch ein wenig. Als ich mich auf den Weg zu Zimmer 330 machte, war es wieder sehr warm, 5,6 Grad.

Jane wurde heute Morgen während des Frühstücks erneut Blut abgenommen. Sie hatte gut geschlafen und war zur Hydrotherapie gegangen. Ihre Temperatur ist normal, und sie muss nur noch das eine Antibiotikum, Bactrim, nehmen. Sie hat gut zu Mittag gegessen. Rita brachte etwas Kalium und Vitamin C, das meine Frau einnehmen soll, offenbar als Ergebnis eines Tests. Rita zerkleinerte es und Jane probierte es mit Hawaii-Punsch, was sie nicht mochte.

Nach dem Mittagessen las ich Jane dieselben beiden Sitzungen vor, die ich ihr gestern vorgelesen hatte – vom 1. und 5. Februar. Ich sagte ihr, meine Frage an Seth laute: Warum begann die Sache mit dem Fieber, nachdem sie mit Tag 1 ihres neuen Programms begonnen hatte? Da gibt es bestimmt viele Verbindungen.

Jane versuchte, die gestrige Sitzung zu lesen, aber es ging nicht sehr gut, also legte sie sie beiseite und rauchte eine Zigarette. Sie zeigte mir, wie sie ihren gesamten linken Arm und ihre linke Hand deutlich besser bewegen konnte, insbesondere den Ellbogen. Sie hatte in letzter Zeit mehrmals Veränderungen in den Händen erwähnt. Dann zeigte sie mir, wie sich auch ihre rechte Hand und ihr rechter Unterarm besser bewegen ließen. Auch ihre Füße bewegten sich und fühlten sich lockerer an, sagte sie. Die Flecken an ihren Füßen sind weiter deutlich zurückgegangen. Es scheint, ihr Körper zeigt generell Anzeichen für weitere Veränderungen, als würde er sich darauf vorbereiten. Seth hatte dies vorausgesagt. So hat sich Jane schon lange nicht mehr bewegt. Ich las ihr die gestrige Sitzung vor.

Bevor einer von uns es merkte, war es schon 16.20 Uhr. Ich versuchte, die Post zu erledigen, kam aber nicht voran. Um 16.30 Uhr läutete ich nach einer Hilfe, da der Medikamentenbeutel an der Stange am Kopfende von Janes Bett leer war. Während wir warteten, beschloss Jane, die Sitzung zu beginnen. „Ich werde versuchen, leise zu sprechen", sagte sie. Ich hatte das Fenster geschlossen, weil mich der Verkehrslärm gestört hatte, als ich ihr vorlesen wollte. Ihre Seth-Stimme war in der Tat eher leise.)

Nun, ich wünsche euch einen weiteren äußerst schönen guten Tag.

(„Guten Tag, Seth.")

Es gibt verschiedene Den<u>kstile</u>, so wie es auch verschiedene Kleidungsstile gibt.

Bei der offiziellen Bewusstseinsausrichtung handelt es sich um eine ganz bestimmte Geisteshaltung, eine Art Konvention. *(Lange Pause.)* Als Kind dachtet ihr freier, aber nach und nach wurdet ihr dazu erzogen, Worte auf eine bestimmte Weise zu benutzen. Ihr fandet heraus, dass eure Bedürfnisse schneller befriedigt würden und ihr häufiger Zustimmung erhieltet, wenn ihr auf diese bestimmte Art und Weise dachtet und spracht. Schließlich schien es die einzige –

(16.35 Uhr. Rita kam herein, um irgendetwas zu tun – was, weiß ich nicht mehr, da ich es mir nicht aufgeschrieben habe. Ich las Jane vor, was sie soweit übermittelt hatte. Weiter um 16.39 Uhr.)

– natürliche Verhaltensweise zu sein. Eure gesamte Zivilisation ist um diese Art von innerem Bezugssystem herum aufgebaut. Diese Denkweise ist so automatisch, dass sie geistig unsichtbar wird. Bei kreativen Menschen gibt es jedoch immer Einflüsse, Hinweise oder Anhaltspunkte ausgehend von Denkweisen, die zweifellos fremd erscheinen, und kreative Menschen nutzen diese Hinweise und Anhaltspunkte, um ein Kunstwerk, eine musikalische Komposition oder was auch immer zu schaffen. Sie verspüren dahinter eine Kraftquelle.

Du und Ruburt hattet dieses Gefühl schon oft – aber wir versuchen, gänzlich von einer Vorgehensweise zu einer anderen überzugehen und, sagen wir, neue innere Sinnesblöcke zu konstruieren, aus denen die nächste Ära hervorgehen wird.

(Lange Pause um 16.44 Uhr.) Ihr habt es also tatsächlich mit einem völlig neuen Lernprozess zu tun, der euch zumindest ermöglicht, die verschiedenen Denkweisen voneinander zu unterscheiden und euch somit eine größere Entscheidungsfreiheit ermöglicht.

Ich wollte euch dieses Material geben, und zwar auf eine Art und Weise, –

(16.48 Uhr. Carla kam mit dem Abendbrottablett herein, und wir sagten ihr, dass der Medikamentenbeutel leer sei. Ich hatte das Schwesternruflicht schon früh in der Sitzung ausgeschaltet, in der Hoffnung, dass wir nicht gestört würden.)

– die euch helfen wird, die Plattform zu verstehen, die Ruburt sich vorstellt, und die inneren Abläufe, die für eine Sitzung ohne Sitzung erforderlich sind.

Nun, ich mag zurückkehren oder auch nicht et cetera – und wie gesagt: Ich passe tatsächlich die Koordinaten an, welche die Heilungsprozesse beschleunigen.

(„Danke."

16.50 Uhr. Jane sagte, „Seth hätte immer weiter machen können". Ich bedauerte die verpasste Gelegenheit. Sie sagte, sie habe versucht, die Plattform zu erreichen, die Seth in der letzten Sitzung beschrieben und wie ich ihr vorgeschlagen hatte, es zu versuchen, aber sie hatte nur begrenzten Erfolg. Einen gewissen Erfolg hatte sie aber doch, und es lohne sich, noch eine Weile dranzubleiben, sagte ich.

Ich erinnerte Jane auch daran, dass wir von Seth noch keine Antwort auf meine Frage erhalten hatten, warum die Fieberkurve genau dann begann, als Jane ihr Tag-1,2,3-Programm gestartet hatte. Sie sagte, wir würden es morgen noch einmal versuchen. Ich drückte erneut den Rufknopf – und Leanne kam sofort herein, um den Beutel zu wechseln und meiner Frau eine Heparinspritze in den Heparinzugang zu setzen, um ihn für die nächste Infusion offenzuhalten.

Jane erlebte eine weitere hervorragende Phase mit verbesserten Bewegungen in beiden Armen und Händen und auch in ihren Füßen, als ich mich auf den Weg machte. Ich ermutigte sie, damit weiterzumachen, auch wenn sie allein sei, und ich sagte ihr, sie solle mich heute Abend anrufen und mir über ihre Fortschritte berichten. Ich liebe dich, Jane.)

16. FEBRUAR 1984,
16.20 UHR, DONNERSTAG

(Jane rief mich gestern Abend nicht mehr an, um mir nochmals über die Fortschritte bei ihren Bewegungen zu berichten, über die sie sich so gefreut hatte, als ich gestern nach Hause ging. Wie sie heute zeigte, kann sie diese Bewegungen immer noch ausführen. Sie hat letzte Nacht sehr gut geschlafen.

Jane hatte noch weitere gute Neuigkeiten. Die Hydro-Therapeutin, die sie letzte Woche untersucht hatte, schnappte buchstäblich nach Luft, als sie die Geschwüre an beiden Oberschenkeln untersuchte: „Ich glaube es nicht." Sie sagte Jane, dass die Geschwüre um mindestens die Hälfte geschrumpft seien – und sie ging und holte ein Messgerät wie ein Mikrometer, um die Schrumpfung zu ermitteln. Eine Krankenschwester hatte am Vortag allerdings gesagt, die Drainage habe sich verschlimmert – eine Aussage, die Jane wie auch ich ihr übel genommen hatten.

Janes Temperatur lag in einem normalen Bereich. Heute Morgen war kein Blut abgenommen worden. Sie aß recht gut zu Mittag. Danach erzählte ich ihr, dass ich gestern einen Brief von Tam Mossman erhalten hätte, nachdem ich ihm vor ein paar Tagen bezüglich Metamorphos Press und Emir geschrieben hatte [Anm. d. Ü.: Ganzer Titel: Emirs Unterweisung im richtigen Gebrauch der magischen Kräfte].

Tam schrieb in seinem Brief, dass Lynne Lumsden gut für uns sei und dass Publisher's Weekly eine Anzeige für die drei Überseele-Bücher *enthielt – woher hätten wir das wissen sollen? Er hatte ihr auch empfohlen,* Emir *ins Programm zu nehmen.*

15.30 Uhr. Ich las Jane die gestrige Sitzung vor, nachdem sie es selbst nicht geschafft hatte. Mein Hals war heiser. Ich hatte angefangen zu husten, nachdem ich die Hälfte einer der Pralinen gegessen hatte, die ich Jane zum Valentinstag geschenkt hatte. Ich konnte kaum lesen.

15.45 Uhr. Jeff Karder kam vorbei. Er möchte Jane noch ein paar Tage länger mit Bactrim behandeln. Sie hatte eine Blutinfektion, die mittlerweile aber am Abklingen ist. Jeff möchte, dass sie Kalium und Vitamin C erhält, damit ihr Urin auf der sauren Seite bleibt, da dies das Bakterienwachstum hemmt.

15.55 Uhr. Janes Temperatur betrug 37,2 Grad. Ich las ihr die Sitzungen vom 1., 6. und 7. Februar vor. Sie sagte, ihre Augen machten ihr zu schaffen. Sie waren sehr gerötet. Ich empfahl ihr, die Sitzung bald durchzuführen, falls sie das überhaupt wolle, auch wenn ihr Blutdruck noch gemessen werden müsse. Auch heute war das Fenster geöffnet, und die Vorhänge waren wegen der starken Sonne zugezogen. Dies ist Tag 15 ihres neuen Programms, und ich hatte sie bereits an die Frage erinnert, die wir Seth stellen wollten: Warum waren das Fieber und die Infektionen nach Tag 1 ausgebrochen?

Janes Seths-Stimme war wieder eher leise, ihre Übermittlung zuweilen recht langsam.)

Nun – ich wünsche euch erneut einen schönen guten Tag.

(„Guten Tag, Seth.")

Ruburt begann das neue Programm mit einem Gefühl der Entschlossenheit und des Vertrauens. Diese Entschlossenheit und dieses Vertrauen ließen ihn auch sehen *(lange Pause)*, wie weit er sich von einem gesunden, normalen Verhalten entfernt hatte. Davor hatte er sich gescheut, diesen Graben zu erkennen. Dadurch wurden sein Vertrauen und seine Entschlossenheit zwar noch weiter gestärkt, aber dann wurde er mit dieser Erkenntnis konfrontiert, die ihm zuvor nicht bewusst gewesen war, und er begriff, wie lange er sich schon nicht mehr einer normalen Beweglichkeit erfreut hatte.

Diese Gefühle machten ihm Angst und führten zu mehreren Depressionsschüben. Diese Schübe halfen ihm jedoch, sich von den verborgenen Gefühlen zu befreien, und seine Entschlossenheit verlieh dem Immunsystem seines Körpers tatsächlich mehr Auftrieb.

Die gestern und heute festgestellten Verbesserungen zeigen die Fähigkeiten des Körpers und zeugen von seinem eigenen Willen zu mehr Bewegung und Flexibilität.

(Pause um 16.27 Uhr.) Ruburt erlebte die Krankenhausumgebung auf die gleiche Weise auch von einem anderen Blickwinkel aus und sah, wie sehr sich diese Umgebung von einer normalen Situation unterschied. Auch das (unterstrichen) machte ihm Angst. Der Körper reagiert jedoch auf all das, und dadurch werden die Heilungsprozesse tatsächlich beschleunigt. Es ist eine ausgezeichnete Idee, dass ihr diese Sitzungen noch einmal durchgeht.

Nun, ich mag zurückkehren oder auch nicht et cetera.

(„Kann ich eine Frage stellen?"

Es entstand eine lange Pause. Jane zögerte, und ich spürte, dass sie schon halb aus der Trance war, was sie später bestätigte – aber sie ging wieder in Trance und antwortete.)

Ja.

(Ich beschrieb meinen Traum, den ich neulich hatte und den ich Jane bereits geschildert hatte: Ich saß mit Jane und unserem Nachbarn Joe Bumbalo auf unserer Couch. Joe wohnte bei uns; wir aßen zusammen Abendbrot und sahen uns eine Sendung im Fernsehen an. Margaret, Joes Frau, war im Traum nicht anwesend. Damals hatte ich mich kurz gefragt, ob der Traum darauf hindeutete, dass einem der beiden – Joe oder Margaret – etwas zustoßen könnte.)

Joe hat sich von einem schweren Herzleiden erholt – und das war, wenn ihr mir verzeiht, natürlich das Herz der Angelegenheit. Hier sahst du also Jane, oder Ruburt, und zwar ebenso so gut genesen wie Joe. Es war, als hättet ihr euren Nachbarn Joe aufgenommen, damit er als gutes Beispiel diene. Joe hatte die Krankenhausumgebung ja auch überlebt.

(„Danke."

16.33 Uhr. „Das war also ein ziemlich guter Traum", sagte ich zu Jane, denn auch sie war im Traum wieder vollständig gesund gewesen. Jane erinnerte sich, dass ich ihr Anfang Woche von diesem Traum erzählt hatte. Dann sagte sie mit zitternder Stimme: „Erst neulich habe ich wirklich gemerkt – gefühlt –, wie weit ich mich nach all der Zeit von der normalen Bewegung, dem normalen Leben, entfernt habe. Jetzt möchte ich unbedingt wieder dorthin zurückkehren. Ich muss das Leben einfach selbst leben, und darf von ihm – dem Leben – nicht einfach gelebt werden."

Worauf ich sie daran erinnerte, dass sie gemäß der Sitzung vom 1. Februar, die ich ihr heute vorgelesen hatte, überhaupt nichts zu tun brauchte. Sie durfte nur der natürlichen Fähigkeit ihres Körpers, sich selbst zu heilen, einfach nicht im Weg ste-

hen. Ich war erstaunt darüber, wie ihr Körper nach all den Jahren immer noch versuchte, sich selbst zu regenerieren. Wie grausam wir doch mit uns selbst sein können,
dachte ich, und das erinnerte mich an meine alten Fragen dahingehend, warum das
Körperbewusstsein selbst nicht einfach aufbegehrt und sich weigert, sich von irrigen
Glaubenssätzen so unterkriegen zu lassen. Auf eine entsprechende Frage von mir hatte
Seth sich ein wenig dazu geäußert, aber wir brauchen noch viel mehr. Er ist auch nie
auf meine Frage eingegangen, welche Reinkarnationseinflüsse bei Jane wirksam sein
könnten.

Ich sagte Jane, dass ich nun, da das Fieber nicht mehr so hoch war, erwartete, dass
ihr Körper seine Verbesserungen fortsetzen würde, was er offensichtlich versuchte. Ihre
neue Beweglichkeit war ein gutes Zeichen für das unglaubliche Bestreben des Körpers,
sich auszudrücken.

Bevor ich sie auf die Seite drehte und dann ein Nickerchen machte, versuchte ich
erfolglos, meine Beschreibung des Traums mit Jane und Joe in einer früheren Sitzung
zu finden – vergeblich. Schließlich musste ich einsehen, dass ich trotz meiner guten
Vorsätze buchstäblich vergessen hatte, sie abzutippen. Ich hatte ihn auch nicht in
meine Anmerkungen jenes Tages geschrieben, an dem Jane kürzlich keine Sitzung
durchgeführt hatte – was am 13. war, wie ich herausfand, als ich nach Hause kam.

Nach dem Abendessen las ich Jane diese Sitzung vor. Daraufhin gestand sie, heute
Angst bekommen zu haben, weil sie immer wieder Schleim ausgehustet hatte. Und
nach der Sitzung sei ihre Angst noch größer geworden. Ihre Reaktion erschreckte mich
– und ich war bestürzt, dass sie nach allem, was wir immer versucht hatten, immer
noch auf etwas Nützliches – das Aushusten – als etwas reagierte, wovor sie Angst haben musste. Die Implikationen machten mich sprachlos, und die Vorstellung, dass sie
sich nicht in der Lage sah, diesen Kreislauf der Angst vor der Welt und ihrem Platz
darin zu durchbrechen, ihre Angst, angegriffen zu werden, vor dem Leben selbst, deprimierte mich. Ich fragte mich, was wir denn die ganze Zeit zu tun versucht hatten.

„Darf ich dazu etwas sagen?", fragte ich. „Ich verstehe nicht, wie du dich vor einer
so nützlichen Sache wie dem Aushusten so sehr fürchten kannst, während du dich all
die Jahre mit deiner Unfähigkeit zu gehen abgefunden hast. Diese Widersprüche sind
mir unbegreiflich. Es ist mir egal, was Seth zum Beispiel über extreme Armut sagt,
aber ich finde dein Verhalten extrem. Im Kontext unserer Gesellschaft ist es extrem
…"

Nun zu dem kleinen Traum, den ich während des Nickerchens hatte. Ich erzählte
ihn Jane, während sie ihr Abendessen zu sich nahm. Ich hatte geträumt, einen Anruf von einer Bankangestellten zu erhalten. Die Angestellte teilte mir mit, dass einer

der Schecks, die ich für Janes Krankenhausfonds eingezahlt hatte, sich nicht, wie wir beide dachten, auf 1'000 Dollar belief, sondern auf 1 Million Dollar. Die Nachricht überraschte mich völlig. „Sind Sie sicher?", fragte ich. Die Bankangestellte bejahte und meinte, wir hätten uns zuvor bei den Nullen vertan. „Halten Sie den Scheck zurück", sagte ich zu ihr, „ich bin in 20 Minuten bei Ihnen."

Ich sagte Jane, ich erwarte nicht, dass uns jemand eine Million schenken würde, aber ich dachte, es war ein Traum, der ein gutes Omen für unsere Zukunft bedeutete …)

17. FEBRUAR 1984,
16.05 UHR, FREITAG

(Das ist Tag 16 von Janes neuem Programm.

Gestern Abend hatte sie nicht mehr angerufen. Heute Morgen rief für sie jedoch eine Krankenschwester an – scheinbar hat Jane kein Feuerzeug mehr und wollte, dass ich ihr eines mitbrächte. Wir unterhielten uns kurz.

Nach dem Frühstück widmete ich mich eine halbe Stunde lang der Beantwortung von Weihnachtskarten, und ich werde mir irgendeine Art von System zulegen müssen, um den Rückstand bei den Leserzuschriften aufzuholen. Obwohl wir uns sehr über diese geschätzten Briefe freuen – wo wären wir auch, wenn sich die Leute nicht dafür interessierten, was wir zu tun versuchen? ,– raubt die Beantwortung dieser Schreiben dennoch Zeit von Träume.

Heute Morgen ging Jane zur Hydrotherapie, und es lief gut. Sie spürt immer noch die neue Beweglichkeit in ihren Armen und Händen. Sie sagte auch, dass es in ihrem linken Fuß am Knöchel eine neue Art von Bewegung gebe, „wie ein Kugellager", auch wenn es nicht wie eine andere Bewegung aussehen mag. Sie erhält immer noch Bactrim. Die Augen sind nach wie vor ziemlich rot. Sie versuchte, die gestrige Sitzung zu lesen, schaffte es aber nicht. Um 14.45 Uhr las ich sie ihr vor, nachdem sie ordentlich zu Mittag gegessen hatte.

15.00 Uhr. Nachdem ich die Sitzung zu Ende vorgelesen hatte, insbesondere den letzten Teil und meine Anmerkungen zu meinen Reaktionen, die Jane bestürzten, erzählte sie mir, dass sie gestern in der letzten Stunde, in der ich bei ihr war, sehr deprimiert gewesen sei. Sie hatte auch große Angst, dass das Aushusten von Schleim bedeutete, dass sie eine Lungenentzündung bekäme – das hatte sie mir zuvor nicht gesagt.

Diese Suggestion hatte sie an diesem Morgen aufgrund einer Äußerung entwickelt, die eine Krankenschwester gemacht hatte. Ich sagte, es ginge nicht so sehr darum, was andere sagten, sondern darum, wie sie selbst auf das, was andere sagten, <u>reagiere</u>. Ich hatte gehofft, dass wir diese Phase hinter uns hätten. Ich sagte, ich hätte mich in der gestrigen Sitzung so klar ausgedrückt, damit sie wisse, wie ich mich fühle.

Jane äußerte sich heute nicht zu meinem Hinweis auf einen möglichen Reinkarnationszusammenhang mit ihren Symptomen. Und der Gedanke an eine Lungenentzündung war, wie ich sagte, ein weiteres Beispiel für ein Extrem. Doch Jane sagte, ihre Depression habe sich, nachdem ich gestern Abend gegangen war, auf fast magische Weise aufgelöst, und sie habe sich dann gut gefühlt und bestens geschlafen. Ich sagte, sie habe vielleicht inzwischen gelernt, die depressiven Phasen zu verkürzen — ein Zeichen dafür, dass wir doch noch etwas lernen würden.

„Ich hatte gerade einen üblen Gedanken", sagte ich. „Dass diese Fokussierung auf den Versuch, negative Suggestionen zu vermeiden, einen noch empfindlicher für sie macht." Jane sagte, sie habe manchmal das Gleiche gedacht.

Seit ich heute auf Zimmer 330 gekommen war, hatte sie häufig gehustet und sich heftig die Nase geschnäuzt. Im Zimmer war es kalt — aus irgendeinem Grund kam die Wärme nicht durch die Heizung.

15.08 Uhr. Jane rauchte eine Zigarette, während ich ihr die Sitzung vom 1. Februar vorlas, nachdem sie Lippenstift aufgetragen und in den Spiegel geschaut hatte. Dann las ich ihr mehrere andere gute und spätere Sitzungen vor. Als Nächstes beschrieb ich meinen lebhaften Traum von letzter Nacht: Jane und ich fuhren noch immer unser altes gelbes Cadillac-Cabrio. Sie konnte ganz normal gehen. Während wir in einer lokalen Kneipe waren, stahlen zwei Jugendliche das Auto, das in der Nähe geparkt war, und machten eine Spritztour. Ich ging nach draußen, um den Wagen zu holen, um Jane nach Hause zu bringen, und stellte fest, dass er weg war. Ich rief die Polizei. Ich fand auch einen jungen Mann in der Kneipe, der die beiden kannte, die das Auto gestohlen hatten, aber er hatte Angst, mir zu sagen, wer sie waren. Schließlich fand die Polizei das Auto, das in einiger Entfernung abgestellt, aber unversehrt war. Ich war sehr wütend über die ganze Sache und schwor mir herauszufinden, wer es gestohlen hatte. Ich sagte Jane, dass sich der Traum fast wie eine Übung zur Erforschung einer wahrscheinlichen Realität anhöre.

15.47 Uhr. Temperatur 37,3 Grad. Jane sagte, das sei der höchste Wert, seit er in den letzten Tagen zu sinken begonnen hatte. Sie fröstelte ein bisschen. Ich schlug ihr vor, die Sitzung durchzuführen, falls sie das vorgehabt hatte, und dann könnte ich das Personal bitten, einen Wartungstechniker wegen der Heizung zu rufen. Jane hustete immer noch und schnäuzte sich ab und zu. Ich sah die Post durch, brachte aber nichts zustande.)

Nun: Ich wünsche euch einen weiteren äußerst schönen und guten Tag.

(„Guten Tag, Seth.")

Ich wollte Ruburt an einige Informationen erinnern, die ich in der Vergangenheit bereits mehrfach übermittelt habe.

Wenn er eine Idee für ein Buch oder ein Gedicht hat, „stimmt er sich sofort darauf ein". Es kommt ihm nie in den Sinn, sich zu fragen, wie viele Vokale oder Silben, Wörter und Sätze, Abschnitte oder Seiten das Ganze umfassen könnte. Er geht einfach davon aus, dass seine Absicht verwirklicht wird –

(Leanne kam mit einem neuen Beutel Bactrim herein. Wir baten sie, den Wartungsdienst wegen der Heizung zu verständigen. Ich las Jane vor, was sie bis jetzt durchgegeben hatte.

16.11 Uhr.) Das ist die natürliche, kreative Vorgehensweise, die ihm viele hervorragende Bücher und Gedichte verschafft hat. Wenn er schreibt, denkt er nicht an irgendwelche Hindernisse. Welche Hindernisse es auch immer geben mag, er schiebt sie einfach beiseite. Nun, seine Gesundheit kann auf die gleiche Weise in Ordnung gebracht werden, ohne sich zu fragen, wie viele Nerven oder Muskeln oder Stufen aktiviert werden müssen, und ohne sich Gedanken darüber zu machen, wie viel Zeit dafür benötigt wird. In gewisser Weise ist der Körper ein lebendiges Buch, das in jedem Augenblick geschrieben wird.

Nochmals: Auch wenn es zu einfach erscheinen mag – aber wenn dieselben Methoden auf den Körper angewandt werden, <u>wird</u> die Gesundheit des Körpers mit Gesundheit und Vitalität <u>geschrieben</u>, wobei Blut und Blutkörperchen, Gelenke und Bänder und so weiter anstelle von Silben, Konsonanten, Wörtern und Sätzen verwendet werden.

Ich mag zurückkehren oder auch nicht, ganz entsprechend den Rhythmen, von denen ich gesprochen habe – aber wisst, dass ich stets präsent und für euch erreichbar bin.

(„Kann etwas fragen?")

Ja.

(„Was hältst du von meinem Traum von gestern Nachmittag, dass wir eine Million Dollar erhalten?")

Ihr habt ihn beide richtig interpretiert. Er bedeutet lediglich, dass <u>eurem Konto viel mehr Geld zufließt</u>, als ihr euch vorstellen könnt – also im Sinne von Überfluss, und das nicht nur in finanzieller Hinsicht.

(„Verstehe. Was ist mit meinem Traum von vergangener Nacht, in dem der alte Cadillac gestohlen wurde?")

Macht eine Pause, und dann fahren wir fort.

(16.18 Uhr. Jane rauchte eine Zigarette, während ich ihr die Schilderung meines Traums vorlas, die ich gerade für meine täglichen Notizen geschrieben hatte, da sie den Traum nicht mehr so gut in Erinnerung hatte.

16.24 Uhr.) Nun: Der Traum vom Auto steht für deine Überzeugungen, als du das Auto hattest. In gewisser Weise nahmen dich diese Überzeugungen „mit auf eine Spazierfahrt" – sie repräsentierten also fröhliche Anteile von dir. Im Traum warst du ganz einfach deshalb wütend, weil diese Überzeugungen dir in gewisser Weise das Fahrzeug deines Lebens aus den Händen <u>rissen</u>, weil du diese Überzeugungen in der Vergangenheit nicht als deine eigenen erkanntest. Am Ende <u>wird</u> (unterstrichen) dir das Auto oder Fahrzeug zurückgegeben, und der Traum zeigt, dass du jetzt den Prozess verstehst, den der Traum beschrieb.

(„Ich bin's", sagte Jane.

„Danke", sagte ich dem bereits verschwundenen Seth.

16.28 Uhr. Ich sagte Jane, dass Seths Analyse des Autotraums ausgezeichnet sei. Von der Stange am Kopfende von Janes Bett tropft das Bactrim immer noch in den Plastikschlauch zu Janes rechtem Arm. Ich hatte kalt, aber sie wollte noch immer nicht zugedeckt werden. Sie sagte, während ich mein Nickerchen gemacht hätte, sei ein Wartungstechniker gekommen und habe den Thermostat eingestellt, um für etwas Wärme zu sorgen, was aber nichts gebracht habe. Das Problem war immer noch nicht gelöst, als ich Jane nach dem Abendessen die Sitzung vorlas, und auch nicht, als ich um 19.10 Uhr ging.

Jane kann es natürlich noch nicht wissen, aber heute Abend war ein weiterer Brief von Maude Cardwell in der Post, mit Schecks über 620 Dollar für ihren Krankenhausfonds. Ich bringe diese Summe nicht mit meinem Traum in Verbindung. Eher denke ich, und Seth stimmte mir zu, dass der Traum viel mehr bedeutet als nur Geldbeträge. Es ist ein sehr ermutigender Traum, und ich bin sehr froh darüber. Nicht, dass die Schecks nicht willkommen wären! Schlaf gut, Jane. Ich liebe dich.)

18. FEBRUAR 1984,
SAMSTAG

(Tag 17.

Gestern Abend rief mich Jane noch an – vergaß aber zu erzählen, dass Debbie Harris sie besucht hatte.

Warmer Tag – 10 Grad.

Jane hat gut geschlafen. Heizung wurde repariert, ist aber ausgeschaltet – Fenster weit geöffnet. Heute Morgen Hydro.

Ich beendete heute Morgen das Abtippen von Kapitel 5 von Träume.

Jane bekommt noch immer Bactrim. Sie aß recht gut zu Mittag. Die Füße werden immer etwas besser. Lippenstift und Spiegel.

Heute Morgen verstand ich plötzlich, dass meine rechte Hand zittert, weil ich von mir als Künstler zu viel erwarte – ich möchte das daher mit dem Pendel überprüfen.

14.49 Uhr – Jane wollte die gestrige Sitzung sehen, las sie aber nicht selbst – ich tat es. Danach las ich ihr den Brief vor, den Maude Cardwell geschickt hatte. Jane musste oft husten und hatte Auswurf. Ich fragte sie, ob sie vielleicht etwas erkältet sei – bestimmt eine schlechte Suggestion –, doch statt zu verneinen, sagte sie: „Ich weiß nicht –", was bedeutete, dass sie selbst schon in diese Richtung gedacht hatte.

15.14 Uhr. Erneut starkes Husten und Schnäuzen – vielleicht wird Seth etwas dazu sagen.

16.00 Uhr. Während ich die Post bearbeitete, döste Jane vor sich hin.

16.10 Uhr. Lynn maß die Temperatur – 36,1 Grad.

16.45 Uhr. Umlagern. Massage.

17.10 – 17.40 Uhr. Machte mein Nickerchen. Bactrim wird vorübergehend abgesetzt.

18.00 Uhr – Abendessen.

18.20 Uhr – Zigarette, Dessert. Erneutes Husten und Schnäuzen.

18.45 Uhr – Zigarette, TV.

19.00 Uhr – Gebet.

19.05 Uhr – Machte mich auf den Heimweg. Kaufte beim ACME-Supermarkt noch ein.)

19. Februar 1984,
16.23 Uhr, Sonntag

(Jane rief gestern Abend noch an. Sie sagte, sie habe während der meisten ihrer abendlichen Fernsehprogramme gedöst – was sie sonst kaum tut. Heute war es wieder warm, 6,7 Grad, als ich bei ihr auf Zimmer 330 ankam. Die Heizung war ausgeschaltet. Heute hustet sie etwas weniger. Sie sagte, ihre Augen seien „schrecklich", obwohl die Rötung weitgehend verschwunden ist. Ihre Füße scheinen sich noch etwas verbessert zu haben. Sie erhält immer noch Bactrim, und ihre Temperatur ist normal.

Ich sagte ihr, dass ich Tams jüngsten Brief mitgebracht habe, um ihn ihr vorzulesen: Er ist dafür, dass wir uns an Metamorphos Press wenden, um Emir zu verkaufen. Von gestern hatten wir keine Sitzung zu lesen.

Ich vermute, dass ihre Erkältungs- und anderen Symptome darauf hindeuten, dass sich in ihrer Psyche ein gewisser Widerstand aufgebaut hat, seit sie am 2. Februar mit dem Tag-1-Programm begonnen hat. Heute ist Tag 18 des Programms. Mein Gefühl sagt mir, dass wir die Gesundheitsaspekte der Sitzungen für eine Weile zurückstellen sollten.

Jane aß besser zu Mittag als gestern. Danach rauchte sie eine Zigarette, und ich holte die Post heraus, um sie zu beantworten. Einer der „Pickel" an ihrem rechten Knie, in der Nähe der Bruchstelle, sei heute Morgen aufgeplatzt oder ausgelaufen, sagte sie, aber es sei nichts weiter passiert. Jane trug Lippenstift auf und schaute in den Spiegel. Anfangs hatte sie sich Sorgen gemacht, dass aus dem „Pickel" ein Geschwür werden könnte.

Das Husten und Schnäuzen verstärkte sich wieder, je mehr Zeit verging. Carla maß ihre Temperatur, 37,1 Grad. Fünf Minuten später schloss Penny eine weitere Dosis eines Antibiotikums an. Ich erledigte die Post, bis Jane mit der Sitzung begann. Zu diesem Zeitpunkt hatte sie den größten Teil des Medikaments bereits aufgenommen, aber ich rief trotzdem niemanden vom Personal. Jane hustete jetzt so stark, dass sie befürchtete, keine Sitzung durchführen zu können. Das Fenster war geschlossen, die Heizung eingeschaltet. Inzwischen war ein starker Wind aufgekommen, und ich befürchtete, dies könnte einen weiteren Kälteeinbruch bedeuten.)

Nun, ich wünsche euch einen weiteren schönen guten Tag.

(„Guten Tag, Seth.")

Ihr solltet das Material von Tag 1 heute unbedingt noch einmal durchgehen.

Der Körper hat viele Möglichkeiten, seine Abwehrkräfte zu intensivieren *(husten)*. Die sogenannte gewöhnliche Erkältung ist ein typisches Beispiel dafür.

Über diese Art von Mechanismus werde ich zu einem anderen Zeitpunkt mehr sagen. Der Körper läuft jetzt also sozusagen auf Hochtouren. Kopf, Nacken und Schultern werden behandelt, um die Arme und Finger weiter zu stärken – daher der momentane Zustand der Augen.

Ich melde mich eigentlich nur, um euch wissen zu lassen, dass ich tatsächlich anwesend und erreichbar bin, und auch, dass ich die Anpassungen vornehme, die den Heilungsprozess beschleunigen. Ruburt ist nicht in Gefahr *(Pause)*, zu erblinden oder in einen anderen gefährlichen Zustand zu fallen.

Euch einen schönen guten Abend.

(16.28 Uhr: „Ich nehme an, das bedeutet, dass ich dir die Sitzung vom 1. Februar noch einmal vorlesen soll", sagte ich. Sie stimmte zu. „Ich dachte, das wäre die Sitzung, die seither zu all den Problemen geführt hat", fügte ich hinzu. Ich stellte fest, dass nun sowohl Jane als auch Seth einräumten, dass sie eine Erkältung hatte – was ich sie neulich gefragt hatte.

„Weißt du noch, was ich vor Jahren einmal gesagt habe?", fragte ich plötzlich. „Aufgrund des privaten Materials von damals – dass wenn die Dinge schlechter werden, es bedeutet, dass sie besser werden." Jane sagte, sie habe heute Morgen auch daran gedacht. Ich hatte diese Aussage für einige Zeit, das heißt Jahre, vergessen.

Als ich ihr diese Sitzung vorlas, fiel mir erneut auf, dass Seth das Wort „erblinden" verwendet hatte, und Jane gab zu, dass sie sich Sorgen machte, wegen ihrer Augenprobleme ihr Augenlicht zu verlieren. Ich lachte, allerdings aus Ungläubigkeit, nicht weil ich es lustig fand, denn erst neulich hatte sie befürchtet, eine Lungenentzündung zu bekommen. Einmal mehr fragte ich mich, wann dieser Kreislauf der Angst enden würde. „Verschone mich", sagte ich, nur halb im Scherz. Ich war heute überrascht gewesen, als Seth gesagt hatte, dass der Körper auf Hochtouren liefe.

Kurz vor dem Abendessen erzählte ich Jane von meinem Traum von letzter Nacht, in dem es um Bill Gallagher ging: Er war ein weißhaariger Schauspieler, und ich schaute von einem Logenplatz in einem kleinen, dramatisch beleuchteten Theater auf ihn herab. Bill hatte während seines Auftritts einen Schuh verloren und aus Frust aufgehört zu tanzen, weil sein Rhythmus gestört war. Er stand hilflos auf der Bühne im Scheinwerferlicht und trug grellbunte Bühnenklamotten, wie es sich für einen Entertainer gehört. Vielleicht half ihm jemand, die Bühne zu verlassen. Ich glaube, dass er vor dieser Szene eine andere, ähnliche Episode hatte, bei der ein Missgeschick seinen Auftritt unterbrochen hatte und er am Ende frustriert und verwirrt war, aber ich erinnere mich nicht deutlich genug, um sie beschreiben zu können.)

20. FEBRUAR 1984,
16.27 UHR, MONTAG

(Das ist Tag 19 von Janes neuem Programm.

Gestern Abend rief sie mich noch an. Ich erzählte ihr, dass ich die beiden Leute angerufen hätte, die uns Spenden geschickt hatten. Nach dem Frühstück rief ich bei der Bank an, um zu erfahren, ob sie heute geöffnet hatte, da ich das Konto für Janes Krankenhausfonds eröffnen wollte, aber sie war wegen Washingtons Geburtstag geschlossen. Ich beantwortete eine halbe Stunde lang Weihnachtskarten und arbeitete dann an Träume.

Heute war es kühler, knapp 4 Grad, als ich mich auf den Weg zu Jane machte. Jeff war gerade bei ihr, um nach den Dekubiti zu sehen, nachdem sie von der Hydrotherapie zurückgekommen war. Er hat das Antibiotikum abgesetzt und möchte, dass sie jetzt zusätzliches Vitamin C einnimmt, um ihren Urin noch mehr zu entsäuern. Er schlug vor, sie solle auch versuchen, auf der rechten Seite zu liegen. Janes Füße verbessern sich weiter. Ihr Husten und Schnäuzen haben etwas nachgelassen, ihre Temperatur ist normal. Sie nahm ein leichtes Mittagessen zu sich. Obwohl ihre Augen besser aussahen, konnte sie manchmal Gesichter im Fernsehen nicht erkennen, und später konnte sie die gestrige Sitzung überhaupt nicht lesen. „Das beunruhigt mich wirklich", sagte sie. „Ich dachte, dass man einen Unterschied sieht, wenn es dir besser geht", sagte ich. „Das dachte ich auch", antwortete sie. Wir waren beide immer noch verwirrt darüber, was seit Tag 1 vor sich ging. Ich erzählte ihr, dass ich letzte Nacht erneut davon geträumt hätte, dass wir wieder in die Wohnung mit der Adresse 458 West Water Street umziehen würden, dass ich mich aber an mehr nicht erinnern könne. Das wiederum ließ sie sich daran erinnern, dass sie letzte Nacht mehrere Träume hatte, an die sie sich ebenfalls nicht erinnern konnte.

15.26 Uhr. Ich las Jane die gestrige Sitzung vor. Mein darin geäußerter Gedanke, dass wir uns für eine Weile nicht mehr auf gesundheitliche Probleme konzentrieren sollten, war ihr heute Morgen selbst gekommen, wie sie mir erstaunt mitteilte. Sie war immer noch ziemlich aufgebracht wegen der Sache mit den Augen, und das war ich auch, obwohl ich nicht glaubte, dass mit ihren Augen etwas nicht in Ordnung sei.

15.45 Uhr. Carla maß Janes Temperatur: 36,9 Grad. Ich las Jane die Sitzung vom 17. Februar vor, in der es um gesundheitliche Beschränkungen gegenüber ihrer völligen Freiheit beim Schreiben ging. Ich begann mit der Post.

16.09 Uhr. Shannon brachte Jane etwas Eiscreme, in die sie Vitamin C gegeben hatte. Jeff möchte, dass sie es viermal täglich einnimmt.

Die Heizung war in Zimmer 330 ausgeschaltet und das Fenster geöffnet, als Jane die Sitzung durchführte.)

Nun, ich wünsche euch einen weiteren schönen guten Tag.

(„Guten Tag, Seth.")

Ruburt hat sich <u>zu sehr bemüht</u> *(Pause)*, und es ist nicht ungewöhnlich, dass eine Phase neuer Entscheidungen von einer Phase beunruhigender Zweifel begleitet wird.

In solchen Fällen ist es angebracht, sich zu entspannen. Die Situation <u>ist</u> (unterstrichen) so, wie ich sie dargestellt habe. Lass ihn sich vorstellen, dass er eine Sitzung liest, oder dass du dich darüber <u>freust</u>, wie gut er sie hat lesen können. Lass ihn ansonsten sein Sehen so weit wie möglich vergessen, dann wird es sich schon von selbst regulieren.

Es gibt noch mehr Material in dieser Richtung, und ich werde dafür sorgen, dass ihr es bekommt – aber jetzt ist nicht die Zeit dafür. In der Zwischenzeit aktiviere ich jene Koordinaten, die Ruburts Heilungsprozesse beschleunigen. Ich mag zurückkommen oder auch nicht, aber wisst, dass ich anwesend und erreichbar bin.

(„Danke."

16.32 Uhr. Ich las Jane die Sitzung vor, während sie eine Zigarette rauchte. Seth bestätigte zumindest einige meiner Gedanken. Ich sagte Jane, dass er seine Versprechen, mehr Material zu einem späteren Zeitpunkt zu geben, normalerweise nicht einhält – ich weiß von einer Reihe solcher Andeutungen, die er in diesen Sitzungen gemacht hat. Das zusätzliche Material liefert er nie. Ich sagte, dass ich entweder eine Liste führen und sie immer wieder nach den Informationen fragen müsste, oder sie müsste sich selbst daran erinnern. Und ich konnte mir nicht vorstellen, dass sie das tun würde, vor allem, wenn sie die getippten Sitzungen oft nicht einmal mehr sehen kann, sondern nur hört, wie ich sie ihr vorlese. Ich habe daher aufgehört, auf die Fortsetzung des versprochenen Materials zu drängen. Ich weiß, dass es vorhanden ist und dass es zumindest in bestimmten Fällen sehr hilfreich wäre, wenn wir es bekommen könnten.)

21. FEBRUAR 1984,
16.40 UHR, DIENSTAG

(Heute ist Tag 20 von Janes neuem Programm.

Gestern Abend rief sie mich noch ziemlich früh an. Ich erzählte ihr, dass ich bei Geroulds war und ihr eine andere Marke einer Multivitaminflüssigkeit gekauft habe. Heute Morgen bearbeitete ich die Weihnachtspost und beendete die Überarbeitung von Kapitel 5 von Träume *für Prentice Hall.*

Ich machte früher Schluss, damit ich noch etwas Zeit hatte, um das Konto für Janes Krankenhauskosten zu eröffnen – aber da rief um 11.50 Uhr jemand von der Rechnungsstelle des Krankenhauses an. Die Frau wollte wissen, was es Neues gäbe, und ich sagte ihr, dass wir unser Bestes täten.

Ich verstand nicht alles, was sie sagte, aber es ging um die Krankenstation, die Betten und das, was sie den Leuten erzählte. Sie sagte, sie habe „Angst" vor dem, was sie den Leuten sagen müsse. Ich sagte ihr, dass Jane und ich schon seit langem Angst hätten, und sie verstand. Ich erklärte ihr, dass ich mich von den Sorgen lösen müsse, um nicht verrückt zu werden und meine Arbeit erledigen zu können. Sie wusste etwas Neues zu berichten – dass die Versicherung weitere Unterlagen über Janes Pflege angefordert habe.

Ich schlug der Frau vor, unseren Anwalt anzurufen und ihn auf den neuesten Stand zu bringen, und sie stimmte zu. Ich erzählte ihr von der Ankündigung weiterer Untersuchungen durch die Versicherungsgesellschaft und dass dies eine Hinhaltetaktik sei. Sie will mit mir reden, sobald sie Zeit hat, und ich sagte ihr, sie solle anrufen. Ich weiß nicht, was passieren wird. Ich habe nicht viel darüber nachgedacht.

Der zweite Anruf, zehn Minuten später, kam von Sheri. Es geht ihr viel besser. Sie und ihr Mann fahren auf Urlaub nach Aruba. Vor der Abreise will sie sich mit einem wohlhabenden Klassenmitglied in Verbindung setzen, das letztes Jahr „sehr verletzt" war, als Jane und ich ihr Angebot, uns ein Textverarbeitungsprogramm zu kaufen, abgelehnt hatten. Wir hatten es nicht ernst genommen. Anscheinend hat die Frau Maude Cardwells Artikel über uns in Reality Change *gesehen und will uns ein Geschenk machen – aber nicht über Maude. Sheri vermutete, dass es sich um ein Geschenk im Wert von bis zu 5'000 Dollar handeln könnte. Ich lachte und sagte, okay, unsere Einstellung habe sich offensichtlich geändert. Ich bat Sheri, der Frau unsere Adresse zu geben, aber nicht unsere Telefonnummer; ansonsten könne sie uns über Sheri erreichen.*

Sheri rief Jane heute Nachmittag um 17.30 Uhr auf Zimmer 330 an, um kurz

Hallo zu sagen. Sie erwähnte ihre wohlhabende Freundin nicht, und ich fragte auch nicht danach. Nach den Anrufen am Morgen eröffnete ich Janes spezielles Bankkonto.

Jane war heute Morgen in der Hydrotherapie. Ihre Augen sehen nicht mehr so rot aus, aber sie sagt, dass sie ihr sehr zu schaffen machten. Sie versucht, das Ganze zu ignorieren. Nachdem sie zu Mittag gegessen hatte, konnte sie die Sitzung nicht lesen, also las ich sie ihr um 15.18 Uhr vor. Ich hatte vergessen, die neue Post, an der ich heute Nachmittag arbeiten wollte, mitzubringen, aber ich fand ein paar andere Briefe, die ich gestern vergessen hatte. „Würde ich nicht so weit vom Krankenhaus entfernt wohnen – fast sechs Kilometer –, ginge ich zurück und würde die Post holen", sagte ich frustriert.

„Ich dachte mir schon, dass du mit dem Gedanken spielst", sagte Jane. Ihre Füße sehen noch besser aus, und sie hustet und schnäuzt sich nicht mehr so oft.

Als ich ihr das erste Mal die Sitzung vorlas, schlief sie ein, sobald ich beim Seth-Material anlangte, und nachdem sie mit einem Schreck aufgewacht war, las ich sie ihr noch einmal vor. Ich dachte, sie bräuchte die Ruhe nach den Infektionsschüben.

15.48 Uhr. Lynn maß Janes Blutdruck. Shannon kontrollierte ihre Temperatur, 37,0 Grad, perfekt. Dann brachte Diana das zusätzliche Vitamin C, das Jane viermal am Tag bekommt. Die Fenster waren geschlossen, aber in Zimmer 330 war die Heizung wieder ausgestiegen, obwohl das Problem durch den Wechsel des Thermostats eigentlich hätte „behoben" sein sollen. Seths einleitende Bemerkungen waren zweifellos eine Reaktion auf meine Kommentare am Ende der gestrigen Sitzung, als ich geschrieben hatte, dass er oft Material, das er versprach, nicht liefere.)

Nun, ich wünsche euch einen weiteren schönen und guten Tag.

(„Guten Tag, Seth.")

Im Zusammenhang mit dem Material, das ich gestern erwähnte *(über Janes Symptome, insbesondere ihre Augen)*:

Das meiste Material dieser Art werde ich tatsächlich zu einem späteren Zeitpunkt übermitteln, wenn auch nicht immer unter der gleichen Überschrift oder Kategorie, und oft in einen anderen Teil des Materials eingebunden.

Ich wollte vor allem darauf hinweisen, dass die Aktivitäten des Körpers leider oft falsch interpretiert und missverstanden werden. Der Körper reinigt oft seine eigenen Prozesse oder testet sie – vielleicht indem er mehrere Tage lang fiebert und dann die Temperatur senkt, sobald die unerwünschten Stoffe sozusagen verbrannt sind. Zu einem Zeitpunkt mag er Urin speichern, um Mineralien zurückzuhalten, zu einem anderen Zeitpunkt uriniert er scheinbar zu viel. Wenn dem Körper jedoch grundsätzlich Misstrauen entgegengebracht wird, wird jedes derartige Verhalten als gefährlich und verdächtig angesehen. Ruburts „Erkältung", die problematischen Augen – all das hat mit einer ungewöhnlichen Muskeltätigkeit von Kiefer, Kopf, Schultern, Armen und Händen zu tun. Mit euren Worten ausgedrückt, werden sich diese Zustände von selbst regulieren, wobei die Augenmuskeln sowohl flexibler als auch elastischer werden, je nach Bedarf.

Seine Temperatur hat sich wieder normalisiert. Seine Füße haben wieder eine normale Farbe, und sein Urin ist sauber.

Ich mag zurückkehren oder auch nicht, entsprechend den Rhythmen, von denen ich spreche – aber wisst, dass ich präsent und erreichbar bin.

(„Danke, Seth."

16.47 Uhr. Seths Material war natürlich beruhigend, und ich glaubte ihm auch. Und das tat Jane auch, denke ich, trotz allem. „Wenn du dich also an sein Material gehalten hättest", sagte ich nach dem Abendessen, als ich mich zum Gehen bereit machte, „hättest du die Antibiotika nicht genommen, und der Körper hätte sich um sich selbst gekümmert." Das bedeutete natürlich auch, dass Jane sich in der Zwischenzeit nicht „zu sehr bemüht" hätte. „Aber was soll man auch tun, wenn man mit dieser Art von Behandlung an einem Ort konfrontiert wird, den man nicht einfach verlassen kann, wenn man mit ihr nicht einverstanden ist?", fragte ich. „Dann ist man wirklich in einer Zwickmühle ... Wir sind noch weit davon entfernt, dass irgendein medizinischer Berufsstand so über den Körper denkt wie Seth, oder nur schon, wie wir es tun." Und egal, was Seth sagt – ich hätte trotzdem gerne etwas Material über Janes extremes Verhalten in Bezug auf ihre Ängste, sich lächerlich zu machen, Schuldgefühle zu haben, angegriffen zu werden – das ganze Zeug. Ich glaube, ich dachte sogar, dass es sogar in Ordnung ist, Ängste zu haben, sogar große Ängste, wenn man sie nicht so weit treibt, dass sie einen am Ende völlig hilflos machen. In größerem Rahmen kann ich sogar verstehen, warum man sich dafür entscheidet, ein bestimmtes Verhalten bis zum Äußersten zu treiben. Trotzdem ist dies auf kurze Sicht nicht leicht zu begreifen.)

22. FEBRUAR 1984,
16.14 UHR MITTWOCH

(Jane rief gestern Abend nicht mehr an. In der Post fand ich eine Rechnung über 138 Dollar für Strafe und Zinsen, die wir dem Staat NY für unsere Steuern von 1981 schuldeten. Heute Morgen erledigte ich die Weihnachtspost und arbeitete an

Träume. Als Patty, Petes Sekretärin, anrief, weil ich unsere Steuerformulare für 1983/4 im Büro abgeben sollte, erzählte ich ihr von der Rechnung für 1981. Mrs. Austin rief an, weil sie die Wäsche nach 13.00 Uhr abgeben wollte, weshalb ich das Geld in einem Umschlag auf die Veranda legte und die Gittertür unverschlossen ließ.

Die Temperatur lag heute bei rund 7 Grad und es war sonnig, als ich mich auf den Weg zu Jane machte. Sie war heute Morgen zur Hydrotherapie gegangen. Ihre Füße werden nach und nach besser. Sie aß ordentlich zu Mittag. Danach probierte sie die Flüssigvitamine, die ich gestern Abend auf dem Heimweg gekauft hatte; sie sagte, sie schmeckten besser als die des Krankenhauses – aber ich sah weder Vitamin C noch E auf dem Etikett. Ich werde die neue Marke von den Angestellten überprüfen lassen.

Nach dem Mittagessen zeigte mir Jane die besonders ausholende Bewegung, die sie jetzt mit ihrem rechten Arm ausführen kann – der Ellbogen lässt sich besser strecken. Sie sagte, im Wasser sei dies noch ausgeprägter, wenn sie flach liege und die Arme Platz hätten, sich weiter nach unten zu strecken. Ich sagte ihr, ich hoffte, dies sei ein erstes Anzeichen für die neue Heilung und Freiheit, von der Seth sagte, sie würde sie durch ihre jüngsten Fieberschübe, ihre Erkältung und so weiter erlangen.

14.55 Uhr. Patty rief an und sagte, dass ich die Strafe für unsere Steuern von 1981 zahlen müsse. Das bedeutet, dass ich den Check am Freitag mit der Post abschicken muss, weshalb ich nochmals zu unserem Steuerberater gehen und das Steuerformular abholen und das Ganze auf den Weg bringen muss. Dann habe ich um 13.00 Uhr noch einen Zahnarzttermin – ich werde also einen großen Teil des Tages damit verbringen, Erledigungen zu machen und daher weniger an Träume *arbeiten können. Ich sagte Jane, dies sei eine Entwicklung, die sich immer häufiger einstelle, und ich würde versuchen, einen Ausweg daraus zu finden.*

15.20 Uhr. Jane rauchte eine Zigarette, was einen Hustenanfall auslöste, aber ihre „Erkältung" scheint sich dennoch zu bessern. Sie konnte die Sitzung von gestern überhaupt nicht sehen, also las ich sie ihr schließlich vor. Sie sagte, eigentlich wolle sie doch einfach Buchmaterial übermitteln, aber stattdessen verbringe sie ihre ganze Zeit damit, etwas über ihre Gesundheit herauszufinden. Ich sagte, ich sei durchaus bereit, das Thema Gesundheit für eine Zeit lang zu vergessen – eine lange Zeit, wenn nötig. Soweit ich sehen konnte, war es ohnehin keine große Hilfe. Vielleicht stellen sich die möglichen Verbesserungen ein, wenn wir die ganze Angelegenheit einfach ruhen lassen und uns nicht mehr darauf konzentrieren. Ich wüsste nicht, was wir sonst noch tun könnten.

15.43 Uhr. Ich las Jane das letzte Buchdiktat vor, das sie vor 15 Tagen, also am 7. Februar, übermittelt hatte. Kaum zu glauben. Um 16.09 Uhr bekam sie ihre nächste

Dosis Vitamin C – Jeff hatte aus irgendeinem Grund die Uhrzeiten geändert.

Wir öffneten das Fenster und zogen die Vorhänge gegen die grelle Sonne zu, als die Sitzungszeit näher rückte. Ich hatte allerdings die Heizung wieder eingeschaltet – mysteriöserweise funktionierte sie jetzt wieder, obgleich sich niemand mehr darum gekümmert hatte. Jane hatte ihre Brille bereits abgesetzt und sagte, sie könne ohne sie besser sehen. Die Dinge seien nicht klar, aber weniger verschwommen, sagte sie. Möglicherweise war auch das ein Zeichen der Besserung, meinte ich. Ich selbst trage meine Brille nicht mehr so oft wie früher. Janes Seth Stimme war leiser als sonst und klang ein wenig heiser oder rau.)

Nun, ich wünsche euch einen weiteren schönen guten Tag.

(„Guten Tag, Seth.")

Diktat. *(Lange Pause.)* Wir möchten in diesem Buch, dass unsere Leser und Leserinnen ihren Körper und ihren Geist auf neue Weise betrachten.

Versteht den Geist nicht als rein geistiges und den Körper als rein physisches Gebilde. Betrachtet stattdessen Geist und Körper als fortwährende, ineinander verwobene Prozesse, die gleichzeitig geistig und physisch sind. Eure Gedanken sind in Wirklichkeit genauso physisch wie euer Körper, und euer Körper ist genauso nicht-physisch, wie ihr es von euren Gedanken glaubt. Ihr seid in Wirklichkeit eine dynamische Kraft, die als Teil und gleichzeitig getrennt von eurer Umgebung existiert.

Natürlich prägt ihr einen Raum mit euren Eigenschaften, wenn ihr ihn einrichtet, aber genauso prägt ihr *(lange Pause)* den scheinbar leeren Raum – das heißt, ihr verwandelt den leeren Raum in die lebendige Materie eures Körpers, ohne dass ihr euch dessen bewusst seid. Eure Gesundheit und das tägliche Wetter interagieren miteinander. Dies geschieht sowohl auf persönlicher als auch auf kollektiver Ebene. Ich räume ein, dass einiges von diesem Material euren üblichen Vorstellungen widerspricht, aber die Gesundheit eures Körpers steht nicht nur in engem Zusammenhang mit dem Zustand der globalen Gesundheit, sondern auch mit dem physischen Klima.

(Lange Pause um 16.25 Uhr.) Eine Trockenperiode kann man sich nicht einfach „einfangen". Ebenso wenig fängt man sich eine Erkältung ein. In gewisser Weise wird eine Trockenperiode zum Teil durch den emotionalen Zustand der Menschen verursacht, die sie erleben – dennoch ist eine Trockenperiode keine Krankheit. Sie ist Teil eines Prozesses. Sie ist ein notwendiger Teil des größeren Prozesses der physischen Stabilität der Welt. So unerfreulich eine Trockenperiode auch erscheinen mag, so ist sie auf ihre Weise auch für das ausgewogene

Feuchtigkeitsverhältnis auf der gesamten Erdoberfläche verantwortlich. In gleicher Weise sind Krankheiten auf ihre Weise oft Teil eines größeren Prozesses, dessen übergeordnetes Ziel das allgemeine Gleichgewicht und die *(lange Pause)* Stärke des Körpers ist.

(Lange Pause um 16.30 Uhr.) Man kann den Wind nicht wirklich sehen – man sieht nur seine Auswirkungen. Das Gleiche gilt für eure Gedanken. Sie besitzen Kraft wie der Wind, aber ihr seht nur die Auswirkungen ihrer Aktivitäten.

Nun, ich mag zurückkehren oder auch nicht, entsprechend den Rhythmen, von denen ich spreche, aber wisst, dass ich präsent und erreichbar bin.

(„Danke." 16.32 Uhr. Jane wollte eine Zigarette, obwohl sie vom Rauchen husten muss. Heute hatte niemand ihre Werte gemessen, aber ihre Temperatur war normal. Jane hatte „keine Ahnung, dass er sich mit diesem Wetterkram beschäftigen würde". Ich las ihr die Sitzung vor.

Jane setzte ihre Brille wieder auf, als wir uns den Film Colossus, *das Forbin-Abenteuer, im Fernsehen anschauten – und sagte dann, sie könne ohne Brille immer noch besser sehen.*

Als ich gerade um 21.31 Uhr mit dem Abtippen dieser Sitzung fertig war, rief Jane noch an.)

28. FEBRUAR 1984,
16.16 UHR DIENSTAG

Diktat: (Zeit, weniger als fünf Minuten)

Meine Gedanken sausen
durch die Korridore der Zeit,
schweben auf ihrem Weg
durch die sonnigen Stunden,
tauchen in schattige Winkel,
schlürfen aus süßen Honigwaben
der Sehnsucht, schlüpfen durch
goldene Schlüssellöcher
und gleiten befreit über
die Auen der Ewigkeit.
Ich wünsche ihnen eine gute Reise,

während sie vor mir dorthin ziehen,
denn eines Tages werde ich
sicherlich folgen.

(Anmerkung: 1. März, 15.05 Uhr. Jane las das obige Gedicht und dasjenige
vom 29. Februar beinahe mühelos ohne ihre Brille aus meinen Aufzeichnungen vor.
Überrascht und erfreut!)

29. FEBRUAR 1984,
16.00 UHR MITTWOCH

Diktat: (Zeit, ungefähr fünf Minuten)

Meine Gedanken fliegen
zurück ins Gestern –
fette Honigbienen,
die frischen Nektar suchen
in verborgenen Vorratskammern,
Verstecke der Begierde plündernd
und den Honig kostend, gerettet
aus den süßen Momenten der Vergangenheit,
jedes Mal besser gestillt
als zuvor.
Wie weise ich war,
einen Teil der Vergangenheit aufzubewahren,
bis jetzt nicht gekostet.

1. MÄRZ 1984,
15.28 UHR DONNERSTAG

Diktat: (Zeit, 15.28 Uhr – 15.35 Uhr.)

Meine Geschichte ist reich an
verlorenen und wiedergefundenen Königreichen,

mit magischen Spiegeln, die sich öffnen
zu brandneuen kosmischen Karten,
und in meinem Kopf (Pause)
breiten sich schillernde Welten aus,
groß genug, um mit ihnen tausende
Bücher zu füllen. (Lange Pause)
Vielfältige Visionen führen mich weiter
über Pfade, die (lange Pause)
neue Welten der Wirklichkeit schaffen.

Diktat: (Zeit, 16.45 Uhr – 17.00 Uhr.)

Ein Moment aus der Vergangenheit
blitzte plötzlich vor meinen Augen auf,
und da war ich, auf allen Vieren
und beobachtete einen Junikäfer,
der auf das Gras zusteuerte,
sein Körper glänzend, oval und hart.
Ich senkte mein Gesicht
so nah wie ich konnte
und bestaunte, wie er sich bewegte, (Unterbrechung)
wie ein dunkler, schimmernder, lebender Stein.
Sein Schatten fiel wellig
aufs Gras, während sein
Körper im hellen Sonnenlicht glitzerte. (Unterbrechung)
Ich hörte ein knirschendes Geräusch,
als ob seine Gelenke geölt werden müssten …

(Jane war zu diesem Zeitpunkt bereits zweimal vom Personal unterbrochen worden und konnte das Gedicht aus welchen Gründen auch immer nicht zu Ende bringen. „Ich hasse es, es so stehenzulassen", sagte sie mehrmals und fügte schließlich zwei Zeilen hinzu, mit denen sie nicht sehr zufrieden war:

… und auf Beinen dünn wie trockenes Stroh
krabbelte er hinfort.

(Anmerkung: 2. März – Jane las ihre beiden Gedichte erneut ohne Brille – so gut, wie sie die anderen gestern aus meinen Aufzeichnungen gelesen hatte. Zwar nicht perfekt, aber immerhin tat sie es …)

5. MÄRZ 1984,
MONTAG

Die Flügel meines Geistes
fliegen in die Lüfte von morgen,
Kinder verzaubernd, die rufen
„Kommt, und seht die hübsche Libelle!"

(15.48 Uhr – 15.49 Uhr.)

Manchmal rollen meine Gedanken
wie kleine Steine den Berg hinab.
Und im Tal rufen die Bewohner des Dorfes:
„Achtung, Lawine!"

(15.52 Uhr – 15.53 Uhr.)

Manchmal bündeln meine Gedanken ihre Kraft
und branden auf an den Stränden
meines Geistes.
Und die Badenden schreien:
„Hier kommt die neunte Welle!"

(15.54 Uhr – 15.55 Uhr.)

Meine Gedanken brauchen
gute, gerade Beine.
Ich wette, meine Gedanken können
meine Beine die Treppen
hoch und runter
oder sonst wohin rasen lassen,

mit einer Schnelligkeit, die zu geschwind ist,
als dass ich sie begreifen könnte,
denn meine Gedanken verlangen nach
Freiheit.

(15.58 Uhr – 16.00 Uhr.)

Meine Träume fallen herunter,
einer nach dem anderen,
verschmelzen ineinander,
und andere Träumer unten
flüchten ins Trockene.

(16.02 Uhr – 16.04 Uhr.)

10. MÄRZ 1984,
15.38 UHR, SAMSTAG

(Nach der heutigen Sitzung – der ersten seit dem 22. Februar – teilte ich Jane mit, dass ich bei Wiederaufnahme der Sitzungen nur noch das Sitzungsmaterial abtippen würde, nicht aber die täglichen Notizen über ihren physischen Zustand, ihre Temperatur und so weiter, es sei denn, es gäbe etwas Ungewöhnliches zu erwähnen. Sie war damit einverstanden. Dieses Begleitmaterial findet sich in meinen täglichen handschriftlichen Notizen. Eines Tages wird dieses Material vielleicht transkribiert und für einen noch unbekannten Zweck verwendet werden.

Ich möchte jedoch anmerken, dass ich heute Dr. Jeff Karder begegnete, als ich den Flur der Notaufnahme hinunterging, um die Treppe zu Zimmer 330 zu nehmen. Er fragte, wie es Jane gehe, erkundigte sich nach ihrer Arbeit und ihren Büchern und äußerte sich recht positiv über ihre Genesung von der kürzlichen Infektion und dem Fieber.

„Sie scheint unverwüstlich zu sein, nicht wahr?", sagte er, und ich sah ihm an, dass er sich über Janes Entwicklung sehr freute und überrascht war. „Meine Frau ist äußerst willensstark", sagte ich, und Jeff stimmte mir zu. Er sagte, er werde sie besuchen, behalte sie aber auch anhand der Berichte im Auge.

Jane freute sich über meine Schilderung des Treffens. „Das mit der Unverwüstlich-

keit kann ich gut gebrauchen", sagte sie und meinte damit, dass sie es in ihre Suggestionen, ihre Einstellung und so weiter einfließen lassen würde. Wir waren beide über
diese Begegnung froh.

*Janes Seth-Stimme war ein bisschen stärker als sonst und schien eine etwas größere
Energie auszustrahlen.)*

Nun – ich wünsche euch einen schönen guten Tag.

(*„Guten Tag, Seth.")*

Diktat. Magie findet sich jedenfalls überall im Rahmen der Abläufe in eurem
Körper und in der Welt. Meine Definition von Magie lautet folgendermaßen:
Magie ist ungehinderte Natur, oder: Magie ist ungehindertes <u>Leben</u>. Es stimmt,
dass eure Gedanken, Emotionen und Überzeugungen die Realität erschaffen, die
ihr erlebt – aber es stimmt auch, dass diese <u>kreative Schöpfung</u> gewissermaßen
<u>magisch hervorgebracht</u> wird. Das heißt, die Erschaffung eures Körpers und die
Erschaffung einer Welt *(Pause)* beruhen auf einer höchst gelungenen Kombination aus Ordnung und Spontaneität – einer Ordnung und Spontaneität, die eher
verborgen als offensichtlich zu sein scheinen *(alles sehr intensiv)*. Ihr denkt zum
Beispiel, ohne bewusst zu wissen, wie ihr das tut, und ihr formuliert lange Sätze,
ohne euch am Anfang des Satzes bewusst zu sein, wie er genau enden wird.

*(15.46 Uhr. Denise kam herein, um den Blutdruck zu messen. „Ich weiß, dass ihr
arbeitet", sagte sie, als sie ohne zu klopfen eintrat, „aber ich bin gleich wieder weg."
Ich massierte in der Zwischenzeit Janes rechten Fußballen und las ihr, als Denise
wieder weg war, die bisherige Sitzung vor. Weiter um 15.53 Uhr.)*

Das bedeutet nicht, dass ihr für immer in Unwissenheit verharren müsst, aber
es bedeutet, dass es verschiedene Arten von Wissen gibt und dass nicht alle eure
Informationen allein aus dem Verstand hervorgehen. Ihr seid beispielsweise von
einem Fötus zu einem Erwachsenen herangewachsen, also weiß offensichtlich
ein Teil von euch, wie man eine so erstaunliche Aktivität wie das Wachstum und
die Entwicklung des physischen Körpers vollzieht.

Der denkende Verstand allein kann jedoch nicht einmal die kleinste Zelle
wachsen lassen oder das Leben auch nur eines Moleküls aktivieren, und doch erfolgen Wachstum und Erhaltung des Körpers kontinuierlich. Die gleiche verborgene Fähigkeit, die Gesundheit und Vitalität eures Körpers fördert, durchdringt
und trägt auch zur Erhaltung der Welt im Allgemeinen bei. All dies geschieht auf
spielerische Art und Weise und zeigt sich doch mit größter Ordnung und Struktur. Strengt ihr euch zu sehr an, überlastet ihr Intellekt und Körper, denn dann
scheint es, als ob euer ganzes Leben allein von den Überlegungen eures Intellekts

abhinge. Stattdessen werden eure intellektuellen Fähigkeiten natürlich von jener inneren Mischung aus Spontaneität und Ordnung unterstützt und gefördert, die auf so magische Weise sowohl eure eigene Realität als auch die Realität der Welt erschafft. Ich wünsche euch noch einen schönen guten Tag –

(*„Danke.“*)

–, und ich intensiviere in der Tat die Koordinaten, die alle Aspekte eures Lebens ganz generell regenerieren.

(*„Danke“, sagte ich erneut.*

16.02 Uhr. Jane sagte, sie sei froh, die Sitzung durchgeführt zu haben.

Ich wollte den Eröffnungsanmerkungen noch hinzufügen, dass Janes Unverwüstlichkeit sowohl für Jeff Karder als auch für sie und mich eine Lernerfahrung darstelle. Und als Erinnerung: Seth arbeitet noch immer an Kapitel 2 dieses Buches: Biologisch gültige Gedanken, Einstellungen und Überzeugungen, und er hatte damit in der gestrichenen Sitzung vom 26. Januar 1984 begonnen.)

12. MÄRZ 1984, 15.08 – 15.12 UHR, MONTAG

(*Diktat.*)

*Wintervögel singen
ihr Winterlied,
während der eisige Wind
über den gefrorenen Rasen weht.
Wohin fliegen die Vögel,
wenn es Abend wird?
Ich füttere sie mit Mais und Krümeln von Brot
und lausche ihrem Wintergesang,
während die Schneeflocken
über den gefrorenen Rasen schweben,
denn die Wintervögel grüßen
des Winters Dämmerung und Morgengrauen.*

(*Anmerkung: Jane <u>sang</u> dieses Gedicht, als sie es am 13. März vortrug – sehr gut! Sie sagte, sie hätte es ursprünglich als Lied konzipiert, dies zuvor aber nicht erwähnt.*)

KAPITEL 3

DRAUFGÄNGER, TODESMUTIGE
UND GESUNDHEIT

13. MÄRZ 1984,
16.10 UHR, DIENSTAG

(Janes Seth-Stimme war ein bisschen stärker als sonst, kräftiger, und sie zeigte die üblichen Pausen.)

Nun – ich wünsche euch einen schönen guten Tag.

(„Guten Tag, Seth.")

Diktat. Kapitel 3 – die Überschrift hast du schon.

(Jane hatte sie mir gestern Nachmittag genannt: „Draufgänger, Todesmutige und Gesundheit.")

Auf den ersten Blick sieht es tatsächlich so aus, als ob die Menschen das Leben lieben und den Tod fürchten – dass sie nach Vergnügen trachten und Schmerz vermeiden.

 Doch das ist nicht immer der Fall. Es gibt Menschen, die das Gefühl haben müssen, am Rande des Todes zu stehen, bevor sie die Qualität des Lebens voll zu schätzen wissen. Es gibt Menschen, die weder Lebensfreude noch Glücksgefühle empfinden können, wenn sie nicht gleichzeitig mit dem drohenden Tod oder starken Schmerzen konfrontiert sind.

Andererseits gibt es Menschen, die der festen Überzeugung sind, dass das Streben nach Vergnügen zu Schmerz führen muss, und dann gibt es solche, denen der Schmerz selbst Vergnügen bereitet. (Lange Pause.) Es gibt auch Menschen, die sich aufgrund ihrer Überzeugungen sehr unwohl fühlen, obwohl sie eigentlich gesund sind – und diesen Menschen vermittelt ein schlechter Gesundheitszustand ein Gefühl von Sicherheit und Schutz.

Es gibt zahllose Stufen der Gesundheit, von schierem energiegeladenem Überschwang (lange Pause) bis zu schleichender Lethargie und körperlichem Unbehagen. Streiche im vorherigen Satz das Wort „schleichend". Es gibt in der Tat eine fast unendliche Anzahl von Stufen im Zusammenhang mit der Gesundheit. Man könnte eine völlig neue Sichtweise auf die menschliche Gesundheit entwerfen, indem man jede dieser Stufen nummeriert und definiert. Stattdessen hat sich eure Gesellschaft natürlich dafür entschieden, all jene Stufen zu erfassen und zu definieren, die der Gesundheit zum Nachteil gereichen – Stufen, die daran zu erkennen sind, dass die <u>Gesundheit zum einen oder anderen Grad fehlt</u>.

In diesem Buch möchten wir uns daher den Möglichkeiten widmen, mit denen die Gesundheit gefördert werden kann, und dabei wir werden wir bewusst vermeiden, Krankheiten konkret zu benennen. Punkt.

(16.22 Uhr.) Bevor wir beginnen, sei angemerkt, dass der Tod selbst der Erlöser – ein Erlöser – eurer und aller anderen Spezies ist. Er ist nicht an sich negativ; vielmehr ist er der Beginn einer anderen Art von positiver Existenz. Er dünnt den Planeten sozusagen aus, sodass es Raum und Zeit, Energie und Nahrung für alle gibt. Durch den Tod wird das Leben möglich, sodass diese beiden scheinbar gegensätzlichen Qualitäten nur verschiedene Versionen desselben Phänomens sind.

Gäbe es auf eurem Planeten <u>auch nur eine Stunde</u> keinen Tod, wäre bald alles Leben bedroht. Und würde alles Leben, das möglich ist, schlagartig gleichzeitig auftauchen, dann würde mit Sicherheit auch alles ausgelöscht werden. Wir müssen daher anerkennen, dass der Tod tatsächlich ein Teil des Lebens ist – und mehr noch, wir müssen sagen, dass der Tod <u>gesund</u> ist.

Macht eure Pause.

(16.28 Uhr bis 16.36 Uhr.)

Nun: Ende des Diktats.

Eine Bemerkung zu deinem Traum. Er war, wie du vermutet hast, telepathischer Natur. Zwischen allen lebenden Zellen der Erde besteht eine zelluläre Kommunikation, so als ob die Erde selbst ein großer physischer Körper wäre.

Dein Wissen, dein Wunsch, dein Ziel und deine Absicht haben dich auf solche Botschaften eingestimmt, so wie dich deine Sorge um Joe Bumbalo *(unser Nachbar in der Pinnacle Road)* damals auf seinen körperlichen und emotionalen Zustand eingestimmt hat.

Nun wünsche ich euch noch einen schönen guten Tag – und noch einmal: Die Sitzungen selbst aktivieren in der Tat hervorragende Koordinaten für eine bessere Gesundheit und Heilung.

(„Vielen Dank.“

16.40 Uhr. „Das hat mich an die alten Tage erinnert“, sagte Jane, die sich über den Ablauf der Sitzung freute.

Am 6. März 1984 hatte ich Folgendes in meine Notizen geschrieben, die ich jeden Tag im Krankenhaus mache: „Heute Nachmittag beschrieb ich Jane meinen Traum von Joe Bumbalo von letzter Nacht. Ich träumte, dass er schwer herzkrank war und nur noch auf dem Rücken im Bett liegen wollte – ich glaube, in einem Wohnwagen. Seine Frau Margaret und ich waren anwesend. Ich sagte Jane, ich sei mir nicht sicher, ob dies Joes Tod betreffe oder nicht."

Danach vergaß ich den Traum mehr oder weniger. Als ich um 11.55 Uhr auf einen Anruf unseres Anwalts wartete, rief John Bumbalo, Joes Sohn, an. Er wollte sich mein Auto ausleihen. Seines war gerade wegen Überhitzung liegengeblieben; er musste um 14.30 Uhr am Flughafen vom Chemung County sein, um seine Schwester Judy abzuholen, die aus dem Mittleren Westen kam, und dann erneut um 17.30 Uhr, um Margaret und Joe abzuholen. Ich war natürlich erstaunt, da seine Eltern erst im Mai aus Florida zurückkommen sollten.

Joe, sagte John, sei plötzlich ernsthaft erkrankt – er habe Schmerzen im ganzen Körper, in den Knochen, aber auch in der Herzgegend. Eine Untersuchung von Flüssigkeit aus diesem Bereich des Herzens hatte frei schwimmende Krebszellen aufgezeigt. Eine Computertomografie hatte jedoch keinen Aufschluss darüber gegeben, woher sie kamen. Joe hatte im Wohnwagen im Bett gelegen, und Margaret hatte sich geweigert, ihn in ein Krankenhaus zu bringen. Außerdem ist sein Diabetes außer Kontrolle. Als ich mit John zum Krankenhaus fuhr, sagte er, dass das Datum meines Traums mit den Entwicklungen übereinstimme, die Margaret beschrieben hatte. Möglicherweise hatte ich mich auf den Test der Flüssigkeit aus der Herzgegend eingestimmt, aber ich bezweifle, dass dies jemals nachgewiesen werden kann. Es spielt auch keine Rolle. John nahm das Auto, nachdem er mich am Krankenhaus abgesetzt hatte, und rief um 18.45 Uhr an, um zu sagen, dass alles erledigt sei und nun alle zu Hause wären. Er holte mich um 19.05 Uhr ab. Das Wetter ist schlecht, und wir hatten ein paar ziemlich gefährliche Situationen, als er mich nach Hause fuhr. Ich sagte ihm, Margaret solle mich anrufen, wenn ich sie besuchen könne.

Jane erinnerte sich an meinen Traum und auch daran, dass wir damals gesagt hatten, wir hofften, er würde sich nicht bewahrheiten. Offensichtlich war das aber der Fall. Auf dem Heimweg sagte John, ein späterer Befund habe gezeigte, dass Joe tatsächlich im ganzen Körper Krebs hat.)

15. MÄRZ 1984,
16.06 UHR, DONNERSTAG

(Janes Seth-Stimme war kräftiger als sonst – ja, gelegentlich war sie beinahe laut, mit den üblichen Pausen.)

Nun: Ich wünsche euch einen schönen guten Tag –

(„Guten Tag, Seth.")

– und wir fahren mit dem Diktat fort.

Menschen, die den Tod immer wieder herausfordern, fürchten ihn eigentlich mehr als die meisten anderen Menschen. Trapezkünstler, Stuntmänner und -frauen, Autorennfahrer und viele andere Personengruppen haben einen Lebensstil, der regelmäßig todesmutige Stunts mit sich bringt.

Trapezkünstler können beispielsweise mehrere Auftritte pro Tag haben. Es scheint, dass diese Personen mit großem Wagemut auftreten, ja sogar mit einer Sorglosigkeit, die den meisten Menschen fremd ist. Die meisten Trapezkünstler sind jedoch äußerst diszipliniert. Sie arbeiten mit scharfem Blick und unter Bedingungen, unter denen jedes noch so kleine Detail von größter Bedeutung ist. Ganz gleich, wie oft bestimmte Trapeznummern wiederholt werden, es besteht immer die Gefahr einer plötzlichen Katastrophe – eines Fehltritts, eines Sturzes. Indem sie das „Schicksal" auf die Probe stellen, versuchen die Todesmutigen bei jedem Auftritt, sich selbst zu beweisen, dass sie tatsächlich sicher sind, dass sie die schlimmsten Situationen des Lebens überwinden können. Punkt.

Das Leben birgt für sie dann die schönste Energie, die größte Befriedigung, weil es der ständigen Bedrohung durch den Tod gegenübergestellt wird. Viele dieser Menschen fühlen sich unter den üblichen Lebensbedingungen überhaupt nicht sicher. Sie schützen sich, indem sie die <u>Bedingungen</u> für eine solche Situation schaffen und die entsprechenden Umstände wiederum bis ins kleinste Detail kontrollieren.

(Lange Pause um 16.16 Uhr.) Nur indem sie eine todesverachtende Karriere verfolgen, fühlen sich diese Menschen sicher genug, um sich anderweitig entspannen zu können und ein halbwegs normales Leben außerhalb ihres lebensgefährlichen Berufs zu führen.

Ich möchte solche Aktivitäten keineswegs <u>moralisch bewerten</u>. Oftmals ermöglichen sie einen äußerst ausgeprägten Sinn für Lebensfreude und Vitalität. Es stimmt aber auch, dass sich solche Menschen jahrelang einer ausgezeichneten Gesundheit erfreuen können – abgesehen vielleicht von einigen gebrochenen

Knochen und Prellungen –, nur um dann plötzlich für irgendwelche Krankheiten anfällig zu werden, wenn sie sich entschließen, ihre Aktivitäten aufzugeben.

Das muss natürlich nicht zwangsläufig der Fall sein. Selbsterkenntnis und Selbsteinschätzung können das Leben des betreffenden Menschen zum Besseren verändern, unabhängig von seinen Aktivitäten oder Lebensbedingungen. Es stimmt, dass diese Menschen für sich einen sorgfältig geplanten und geregelten Lebensstil wählen, in welchem sie der Bedrohung durch den Tod persönlich und regelmäßig begegnen; jeder Tag wird zu einer Odyssee, in der Tod und Leben bewusst abgewogen werden. Punkt.

Kinder können an vielen Kinderkrankheiten erkranken und trotzdem sehr gesunde Kinder sein. Erwachsene können sich beim Skifahren oder bei einer anderen Sportart einen Knochen brechen und sind trotzdem kerngesund. *(Lange Pause.)* Menschen „erkranken" an Erkältungen, Grippe oder anderen Gesellschaftskrankheiten, die angeblich von Mensch zu Mensch übertragen werden – und doch können sie insgesamt sehr gesund sein. Der Körper verfügt über sein eigenes Selbstregulierungssystem. *(Pause.)* Dieses System wird oft als Immunsystem bezeichnet.

Wenn Menschen krank werden, ist es Mode zu sagen, dass das Immunitätssystem *(Seths Formulierung)* vorübergehend versagt hat – doch der Körper selbst weiß, dass bestimmte „Krankheiten" gesunde Reaktionen sind. Der Körper betrachtet <u>Krankheiten nicht als Krankheiten</u> im üblichen Sinne. Er betrachtet alle Aktivitäten als Erfahrung, als einen momentanen Lebenszustand *(Pause)*, als eine Ausgleichssituation. Aber er verfügt über einen Sinn für das <u>Ganzheitliche</u> und eine umfassende Integrität, denn er weiß, dass er weiter existiert, wenn auch unter anderen Bedingungen, und er erkennt, dass diese Veränderung so natürlich und notwendig wie der Wechsel der Jahreszeiten ist, damit jedes Individuum weiter existieren kann, während die Erde selbst die für das Überleben des physischen Lebens notwendigen Nährstoffe bereitstellt.

Ende des Diktats.

Wie gesagt aktiviere ich tatsächlich diejenigen Koordinaten, die die umfassende Vitalität und Heilung beschleunigen, und ich wünsche euch noch einen schönen guten Tag.

(*„Auch dir noch einen guten Tag, Seth."*

16.42 Uhr. Jane rauchte eine Zigarette und trank einen Schluck Wasser, bevor ich sie umlagerte.

Als ich zu Hause ankam, rief ich Margaret Bumbalo an. Joe war im Kranken-

haus, in Zimmer 560, und hat ein Sarkom in oder um die Herzgegend. Er bekommt ab morgen eine Chemotherapie, ich werde ihn also erst übermorgen sehen. Zwischen den Behandlungen kann er nach Hause gehen. Sein Diabetes ist noch nicht unter Kontrolle.

Ich hatte geschrieben, dass er in meinem Traum einen Herzinfarkt hatte, aber das scheint nicht zu stimmen, obwohl der richtige Bereich für seine Probleme angezeigt wurde. Manchmal fragte ich mich auch, ob ich den Traum richtig aufgezeichnet hatte, denn ich sah nicht, wie er einen Herzanfall hatte, sondern nur, wie er sich die Brust rieb, wobei Margaret ihm half und ich nur als Zeuge anwesend war. Margaret hält den Traum für bemerkenswert und wird die Details zeitlich überprüfen.)

16. MÄRZ 1984,
15.58 UHR, FREITAG

Ich wünsche euch abermals einen schönen guten Tag.

(*„Guten Tag, Seth."*)

Wir setzen das Diktat fort.

Bevor wir das Wesen von Gesundheit oder Krankheit wirklich ergründen können, müssen wir zunächst das menschliche Bewusstsein und seine Beziehung zum Körper verstehen.

Natürlich wisst ihr, dass ihr einen bewussten Verstand habt. Ihr besitzt auch, was oft als Unterbewusstsein bezeichnet wird, und dieses umfasst lediglich Gefühle, Gedanken oder Erfahrungen, die mit eurem bewussten Verstand verbunden sind, aber als überflüssiger Ballast angesehen würden, wenn ihr euch ihrer ständig bewusst sein müsstet. Andernfalls würden sie um eure Aufmerksamkeit wetteifern und mit gerade anstehenden wichtigen Entscheidungen konkurrieren. Punkt.

Wollte man all diese unterbewussten Erinnerungen ständig im Kopf behalten, wäre man buchstäblich nicht in der Lage, im gegenwärtigen Augenblick zu denken oder zu handeln. Trotzdem könnt ihr mehr oder weniger auf euer Unterbewusstsein zugreifen. Es ist vielleicht einfacher, sich ein umfassendes Bewusstseinskontinuum vorzustellen, denn ihr habt ja auch ein Körperbewusstsein, und dieses Körperbewusstsein setzt sich seinerseits aus den individuellen Bewusstseinen der einzelnen Moleküle zusammen, die alle Teile des Körpers aufbauen.

(*Lange Pause um 16.06 Uhr.*) Zuweilen spricht man davon, dass Männer und

Frauen über ein Bewusstsein, ein Unterbewusstsein und ein <u>Un</u>bewusstsein verfügen – aber so etwas wie ein Unbewusstsein gibt es nicht. Das Körperbewusstsein ist <u>höchst bewusst</u> *(unterstrichen)*. Nur <u>seid ihr euch dessen normalerweise
nicht bewusst</u>. *(Lange Pause.)* Denken erfordert Zeit. Es befasst sich mit der
Lösung von Problemen – es bildet eine Hypothese und versucht dann, sie durch
Versuch und Irrtum zu beweisen.

*(16.10 Uhr. Carla maß die Temperatur, 36,9 Grad. Dann las ich Jane die bis-
herige Sitzung vor. Weiter um 16.15 Uhr.)*

Müsstet ihr diese Art von Prozess ausführen, bevor ihr einen Muskel bewegen könntet, würdet ihr natürlich überhaupt nirgends hinkommen. Die anderen
Bewusstseinsanteile befassen sich also mit einer Art <u>automatischem</u> Denken und
arbeiten mit einer Art von Wissen, das in euren Begriffen <u>keine Zeit braucht</u>.

Man könnte sagen, dass die verschiedenen Teile eures Bewusstseins mit mehreren unterschiedlichen Geschwindigkeiten arbeiten. Zwischen den verschiedenen Teilen des Bewusstseins finden ständig Übersetzungen statt, sodass die
Informationen von einer „Geschwindigkeit" in eine andere übersetzt werden.
Vielleicht beginnt ihr nun zu verstehen, dass das Gesamtbild von Gesundheit
oder Krankheit aus viel mehr Blickwinkeln betrachtet werden muss, als ihr bislang vielleicht angenommen habt. Viele von euch sind von herkömmlichen, verzerrten Vorstellungen über Gesundheit und Krankheit geprägt. So denkt ihr zum
Beispiel, dass der Körper von Viren befallen oder von einer bestimmten Krankheit angegriffen wird, und diese Vorstellungen veranlassen euch möglicherweise,
Fragen zu stellen. Vielleicht fragt ihr euch, warum sich das Körperbewusstsein
nicht einfach erhebt und jede bedrohliche Krankheit abwehrt: Warum sollte es
der Körper zulassen, dass bestimmte Zellen aus dem Ruder laufen oder verrückt
spielen? Schon das Konzept des Immunsystems deutet auf Krankheitserreger
hin, gegen die sich das körpereigene Immunsystem unbedingt verteidigen muss
oder sollte.

Das ist das Ende des Diktats.

Ich wünsche euch weiterhin einen äußerst schönen Tag – und ich aktiviere,
wie gesagt, diejenigen Koordinaten, die die Heilungsprozesse beschleunigen.

(„Auf Wiedersehen, Seth."
16.27 Uhr.)

18. MÄRZ 1984,
16.19 UHR, SONNTAG

Nun – ich wünsche euch erneut einen schönen guten Tag.

Wir werden das Diktat vorerst wieder aufnehmen – aber ich behalte eure persönlichen Anliegen immer im Auge.

Diktat. Üblicherweise betrachtet ihr euren bewussten Verstand als euer Ego oder Ich. Er ist auf das Handeln im physischen Leben ausgerichtet. Viele Denkschulen *(lange Pause)* scheinen die merkwürdige Ansicht zu vertreten, dass das Ego anderen Teilen des Selbst unterlegen oder „egoistisch" sei, und stellen sich vor, dass es definitiv von geringerer Natur als das innere Selbst oder die Seele ist.

Erst einmal ist es wirklich unmöglich, Teile des Selbst voneinander abzuspalten, und wir machen solche Unterscheidungen nur in dem Bemühen, die vielen Facetten der Persönlichkeit zu erklären. *(Lange Pause.)* Im Allgemeinen geht man also davon aus, dass man ein Ich hat, das auf die äußeren Aktivitäten ausgerichtet ist, und so gesehen (unterstrichen) hat man auch ein inneres Ich. Es ist ebenfalls bewusst und leitet alle automatischen inneren Aktivitäten *(nachdrücklich)*.

Den meisten Menschen ist nicht bewusst, dass sie tatsächlich Zugang zu dieser inneren Wahrnehmung haben können. Dieses innere Ich oder innere Selbst sollte nicht als etwas betrachtet werden, das dem gewöhnlichen Verstand überlegen ist. Man sollte es auch nicht als etwas ansehen, das vom gewöhnlichen Verstand getrennt ist. Euer Ich und euer gewöhnliches Bewusstsein rücken alle eure physischen Erfahrungen in den Mittelpunkt und ermöglichen die brillante Präzision der physischen Erfahrung.

Es stimmt daher, dass das physische Leben nur ein möglicher –

(16.30 Uhr. Temperatur: normal. Weiter um 16.32 Uhr.)

– Zustand des Seins ist. Ihr habt also noch andere Existenzformen. Der bewusste Verstand ist ein brillantes Segment eures umfassenderen Bewusstseins, aber er besteht aus derselben universellen Energie und Vitalität, aus der alles Bewusstsein besteht. Es gibt jedoch Möglichkeiten, mit dem inneren Ich zu kommunizieren, und wir werden einige davon in Kürze besprechen. Es ist wichtig, sich daran zu erinnern, dass dieses innere Ich oder innere Selbst *(lange Pause)* einen Prozess einsetzt, der viel schneller als das Denken ist.

Wenn solche Kommunikationen stattfinden, bestehen sie daher oft aus Eingebungen, Intuitionen und Impulsen und haben viel mehr mit Gefühlen als mit dem üblichen logischen Denken zu tun.

Ende des Diktats.

(16.38 Uhr.) Dein Traum, Joseph, stellte, wie du vermutet hast, einen Zustand des Geistes und der Verwirrung dar. Er war nicht etwa präkognitiv, aber er informierte dich – mit Symbolen und Gefühlen – über das Bild, das deine bewussten Gedanken manchmal in anderer Form malten. Ruburt hätte beispielsweise die gleiche Art von Traum haben können.

Seine Augen verschlechtern sich nicht. Ich werde im Laufe der Woche mehr zu eurem Fonds sagen. Ich wünsche euch beiden einen guten Tag, und ich aktiviere in der Tat die Koordinaten, die den Heilungsprozess beschleunigen.

(„In Ordnung. Danke."

16.43 Uhr. Jane rauchte eine Zigarette. Ich las ihr die Sitzung vor, bevor sie auf die Seite drehte, da ich anschließend selbst mein Nickerchen machen wollte.

Jeff Karder war heute Morgen bei Jane auf Visite und schien zufrieden zu sein, als er ihre Druckgeschwüre und so weiter untersuchte. Er hatte auch zugestimmt, dass sie die Schlaftablette abends weglassen und sich auf Aspirin beschränken könne – eine eindeutige Verbesserung. Aufgrund ihres gebrochenen Beins machte er ihr jedoch keine Hoffnung, dass sie sich aufsetzen könnte, was sie sehr bedrückte. Sie sagte, sie habe beschlossen, sich an die Bucharbeit zu halten und ihr Bestes zu geben. Ich fühlte mich auch etwas entmutigt und stimmte zu, dass wir im Moment wenig anderes tun könnten, da nichts anderes möglich zu sein schien. Heute konnte sie ohne ihre Brille ein wenig besser lesen, aber ich musste ihr trotzdem die letzte Sitzung vorlesen.

Seth hat den Fonds vielleicht deshalb erwähnt, weil ich Jane einen Brief von Mary Newman vorgelesen hatte. Diese äußerst freundliche und großzügige Dame hat uns erhebliche finanzielle Hilfe angeboten, falls wir sie benötigten. Ich habe bisher zweimal versucht, sie anzurufen. Jane schlug mir vor, ihr ein Exemplar von Überseele Sieben *zu schicken. Wenn ich sie telefonisch nicht bald erreichen kann, werde ich ihr nochmals schreiben. Sie bot sogar an, die Veröffentlichung von* Die Weltsicht von Rembrandt van Rijn *zu sponsern. Jane und ich hatten Mary vor einigen Jahren durch gemeinsame Freunde kennengelernt: Während einer Geschäftsreise nach New York City hatten wir einige Tage in ihrer Wohnung verbracht.*

Der Traum, auf den sich Seth bezog, ereignete sich gestern Morgen und war so lebhaft, dass ich danach eine Stunde lang wach lag. Er begleitete mich den ganzen Tag. Weil er so lebendig war, könnte man daraus eine großartige Serie von Bildern machen. Er drückte offensichtlich meine bewussten Ängste über unsere Situation aus, und ich fand mich verloren inmitten alter Fabrikgebäude wieder, und das Auto war verschwunden. Ich war nackt und sagte zu einer jungen Frau, möglicherweise einer

Krankenschwester, die an einem Schreibtisch in einem großen, leeren, rostroten Raum saß: „Ich habe mich verirrt." Ich erkundete sogar die Müllhalde von Elmira – nur, dass die Landschaft vulkanisch aussah, wunderschön auf ihre Art, mit grauer, feiner Asche bedeckt, fast wie die Oberfläche des Mondes.)

19. MÄRZ 1984,
16.21 UHR, MONTAG

(Jane war gestern niedergeschlagen und deprimiert gewesen, und das war sie auch heute, als ich bei ihr eintraf. Vor dem Mittagessen weinte sie etwas. Sie hatte gestern Abend noch angerufen. Ich erzählte ihr, dass ich heute Morgen mit Mary Newman gesprochen, unseren Versicherungsschutz aufgestockt und das Büro von Jim Baker, unseren Optiker, angerufen hätte, damit er mich zurückrufe. Das dauert normalerweise ein paar Tage. Jane hofft, dass sich ihre Sehkraft verbessert, wenn Jim ihr eine neue Brille verschreibt, und das würde ihre Stimmung natürlich heben.

Auch zur Sitzungszeit war sie noch deprimiert, aber ihre Seth-Stimme war kräftiger als sonst).

Nun, ich wünsche euch einen weiteren schönen guten Tag.

(„Guten Tag, Seth.")

Wir werden das Diktat fortsetzen, und die folgende Sitzung sollte von Ruburt besonders beherzigt werden *(nachdrücklich)*.

Jeder Mensch ist ein lebenswichtiger *(lange Pause)*, bewusster Teil des Universums. Jeder Mensch fügt sich allein durch sein <u>Dasein</u> auf eine Weise in das Universum und in die universellen Ziele ein, wie nur er es kann. Die Existenz eines jeden Menschen sendet ihre ganz eigenen Ausstrahlungen durch die Zeit. Das Universum ist sich an jedem erdenklichen Punkt seiner selbst bewusst. Jedes Wesen ist ein <u>individualisiertes Segment</u> des Universums; in menschlicher Hinsicht ist jeder Mensch also ein geliebtes Individuum, das mit unendlicher Fürsorge und Liebe geschaffen wurde und mit einem ganz einzigartigen Leben ausgestattet ist.

Kein Tier hält sich offensichtlich für einen Misserfolg. Die Menschen identifizieren sich jedoch oft mit ihrem scheinbaren Versagen und vergessen *(Pause)* ihre Fähigkeiten in anderen Bereichen, sodass es den Anschein hat, dass sie Außenseiter im Universum oder in der Welt sind. Der bewusste Geist kann in der Tat solche Gedanken haben, weil er so oft versucht, alle Probleme selbst zu lösen, bis er beginnt, sich ängstlich, überfordert und in seinen eigenen Augen als Versager zu fühlen.

Das innere Ich identifiziert sich jedoch immer mit seiner Ursprungsidentität als einen geliebten, individualisierten Teil des Universums. Es ist sich der universellen Liebe bewusst, die sein Erbe ist.

(Pause um 16.33 Uhr.) Es ist sich auch der unendlichen Energie und Stärke bewusst, aus der die Substanz seines Seins besteht. Indem es sich dieser Tatsachen bewusst wird, kann das äußere Ich beginnen, ein unmittelbareres Gefühl von Unterstützung und Stärkung zu empfinden. Durch dieses Wissen kann es sich entspannen, loslassen, sodass es sich in seinem Leben geborgen und sicher fühlt und weiß, dass es in der Tat ein geliebtes Kind des Universums ist, zugleich uralt und jung, mit einer Identität weit jenseits der Annalen der Zeit.

Es ist daher sehr wichtig, dass sich jeder Mensch an diese universelle Zugehörigkeit erinnert. Eine solche Erinnerung ermöglicht es dem inneren Selbst oft, notwendige Botschaften der Stärke und Liebe durch die verschiedenen Ebenen zu senden, die als Inspiration, Träume oder einfach als reine Gefühlsimpulse erscheinen. Das innere Ich *(lange Pause)* schöpft unmittelbare und kontinuierliche Unterstützung aus dem universellen Bewusstsein, und je mehr sich das äußere Ich daran erinnert, desto größer ist sein Gefühl der Stabilität, der Sicherheit und des Selbstwertes.

(16.41 Uhr.) Eine der Einstellungen, die einer guten Gesundheit abträglich sind, ist die Selbstverachtung beziehungsweise die Abneigung gegen das eigene Selbst. Solche Haltungen werden leider manchmal von Eltern, Schulen und Religionen gefördert. Gefühle des Selbstwertes, der Selbstachtung und der Freude an den eigenen Fähigkeiten fördern Wohlbefinden, Gesundheit und Lebensfreude.

Ende des Diktats.

(16.45 Uhr.) Lies dies Ruburt während einiger Zeit einmal täglich vor, und es wird auch dir helfen.

(„Ja.")

Die Sitzung sollte schon allein einige von Ruburts Schwierigkeiten klären und seine Freude wieder stärken.

(16.46 Uhr. Jetzt war es Zeit, Jane umzulagern. Nach dem Abendessen las ich ihr die Sitzung vor. Mit Cathys Hilfe rief sie mich noch um 21.20 Uhr an, als ich gerade mit dem Abtippen dieser Sitzung fertig wurde.)

20. MÄRZ 1984,
16.25 UHR, DIENSTAG

(Jane schien sich heute etwas besser zu fühlen, und sie beschrieb, wie sie nun versuchte, die Welt im Allgemeinen und ihre eigene Situation im Besonderen zu betrachten. Ich sagte ihr, ihre Einstellung sei ein großer Fortschritt. Auch ihre Augen sahen besser aus. Sie versuchte, die gestrige Sitzung zu lesen, schaffte aber nur die Hälfte der ersten Seite, weshalb ich ihr den Rest vorlas. Es ist eine hervorragende Sitzung, und wie Seth vorschlug, werde ich sie ihr noch mindestens einige Tage lang vorlesen. Auch heute war ihre Seth-Stimme stärker als sonst, und sie machte einige Pausen.)

Ich wünsche euch einen weiteren schönen guten Tag.

(„Guten Tag, Seth.")

Wir fahren mit dem Diktat fort.

Das Universum liebt sich selbst und alle seine Teile ganz aktiv. Die Erde liebt sich selbst und alle ihre Teile. Es stimmt nicht, dass Energie neutral oder gleichgültig ist. Energie ist aktiv, positiv und wird von etwas angetrieben, das man fast als <u>unmittelbare Freude</u> über sich selbst und seine Eigenschaften beschreiben könnte.

Trotz aller gegenteiligen Vorstellungen ist die Grundlage dieser Energie in der Tat die Liebe. *(Pause.)* Sie zeichnet sich auch durch ein hochgradig geladenes Bewusstsein aus, das fast sprunghaft, mit großen Ausbrüchen von Überschwang und Vitalität wirkt. Die große – die größte schöpferische – Kraft, die der Ursprung allen physischen Lebens ist – erschien nicht plötzlich irgendwann in einer fernen Vergangenheit und zündete die Geburt eurer Realität, indem sie sie mit einer Energie ausstattete, die sich <u>dann nur noch entladen</u> oder verflüchtigen konnte. Stattdessen wird ständig neue, sozusagen jungfräuliche Energie geschaffen, die an jedem erdenklichen Punkt eures universellen Systems auftaucht.

Eine jede neue Rose im Frühling ist in Wahrheit eine ganz neue Rose, die aus völlig neuer und einzigartiger Energie besteht und ganz sie selbst ist – unschuldig und lebendig in der Welt.

(Lange Pause um 16.36 Uhr.) Im wahrsten Sinne des Wortes ist jeder Augenblick der Existenz eines Körpers neu, frisch in die Welt gekommen, unschuldig und einzigartig, obgleich jeder Körper auch eine Geschichte hat. *(Lange Pause.)* Auch wenn es in der Welt tatsächlich Schmerz gibt, ist es das wunderbare Prinzip der Freude, das das Leben überhaupt antreibt.

Ende des Diktats.

Es gibt tatsächlich einige neue Aspekte in diesem Material, wie ihr erkennen solltet, wenn ihr es durchlest. Jetzt wünsche ich euch noch einen schönen guten Tag.

(*„Auch dir noch einen guten Tag, Seth"*

16.41 Uhr. Jane sagte, es sei ihr nicht bewusst gewesen, dass es schon so spät war.

Es gibt tatsächlich einige „neue Aspekte im Material", von denen manche nicht wirklich in Worte gefasst werden können – aber wie ich erneut feststellen konnte, sind Seths kreative Gaben noch lange nicht erschöpft.

Ich möchte noch erwähnen, dass ich heute mit einiger Anstrengung eine große Vase mit langen Stockrosen und Schwertlilien auf Zimmer 330 getragen habe. Die prächtigen Blumen sind Teil eines Blumenpakets, das uns von einem Leser aus Holland geschickt wurde. Unser Nachbar John Bumbalo hatte das Paket gestern Nachmittag entgegengenommen, als ich im Krankenhaus war, und brachte es herüber, sobald er mich in die Garage fahren sah. Im Paket waren so viele Blumen, dass ich sie auf drei Vasen verteilte, die ich im Haus fand. Morgen bringe ich Jane eine weitere Vase – mit Tulpen aus Holland.)

21. MÄRZ 1984, 16.15 UHR, MITTWOCH

(*Jane rief gestern Abend nicht mehr an. Heute ging es ihr besser. Ich erzählte ihr, dass ich auf dem Weg zu ihr das Konto für die Krankenhauskosten um 1'200 Dollar aufgestockt hätte. Wir sind sehr dankbar für die von unseren Lesern und Leserinnen geleistete Unterstützung. Sie aß ordentlich zu Mittag. Danach las sie die gestrige Sitzung und die vom Vortag so gut, wie sie es seit vielen Tagen nicht mehr geschafft hatte. Dabei trug sie ihre Brille und las mit einer guten, kräftigen Stimme.*

Später rief ich Tam an, und Jane sprach mit ihm über die Arbeit an Rembrandt, und ich fügte meine eigenen Gedanken zu diesem Thema hinzu. Demnächst werde ich Tam Kopien dieser Sitzungen schicken. Zu wissen, dass das Buch in Planung ist, wird Jane sicher sehr freuen. Sie ist nur schon froh, dass wir uns entschlossen haben, in dieser Sache etwas zu unternehmen.)

Nun – ich wünsche euch erneut einen schönen guten Tag, und wir nehmen das Diktat wieder auf.

(*„Guten Tag, Seth."*)

Wer das physische Leben irgendeiner anderen, geistig vermeintlich vollkommeneren, Existenz gegenüber als minderwertig betrachtet, tut der physischen Existenz ein großes Unrecht an. Das physische Leben ist überall von der universellen Energie erfüllt, die seine Quelle ist, und kann daher dem gegenüber, aus dem es besteht, nicht weniger wert sein.

Nochmals: Die physische Realität ist ein brillantes Segment der Existenz. Sie kann der Existenz gegenüber nicht <u>minderwertig</u> sein. Nur weil ihr eure Welt so oft durch ein System höchst begrenzter Überzeugungen betrachtet, verkennt ihr immer wieder die Bedeutung des zeitlichen Lebens. Punkt.

(Lange Pause.) Solche Überzeugungen beschränken euer Verstehen, sodass es oft den Anschein hat, im physischen Leben gehe es auf jeder Bewusstseinsebene nur um den verzweifelten Kampf ums Überleben. Solche Vorstellungen fördern kein Gefühl der Sicherheit, der Gesundheit oder des Wohlbefindens, und sie verzerren die Natur eurer physischen Umwelt.

Bei dieser Umwelt handelt es sich nicht um etwas, das von euch abgetrennt ist und das ihr kontrollieren könntet. Vielmehr ist es so, dass ihr und die Umwelt euch gegenseitig auf eine Art und Weise unterstützt, stärkt und festigt, die euch oft entgeht. *(Pause.)* Jeder Teil der Umwelt ist mit einer eigenen Art von Bewusstsein ausgestattet. Und jeder ist sich nicht nur seines eigenen Zustandes im Körper der Welt bewusst, wenn man so möchte, sondern auch seiner Beziehungen zu allen anderen Teilen der Welt. Mit anderen Worten: Alle Teile tragen zur Gesundheit der Welt bei, und eure eigene Vitalität – und die eurer Umwelt – sind überall miteinander verbunden.

Ende des Diktats.

(16.33 Uhr.) Ich wünsche euch noch einen schönen guten Tag, und, wie gesagt: Ich aktiviere diejenigen Koordinaten, die für Heilung und Wohlbefinden so wichtig sind.

(„Danke."

16.34 Uhr. „Ich hatte das Gefühl, das Ganze lief irgendwie langsam ab", sagte Jane.

„Das war auch so", sagte ich. Seth hatte viele Pausen gemacht. Wir waren beide etwas überrascht, dass er die Sitzung schon so rasch beendete, bedenkt man das langsame Tempo.)

KAPITEL 4

MENSCHEN MIT GEBROCHENEM HERZEN, MENSCHEN OHNE HERZ UND DIE MEDIZINALTECHNIK

23. MÄRZ 1984,
16.00 UHR, FREITAG

Jane rief gestern Abend nicht mehr an. Sie ist immer noch etwas deprimiert – sie sagt, sie habe nicht mehr so gut geschlafen, seit sie die von Jeff verschriebenen Nachtmedikamente nehme. Ich brachte einen sehr ermutigenden Brief über die Verfilmung von Überseele Sieben *mit, um ihn ihr vorzulesen; er war gestern angekommen. Mit aufgesetzter Brille konnte Jane den größten Teil der Sitzungen vom 19. und 21. März recht gut lesen.*

Um 15.10 Uhr sagte Jane, sie habe gerade von Seth die Überschrift für Kapitel 4 des Buches erhalten – und dass sie sich selbst offensichtlich zuerst habe einigermaßen wohlfühlen müssen, bevor sie sein Material bekommen konnte.

Ihre Seth-Stimme war gut, aber sie machte viele Pausen.)

Nun – ich wünsche euch ein weiteres Mal einen schönen guten Tag.

(„Guten Tag, Seth.")

Wir fahren mit dem Diktat fort.

Viele Psychiater und Psychologen haben inzwischen erkannt, dass einem verwirrten Patienten *(lange Pause)* nur dann wirklich geholfen werden kann, wenn das Individuum im Rahmen seiner Beziehung zur Familie betrachtet wird.

Dieselbe Überlegung gilt eigentlich auch für körperliche Krankheiten. Es ist jedoch möglich, diesen Gedanken noch weiter zu treiben, indem der Arzt einen Menschen mit schlechter Gesundheit nicht nur im Zusammenhang mit seiner Familie, sondern auch mit seiner Umwelt <u>sehen sollte</u>. Die damaligen Hausärzte wussten natürlich noch um die Sensibilität des Patienten gegenüber den Familienmitgliedern und der Umwelt, und sie zeigten oft ein ausgeprägtes Mitgefühl und Verständnis, das die modernen Mediziner oft vergessen zu haben scheinen.

Ich meine jedoch eine tiefere Beziehung zur Umwelt und deren symbolische wie auch praktische Aspekte in Bezug auf Gesundheit und Krankheit. Eure Vorstellungen über euren Körper, euren Geist, das Universum und eure Rolle darin sowie eure Beziehung zu Familie, Freunden und zur Umwelt hängen alle mit eurem Gesundheitszustand, eurem Wohlbefinden oder eurem Unwohlsein zusammen. Punkt.

Im nächsten Kapitel wollen wir uns genauer mit der Bedeutung der Symbolik in eurem Geist, eurem Körper und eurem Umfeld befassen.

Kapitel 4: „Menschen mit gebrochenem Herzen, Menschen ohne Herz und die Medizinaltechnik.“

Macht eure Pause.

(16.12 Uhr. Jane trank einen Schluck Wasser. Sie sagte, Seths Kapitelüberschrift sei dieselbe wie die, die sie heute Nachmittag von ihm aufgeschnappt habe. Weiter um 16.20 Uhr, mit vielen Pausen.)

Nun: Die moderne Medizin betrachtet den menschlichen Körper weitgehend als eine Art mechanisches Modell, als eine Art Fahrzeug wie etwa ein Auto, das von Zeit zu Zeit in einer Werkstatt überprüft werden muss.

So wie ein Auto am Fließband zusammengebaut wird, so wird der Körper einfach als eine sehr effiziente Maschine betrachtet, die in der „Fabrik“ der Natur zusammengebaut wird. Wenn alle Teile am richtigen Platz sind und reibungslos funktionieren, dann sollte die Maschine genauso gute Dienste leisten wie jedes gut funktionierende Auto – oder so scheint es zumindest.

Die Teile des Autos können aber nur so lange für sein Funktionieren ausschlaggebend sein, wie es einen verantwortlichen Fahrer hat. Zwischen den verschiedenen Körperteilen gibt es jedoch verborgene Beziehungen – und die einzelnen Teile sind wohl kaum mechanisch. Sie verändern sich in jedem Augenblick.

Das Herz wird oft als Pumpe beschrieben. *(Lange Pause.)* Mit den neuesten Entwicklungen in der Medizinaltechnik gibt es alle Arten von Herzoperationen, die durchgeführt werden können, sogar Herztransplantationen. Aber selbst wenn die Herzen mithilfe der Medizinaltechnik operiert werden, treten in vielen Fällen zu einem späteren Zeitpunkt die gleichen Probleme erneut auf, oder der Patient erholt sich, um dann einer anderen, beinahe tödlichen oder tödlichen Krankheit zum Opfer zu fallen. Das ist natürlich nicht immer der Fall, aber wenn sich ein solcher Mensch vollständig erholt und bei guter Gesundheit bleibt, dann deshalb, weil sich seine Überzeugungen, Einstellungen und <u>Gefühle</u> zum Besseren verändert haben und weil er sich wieder „ein Herz gefasst hat“ – mit anderen Worten: weil der Patient seinen Lebenswillen wiedergefunden hat.

Ende des Diktats.

(Dennoch weiter um 16.36 Uhr, mit vielen Pausen, nachdem Janes Blutdruck und Temperatur gemessen worden waren.)

Viele Menschen mit Herzproblemen haben das Gefühl, dass sie ihr „Herz zu Leben" verloren haben. Sie mögen aus vielen Gründen das Gefühl haben, ihr Herz sei gebrochen. Sie fühlen sich vielleicht herzlos oder halten sich selbst für so kaltherzig, dass sie sich selbst bestrafen, indem sie buchstäblich versuchen, ihr Herz loszuwerden.

Bei vielen Menschen, die mit solchen Schwierigkeiten zu kämpfen haben, kann <u>Liebe, die sie aus ihrem Umfeld</u> empfangen, viel besser helfen als jede Herzoperation. Ein Haustier, das einem trauernden Menschen geschenkt wird, hat mehr Menschen vor einer Herzoperation bewahrt als jeder Arzt. Mit anderen Worten: Eine „Liebestransplantation" in die Lebenswelt eines solchen Menschen kann insgesamt viel besser funktionieren als eine Herztransplantation, ein By-pass oder was auch immer; auf diese Weise kann sich das Herz selbst heilen.

Ende der Sitzung. Ich wünsche euch einen schönen guten Tag, und wie immer kümmere mich wieder um die Koordinaten, die für Gesundheit und Vitalität so wichtig sind.

(„Danke.

16.43 Uhr. „Ich hatte das Gefühl, dass er auf etwas ganz Bestimmtes hinauswollte", sagte Jane, „und ich hoffe, dass ich es klar genug rüberbringen konnte – weißt du, was ich meine? Ich denke, ich habe es richtig ausgedrückt", fügte sie hinzu. Beim Versuch auszudrücken, was Seth ihr übermittelt hatte, hatte sie kurz gezögert.

„Ich habe auch herausgehört", sagt sie, „dass er nicht meinte, die Menschen bräuchten diese Operationen manchmal nicht, aber wenn sie sie bräuchten, dann müssten auch die anderen Dinge stimmen, damit die Operationen erfolgreich sind."

Während unseres Gesprächs betonte Jane, sie habe eindeutig wahrgenommen, dass unserem Nachbarn Joe Bumbalo ein Haustier sehr helfen würde – ich solle Margaret Bumbalo unbedingt davon überzeugen; sie habe es stark gespürt, es sei nicht einfach eine Idee, sagte Jane.)

25. MÄRZ 1984,
16.13 UHR, SONNTAG

(Jane rief mich gestern Abend nicht mehr an. In der Post vom Vortag fand ich den Vertrag für Emir *von Stillpoint Press; ich soll den Verlag am Montagmorgen anrufen. Außerdem haben wir das neue Coverdesign für die Taschenbuchausgabe von* Der Gott von Jane *erhalten – eine sehr schöne Arbeit, die uns wirklich gefällt. Und ich fand einen weiteren Scheck über 1'000 Dollar in einem Brief, als Spende für Janes Krankenhauskostenfonds. Ich fragte mich, ob einige dieser Ereignisse – oder alle – mit dem Gefühl der Erwartung zusammenhingen, das ich gestern Nachmittag bei Jane ganz deutlich verspürt hatte. Ich hatte Jane davon erzählt.*

Ich möchte noch erwähnen, dass ich gestern einen Brief von der BBC – der British Broadcasting Corporation – öffnete, der auf Januar datiert war. Ich weiß nicht, wie lange er schon im Haus lag. Ein Produzent wollte wissen, ob er eine Serie über Janes Arbeit machen dürfe. Vielleicht war das *der Grund für mein Gefühl der Erwartung gewesen.*

Janes Seths Stimme war erneut kräftig, und sie machte die üblichen Pausen.)
Nun – ich wünsche euch einen schönen guten Tag –
(*„Guten Tag, Seth.“*)
– und wir fahren mit dem Diktat fort.

Später werden wir uns noch eingehender mit den verzerrten Vorstellungen über das Selbst und insbesondere über den Körper befassen, die natürlicher Lebensfreude und guter Gesundheit im Wege stehen.

Obwohl ich auf die Gründe für solche Überzeugungen erst später näher eingehe, möchte ich doch schon einige Möglichkeiten aufzeigen, wie sie das allgemeine Wohlbefinden beeinträchtigen. *(Pause.)* Zurzeit ist es modern, irgendeine Art von Training aufzunehmen – etwa im Fitnessstudio oder bei anstrengenden Sportarten. Es scheint also offensichtlich, dass die meisten Menschen ihrem Körper eine große Wertschätzung entgegenbringen. Leider fühlen sich viele Menschen mit ihrem Körper unwohl und haben kein Vertrauen in seine Spontaneität, Stärke und allgemeine Zuverlässigkeit. Man hat ihnen beigebracht, dass die medizinische Wissenschaft mehr über den Körper als irgendein Mensch über seinen eigenen Körper und dessen Funktionsweise weiß.

Man hat den Menschen beigebracht, sich auf Röntgenaufnahmen zu verlassen, um sich ein Bild davon zu machen, was in ihrem Körper vorgeht, und sie davor gewarnt, ihren eigenen Gefühlen zu vertrauen. Punkt. In manchen Werbespots wird die „Tatsache" betont, dass ein Mensch beispielsweise durch Blut-hochdruck ernsthaft gefährdet sein kann, obwohl er sich körperlich kerngesund fühlt.

Die Menschen haben sich aufgrund einer Mischung aus sehr ungünstigen Überzeugungen auf diese anspruchsvollen Trainingsprogramme eingelassen. Da sie sich von ihrem Körper entfremdet fühlen, misstrauen viele Menschen dem, was in ihm vorgeht. Einige religiöse Vorstellungen besagen, der Körper sei unrein und Erbe von Krankheiten und Gebrechen. Oft treiben die Menschen übermä-ßig viel Sport, um ihren Körper zu bestrafen oder ihn zu Höchstleistungen zu zwingen, da sie nicht glauben, dass er diese Ziele auch auf andere Weise erreichen könnte.

(16.27 Uhr.) In vielen Fällen treiben die Menschen ganz einfach deshalb Sport, weil sie Angst davor haben, was passieren könnte, wenn sie es nicht tun. Sie laufen zum Beispiel, um eine Herzerkrankung zu vermeiden, während es aber gerade ihre Angst ist, die genau das fördert, was sie fürchten.

Die Gesundheit des Körpers ist der Ausdruck des inneren Wohlbefindens. Auch schlechte Gesundheit ist ein Ausdruck, und sie kann vielen Zwecken die-nen. *(Pause.)* Es liegt auf der Hand, dass manche Menschen eher krank werden, als ihre Aktivitäten und ihr Umfeld zu verändern. Sie können natürlich auch krank werden, um sich zu solchen Veränderungen zu <u>zwingen</u>.

Ende des Diktats.

(16.32 Uhr.) Du kannst in Kürze auch bei Ruburt mit positiven Veränderun-gen seines Zustands rechnen.

Diese Veränderungen zeigen sich jetzt in seiner Umwelt in Form von Briefen, Büchern und so weiter. Es ist, als ob die Gesundheit in diesen Bereichen, in der Gesamtheit der Gedanken und Aktivitäten, zirkuliert und Ruburts physischem Körper hilft, zusätzliche nützliche Veränderungen vorzunehmen.

Heilung findet auf vielen Ebenen statt – im physischen Umfeld, im Bereich des Denkens und in der größeren Welt. Euer Verkehr in der Welt nimmt zum Beispiel zu. <u>In gewisser Weise</u> (unterstrichen) stehen die Druckgeschwüre für wunde Stellen in Ruburts Leben, die nun korrigiert oder geheilt werden. Er be-ginnt, sich von der Welt mehr geschätzt zu fühlen. Das hat einige Zeit gebraucht *(leise)*.

Ende der Sitzung.

(16.37 Uhr. „Ich glaube, ich komme da auf einige neue Dinge", sagte Jane begeis-tert. „Ich bekomme eine viel umfassendere Sicht auf mich selbst und auf die Gesund-

heit. Ich weiß nicht, ob es Dinge sind, die ich gespürt habe oder ob sie im Material enthalten sind – ich weiß nur, was ich fühle –, aber ich fühle mich nicht schwach. Ich weiß, dass ich zwar diese Kniegeschichte habe, aber ansonsten …"

Im persönlichen Teil der Sitzung gab es natürlich neue Dinge. Als ich ihr nach dem Abendessen die Sitzung vorlas, wiederholte Jane ihre ermutigenden Aussagen dahingehend, wie sie sich selbst in der Welt besser zu verstehen begann.)

27. MÄRZ 1984,
16.12 UHR, DIENSTAG

(Jane rief gestern Abend noch an. Margaret Bumbalo besuchte sie, als ich gerade ging.

Heute Morgen um 11.00 Uhr rief unser Anwalt an, um mir mitzuteilen, dass Blue Cross sich bereit erklärt habe, unseren Versicherungsanspruch zu bezahlen. Ich konnte es kaum glauben, reagierte aber kaum auf die Nachricht. Er sagte, er sei „furchtbar erleichtert", dass wir keine Klage einreichen müssten. Ich fragte Pete, ob die Versicherung 80 % oder 100 % zahle, was er aber nicht wusste. Sollte ersteres der Fall sein, werden wir trotzdem eine saftige Rechnung zu begleichen haben.

„Seth hatte recht", sagte Jane lächelnd, als ich ihr die Nachricht überbrachte. Am Nachmittag sagte sie, sie habe sich nie Gedanken über die Sache mit der Versicherung gemacht. Ich glaube, die gute Nachricht ist noch nicht in meine Psyche eingedrungen, auch nicht, während ich diese Zeilen um 21.00 Uhr schreibe. Nachdem ich heute Morgen mit unserem Anwalt gesprochen hatte, machte ich mich wieder an die Arbeit an Träume, *als wäre nichts geschehen. Die Kombination aus Angst und Erwartung, die ich seit Monaten jeden Tag spüre, wenn ich zum Briefkasten gehe, sollte sich jetzt langsam legen. Ich erzählte Jane, dass ich letzte Nacht wieder einen langen, quälenden Traum gehabt habe, in dem ich von unbekannten Männern, die aus einem unerklärlichen Grund hinter mir her waren, durch verschiedene Räume verfolgt wurde. Ich konnte zwar immer entkommen und mich in einem Raum nach dem anderen verstecken, aber der Traum war so beunruhigend wie derjenige, den ich vor einer Woche oder so hatte, als ich mich in einer Reihe von verlassenen Fabrikgebäuden am Rande von Elmira verlaufen hatte. Daran erinnere ich mich noch sehr genau.*

Ich verstand die Bedeutung des Traums von letzter Nacht jedoch viel besser als den früheren, nachdem ich erfahren hatte, was der erste Traum bedeutete – meine eigenen Ängste in Bezug auf verschiedene Themen.

Janes Sehkraft hat sich verbessert, ebenso die Beweglichkeit in beiden Armen und an anderen Stellen. Ich las ihr zwei Briefe von Wissenschaftlerinnen aus Kalifornien vor, von denen ich dachte, dass sie sie sehr aufmuntern würden, da sie beide den Wert ihrer Arbeit betonten. Und sie halfen tatsächlich. Jane las auch selbst ein paar der letzten Sitzungen und kam dabei größtenteils gut voran – viel besser, als es in letzter Zeit der Fall gewesen war.

Nachdem ich ihr von der Sache mit der Versicherung und Jane mir von ihrer zunehmenden Beweglichkeit erzählt hatte, fügte sie hinzu, sie habe nun das Gefühl, dass alles in Ordnung käme und sie sich erholen würde. Was für eine Freude!

Janes Seths-Stimme war gut, mit Pausen.)

Ich wünsche euch erneut einen schönen guten Tag.

(„Guten Tag, Seth.")

Wir nehmen das Diktat wieder auf. Und herzlichen Glückwunsch zur Versicherungsangelegenheit – nach der langen Geduldsprobe. Ich verstehe, dass euch die Wartezeit länger vorkam als mir, aber ich war nie besorgt.

(Seth war beinahe gleichzeitig belustigt und verständnisvoll. Nach der Sitzung sagte ich zu Jane, er habe mehr gesagt, als ihm bewusst war – dass es im Falle von Vorhersagen ratsam sei, sich daran zu erinnern, dass sein Zeitempfinden in der Tat ein ganz anderes sei als unseres und dass bei uns viel mehr Zeit im Spiel sein könne als bei ihm. Das wiederum erinnerte mich an einen Traum, den ich vor Monaten hatte, als ich vom Fahrstuhlturm des Krankenhauses aus dem Fenster sah, wie die Schecks der Versicherungsgesellschaft auf dem Asphalt neben dem linken Vorderrad des Autos lagen. Ich hatte diesen Traum dahingehend gedeutet, dass eine sinnvolle Regelung zwar noch in weiter Ferne lag, aber dennoch vorhanden war. An das Datum des Traums kann ich mich nicht mehr erinnern; ich müsste nachsehen.

Pause.) Nun: Diktat. Ich will damit nicht sagen, dass körperliche Betätigung der Gesundheit <u>abträglich</u> sei. Es ist jedoch wahr, dass der Grund, aus dem man sich sportlich betätigt, tatsächlich wichtiger ist als die Übungen, die man ausführt. Der Grund kann eure Gesundheit fördern oder sie sogar beeinträchtigen.

Bislang haben wir in diesem Buch die zahlreichen Fragen, die mit guter Gesundheit oder deren Fehlen zusammenhängen, erst ansatzweise behandelt. Wir hoffen, dass wir euch bis zum Ende dieses Buches einen weitaus größeren Kontext geben können, in dem ihr euer Wohlbefinden und die vielen Möglichkeiten, die jedem Einzelnen offen stehen, betrachten könnt. Wir werden die Aspekte erörtern, die mit einem langen, gesunden und weitgehend glücklichen Leben verbunden sind, sowie diejenigen, die mit frühem Tod, schweren Krankheiten und Suizid zu tun haben – insbesondere mit dem Suizid von relativ jungen Menschen.

An früherer Stelle sprachen wir über den unglaublichen Drang der gesamten Natur hin zu Lebensfreude und Wohlbefinden. Es ist, als ob die Natur stets versucht, über sich selbst hinauszuwachsen und die Qualität ihrer Existenz zu steigern. Auch der einzelne Mensch ist in einen immerwährenden Prozess zur Steigerung der Lebensqualität auf allen Ebenen der persönlichen Erfahrung eingebunden. Die Realität ist so beschaffen, dass jedes Individuum, das eine solche Erfüllung anstrebt, dies <u>nicht auf Kosten anderer</u> tut, sondern so, dass die Lebensqualität von allen gesteigert wird.

(Lange Pause um 16.22 Uhr) Jeder Mensch versucht von Natur aus ganz spontan, sich zu seinen verspürten Potenzialen hinzuentwickeln – selbst dann, wenn diese nicht auf den ersten Blick offensichtlich sind.

Auf die eine oder andere Weise ist sich jedes Bewusstseinssegment jedes anderen Segments bewusst, und zwar durch eine auf vielen Ebenen bestehende unmittelbare Kommunikation. Es ist wichtig, dass eure <u>Gedanken</u> frei zirkulieren und dass die Gedanken der Menschen auf der Welt frei zirkulieren, geradeso wie es wichtig ist, dass euer individueller Körper eine gute Zirkulation hat. Eure <u>Gedanken</u> über eure Gesundheit sind sogar noch wichtiger als die Maßnahmen, die ihr zu ihrer Förderung ergreift.

Eure Vorstellungen über fremde Länder, Verbündete und Feinde spielen auch eine wichtige Rolle dabei, wie ihr mit euren eigenen Abwehrkräften umgeht. Menschen, die befürchten, dass ihr Land von einem Feind überfallen wird, sehen oft auch Viren oder Krankheiten als Feinde an, die ihr persönliches Überleben bedrohen könnten. Eine solche Einstellung wirkt sich natürlich nachteilig auf das Wohlbefinden, die Gesundheit und die Lebensfreude aus. Es stimmt zwar, dass die medizinische Praxis viele schwerwiegende Mängel aufweist, aber es stimmt auch, dass viele Menschen so sehr an die Medizin <u>glauben</u>, dass es für sie fast unmöglich wäre, ohne sie bei guter Gesundheit zu überleben.

Später in diesem Buch werden wir auch erörtern, wie man die eigenen Überzeugungen über das medizinische System dazu nutzen kann, sein persönliches Gesundheitsempfinden zu stärken, statt es zu untergraben.

Ende des Diktats.

(16.34 Uhr.) Alles in allem habt ihr beide Bezugsystem 2[7] ausreichend akti-

---

7   In Janes / Seths *Das Individuum und die Natur von Massenereignissen*, das 1981 veröffentlicht

viert, sodass seine Wirkungen in <u>allen</u> Bereichen eures Lebens – auch im physischen – zum Tragen kommen.

Ich wünsche euch nun einen schönen guten Tag und aktiviere in der Tat die Koordinaten, die Heilung <u>und</u> Lebensfreude fördern.

(„Okay. Danke."

16.36 Uhr. Ich las Jane die Sitzung vor. Ich bin mir sicher, dass Seth hier zum ersten Mal sagte, dass wir mit Bezugssystem 2 so gute Resultate erzielen. Und das sogar in allen Bereichen! Vielleicht lernen wir ja doch noch etwas, Jane. Ich liebe dich. Schlaf gut.)

2. APRIL 1984,
15.58 UHR, MONTAG

(Dies ist Janes erste Sitzung seit sechs Tagen – ein für sie ziemlich ungewöhnliches Vorkommnis.

Ich nutzte die Zeit gut. Ich beantwortete jeden Brief, den ich im Haus noch fand. Ich bezahlte Rechnungen und stellte die Rembrandt-Sitzungen zusammen, um sie zu kopieren, damit ich Tam ein vollständiges Exemplar schicken konnte. Ich habe tatsächlich das Gefühl, dass ich mich manchmal entspannen und tief durchatmen kann, wenn ich an den sich verbessernden Zustand unserer Finanzen, der Arbeit, der Versicherungsprobleme und so weiter denke.

Am 29. März, dem letzten Donnerstag, schaffte ich es zum ersten Mal seit Janes Einlieferung ins Krankenhaus am 20. April nicht, sie zu besuchen. Der Grund dafür war einfach: Ein später Schneesturm mit sehr tiefem und schwerem Nassschnee in der Nacht zuvor, der sich bis in den nächsten Tag fortsetzte, hatte die chinesischen Ulmen im Hinterhof gespalten und dazu geführt, dass diejenige, die der Garage am nächsten stand, quer über die Einfahrt stürzte, sodass ich das Auto nicht aus der Garage holen

---

worden war, hatte ich geschrieben: „Kurz und bündig ausgedrückt, ist laut Seth in Bezugssystem 2 – oder der inneren Realität – die kreative Quelle enthalten, von der ausgehend wir alle Ereignisse formen, und durch die richtige Fokussierung unserer Aufmerksamkeit können wir aus diesem unermesslichen Medium alles beziehen, was wir für ein konstruktives positives Leben in Bezugssystem 1 – oder der physischen Realität – brauchen." Seth hatte in *Massenereignisse* einiges über die Bezugssysteme 1 und 2 zu erzählen. Zum Beispiel: „Diese einzigartigen Absichten, die jedes Individuum charakterisieren, existieren also in Bezugssystem 2 – und ab der Geburt beginnen diese Absichten sofort, sich der physischen Welt von Bezugssystem 1 aufzuprägen."

konnte. Die Bäume sind ruiniert. Die Versicherung wird für sie nicht aufkommen.
Am 31. März kam Frank Longwell mit seiner Motorsäge vorbei und half mir, die
Einfahrt so weit freizuräumen, dass ich das Auto aus der Garage holen konnte. Am
Tag zuvor hatte mich John Bumbalo ins Krankenhaus gebracht und wieder abgeholt.

Am 30. März sagte Jane, dass ihr Arzt die Schilddrüsenmedikamente erhöht *habe*
– ich weiß nicht, um wie viel –, offenbar als Reaktion auf die jüngsten Bluttests. Jane
schlief nicht mehr so gut und fühlte sich die meiste Zeit über unwohl. Ihre Tempera-
tur und ihr Appetit waren jedoch gut. Aus ihrem Knöchel und ihrem rechten Knie
tritt weiterhin Flüssigkeit aus. Ihre Arme und Hände sind nach wie vor deutlich
beweglicher, und sie konnte die Sitzungen in der Regel recht gut lesen. Janes Optiker
hat die Grippe und hat deshalb die Untersuchung von Janes Augen zwecks einer mög-
lichen neuen Brille verschoben.

Durch Maude Cardwells Engagement in der Seth-Zeitschrift Reality Change *hat*
Jane inzwischen über 7'000 Dollar an Spenden erhalten.

Jane konnte die letzte und die Sitzung vom 19. März sehr gut lesen, die sie auf
Anraten von Seth ab und zu durchgehen soll.

Ich erzählte Jane heute, dass ich bei der Zusammenstellung der Rembrandt-Sit-
zungen wieder einmal daran erinnert worden sei, wie gut dieses Buch ist und dass ich
es bedaure, es nicht selbst vorbereiten zu können. Ich könnte leicht ein Jahr mit die-
ser Arbeit verbringen, sagte ich. Ich halte es für eine wirklich einzigartige Leistung,
vor allem wenn man die Bedingungen bedenkt, unter denen es entstand. Wir wissen,
dass Tam bei der Produktion gute Arbeit leisten wird, vorausgesetzt, er will es immer
noch veröffentlichen, nachdem er gesehen hat, wie viel Arbeit es erfordern wird.

Ihre Seth-Stimme war heute recht gut, obwohl sie einige lange Pausen machte.)
Nun – ich wünsche euch einmal mehr einen schönen guten Tag –

(„Guten Tag, Seth.")

–, und wir fahren mit dem Diktat fort.

Es gibt viele große Themen, die die Situation der Gesundheit des Einzelnen
betreffen, und sie berühren Fragen, die wir noch nicht besprochen haben.

Wir werden sie später in diesem Buch näher behandeln, vorerst befassen wir
uns nur ganz allgemein mit ihnen. Sie unterscheiden sich mehr von der normalen medizinischen Denkweise und würden in der Tat in den meisten medizinischen Kreisen tatsächlich als reine Quacksalberei angesehen werden.

Tatsache ist, dass jedes Individuum viele Leben lebt und dass das innere Selbst
sich seiner *(lange Pause)* geistigen und physischen Fähigkeiten durchaus bewusst
ist. Nur das Körperbewusstsein versteht, dass seine physische Existenz in einem

jeden Leben von seinem physischen Tod abhängt – und dass dieser Tod ihm ein weiteres Leben sichern wird. Der „Überlebensdrang" ist daher ein Drang, der zum Tod und darüber hinaus führt, denn das Gesamtbewusstsein weiß, dass es viele Formen und Bedingungen überlebt.

Reinkarnation ist daher auch Teil des größeren Rahmens, in dem Gesundheit und Wohlbefinden eines Menschen betrachtet werden müssen. Die Einflüsse der Reinkarnation zeigen sich am deutlichsten bei den sogenannten körperlichen Fehlbildungen, die von Geburt an bestehen und auf die wir später in diesem Buch eingehen werden.

Reinkarnationseinflüsse sind jedoch nicht annähernd so starr, wie viele Anhänger dieses Konzepts glauben. Das heißt, dass Reinkarnationseinflüsse einem Individuum in jedem Fall viele Optionen offen lassen. Zu sagen, ein bestimmtes Ereignis aus einem vergangenen Leben führe zwangsläufig zu einer entsprechenden Auswirkung im gegenwärtigen Leben, wie manche Menschen glauben, ist zum Beispiel eine sehr vereinfachte Sichtweise. Es gibt zu viele andere Elemente, die sich ebenfalls auf die menschliche Persönlichkeit auswirken. Niemandem ist es „vorbestimmt", eine schlechte Gesundheit zu haben. Niemand wird in einem Leben für „böse" Handlungen in einem früheren Leben bestraft.

Ein Mensch, der in einem Leben grausam war, kann sich dafür entscheiden, im nächsten Leben Bedingungen zu erfahren, durch die er oder sie die Bedeutung von Grausamkeit verstehen lernt, aber das bedeutet nicht, dass eine solche Person dann notwendigerweise ein ganzes Leben lang ein Opfer sein wird.

(Lange Pause um 16.16 Uhr.) Neue Lernerfahrungen zeigen sich immer und somit auch neue Optionen. Es gibt in der Tat so viele verzerrte Vorstellungen, die mit dem Konzept der Reinkarnation generell zusammenhängen, dass ich es für weitaus besser halte, sich einfach auf die Vorstellung von multiplen Existenzen zu konzentrieren. Punkt. Aufgrund der tatsächlichen Natur der Zeit und der Wechselbeziehungen des Bewusstseins wirkt sich ein zukünftiges Leben auf ein vergangenes aus, denn in Wirklichkeit finden alle diese Existenzen gleichzeitig statt. Alle Systeme sind ergebnisoffen, vor allem psychische Systeme. In umfassenderem Sinne wirkt ihr „auf allen Ebenen" und in allen euren Existenzen gleichzeitig, auch wenn es manchmal nützlich ist, sich Reinkarnation als eine Reihe aufeinanderfolgender Leben vorzustellen.

Ende des Diktats.

(16.22 Uhr.) Ihr seid tatsächlich dabei, die Realität auf der Ebene von Bezugssystem 2 positiv zu beeinflussen, und zwar in einer Weise, die sich auf alle

<u>normalen</u> Ebenen eurer individuellen und gemeinsamen Erfahrung auswirkt.

Ich aktiviere tatsächlich jene Koordinaten, die die Heilungsprozesse beschleunigen und Gefühle von Wohlbefinden und Lebensfreude fördern.

(*„Danke.“*

16.24 Uhr. Ich las Jane die Sitzung vor. Während ich das tat, kamen ihr einige Gedanken – zum Beispiel, dass eine Person eine Krankheit wählen kann, um die entsprechende Realität zu erforschen und bestimmte Wirkungen auf andere Menschen im Umfeld der kranken Person auszuüben: Gedanken, die ich schon oft hatte – meine lang gehegte Vorstellung, dass das Bewusstsein sich selbst auf so viele Arten wie möglich kennenlernt.

Ihr kam auch der Gedanke, dass wir in unserer Gesellschaft so erzogen und daran gewöhnt sind, uns selbst zu verurteilen, wenn mit uns etwas nicht in Ordnung ist und dass wir uns für die wahren Gründe, warum wir überhaupt krank werden, blind machen. Ein weiterer Gedanke, über den ich auch schon nachgedacht habe. Ich fürchte, wir sind noch weit davon entfernt, solche Vorstellungen auf einer bewussten Ebene in unsere Gesellschaft zu integrieren.

Jane sagte weiter, dass sie, wenn sie mir zuhöre, wie ich ihr eine Sitzung vorlese, manchmal von Seth einen Einblick in das bekäme, was er beim nächsten Mal sagen wird: „Es sind meine Gedanken, aber sie sind auch eine Mischung, sie weisen einen Hauch von Seths Konzepten auf.“ Sie glaubt, dies sei auch heute der Fall gewesen.

Meine Frage, ob sie glaube, wir seien in Bezugssystem 2 aktiv, bejahte sie und sagte, dass die Versicherungsfragen, die Spenden, Emir und Rembrandt und unsere aktuelle Arbeit zeigten, dass wir jetzt viel besser vorankommen, und ich stimme ihr zu.

Jane rief mich mithilfe von Carla um 21.45 Uhr noch an, als ich gerade mit dem Abtippen dieser Sitzung fertig wurde.)

3. APRIL 1984,
16.03 UHR, DIENSTAG

(*Heute war es warm, 10 Grad. Ich holte das Original und die Kopie von Rembrandt in der Druckerei ab und nahm das Original ins Krankenhaus mit, um es Jane zu zeigen. Das Manuskript umfasst 433 Schreibmaschinenseiten mit doppeltem Zeilenabstand. Sie war erstaunt über den Umfang des Buches. Ich wollte es heute Nachmittag mit ihr durchgehen, aber da wir mit anderen Dingen beschäftigt waren, kamen wir nicht dazu. Ich werde Tam die Kopie schicken, sobald ich von ihm höre.*

Jane las die ersten beiden Anmerkungen, die ich für Sitzung 907 von Träume *geschrieben hatte, sowie die gestrige Sitzung laut und gut vor. Tatsächlich las sie die Sitzung genauso schnell wie früher, wenn nicht sogar noch schneller. Peggy Gallagher besuchte uns kurz, während Jane noch las.)*

Nun – ich wünsche euch einen weiteren schönen Tag.

(„Guten Tag, Seth.")

Wir nehmen das Diktat wieder auf.

Das Konzept des Überlebens des Stärksten war in vielen Bereichen menschlicher Aktivitäten – insbesondere im Bereich der medizinischen Ideologie und Praxis – von sehr nachteiliger Wirkung.

Das ganze Konzept wurde auf höchst mechanistische Weise entwickelt, und es betont den Wettkampf zwischen allen Aspekten des Lebens, indem es eine Lebensform gegen eine andere ausspielt und körperliche Stärke und Geschicklichkeit, Schnelligkeit und Effizienz als Hauptbedingungen für das Überleben eines Individuums oder einer Spezies darstellt.

Richtig ist jedoch, dass viele Tiere in freier Wildbahn verletzte oder behinderte Artgenossen schützen und versorgen und dass die mit dem Alter einhergehende Weisheit sogar im Tierreich geschätzt wird. Das Konzept des Überlebens des Stärksten wurde jedoch gegenüber dem der Kooperation weit übertrieben.

(Lange Pause um 16.12 Uhr.) Sowohl in der Politik als auch in der Medizin haben solche Verzerrungen zu unglücklichen Entwicklungen geführt: Die im Zweiten Weltkrieg propagierten biologischen Konzepte einer arischen Überlegenheit, die Fixierung auf den „perfekten Körper" und andere Verzerrungen.

Die Vorstellung vom idealen Körper wurde der breiten Bevölkerung oft vorgehalten, und dabei wurde häufig ein stilisierter „perfekter" Körperbau präsentiert, der tatsächlich nur von wenigen Menschen erreicht werden kann. Jede Abweichung ist verpönt, und jeder „Geburtsfehler" wird mit Argwohn betrachtet. Einige Denkrichtungen vertreten daher die Auffassung, dass sich nur die genetisch Überlegenen fortpflanzen dürften, und es gibt Wissenschaftler, die glauben, dass alle Defekte durch kluge genetische Planung ausgerottet werden könnten.

Als Folge solcher lang gehegten Theorien sind die Menschen misstrauisch gegenüber ihrem eigenen Körper geworden. Behinderte Menschen erhalten oft Signale, sogar von der Ärzteschaft, die ihnen das Gefühl geben, Außenseiter zu sein und nicht würdig zu überleben. Werden Menschen krank, geben sie sich oft selbst die Schuld, was zu unnötigen Schuldgefühlen führt.

In der Vergangenheit vertraten einige religiöse Gruppen auch den Glauben, dass Krankheit ein Zeichen der Strafe Gottes oder der Rache für Sünden sei, die gegen seine „Güte" begangen wurden. Derselbe Glaube übertrug sich oft auf wirtschaftliche Bereiche, in denen *(lange Pause)* Menschen, die in Gottes Augen Wohlgefallen fanden, mit Reichtum und Wohlstand sowie mit guter Gesundheit beschenkt wurden.

Gott wurde also auf der Seite derjenigen gesehen, die am energischsten wetteiferten, sodass arm oder krank zu sein quasi als Zeichen der Missgunst Gottes angesehen wurde. All diese Konzepte tauchen in der einen oder anderen Form auf den meisten offiziellen Denk- und Bildungsebenen auf. Die ganze Auffassung einer <u>Ästhetik</u> der Natur geriet in Vergessenheit – ein Thema, auf das wir im weiteren Verlauf unserer Ausführungen noch eingehen werden.

(Herzlich:) Ende der Sitzung. Einen schönen guten Tag!

(Auf Wiedersehen, Seth. Vielen Dank.")

4. APRIL 1984,
16.14 UHR, MITTWOCH

(Am Mittag besuchte mich Frank Longwell kurz und erklärte sich bereit, die beschädigten chinesischen Ulmen im Hinterhof zu fällen, den Erdboden zu bearbeiten und Wildblumen zu pflanzen. Ich erzählte Jane vom Plan, und sie fand ihn mehr oder weniger gut, obwohl sie den Verlust der Bäume bedauerte. „Vielleicht kann man die Stämme an Ort und Stelle belassen und daraus Vogelfutterstellen errichten", sagte sie. Nach dem Mittagessen las Jane die gestrige Sitzung mühelos durch. In Zimmer 330 funktionierte die Heizung nicht, und wir warteten fast den ganzen Nachmittag auf den Hausdienst.)

Nun – ich wünsche euch erneut einen schönen guten Tag.

Wir setzen das Diktat fort.

Dieses Kapitel besteht aus einem Potpourri verschiedener Themen – die nur andeuten sollen, wie vielfältig das Thema Gesundheit und Wohlbefinden ist.

(Lange Pause.) Wie gesagt sind eure Ansichten über euch selbst im größeren Rahmen eines gesunden Lebens von größter Bedeutung. Der Zustand eures Herzens wird zum Beispiel von euren Gefühlen beeinflusst, die ihr ihm gegenüber hegt.

Haltet ihr euch selbst für kaltherzig oder herzlos, dann haben diese Gefühle eine erhebliche Auswirkung auf dieses physische Organ. Habt ihr ein gebrochenes Herz, dann wird sich dieses Gefühl auf die eine oder andere Weise auch im physischen Organ widerspiegeln.

Natürlich stehen jedem Menschen, wie ich bereits erwähnt habe, auch viele Möglichkeiten offen. Nicht jeder mit gebrochenem Herzen stirbt zum Beispiel an Herzversagen. Das Thema Gesundheit kann also nicht isoliert betrachtet werden, sondern muss in dem größeren Zusammenhang gesehen werden, der der Gesundheit selbst Wert und Sinn verleiht. Wie bereits erwähnt, wird jeder Mensch auch versuchen, seine eigenen einzigartigen Fähigkeiten zu entfalten und die Erfahrung des Lebens so vollständig wie möglich „auszufüllen".

Wird ein Mensch bei diesem Versuch nachhaltig und dauerhaft behindert, schlagen sich Unzufriedenheit und Frustration in einem Rückgang körperlicher Dynamik und Vitalität nieder. Doch unabhängig von den Umständen steht jedem Menschen stets ein unerschöpflicher Vorrat an Energie zur Verfügung, und wir werden auch besprechen, wie ihr lernen könnt, diese Quelle anzuzapfen und eure gesundheitliche Situation zu verbessern.

(Pause um 16.25 Uhr.) Je eher ihr euch von starren Vorstellungen hinsichtlich des Überlebens des Stärksten lösen könnt, desto besser wird es euch gehen. Alle Philosophien, die die Vorstellung von der Unreinheit oder Verkommenheit des Körpers betonen, sollten ebenfalls als schädlich für die körperliche und geistige Integrität angesehen werden. Solche Überzeugungen belasten euer Bewusstsein mit negativen Suggestionen, die das äußere Ich nur ängstigen und die große Kraft und Vitalität – euer Erbe – daran hindern, euch die größtmögliche Stärke und Unterstützung zuteil werden zu lassen.

Später werden wir verschiedene Methoden der Heilung, konventionelle und unkonventionelle, besprechen. Die medizinische Technik allein, so fachkundig sie auch sein mag, kann ein gebrochenes Herz natürlich nicht wirklich heilen. Eine solche Heilung kann nur durch Verständnis und durch den Ausdruck von Liebe erfolgen. Mit anderen Worten, durch emotionale Transplantate und nicht nur durch physische. Die emotionalen Faktoren sind äußerst wichtig, sowohl bei der Entstehung als auch bei der Heilung aller Krankheiten.

In diesem Buch werden wir keine bestimmten Krankheiten hervorheben und entsprechende Symptome nur erwähnen, um die mit solchen Zuständen verbundenen Fälle darzustellen. Tatsächlich ist es viel wichtiger, die Symptome von Gesundheit und die Methoden, Überzeugungen und Heilungsmöglichkeiten zu betonen, die sie fördern.

Ende der Sitzung. Ich wünsche euch einen schönen guten Tag – und ich habe die Bedingungen und Koordinaten aktiviert, die ein Gefühl des Wohlbefindens und der Lebensfreude fördern.

(16.37 Uhr. „Danke.")

6. APRIL 1984,
16.14 UHR, FREITAG

(Jane rief gestern Abend noch an. Heute Morgen musste ich wieder ein paar Briefe schreiben – an Pete, unseren Anwalt, bezüglich eines Briefes, den Maude Cardwell geschickt hatte; darin kritisiert sie das Blaue Kreuz. Sie will unsere Probleme damit publik machen. Ich sagte Pete, ich würde sie wissen lassen, dass es einen Durchbruch in dieser Angelegenheit gegeben hätte.

Gestern Abend bereitete ich Rembrandt *vor, um das Buch an Tam zu schicken; außerdem hatte ich seinen Brief erhalten, in dem er mir mitteilte, dass es in Ordnung sei, es loszuschicken, was ich heute also tat. An* Träume *arbeitete ich heute Morgen nur eine Stunde, und ich sagte Jane erneut, dass ich wegen der verlorenen Arbeitszeit am Buch besorgt sei.*

Sie sagte, sie sei sehr traurig gewesen, als ich gestern Abend gegangen sei, aber nach einer Weile sei das vorbei gewesen und es sei ihr wieder gut gegangen. Ich hatte in letzter Zeit auch einige schwermütige Phasen, aber ich versuche, trotzdem weiterzumachen. Ich sagte ihr, dass ich immer noch darüber nachdächte, ob ich das ganze Verlagsgeschäft ignorieren und mich stattdessen nicht einfach auf die kreative Arbeit konzentrieren soll.)

Nun: Ich wünsche euch erneut einen schönen guten Tag.

(„Guten Tag, Seth.")

Es ist nur natürlich, dass ihr in eurer Situation hin und wieder traurige Phasen durchmacht.

(Lange Pause.) Diese können jedoch oft als Sprungbrett dienen, das zu einem größeren Verständnis führt, und die Gefühle selbst helfen in der Tat, Ängste und Zweifel, die dadurch ausgedrückt werden, loszuwerden. Ich bin sicher, dass ich das schon einmal gesagt habe, aber ich wollte euer Gedächtnis etwas auffrischen, und das gilt übrigens generell für alle Menschen. Es ist viel besser, diese Gefühle auszudrücken, als sie zu unterdrücken.

Gleichzeitig solltet ihr beide versuchen, eure Gedanken in andere Richtungen zu lenken, damit diese Phasen nicht zu lange andauern. Im Großen und Ganzen habt ihr solche Situationen gut gemeistert, und das, was ich über eure Aktivitäten in Bezugssystem 2 gesagt habe, gilt noch immer.

Dies wird sich auch in Bezug auf eure Angelegenheiten mit den Büchern und Prentice-Hall auswirken – auf <u>alle</u> eure geschäftlichen Belange. Daher ist es eine gute Idee, sich daran zu erinnern, dass sich diese Angelegenheiten – ungeachtet des derzeitigen Anscheins – zu eurer Zufriedenheit regeln werden.

Eure Briefe werden Wirkung zeigen, unabhängig davon, ob es so aussieht, als ob bestimmte Fragen beantwortet würden oder nicht.

Ich wünsche euch einen schönen guten Tag, und ich aktiviere die Koordinaten, die Heilung, Wohlbefinden und Lebensfreude fördern.

(*„Auf Wiedersehen, Seth. Danke.“*

16.20 Uhr. „Ich hatte das Gefühl, dass das Material für uns bestimmt und kein Diktat sein würde“, sagte Jane. Ich las ihr die Sitzung vor. „Der letzte Teil sollte dich beruhigen, nicht wahr?“, fragte sie.

Ich musste erst einmal nachdenken, denn ich war in letzter Zeit ziemlich wütend und verärgert über die Kommunikation mit Prentice-Hall. Ich hatte Tam sogar gebeten, einen anderen Verlag für Rembrandt *zu suchen, was Jane weiß. „Es überrascht mich“, sagte ich und meinte damit Seths Bemerkungen über unser gutes Vorankommen in Bezugssystem 2 und dass sich das auch auf die Verlagsangelegenheiten auswirken würde. „Ich hätte nicht gedacht, dass ich es so gut mache.“ Ich glaube, das bezweifle ich noch immer, aber warten wir mal ab.*

Ich erzählte Jane, dass ich letzte Nacht wieder einen dieser langen, verwickelten Träume hatte, in denen ich verfolgt wurde. Dieses Mal ging es um meinen Bruder Linden, der 13 Monate jünger ist als ich. Ich kann mich nur an wenig erinnern. Es ging zwar gut aus, spiegelte aber meinen Gemütszustand in diesen Tagen wider – meine Ängste, wahrscheinlich in Bezug auf eine ganze Reihe von Themen.

Ich finde, Seth hat bezüglich unserer traurigen Phasen eine ausgezeichnete Erklärung geliefert, als er sagte, dass wir damit unsere Ängste ausdrücken würden. Ohne besonders über solche depressiven Schübe nachzudenken, war ich zumindest davon ausgegangen, dass diese Phasen meine Schwächen widerspiegelten – Zeiten, in denen ich es hätte besser wissen oder machen müssen. Ich glaube, Jane macht sich dieselben Gedanken. Jetzt sehen wir ein, dass auch traurige Phasen eine heilende Wirkung haben können.

Auf dem Heimweg ging ich heute Abend bei SuperDuper einkaufen und nahm dann ein spätes Abendessen zu mir. Jane rief mit Carlas Hilfe um 21.50 Uhr an, als ich gerade diese Sitzung abtippte. Ich liebe dich, Jane.)

KAPITEL 5

SUGGESTION UND GESUNDHEIT

8. APRIL 1984,
16.30 UHR, SONNTAG

Jane rief gestern Abend noch an. Sie war aufgeregt, als ich heute Mittag bei ihr auf Zimmer 330 ankam. Jeff Karder, ihr Arzt, war bei ihr. Sie wollte zunächst erst nach dem Mittagessen sagen, was er gesagt hatte, aber ich drängte sie, alles zu erzählen. Offenbar hatte eine der Krankenschwestern Jeff gesagt, dass die offenen Wunden an Janes rechtem Knie nässten. Er sagte Jane, es könne sich um eine Infektion handeln, möglicherweise an der Stelle eines Knochensporns – er war sich nicht sicher. Jeff hatte noch gesagt, eine kleine Operation könne das Problem beheben, aber vielleicht müsse man auch gar nichts tun.

„Na, das war doch gar nicht so schlimm, oder?", sagte ich zu meiner Frau, als sie geendet hatte. Jane schien die Sache einigermaßen zu verkraften und fing sich jetzt wieder.

Ich hatte Kapitel 6 von Träume mitgebracht, das ich heute Morgen zu Ende getippt hatte, und las Jane schließlich das ganze Ding vor, abgesehen von ein paar Anmerkungen. Da ich mit der Korrespondenz wieder auf dem Laufenden war, hatte ich die Zeit dazu. Ihr gefiel das ganze Kapitel. Mir fiel auf, dass sie das gleiche Gefühl hatte, das ich beim Lesen von Sitzungen hatte, die ich seit mehreren Jahren nicht mehr angeschaut hatte: Alles war ganz neu und wirkte überraschend, als hätte jemand anderes die Arbeit gemacht. Ich sagte ihr, das Seth-Material sei ein ausgezeichnetes Beispiel für ihr eigenes direktes Wissen; diese naheliegende Beschreibung war mir in den Sinn gekommen, nachdem ich an Seths Material über direktes oder unmittelbares Wissen in Kapitel 6 von Träume gearbeitet hatte. Das ist ein sehr guter Punkt, zu dem ich eine Anmerkung für das Kapitel schreiben möchte.

Als ich Kapitel 6 zu Ende vorgelesen hatte, war es schon so spät, dass Jane heute eigentlich keine Sitzung mehr machen wollte, bis ich ihr sagte, dass es für mich in Ordnung wäre.)

Nun, ich wünsche euch einen schönen guten Tag –

(„Guten Tag, Seth.")

– und wir fahren mit dem Diktat fort, und zwar mit einem neuen Kapitel. Es heißt: „Suggestion und Gesundheit."

(Jane hatte diesen Titel schon gestern empfangen und ihn mir genannt.)

Bei Suggestionen handelt es sich in der Regel um Aussagen, die auf eine bestimmte Handlung oder Hypothese abzielen. *(Lange Pause.)* Suggestionen sind zum großen Teil in bewusste Denkprozesse eingebunden und folgen dem Diktat der Vernunft. Zum Beispiel: „Wenn dies und das so ist, dann muss dies und das daraus folgen." Suggestionen haben nichts mit Magie zu tun – aber wenn man sie oft genug wiederholt und fest an sie glaubt, dann nehmen solche Suggestionen tatsächlich einen stark gewohnheitsmäßigen Charakter an. Sie werden dann nicht mehr hinterfragt, sondern für bare Münze genommen.

(Lange Pause.) Sie werden dann an die eher automatischen Ebenen der Persönlichkeit weitergegeben, wo sie die spezifischen Handlungen auslösen, die so stark suggeriert werden. Bei vielen dieser Suggestionen handelt es sich um „abgedroschene Redewendungen". Sie gehören der Vergangenheit an, und auch sie werden nicht hinterfragt und geprüft, wie es bei neuen Gedanken normalerweise der Fall ist. Punkt.

Diese Suggestionen können also bemerkenswert lange zurückreichen und aus Überzeugungen bestehen, die in der Kindheit angenommen wurden. Punkt. Werden sie in der Gegenwart unkritisch akzeptiert, können sie sich immer noch auf Gesundheit und Wohlbefinden auswirken. Solche Suggestionen können förderlich und hilfreich sein, aber auch negativ und nachteilig. Hier einige Beispiele, die vielen Menschen sehr vertraut sein dürften. Es handelt sich um Suggestionen, die Kindern gegeben werden:

„Wenn du ohne Gummistiefel in den Regen hinausgehst, wirst du dich erkälten."

„Wenn du zu gesprächig oder zu offenherzig bist, werden dich die Leute nicht mögen."

„Wenn du rennst, fällst du hin."

Es gibt natürlich viele Variationen, wie etwa: „Wenn du bei Regenwetter rausgehst, bekommst du eine Lungenentzündung", oder: „Wenn du lügst, wird deine Zunge zu Stein."

Diese und ähnliche Suggestionen werden Kindern von ihren Eltern oft mit den besten Absichten gegeben. Wenn sie noch klein sind, nehmen die Kinder solche Formeln unkritisch an, da sie von einem respektierten Erwachsenen kommen, sodass die Suggestionen fast wie Befehle verstanden werden.

Eine Suggestion wie: „Wenn du nach dem Essen zu früh schwimmen gehst, wirst du ertrinken", ist äußerst gefährlich, denn sie sagt ein katastrophales Verhalten voraus, das fast automatisch auf die erste Handlung folgt. Offensichtlich ertrinken nicht alle Kinder, die direkt nach dem Essen ins Wasser gehen. Die Suggestion selbst kann jedoch zu allen möglichen nervösen Symptomen führen – Panik oder Magenkrämpfe –, die bis ins Erwachsenenalter andauern können.

Solche Suggestionen können aber aufgehoben werden, wie wir in Kürze ausführen werden.

(16.47 Uhr.) Es gibt noch andere Arten von Suggestionen, die eine Identifizierung enthalten. Einem Kind wird vielleicht gesagt: „Du bist genau wie deine Mutter; sie war immer nervös und launisch." Oder: „Du bist dick, weil dein Vater dick war."

Das sind alles Aussagen, die auf eine bestimmte Hypothese hinauslaufen. Auch hier besteht das Problem darin, dass die Hypothesen oft nicht hinterfragt werden. Am Ende hat man festgefahrene, ungeprüfte Überzeugungen, nach denen dann automatisch gehandelt wird.

Ende des Diktats.

(16.50 Uhr.) Sag Ruburt, er soll sich keine Sorgen machen. Das mit dem Bein wird schon wieder, und zwar ohne Operation.

Ich wünsche euch beiden einen schönen guten Tag. Ich habe die Koordinaten aktiviert, die euer individuelles und gemeinsames Wohlbefinden und eure heilenden Kräfte fördern.

(„Danke." 16.52 Uhr.)

9. APRIL 1984,
16.01 UHR, MONTAG

(Als ich heute Mittag in Zimmer 330 ankam, entdeckte ich auf dem Schaumgummipuffer zwischen Janes Knien eine beträchtliche Flüssigkeitsansammlung, sodass ich sie auf den Rücken drehte. Jane verspürte aber keine Schmerzen.

Um 14.50 Uhr kam Dr. Wilson, den Jane mag, um das Knie zu untersuchen. Er sagte, ein Teil des Knochens an der Bruchstelle sei entzündet, und das wahrscheinlich schon seit längerer Zeit. Die Entzündung könnte wieder verschwinden, sagte er, so wie sie offenbar schon einmal verschwand, als das Geschwür an dieser Stelle abheilte. Er stimmte uns zu, dass es gut sei, die Stelle unbedeckt und cremefrei zu lassen, da sie *jeden Tag gründlich mit Wasser gewaschen würde. Eine Operation empfahl er nicht, und sein Rat stimmte mit Seths Material von gestern überein. Er werde das Knie beobachten, sagte er.*

Jane sagte, meine gestrigen Abschiedsworte, dass sie sich keine Sorgen machen und das Bein wieder in Ordnung käme, hätten sie sehr aufgemuntert. Ich hatte es ernst gemeint und wiederholte es jetzt noch einmal.

Um 15.15 Uhr versuchte sie, die gestrige Sitzung zu lesen. Sie hatte aber Schwierigkeiten, sodass ich sie ihr schließlich vorlas.)

Nun – ich wünsche euch erneut einen schönen guten Tag –

(„Guten Tag, Seth.")

– und wir setzen das Diktat fort.

Die Suggestionen, die wir bisher genannt haben, sind vorhersagend; sie sagen tatsächlich schlimme Ereignisse der einen oder anderen Art voraus, die auf eine bestimmte Ausgangshandlung folgen.

Davon gibt es viele, und sie beziehen sich insbesondere auch auf das <u>Alter</u>. Viele Menschen sind der festen Überzeugung *(lange Pause)*, dass sie mit zunehmendem Alter einem stetigen, katastrophalen Verfall ausgesetzt sind, bei dem die Sinne und der Geist verkümmern und der Körper, von Krankheiten geplagt, all seine Kraft und Beweglichkeit verlieren wird. Viele junge Menschen glauben solchen Unsinn und <u>schaffen sich</u> damit genau die Bedingungen, die sie so sehr fürchten.

Der Geist wird mit dem Alter weiser, <u>wenn man es ihm erlaubt</u>. Es findet sogar eine Beschleunigung des Denkens und der Inspiration statt, ähnlich wie in den Jugendjahren, die dem gealterten Menschen plötzlich ein neues Verständnis beschert und in ihm einen Impuls auslöst, der ihm zu größerem Verstehen verhelfen soll – ein Verstehen, das ihn jegliche Furcht vor dem Tod <u>überwinden</u> lässt.

(16.08 Uhr. Shannon maß Janes Blutdruck. Dann las ich ihr die bisherige Sitzung vor. Um 16.13 Uhr fuhr Jane mit dem Material fort, von dem sie mir gestern erzählt hatte und das Seth heute behandeln wollte.)

Gedanken und Überzeugungen bewirken tatsächlich körperliche Veränderungen. Sie können sogar – und tun es auch oft – genetische Botschaften verändern.

Es gibt Krankheiten, von denen die Menschen glauben, sie seien vererbbar und würden durch eine fehlerhafte genetische Kommunikation von einer Generation zur nächsten weitergegeben. Offensichtlich erkranken viele Menschen, die beispielsweise eine genetische Veranlagung für Arthritis haben, selbst nicht an dieser Krankheit, während andere tatsächlich davon betroffen sind. Der Unterschied ist eine Frage der Überzeugungen.

Menschen, die kritiklos die Suggestion akzeptiert haben, dass sie eine solche Krankheit erben werden, <u>scheinen sie dann auch zu erben</u>: Sie erleben die Symptome. Tatsächlich kann sich eine gesunde genetische Botschaft durch eine solche Überzeugung in eine ungesunde verwandeln. Im Idealfall würde eine Änderung der Überzeugung die Situation beheben.

Die Menschen lassen sich aber nicht unkontrolliert von der einen oder anderen negativen Suggestion beeinflussen. Jeder Mensch hat eine ganze Reihe von Überzeugungen und Suggestionen – und diese spiegeln sich im wahrsten Sinne des Wortes im physischen Körper wider. *(Lange Pause.*

16.19 Uhr. Dana maß Janes Temperatur. Ich las Jane die letzten Zeilen vor.)

Jede effektive Heilung beruht auf der Einbringung positiver Suggestionen und der Beseitigung negativer Suggestionen. Wie wir bereits erwähnt haben, enthält auch das kleinste Atom oder die kleinste Zelle einen eigenen Impuls für Wachstum und Werterfüllung. Anders ausgedrückt: Sie sind buchstäblich mit positiven Suggestionen angereichert und werden von ihnen biologisch ernährt. Insofern ist es richtig, dass negative Suggestionen in gewisser Weise <u>un</u>natürlich sind und von den Hauptzielen des Lebens wegführen. Negative Suggestionen könnte man mit statischen Geräuschen in einem ansonsten klaren Programm vergleichen.

Ende des Diktats.

Ich wünsche euch beiden noch einen schönen guten Tag, und ich habe die Koordinaten, die zu Heilung und Wohlbefinden führen, tatsächlich stimuliert.

(„Danke.")

Ich bin natürlich sehr erfreut über deine Arbeit an *Träume* und über die Anmerkungen, die du gestern vorgelesen hast. Ich gehe davon aus, dass du dich meiner Wertschätzung bewusst bist.

(„Ja. Danke."

16.28 Uhr. Ich las Jane die Sitzung vor. „Als du das gelesen hast, habe ich erneut mitbekommen, was morgen dran kommt", sagte sie. „Es geht um die Verwirrung, die entsteht, wenn man versucht, Überzeugungen zu ändern, weil sie alle miteinander verstrickt sind. Aber das ist auch nicht richtig", fügte sie hinzu und meinte damit, dass es noch viel mehr zu lernen gäbe.)

10. APRIL 1984,
15.55 UHR, DIENSTAG

(Heute war es wärmer – über 10 Grad, als ich zu Jane fuhr. Sie sah gut aus. Es lief kaum Flüssigkeit aus ihrem rechten Knie. Georgia kümmerte sich heute um sie. Die Krankenschwestern und -pfleger auf der Station waren ganz schön aufgedreht, erzählten anstößige Witze und spielten einander Streiche. Georgia hatte Jane am Morgen die Haare gewaschen.

Jane beschrieb einen sehr lebhaften und sogar beglückenden Traum, den sie letzte Nacht hatte, und in dem sie auf dem Boden sitzend mit ihrer Schmucksammlung gespielt hatte und so weiter. Ich versäumte es, mir die Einzelheiten zu notieren. Jane sagte, sie habe den Traum nach dem Abendessen sehr genossen, bis Debbie Harris zu Besuch kam und sie weckte.

Jane las die gestrige Sitzung, kam aber nur schlecht voran. Nach mehreren Anläufen klappte es zum Ende hin besser, und dann las sie ihre – und meine – Lieblingssitzung, diejenige vom 19. März, aber sehr schnell durch.)

Nun, ich wünsche euch erneut einen schönen guten Tag.

(„Guten Tag, Seth.")

Wir fahren mit dem Diktat fort.

Sorgen, Ängste und Zweifel sind natürlich schädlich für die Gesundheit, und diese werden sehr oft durch die in der Gesellschaft vorherrschenden Überzeugungen verursacht.

Diese Überzeugungen malen ein düsteres Bild, in dem sich jede Situation zwangsläufig verschlechtern wird. Jede denkbare Krankheit wird sich verschlimmern und jede mögliche Katastrophe wird eintreten.

Solche Überzeugungen behindern Gefühle wie Neugier, Freude oder Erstaunen. Sie hemmen spielerische Aktivitäten oder spontanes Verhalten. Sie führen zu einer physischen Situation, in der der Körper in einen Zustand der defensiven Aggression versetzt wird. Unter solchen Bedingungen scheint es nur vernünftig, sozusagen den Wurm im Apfel zu suchen und bei jeder neuen Erfahrung oder Begegnung Schmerzen oder Gefahren zu erwarten.

Spiel ist ein sehr wichtiges – ja, lebenswichtiges – Element für Wachstum und Entfaltung. Kinder spielen von Natur aus, und das tun auch Tiere. Übrigens spielen auch Insekten, Vögel, Fische und alle anderen Lebewesen *(lange Pause)*. Selbst Ameisen und Honigbienen spielen. Ihre Gemeinschaftsfähigkeit beschränkt sich nicht auf die ständige Arbeit in einem Bienenstock oder einem

Ameisenhaufen. Diese spielerische Aktivität ist in der Tat die Grundlage für ihr organisiertes Verhalten, und sie „spielen" das Verhalten der Erwachsenen nach, bevor sie ihre eigenen Aufgaben übernehmen.

Lebewesen spielen, weil diese Aktivität ihnen Freude bereitet, weil sie spontan und nützlich ist, denn sie aktiviert alle Teile des Organismus – und, wie gesagt, im Spiel imitieren die Kleinen die Handlungsmuster der Erwachsenen, die schließlich zu ihren eigenen erwachsenen Aktivitäten führen.

(17.09 Uhr.) Wenn Menschen krank, sorgenvoll oder ängstlich werden, ist eines der ersten Symptome fehlende Freude – eine allmähliche Abnahme spielerischer Aktivitäten und eine <u>übermäßige</u> Konzentration auf persönliche Probleme. Mit anderen Worten: Eine Krankheit zeigt sich oft zuerst durch einen Mangel an Lebensfreude oder Fröhlichkeit.

Dieser Rückzug von der Freude führt dazu, dass normale Aktivitäten, neue Begegnungen oder Unternehmungen, die an sich zur Linderung des Problems beitragen könnten, indem sie neue Möglichkeiten eröffnen, eingeschränkt werden. Eine solche Person wirkt niedergeschlagen – sie lächelt nicht mehr und sieht düster aus, was andere dazu veranlasst, einen solch niedergeschlagenen Gesichtsausdruck zu kommentieren.

Bemerkungen wie: „Du siehst müde aus", oder: „Was ist los, fühlst du dich nicht gut?", und andere derartige Äußerungen verstärken oft nur das bereits vorhandene Gefühl der Niedergeschlagenheit, bis schließlich genau diese Art von Austausch zu einer Situation führt, in der der Einzelne und seine Mitmenschen beginnen, sich eher negativ als positiv zu beeinflussen.

Ich will damit nicht sagen, dass es immer schädlich sei, Fragen wie „Bist du krank?" oder „Bist du müde?" zu stellen. Solche Fragen <u>nehmen in der Tat ihre eigenen Antworten vorweg</u>. Fühlt sich ein Mensch gesund, ausgelassen und lebendig, werden solche Fragen lässig beiseite geschoben – sie haben keinerlei Wirkung. Aber ständige Fragen dieser Art helfen einem Menschen, der Schwierigkeiten hat, nicht weiter – und <u>zu häufige</u> Äußerungen des Mitgefühls können den Gemütszustand einer Person sogar noch verschlechtern, indem sie die Vorstellung verstärken, dass sie in der Tat sehr krank sein muss, um solche Mitgefühlsbekundungen zu wecken.

Es ist also weitaus besser, unter solchen Umständen überhaupt keinen Kommentar abzugeben. *(Lange Pause.)* Ich spreche hier nicht von echten Fragen des Mitgefühls, sondern von automatischen, unreflektierten, negativen Kommentaren. Punkt.

Andererseits ist es sehr sinnvoll, den offensichtlichen Elan, die Energie oder die gute Laune einer anderen Person zu kommentieren. Auf diese Weise fördert man positives Verhalten und kann tatsächlich eine Kette vorteilhafter Aktivitäten in Gang setzen, anstatt eine Kette negativer Reaktionen fortzusetzen.

Ende der Sitzung.

Der Traum von Ruburt war ausgezeichnet und zeigt, dass er das Beste aus seiner Vergangenheit macht, indem er verspielte Aspekte – die Schmuckstücke – und Quellen der Freude und des Vergnügens wiederentdeckt.

Und nochmals: Ich intensiviere jene Koordinaten, die Gesundheit und Wohlbefinden fördern.

(„Ich bin's", sagte Jane.

„Danke."

17.30 Uhr. Jane war um 16.14 Uhr von einer Krankenschwester unterbrochen worden, die Vitamin C brachte; dann hatte ich meiner Frau vorgelesen, was sie bisher in der Sitzung übermittelt hatte. Jetzt, nach der heutigen Sitzung, las ich ihr die erste Sitzung von Kapitel 1 von Träume *vor. Ich kam auf die Idee, ihr das ganze Buch vorzulesen, weil sie neulich so gut reagiert hatte, als ich ihr Kapitel 6 vorgelesen hatte. Auch heute war sie von dieser ersten Sitzung sehr beeindruckt. „Ich halte es für wichtig, dass du dir bewusst bist, was für eine großartige Arbeit du mit diesem Buch geleistet hast", sagte ich. Wir können kaum glauben, dass sie diese erste Sitzung im September 1979 durchgeführt hatte, also vor etwa viereinhalb Jahren.)*

12. APRIL 1984,
16.13 UHR, DONNERSTAG

(Jane rief gestern Abend noch an. Heute waren es 15,6 Grad, als ich mich auf den Weg zu Zimmer 330 machte. Davor holte ich aus dem Briefkasten Schecks über etwa 360 Dollar an Spenden, die uns Maude Cardwell geschickt hatte. Heute Morgen hatte ich Träume *für den Verlag fertiggestellt und mit den Vorbereitungen für einen Brief begonnen, in dem es um die Meldung von Janes Einkommen an die Sozialversicherung geht. Außerdem rief ich Earl an, damit er am Montag vorbeikommt und die Teppiche reinigt, was bedeutet, dass ich die Katzen zum Tierarzt bringen muss, um sie von Flöhen und Zecken zu befreien. Ich rief auch bei der Kabel-Gesellschaft an, als um 11 Uhr morgens noch kein Servicetechniker aufgetaucht war, um die TV-Konverter auszutauschen, wie es eigentlich vorgesehen war. Der Kundendienst*

hatte vergessen, dem Team den Auftrag zu erteilen. Jetzt muss ich einen neuen Termin vereinbaren.

Gestern Abend stellte ich fest, dass ich in einem Zahn ein Loch habe, weshalb ich heute Nachmittag beim Zahnarzt anrief und einen Termin für den 26. April reservierte. Ich fühle mich allmählich wieder gehetzt, vor allem seit heute ein weiterer Stapel Post von Prentice-Hall eingetroffen ist. Meine Zähne machen mir wieder generell zu schaffen, und das Pendel hat mir mitgeteilt, der Grund dafür sei meine Besorgnis über Jane.

Ich hielt an einem Supermarkt an, um Kartoffelchips für eine Party zu kaufen, die das Krankenhauspersonal für eine der Hilfskräfte gibt, die ihre Stelle wechselt. Carla hob mir einen Teller mit Essen von der Party auf, und ich nahm ihn zum Abendbrot mit nach Hause. Lecker! Es war schon nach 21.10 Uhr, als ich mit dem Abtippen dieser Sitzung begann.

In Zimmer 330 war es heute Nachmittag ziemlich warm, und Jane fühlte sich die meiste Zeit über unwohl.)

Nun – ich wünsche euch erneut einen schönen guten Tag.

(*„Guten Tag, Seth.“*)

Wir machen mit dem Diktat weiter.

Ich sage euch nicht, dass ihr einen ständigen Strom positiver Suggestionen ausstoßen sollt, egal, ob sie irgendeinen Bezug zur aktuellen Situation haben oder nicht.

Aber ich <u>sage</u>, dass es viel besser ist, die am meisten erhoffte Lösung einer schwierigen Situation zu betrachten und diese Haltung zum Ausdruck zu bringen, als das schlimmste Ergebnis zu erwarten oder die nachteiligste Einstellung zu äußern. (*Lange Pause.*) Es gibt einige Themen, die für Gesundheit und Glück von größter Bedeutung sind, die sich aber nur sehr schwer beschreiben lassen. Sie stellen einen Teil der <u>Ästhetik</u> der Natur dar. Blumen sind zum Beispiel nicht nur zur Freude des <u>Menschen</u> bunt, sondern weil die Farbe ein Teil des eigenen ästhetischen Systems der Blumen ist. Sie erfreuen sich an ihrer Leuchtkraft und schwelgen in ihrer Farbenvielfalt.

(*16.20 Uhr.*) Auch die Insekten schätzen die Farbenpracht der Blumen, und dies <u>ebenfalls</u> aus ästhetischen Gründen. Ich sage also, dass selbst Insekten einen Sinn für Ästhetik haben und dass, wie gesagt, jedes Lebewesen, jede Pflanze oder überhaupt jedes natürliche Wesen einen ganz persönlichen Sinn für Werterfüllung hat und die größtmögliche Erfüllung und Entfaltung seiner angeborenen Fähigkeiten anstrebt.

Dieser Sinn für Werterfüllung kommt wiederum nicht nur dem Individuum zugute, sondern auch seiner eigenen und allen anderen Spezies. Das Bild der Natur wird also gewissermaßen von all ihren bewussten und lebendigen ästhetischen Anteilen gemalt. Jeder Teil der Natur ist auch in der Lage, auf sich ändernde Bedingungen zu reagieren und befasst sich daher mit seiner eigenen Art von vorausschauendem Verhalten, sodass er vom Heute aus in die Bedingungen von Morgen hineinwachsen kann.

Die Natur arbeitet immer mit Wahrscheinlichkeiten. Auf den Menschen bezogen bedeutet dies, dass jeder eine Vielzahl von Möglichkeiten hat, die zur Werterfüllung führen und dass die individuellen Fähigkeiten im Idealfall ihre eigenen Ausdruckswege schaffen.

Ein schlechter Gesundheitszustand oder einfach eine unglückliche Situation stellt sich nur dann ein, wenn ein Mensch zu viele Umwege einschlägt oder auf zu viele Blockaden stößt, die ihn an seiner Werterfüllung hindern.

Ende des Diktats.

(16.30 Uhr.) Und wie gesagt – ich aktiviere die Koordinaten, die Heilung und Wohlbefinden beschleunigen.

(Lange Pause, die Augen geschlossen. „Nun, ich denke, das war's", sagte Jane.

16.31 Uhr. „Okay." Ich las Jane die Sitzung vor, nachdem ich ihr einen Schluck Wasser gegeben und eine Zigarette angezündet hatte. „Du solltest eine Anmerkung darüber machen", sagte sie, „dass die Sitzungen aufgrund unserer Bedingungen im Krankenhaus viel kürzer sind. Wir müssen so viele Dinge tun, mich umdrehen, mich füttern, zu geeigneter Zeit essen, damit du zu angemessener Zeit zu Hause sein und selbst zu Abend essen kannst ..."

Ich sagte, dass die nahezu täglich stattfindenden Sitzungen wahrscheinlich für ihre Kürze entschädigen – aber auch, dass wir viel Zeit verstreichen ließen, die wir für Sitzungen nutzen könnten. „Jetzt, zum Beispiel", sagte ich, „sind wir allein und niemand stört uns. Du könntest noch ein bisschen weitermachen."

16.39 Uhr.) Fortsetzung des Diktats.

Mit dem nach außen gerichteten Ich des Menschen stellt sich die Frage nach dem freien Willen und der bewussten Entscheidungsfreiheit.

Der Mensch ist sich einer großen Anzahl möglicher Aktivitäten bewusst. Jeder Mensch verfügt im wahrsten Sinne des Wortes über weit mehr Fähigkeiten, als in einem gegebenen Leben angemessen zum Ausdruck gebracht werden können. Dies gewährleistet eine große Vielfalt an Handlungsmöglichkeiten, aus denen der Einzelne je nach den sich ändernden Umständen auswählen kann.

Jeder Mensch spürt von Natur aus, in welche Richtung er oder sie am ehesten tendiert. Außerdem wird ein Individuum durch Inspiration zu bestimmten Aktivitäten angespornt. Jeder Mensch bewegt sich leichter und mit mehr Freude in bestimmte Richtungen als in andere.

Hierbei spreche ich nicht nur von äußeren Leistungen oder Zielen, auch wenn diese wichtig sind. Viele Menschen stellen jedoch fest, dass sie eine natürliche Begabung für zwischenmenschliche Beziehungen haben, und hier lässt sich der tatsächliche Wert nicht so leicht einschätzen wie etwa bei den Werken eines Künstlers oder Schriftstellers.

Stattdessen praktizieren solche Menschen eine Art Beziehungskunst und schaffen, sagen wir *(lange Pause)*, symphonische, emotionale Kompositionen, und sie spielen tatsächlich so meisterhaft mit Gefühlen wie ein Pianist mit den Klaviertasten. Betrachtet man sein eigenes Leben, kann man ganz leicht herausfinden, in welchen Bereichen die eigenen Fähigkeiten liegen, indem man der Natur der eigenen Impulse und Neigungen nachspürt. Man kann nichts über sich selbst lernen, indem man herauszufinden versucht, was andere von einem erwarten – sondern nur, indem man sich fragt, was man von sich selbst erwartet und für sich selbst entdeckt, in welcher Richtung die eigenen Fähigkeiten liegen.

Ende des Diktats.

("Danke.

16.56 Uhr. "Oh Mann, wie ich schwitze!", sagte Jane. Die Fenster waren weit geöffnet. Ich sollte noch hinzufügen, dass Jane vor der heutigen Sitzung diejenige vom 19. März nach einigen Anfangsschwierigkeiten schließlich selbst durchlesen konnte, ich ihr aber die letzte Sitzung ganz vorlesen musste.

Auf ihre Bitte hin hatte ich die alte Drahtgestellbrille mitgebracht, aber sie schien nicht viel zu nützen. Immerhin stand sie ihr gut.)

17. APRIL 1984,
15.58 UHR, DIENSTAG

(Dies ist Janes erste Sitzung seit fünf Tagen – ihre längste Pause in letzter Zeit. Gestern Abend rief sie noch an. Heute Morgen rief ich beim Tierarzt an und vereinbarte einen Termin, um die Katzen morgen früh um 9 Uhr entlausen zu lassen. Später versuchte ich, einen Fehler zu korrigieren, der mir beim Übergang von Kapitel 1 zu Kapitel 2 von Träume *unterlaufen war, aber ich bekam nichts auf die Reihe.*

Gestern reinigten dann endlich Earl und seine Helferin alle Teppiche im Haus – eine große Erleichterung, die allerdings sehr teuer war.

Jane war in letzter Zeit ziemlich niedergeschlagen und fragte sich, ob sie jemals wieder nach Hause gehen könne. Ich antwortete, dass ich nicht wüsste, wie sie das zum jetzigen Zeitpunkt schaffen sollte – oder könnte. Am 20. April ist es schon ein Jahr, dass sie nicht mehr zu Hause war. Wir hatten eine Diskussion, die weder besonders fröhlich noch hilfreich war und in der wir viel von dem diskutierten, worüber wir schon früher gesprochen hatten. Ich wiederholte meine alten Kommentare, dass ich schon vor Jahren mehr als bereit gewesen wäre, die ganze Psycho-Sache hinzuschmeißen, wenn sie es gewollt hätte, denn ich hatte schon damals, als sie an Seth Spricht arbeitete, Anzeichen für Probleme gesehen. <u>Falls</u> die psychische Arbeit der Grund für ihre Probleme war – was ich damals schon nicht wirklich glaubte und auch heute noch nicht tue.

Ich denke, dass die Ängste, die Jane möglicherweise vor dem Leben hat, das Ergebnis einer frühen Konditionierung sind und dass diese allen Versuchen, sie zu überwinden, erfolgreich widerstanden haben. Meine Ansicht, dass ein solcher Prozess körperlicher Zerstörung sinnlos ist, ist völlig irrelevant, wenn man bedenkt, wie tiefgreifend Jane seit vielen Jahren von ihm beherrscht wird. Ich sagte ihr, ich denke, dass das Seth-Material diese Ängste zwar anspricht, aber ihren emotionalen Inhalt und ihre Kraft nicht ausmerzt. Ich weiß nicht, wie ich ihr noch helfen könnte. Ich selbst habe seit letztem Jahr nur noch wenig Hoffnung, nachdem sie im Oktober 1983 einen Bewegungsschub erlebt hatte. Als ich jedoch sah, dass diese Bewegungen nach ein paar Monaten wieder aufhörten, verstand ich dies als ein weiteres Zeichen für den Widerstand tief verwurzelter Teile ihrer Persönlichkeit.

Dann folgten die Infektionen, die Antibiotika, der Beinbruch und die sich nicht schließen wollende Wunde und so weiter, und für mich bedeutete das, dass auch sie nur noch wenig Hoffnung hatte. Noch wichtiger war jedoch, dass diese Ereignisse ebenfalls Ausdruck eines hartnäckigen Widerstandes gegen Veränderungen ihrerseits waren, das heißt bestimmter Anteile ihrer Persönlichkeit. Ich kann mir die Lage meiner Frau nicht anders erklären. Ihr Körper hat nicht die Erlaubnis erhalten, sich selbst zu heilen, sonst würde er es tun. Zweifellos hat er dieses Potenzial. Als Seth sagte, Jane würde wieder einigermaßen gut gehen können, glaubte ich ihm zunächst, doch schon bald verlor ich den Glauben daran, denn ich sah keine Anzeichen dafür, dass eine solche Veränderung zum Besseren auch nur begonnen hatte. Stattdessen sah ich das Fieber und die Infektionen und begriff, diese Ereignisse bedeuteten, dass die Zeit der Heilung und des Gehens noch nicht gekommen war.

Mein Standpunkt ist möglicherweise zu schlicht, aber ich glaube nicht, dass ein Körper durch andere oder durch Sitzungen oder was auch immer dazu überredet werden kann, gesund zu werden. Wenn es ihr jemals besser gehen sollte, so sagte ich Jane, dann nur, weil bestimmte Teile von ihr es zuließen. Unter Tränen sagte sie, sie wolle ja gesund werden, aber ich fürchte, für mich bedeutet das wenig, denn ihr Zustand widerspricht solchen Beteuerungen ganz und gar. Ich sagte auch, dass ich in einem größeren, umfassenderen Rahmen verstehen kann, dass ein Mensch sich für ein Leben in Krankheit entscheidet, sagen wir, um zu lernen und das Bewusstsein auf bestimmte Weise zu erforschen. Und ich denke, das ist es auch, wofür sie sich in ihrem bisherigen Leben entschieden hat. Ich fügte hinzu, dass Seth, als ich ihn darauf ansprach, von den Extremen der Armut in Afrika gesprochen, aber Jane kaum erwähnt habe. Ich wertete das als ein weiteres Zeichen des Widerstands. Auch Jane kam nie auf das Thema zurück. Ich gelangte zum Schluss, dass es Zeitverschwendung sei, Fragen zu stellen, und hörte schließlich ganz damit auf. Ich habe nicht vor, damit wieder anzufangen, denn ich hatte immer das Gefühl, dass Jane sich ohne mein Drängen einfach nicht mit ihnen befassen würde – ob mit oder ohne Seth. Und das war bisher auch der Fall. Die meisten der persönlichen Sitzungen, die wir in den 40 Notizbüchern über ihre Symptome abgelegt haben, sind das Ergebnis meines Drängens nach Antworten, nicht umgekehrt.

Janes Seth-Stimme war heute leise, und aufgrund des Lärms, der vom Flur und von draußen ins Zimmer drang, musste ich mich anstrengen, um sie zu verstehen.)

Nun, ich wünsche euch erneut einen schönen guten Tag.

(„Guten Tag, Seth.")

Das ist kein Buchdiktat.

(Lange Pause.) Ich werde versuchen, einige wichtige Punkte zu klären. Natürlich möchte Ruburt auf der einen Seite zu Hause sein, und auch du möchtest ihn zu Hause haben. Auf einer anderen Seite hat er Angst davor, nach Hause zu gehen, weil er es <u>unter den derzeitigen Bedingungen</u> für fast unmöglich hält. Und dies gilt auch für dich.

Er hat Angst, aufgrund der gegenwärtigen Bedingungen nach Hause zu gehen – aber diese Angst verlängert auch die gegenwärtigen Bedingungen. Gewissermaßen habt ihr beide Angst davor, überhaupt Pläne für Ruburts Heimkehr zu schmieden, weil sie <u>zum jetzigen Zeitpunkt</u> nicht machbar erscheinen. Beide denkt ihr in der Tat an Hindernisse, die tatsächlich nur allzu real erscheinen: die Verantwortung für die Aufrechterhaltung einer guten Gesundheit, die finanziellen Fragen – und zumindest aufseiten von Ruburt die Angst, dass er sich nicht ausreichend erholt, sondern wieder krank wird und erneut im Krankenhaus behandelt werden müsste.

In diesem Gewirr von Gedanken und Ängsten geht das Ziel von Ruburts Genesung, ja selbst von einer deutlichen Besserung innerhalb absehbarer Zeit, verloren. Ihr müsst so viel wie möglich von dieser Angst und Verunsicherung eliminieren. Betrachtet das Ziel als absolut möglich. Fangt an, Pläne zu schmieden – denn die Pläne selbst werden dazu beitragen, dass sich Ruburts Zustand verbessert, und sie werden allmählich die Hindernisse abbauen, die jetzt in euren beiden Köpfen so massiv sind.

Ich mag heute Nachmittag zurückkehren oder auch nicht. Ich tue mein Bestes und gebe auf jeden Fall so viele Informationen wie möglich. Macht eine Pause.

(„Das war's für den Augenblick", sagte Jane.

16.08 Uhr. Ich las ihr die Sitzung vor. Seth kehrte offensichtlich nicht zurück.

Die Sitzung bestätigte vieles von dem, was ich davor schon aufgeschrieben hatte – dass die Angst regierte, und das schon seit vielen Jahren, ob bewusst gewählt oder nicht. Aber letztlich mussten wir uns ja für sie entschieden haben. Im Laufe der Sitzung kam mir der Gedanke, dass es nicht darum ging, die aktuellen Ängste vor dem Heimgehen zu überwinden, sondern die grundlegenden Ängste, die für die ganze Situation überhaupt erst „verantwortlich" waren. Dann würden auch die gegenwärtigen Ängste verschwinden – wenigstens denke ich das. Ich glaube sogar, dass Seth, als er Jane vor ein paar Wochen sagte, ihr gebrochenes rechtes Bein könne sich selbst wieder ausrichten, genau dadurch weitere Ängste auslöste – dass es das nicht könnte und so weiter. Zudem glaube ich, wenn ein Mensch so sehr Schutz oder Abschottung vor der Welt möchte, dann wird er oder sie alles tun, um ihn auch zu bekommen.)

18. APRIL 1984,
16.50 UHR, MITTWOCH

(Jane rief gestern Abend nicht mehr an. Heute Morgen brachte ich die Katzen zum Tierarzt, was viel einfacher ging, als ich gehofft hatte. Letzte Nacht hatte ich jedoch schlecht geschlafen – ich war aufgewacht und hatte mich gefragt, wie ich es wohl schaffen würde, sie in die Transportboxen für die Fahrt zum Tierarzt in Horseheads, einer kleinen Gemeinde in der Nähe von Elmira, zu verfrachten. Heute Abend scheinen sie sich bereits besser zu fühlen, obwohl sie jeweils nur eine Tablette gegen das Jucken bekommen haben.

Als ich um 11 Uhr mit dem Kopieren der Schecks von Maude Cardwell beginnen wollte, besuchte mich Frank Longwell, und wir sprachen darüber, wie wir den Hinterhof in Ordnung bringen können, wenn die Bäume weg sind. Morgen sollte ich den Rasenmäher in die Werkstatt bringen, um ihn in Schuss zu bringen, denn das Gras wird schon grün und beginnt schon bald zu wachsen. Ich habe das Gefühl, seit Tagen schon nicht mehr an Träume *gearbeitet zu haben.*

Jane wirkte etwas bedrückt, obwohl sie gut gegessen hatte. Wir sprachen über die gestrige Sitzung. Sie versuchte, sie zu lesen, während ich die Post erledigte, aber schließlich las ich ihr den größten Teil vor. Ich fürchtete, der Text sei zu hart, aber als ich ihn laut vorlas, erkannte ich, dass er genau meine Meinung wiedergab. Jane schien der Theorie zuzustimmen, dass im Grunde eine tiefe Angst hinter ihren Problemen steckte, und wir gingen einiges von dem nochmals durch, was wir gestern besprochen hatten. Sie schlug vor, es mit Traumsuggestionen zu versuchen, um Hinweise auf die Ursachen ihrer Ängste zu bekommen, und ich sagte, das sei ein guter Ansatz.

Ein anderer Weg, den wir versuchen wollen, war das Abspielen der Kassette, die uns ein Freund vor einigen Monaten geschickt hatte – ein Text von jemandem, den er für übersinnlich begabt hält. Jane und ich sind jetzt bereit, uns die Kassette anzuhören. Gestern Abend konnte ich sie nicht finden, aber kurz bevor ich mit dem Abtippen dieser Sitzung begann, fiel sie mir in die Hände. Morgen bringe ich also die Kassette und den Rekorder zu Jane.

Heute Nachmittag verging so viel Zeit, dass ich schon glaubte, Jane hätte die Sitzung vergessen, aber nachdem wir uns noch etwas weiter unterhalten hatten, sagte sie schließlich, sie wolle eine kurze Sitzung durchführen. Sie war nach und nach immer nervöser geworden, denn in unseren Gesprächen wurde immer deutlicher, dass unsere Situation, zumindest in unseren Augen, ziemlich hoffnungslos war, ohne dass wir es offen ausgesprochen hätten. Sie wusste nicht, ob sie die Sitzung durchführen oder irgendetwas ausgraben könnte, was helfen würde.

Heute war es warm und zeitweise regnerisch, und die Fenster waren weit geöffnet. Erneut war ihre Seth-Stimme leise, und ich musste genau hinhören, um sie neben den Krankenhausgeräuschen zu verstehen. Aber auch dieses Mal schwankte ihre Sprechweise auf seltsame Art – mal klang sie emotional, mal entschlossen. Sie machte viele lange Pausen und seufzte zuweilen, während sie für Seth sprach. Mehrmals dachte ich, dass sie mitten in der Durchgabe aufhören würde, aber dann machte sie doch wieder weiter. An einigen Stellen hörte ich die Tränen geradezu in ihrer Stimme und spürte, dass sie kurz davor standen, durchzubrechen.)

Nun – ich wünsche euch einen schönen guten Tag.

(*„Guten Tag, Seth."*)

Diese Sitzung erfolgt natürlich als Reaktion auf die schwierige Diskussion von heute Nachmittag.

Es ist von größter Wichtigkeit, dass ihr beide erkennt, dass Ruburts Körper sich kontinuierlich selbst heilt, wenn auch nicht so rasch, wie ihr es euch beide wünscht. Sonst bekommt er das Gefühl, dass er <u>in dieser Hinsicht</u> ein körperlicher Versager ist. *(Lange Pause.)* Er war nicht so erfolgreich, wie er es sich wünschte – aber selbst wenn Ängste zu Komplikationen führten, konnte der Körper diesen in vielerlei Hinsicht erfolgreich entgegenwirken.

Ruburt erlaubte sich, eine sehr schwierige gesundheitliche Situation zu erleben. Es gab viele Fragen, die er sich hinsichtlich des Gesundheitszustandes seiner Mutter im Besonderen *(Marie war bettlägerig und arthritisch)* und solcher Situationen im Allgemeinen stellte, und auf einer Ebene erlaubte er sich tatsächlich, denselben Weg einzuschlagen, um so einen außergewöhnlichen Impuls auszulösen, der seiner Meinung nach notwendig war, um solche speziellen Bedingungen zu überwinden.

Die gesamte Thematik ist zutiefst schöpferisch und führt zu Einsichten, die er als äußerst wichtig erachtet. Er fühlte sich der Aufgabe gewachsen. Andererseits bekam er auf der eher menschlichen Ebene aber auch große Angst.

(Lange Pause um 17.00 Uhr.) Ich werde eine Pause machen müssen. Ich weiß nicht, ob er heute weitermachen wird oder nicht, denn es ist eine schwierige Sitzung, die Ruburt durchgeben und gleichzeitig die notwendige Trancestufe aufrechterhalten muss.

(17.01 Uhr. Ich konnte sehen, dass die Sitzung für Jane schwierig war, vor allem, da ihre Stimme schwankte und sie mehrmals die Durchgabe fast abbrach. Sie bestätige meine Annahme. „Ja", sagte ich, „aber wie schwierig kann eine Sitzung denn überhaupt sein, verglichen mit deiner täglichen Situation, die dich zwingt, in einem Krankenhausbett zu liegen? Das ist doch viel schlimmer. Diese Sitzung könnte doch vielleicht etwas Wichtiges auslösen!"

Ich sagte es nicht, weil die Zeit wie im Fluge verging und weil ich mich selbst todmüde fühlte, aber die Sitzung schien einige Hoffnungsschimmer zu bieten. Früher am Tag hatte Jane mehrmals gesagt, dass sie am 20. April ein Jahr im Krankenhaus sein würde und dass sie nicht wisse, wie sie jemals wieder herauskommen solle.

Meine persönliche Meinung, die ich noch nicht einmal mit ihr besprechen konnte, ist, dass sie die Sitzungen in dieser Richtung fortsetzen sollte, egal, wie schwierig sie auch sein mögen, einfach, um die Ketten zu durchbrechen, die sie ans Bett fesseln und im Krankenhaus halten. Dieses Ziel ist die Mühe sicherlich wert. Am frühen Nachmittag hatte ich meine bittere Feststellung wiederholt, dass es nicht hinnehmbar sei, sich aus Angst vor anderen oder der Welt im Allgemeinen in Janes Zustand zu versetzen und dass ich das niemals billigen würde. Nach der Sitzung fragte ich sie, ob sie nicht auch selbst genug davon habe, und sie sagte, sie sei bereit, sich zu ändern. Wir werden sehen. Zumindest verspüre ich eine kleine Hoffnung.

Und ich möchte noch anmerken, dass wir uns beide darüber im Klaren sind, dass sich Janes Körper in gewisser Weise tatsächlich selbst heilt. Täte er das nicht, würde er sterben. Der Punkt ist, dass die Heilung – oder eine vernünftige Annäherung daran – aus einem tieferen Verständnis und der Begegnung mit den mächtigen Kräften kommen muss, die die Situation überhaupt erst herbeigeführt haben.

Gestern erwähnte ich Jane gegenüber, ich hoffte, dass Seth in seinem aktuellen Buch auf die wirkliche Beziehung zwischen Gesundheit und Krankheit eingehen würde. Also darauf, welchen Zweck Krankheiten in unserer Welt erfüllen, da sie so weitverbreitet sind und uns schon immer begleitet haben. Ich habe das Gefühl, dass es dazu eine ganze Fülle von Informationen geben muss, die vielleicht ganz neu oder revolutionär sind. Sicherlich sind wir als Spezies nicht besonders gut darin, mit Krankheiten umzugehen. Ich fragte Jane auch nach Krankheiten bei wilden Tieren – auch bei solchen, die noch nie einen Menschen gesehen haben. Wenn wir unsere Krankheiten durch unsere Gedanken und unseren Lebensstil verursachen, wie verhält es sich dann bei Tieren? Es muss ähnliche Gründe geben, damit die gleichen Auswirkungen auftreten, was bedeuten würde, dass wir noch enger mit Tieren verwandt sind, als wir vermuten. Vielleicht gibt es aber auch andere Gründe für Tierkrankheiten – Gründe, die zu den gleichen Auswirkungen führen, mit denen wir zu kämpfen haben. Einige meiner Fragen rührten daher, dass ich die Katzen zur Behandlung von Flöhen und Zecken zum Tierarzt gebracht hatte, wie ich Jane erklärte, und heute wiederholte ich diese Fragen.

Ich bin mir durchaus bewusst, dass viele meiner Fragen in dieser Richtung auf Einsichten zurückgehen, die ich durch Janes Zustand gewonnen habe – ich sagte ihr jedoch, es gäbe bestimmt andere Wege, um die gleichen Informationen zu erhalten. Damit meinte ich, dass sie ihre Situation weiß Gott weit genug getrieben hatte.)

19. APRIL 1984,
16.03 UHR, DONNERSTAG

(Heute Morgen fuhr ich mit dem Rasenmäher in die Werkstatt, die ein paar Kilometer außerhalb der Stadt an der Wellsburg Road liegt. Als ich nach Hause kam, besuchte ich unsere Nachbarn, die Bumbalos, kurz. Sie bereiteten Joe für die Blutuntersuchung in der Arztpraxis vor. Er ist sehr schwach und konnte nicht selbst aufstehen. Ich glaube, sein Tod ist nahe.

Jane war okay, obwohl drei Krankenschwestern versuchten, einen neuen Katheter einzuführen, denn Jane hatte Blasenkrämpfe gehabt. Die Schwestern hatten einige Schwierigkeiten, sodass wir erst spät zu Mittag aßen. Danach spielten wir die Kassette mit der medialen Lebensdeutung ab, die uns ein Freund im letzten September geschickt hatte. Bei der Kassette handelte es sich um eine Kopie, und die Qualität war miserabel – so miserabel, dass wir nicht alles verstehen konnten. Ich war erstaunt, dass ein Wissenschaftler ein solches Produkt verschicken konnte.

Einiges von dem Material ist wirklich gut, andere Teile eher nicht – einiges richtig, einiges falsch, wie zu erwarten war. Er sagte, Jane könnte sterben, aber das tat sie offensichtlich nicht. Er erwähnte zu Recht die Anämie, nicht aber, soweit wir wissen, die Probleme mit Leber und Milz. Die Schwierigkeit bei solchen Lebensdeutungen sind stets ihre Verallgemeinerungen. Man kann sich immer auf Energieblockaden beziehen und hat damit wahrscheinlich recht, aber das sagt natürlich wenig aus. Die meisten von uns haben irgendwelche Energieblockaden. Außerdem muss man nicht nur die Realität der betreffenden Person berücksichtigen, sondern auch die des Mediums, das die Lebensdeutung durchführt. Spezifische Erkenntnisse über die Ursachen von Janes Problemen ergaben sich jedoch nicht, wie das in einer so kurzen Zeitspanne auch schwierig sein dürfte.

Ich glaube, die Lebensdeutung war in der Hinsicht richtig, dass Jane das kreative Potenzial hat, einen außergewöhnlichen Erfolg zu erzielen und sich zu erholen. Wir waren zwar der Meinung, dass das Tonband eine Reihe negativer Suggestionen enthielt, aber sich mit körperlichen Problemen zu befassen, ohne dabei negativ zu klingen, kann selbst schon ein Problem darstellen. Konkrete Hinweise sind jedoch unerlässlich, und so sind wir einmal mehr auf uns allein gestellt. Ich bin immer noch der Ansicht, dass die Lösungen in Jane selbst zu finden sind. Sie sagte, sie sei der Lebensdeutung „eher abgeneigt als zugeneigt". Amen. Und das gilt auch für mich. Aber es ist zumindest eine wertvolle Lektion. Ich sagte Jane, ein Teil dieses Wertes läge darin, dass wir bis jetzt damit gewartet hätten, die Kassette abzuspielen – bis jetzt, wo sie sich entschlossen hatte, selbst zu versuchen, die Ursachen und Wirkungen aufzudecken. Offensichtlich hatten wir davor kein Interesse gehabt, uns die Kassette anzuhören.

Um 15.40 Uhr begann Jane mit der Lektüre der gestrigen Sitzung und kam damit tatsächlich sehr gut zurecht – sie war so schnell wie lange nicht mehr und hatte dabei beide Augen offen, während sie normalerweise das eine oder andere schließen muss. Sie trug ihre Brille. „Dass du heute so gut zurechtkommst, ist vielleicht eine Folge der gestrigen Sitzung", sagte ich. Sie hielt es für möglich. Außerdem wollte sie heute unbedingt eine Sitzung haben und begann schon früh damit.)

Ich wünsche euch einen schönen guten Tag.

(„Guten Tag, Seth.")

Das folgende Material ist Buchdiktat, aber ich bringe es hier auch, damit Ruburt es sich besonders zu Herzen nehmen kann. Es gibt bestimmte einfache Schritte, die man befolgen kann, wann immer man sich in einer schwierigen Situation befindet, sei es eine schlechte Gesundheit, eine belastende *(lange Pause)* persönliche Auseinandersetzung mit einem anderen Menschen, ein finanzielles Dilemma, oder was auch immer.

Diese Schritte scheinen sehr offensichtlich und vielleicht allzu einfach zu sein – aber sie führen zu einem unmittelbaren Gefühl der Leichtigkeit und des Seelenfriedens, während die inneren Reserven freigesetzt und aktiviert werden. Ich habe diese Schritte schon oft beschrieben, weil sie so wichtig sind, um das Bewusstsein zu klären und dem verängstigten Ich ein gewisses Gefühl der Erleichterung zu verschaffen.

1. Beginnt sofort, so sehr wie möglich in der Gegenwart zu leben. Versucht, euch der gegenwärtigen Sinnesdaten so bewusst wie möglich zu werden – und zwar aller. Hat man beispielsweise Schmerzen, konzentriert man sich oft nur noch auf diese Empfindung und ignoriert die Gefühle des Wohlbefindens, die andere Teile des Körpers empfinden, und ist sich der Fülle von Geräuschen, Erscheinungen und Eindrücken nicht bewusst, die sich ebenfalls in der unmittelbaren Umgebung finden. Dieses Vorgehen wird sofort den Druck des eigentlichen Problems, was auch immer es ist, verringern und ein Gefühl der Erleichterung verschaffen.

2. Weigert euch, euch zu sorgen. Dies ergibt sich natürlich automatisch aus Schritt 1. Sagt euch selbst, dass ihr euch morgen oder sonst wann so viele Sorgen machen könnt, wie ihr wollt – aber nehmt euch vor, euch im gegenwärtigen Augenblick nicht zu sorgen.

3. Wenn sich eure Gedanken im gegenwärtigen Augenblick aber <u>trotzdem um euer spezielles Problem drehen</u>, dann stellt euch die bestmögliche Lösung für das Dilemma vor. Fragt euch nicht, wie oder warum oder wann sich die ideale Lösung einstellen wird, sondern seht sie vor eurem geistigen Auge als vollendet. Falls ihr mit visuellen Vorstellungen Schwierigkeiten habt, könnt ihr auch versuchen, euch das <u>Gefühl</u> der Dankbarkeit und Freude vorzustellen, das ihr <u>empfinden</u> würdet, wenn das Problem zu eurer vollen Zufriedenheit gelöst wäre.

Diese Schritte verschaffen eine Atempause und tragen dazu bei, den Druck eurer Situation, worum es sich auch handeln mag, zu verringern. Dann könnt ihr in aller Ruhe weitere geeignete Schritte in Erwägung ziehen und euch noch direkter mit einer Lösung für eure spezielle Situation befassen.

Wir machen eine Pause und fahren anschließend fort.

(16.21 Uhr. „Ich nehme an, er kommt nochmals zurück“, sagte Jane. Während ihrer Durchgabe war sie zweimal unterbrochen worden: das eine Mal wurde ihre Temperatur gemessen, 37,1 Grad, das andere Mal bekam sie Vitamin C. Danach zündete ich ihr eine Zigarette an und las ihr die bisherige Sitzung vor. „Mir kommt das wie Erste Hilfe vor“, sagte sie. Weiter um 16.27 Uhr.)

Das ist kein Diktat. Gib uns einen Augenblick.

(Lange Pause.) Während ihr beide entschlossen daran geht, Ruburts Schwierigkeiten auf den Grund zu gehen, ist es von größter Wichtigkeit, dass Ruburt vor allem freudvolle Erfahrungen macht und sich auf diese konzentriert, sodass die Freude allen anderen emotional bedrückenden Gefühlen <u>entgegenwirken</u> kann, die sich auf diesem Weg vielleicht einstellen werden.

Nochmals: Man sollte sich <u>nicht nur</u> auf tief sitzende <u>Ängste</u> konzentrieren. Diese müssen zwar aufgedeckt werden, aber sie sollten durch eine neue Entschlossenheit *(lange Pause)*, Freude zu empfinden *(nachdrücklich)*, ausgeglichen werden – die Freude wird helfen, die Ängste zu lindern.

Wir werden das Buchdiktat zwar nicht beiseite lassen, aber wir werden uns jetzt weitgehend darauf konzentrieren, Ruburts Zustand zu verbessern, indem wir *(lange Pause)* seine Energien, Gesundheit und Flexibilität freisetzen.

Ich schlage vor, dass Ruburt mit einer Art freiem Assoziieren beginnt. Mit eurer Zielsetzung im Kopf wird fast jedes Thema, mit dem ihr beginnt, in die richtige Richtung führen. Nochmals: Wir möchten die Freisetzung schmerzhafter Gedanken oder Emotionen durch die Schritte, die ich heute gegeben habe, irgendwie ausbalancieren, damit sie eine Art unterstützenden Rahmen bilden.

(„Du meinst hier die eigentlichen Sitzungen?“)

In der Tat.

Ich werde mich einschalten, wann immer ich von Nutzen sein kann – und ich werde gelegentlich auch kurzes, aber knackiges Sitzungsmaterial *(humorvoll)* einbringen, das als Ausgangspunkt für freie Assoziationen verwendet werden kann. Natürlich könnt ihr zu jedem geeigneten Thema frei assoziieren – seine Mutter, sein Vater, eure Beziehung, eure individuellen oder gemeinsamen sexuellen Gefühle, seine Gedanken über sein spirituelles Material, seine Schriftstellerei oder was auch immer – und ich werde euch auch Anhaltspunkte geben.

Das Unterfangen selbst wird auch seine Traummechanismen aktivieren, und ihr werdet feststellen, dass ihr beide neue kreative Erkenntnisse zur Lösung seiner Schwierigkeiten finden werdet.

Ruburts heutige eigene *(Sitzungs-)*Lektüre zeigt auch die körpereigene Widerstandskraft.

Wie gesagt aktiviere ich die Koordinaten, die für Heilung, Lebensfreude und Wohlbefinden so wichtig sind.

(„Ich bin's", sagte Jane nach einer langen Pause.

(16.43 Uhr. Ich las ihr die Sitzung vor. Es wäre sicherlich ein Fehler, das Buchmaterial aus welchen Gründen auch immer wegzulassen. Abgesehen von dem anderen, persönlicheren Material, das Seth liefern kann, bietet es Abwechslung und ein Gefühl der Erfüllung. Der Ansatz des freien Assoziierens, den Seth vorschlägt, ist für uns etwas Neues, das wir ausprobieren können. Schauen wir also mal, wie sich der Umgang mit dem Material gestalten wird.

In der Lebensdeutung verwies das Medium oft auf die enorme sexuelle Energieblockade bei Jane. Das ist natürlich wahr – aber da Energie meist sehr stark mit sexuellem Ausdruck verbunden ist, kann man das fast immer sagen und liegt damit richtig, ganz gleich, um welche Herausforderung oder welches Problem es sich handelt. Das Medium sagte auch, ich wisse nicht, wie ich Jane helfen könne, was natürlich nicht stimmt, da ich ihr im Laufe der Jahre offensichtlich viele Male geholfen habe. Die Qualität der Aufzeichnung war so schlecht, dass wir vielleicht Teile gar nicht verstehen konnten. Ich will damit sagen, dass ich Jane zwar geholfen, sie aber nicht geheilt habe. Wie ich gestern schon anmerkte, glaube ich, dass man nur sich selbst heilen kann. Das muss jeder selbst tun.

Jane rief früh am Abend noch an – vor 21.00 Uhr, als ich mich gerade anschickte, diese Sitzung abzutippen. Elsbeth, unsere deutsche Freundin, war bei Jane und half ihr beim Telefonieren. Sie – Elsbeth – brachte mir einen Zitronenkuchen und Jane ein Osterkörbchen. Sie wollte auch Informationen über den Tierarzt, zu dem ich die

Katzen gestern gebracht hatte; sie und Heinz fahren dieses Wochenende für 13 Tage nach Deutschland, und sie sucht einen Platz, um ihre Katze unterzubringen. Seltsam, was für Beziehungen sich im Leben ergeben … Eine Einsicht bezüglich meiner Fragen zur Rolle von Krankheiten kam mir nach dem Abendessen, und ich möchte sie für eine mögliche zukünftige Diskussion festhalten. Es geht um meinen Besuch bei Joe Bumbalo heute Morgen: Er hat Krebs. Ich ertappte mich dabei, wie ich darüber nachdachte, dass der Krebs ein neues, explosives Wachstum in einem alternden Körper darstellt. Dieses Wachstum war dazu bestimmt, nicht nur den Tod seines Wirts, sondern auch des Krebses selbst herbeizuführen. Warum also verhielt sich der Krebs auf diese Weise? Hatte Joe Bumbalo eine neue Lebensform geboren, die nach seinem Tod freigesetzt würde, um ihr Wachstum an anderer Stelle fortzusetzen, so wie wir glauben, dass Joe dies nach <u>seinem</u> Tod tun wird?)

KAPITEL 6

„GESUNDHEITS- UND KRANKHEITSZUSTÄNDE"

20. APRIL 1984, 16.12 UHR, FREITAG

Wie Seth gestern vorgeschlagen hatte, versuchten wir es heute mit freiem Assoziieren. Das funktionierte ganz gut und ergab sich völlig spontan, als ich um etwa 15.20 Uhr mein Notizbuch auf's Bett fallen ließ, da Jane mich bat, ihr Wasser zu besorgen. Ich war müde und etwas gereizt, was sie sofort bemerkte. Dadurch wurde bei ihr eine Kette von Assoziationen ausgelöst, und sie ging ihnen nach, wobei sie sagte, es sei ihr fast peinlich, sie zu erwähnen. Hier meine Notizen, die ich machte, während sie sprach:

Als ich gereizt wirkte, als Jane mich bat, ihr einen Gefallen zu tun, und mein Notizbuch auf's Bett fallen ließ, verspürte sie sofort eine starke Angst, dass sie mich über die Maßen verärgern würde – dass sie es sich nicht leisten könne, dass ich wütend auf sie würde. Das führte sofort zum Gefühl, dass es für sie als Kind lebenswichtig gewesen sei zu vermeiden, dass andere sie missbilligten – vor allem ihre Mutter Marie. Und auch auf dem College war es nicht anders. Jane hatte Angst, dass Marie krank würde und stürbe, wenn sie sie wütend machte. Marie sagte Jane immer wieder, es sei ihre Schuld, dass sie krank sei und dass es auch ihre Schuld sei, dass ihre Großmutter und auch die Haushälterin gestorben seien. „Wenn ich nicht aufpasste", sagte Jane, „könnte ich mich also selbst oder andere Menschen verletzen."

Jane hatte auch das Gefühl, dass die Sitzungen für weitere Todesfälle verantwortlich sein oder Menschen schaden könnten. Schon am Anfang, vor vielen Jahren, hatte sie große Angst davor gehabt, Sitzungen für die Frau in Louisiana durchzuführen, die an MS litt. Gleichzeitig fühlte sie sich aber auch verantwortlich, ihr zu helfen. Jane wollte im Grunde nichts mit kranken Menschen zu tun haben – sie hatte Angst, dass sie ihnen durch die Sitzungen schaden würde.

Jane glaubte nicht, dass die Sitzungen ihr selbst schaden könnten, obwohl sie oft das Gefühl hatte, nicht genug Informationen für sich selbst zu bekommen. Wir sprachen über andere ähnliche Situationen und Dinge, und zeitweise war sie den

Tränen nahe – Emotionen spielen also definitiv eine Rolle. Ich glaube zwar nicht, dass wir wirklich etwas ganz Neues sagten, aber es war dennoch gut, alles noch einmal durchzusprechen. Ich machte ihr meinen Standpunkt klar, dass sie mit sich selbst keine Vereinbarungen treffen müsse, wie sie es mir immer erzählte – dass es völlig in Ordnung sei, gleichzeitig gesund und talentiert zu sein und die eigenen Fähigkeiten nach Belieben einzusetzen. Die Welt würde sie nicht verurteilen, wenn sie sich entscheiden würde, sich nicht mit Kranken abzugeben.

Danach sagte sie mehrmals, sie wolle eine Sitzung durchführen. Ich hatte angenommen, sie würde vielleicht darauf verzichten. Ihre Seth-Stimme war etwas lauter als sonst.)

Ich wünsche euch einen weiteren schönen guten Tag.

(„Guten Tag, Seth.")

Ihr habt also auf gelungene und aufwühlende Weise mit dem freien Assoziieren begonnen, sodass Ruburt sich einiger seiner Einstellungen bewusst wurde, für die er mehr oder weniger blind geworden war. Sag ihm, dass seine Fortschritte aber groß genug seien, sodass er keine <u>Rückfälle</u> zu befürchten habe. Der Rahmen, den wir geschaffen haben, wird das verhindern.

Nun: Diktat.

Bevor wir die menschliche Situation in Bezug auf Gesundheit und „Krankheit" genauer betrachten –

(16.15 Uhr. Sharon bracht Jane Vitamin C. Ich las ihr die bisherige Sitzung vor. Weiter um 16.18 Uhr.)

–, wollen wir einen Blick auf die sogenannten Gesundheits- und Krankheitszustände werfen, und zwar in Bezug auf den gesamten Planeten und auf alle Spezies. Dies wird uns ein weitaus umfassenderes Bezugssystem eröffnen, in dem wir die Art und Weise erkennen können, in der jeder einzelne Mensch ins Gesamtbild passt.

Gib uns einen Augenblick … Wir beginnen das nächste Kapitel, und es trägt den Titel: „Gesundheits- und Krankheitszustände" – alles in Anführungszeichen.

Ich setze die gesamte Überschrift dieses Kapitels in Anführungszeichen, um zu verdeutlichen, dass der Titel mit Blick auf eure Vorstellungen von Gesundheit und Krankheit formuliert wurde. Tatsächlich ist aber – ungeachtet des Anscheins und eurer Fehlinterpretationen von Naturereignissen – eure Vorstellung von Krankheit, wie ihr sie normalerweise versteht, <u>chauvinistisch</u> *(lauter)*, und zwar vielmehr in Bezug auf Gesundheit als auf Sexualität.

Im Grunde genommen gibt es nur Lebensformen. Durch ihre Zusammenarbeit erhält eure gesamte Welt ihre Realität, ihre Substanz, ihr <u>Leben</u> und ihre Gestalt. Gäbe es keine Krankheiten, wie ihr sie euch vorstellt, gäbe es auch keine Lebensformen. Eure Realität erfordert einen ständigen Wechsel von physischen und nicht-physischen Erfahrungen. Die meisten von euch, meine lieben Leser und Leserinnen, wissen, dass ihr ohne Schlaf sterben würdet. Der bewusste Rückzug des geistigen Lebens <u>während</u> des physischen Lebens ermöglicht also normalerweise das bewusste Erleben. In gleicher Weise muss es *(Pause)* natürlich einen Rhythmus des physischen Todes geben, damit die Erfahrung des normalen physischen Lebens möglich wird. Es versteht sich von selbst, dass ohne Tod und Krankheit – denn beides gehört zusammen – eine normale physische Existenz unmöglich wäre.

(16.30 Uhr.) Trotz der Angst des Menschen vor Krankheiten wurde die Spezies jedoch nie durch sie <u>ausgelöscht</u>, und das Leben entwickelte sich trotz der scheinbar ständigen Quälereien und Bedrohungen durch Krankheit und Seuchen <u>insgesamt</u> stabil weiter. Das Gleiche gilt generell für alle Spezies. Pflanzen und Insekten fügen sich in dieses Gesamtbild ein, ebenso wie alle Fische und Vögel und anderen Tiere.

Ich habe an anderer Stelle gesagt, dass keine Spezies jemals wirklich ausgelöscht wird – und in diesem Sinne verschwindet auch keine Krankheit, kein Virus und kein Bazillus jemals vollständig von der Erde. Erstens ändern Viren ihre Form und erscheinen nach euren Begriffen manchmal als harmlos und manchmal als tödlich. Auch die sogenannten Zustände von Gesundheit und Krankheit ändern sich ständig – <u>und in jenen umfassenderen Begriffen</u> ist Krankheit an sich eine <u>Art von Gesundheit</u>, denn sie macht Leben und Gesundheit erst möglich *(alles sehr eindringlich)*.

Was das für euch, den einzelnen Menschen, bedeutet, werden wir später besprechen; jetzt aber möchte ich betonen, dass es zwar ganz natürlich erscheinen mag, Krankheiten als Bedrohung, als Gegner oder Feind zu betrachten, dies aber dennoch nicht korrekt ist.

Die Thematik <u>Leiden</u> hängt zweifellos mit dem vorliegenden Thema zusammen, aber im Grunde genommen haben Krankheit und Leiden nicht <u>unbedingt</u> (unterstrichen) miteinander zu tun. *(Lange Pause.)* Auch Leiden und <u>Tod</u> sind nicht <u>unbedingt</u> (unterstrichen) miteinander verbunden. Die Empfindungen des Leidens und des Schmerzes gibt es natürlich. Bei einigen Fällen handelt es sich tatsächlich um ganz natürliche Reaktionen, bei anderen um <u>erlernte</u> Verhaltensweisen auf bestimmte Ereignisse. Barfuß über glühende Kohlen zu gehen, würde wahrscheinlich bei den meisten von euch, meine lieben Leser und Leserinnen, heftigste Schmerzen auslösen – während bei einigen Naturvölkern die gleiche Situation unter bestimmten Bedingungen stattdessen zu Gefühlen der Ekstase oder Freude führen kann.

Wir wollen also erst einmal über „Krankheit" sprechen, wie sie unabhängig vom Leiden existiert. Dann werden wir über Schmerz und Leiden und ihre Auswirkungen sprechen. Ich möchte aber erwähnen, dass auch Schmerz und Leid offensichtlich lebensnotwendige, vitale Empfindungen sind – und damit zum körpereigenen Spektrum möglicher Gefühle und sinnlicher Erfahrungen gehören. Sie sind also auch ein Zeichen für die Lebendigkeit des Lebens, und sie sind oft selbst verantwortlich für das Wiedererlangen von Gesundheit, wenn sie als eine Art lehrende Kommunikation dienen.

(Lange Pause.) Während Schmerz also unangenehm ist, regt er den Menschen auch an, sich von ihm zu befreien, und fördert so oft die Rückkehr zum Gesundheitszustand.

Ende des Diktats.

(16.48 Uhr.) Erinnere Ruburt in der Zwischenzeit daran, dass er in der Tat eine geliebte (unterstrichen) Tochter des Universums ist und dass das Meer und der Himmel ebenso seine Eltern sind wie seine leiblichen Eltern. Punkt. Ende der Sitzung. Ich schaue aber ziemlich oft bei euch herein und unterstütze euch in eurer Situation.

(16.50 Uhr. „Ich bin froh, dass ich die Sitzung durchgeführt habe", sagte Jane, „auch wenn es jetzt spät ist, denn sie enthält die Informationen, die du haben wolltest. Es ist mir ganz gut gelungen. Ich konnte meinen Kopf soweit freimachen, um das Material übermitteln zu können." Sie schien sich gut zu fühlen, und ich sagte ihr, dass sie es gut gemacht habe. Und die Sitzung war auf die Frage eingegangen, die ich mir gestern am Ende der Sitzung notiert hatte – über die Rolle von Gesundheit und Krankheit in unserer Welt. Ich war müde.

Jane rief mit Carlas Hilfe gegen 21.40 Uhr noch an, als ich gerade diese Sitzung abtippte. Sie sagte, Carla habe ihr erzählt, dass sie am 20. April – also vor genau einem Jahr – gearbeitet habe, als Jane nachts ins Krankenhaus eingeliefert worden war. Daran hatte ich mich nicht mehr erinnert, und Jane auch nicht.)

22. APRIL 1984,
15.35 UHR, SONNTAG

(Heute, am 21. April 1984, fand keine Sitzung statt, aber wir machten mit dem freien Assoziieren weiter, sodass ich hier eine Zusammenfassung dieses Materials präsentiere und eine Sitzung und weiteres Material, das sich aus dem freien Assoziieren entwickelte, folgen lasse.

Ich hatte einige Fragen, die aus Janes Material von gestern hervorgingen. Eine Bemerkung meinerseits dahingehend, dass uns ihre Krankheit im Laufe der Jahre wahrscheinlich mindestens ein halbes Dutzend Bücher gekostet hatte, veranlasste sie zu einer Antwort, die sie auch heute nochmals vorbrachte. Sie sagte, heute würde sie jeden Tag nur noch ein bisschen arbeiten. Ich fand, dass sie die Vorstellung von Disziplin von mir übernommen hatte, und zwar auf eine sehr unglückliche Art und Weise, wenn man bedenkt, dass sie eigentlich sehr spontan ist. Wir sprachen darüber, warum ihre Psyche dies getan hatte. Sie stimmte zu, dass sie im Krankenhaus vor dem Leben geschützt sei. Sie glaubte auch, dass sie persönlich der hohen Qualität des Seth-Materials nicht gerecht würde – ihre eigene „geistige Arbeit", wie sie es treffend formulierte. Die Symptome dienten also dazu, sie über Jahre hinweg an den Schreibtisch zu fesseln, weil sie Angst hatte, dass sie, ließe man sie machen, was sie wollte, sich würde gehen lassen und nichts mehr tun würde.

Die Symptome – und jetzt das Krankenhaus – schützten sie vor Kritik, verhinderten Lesereisen, das ganze Drumherum. Jane hatte anfangs Angst vor Sumari, genauso wie zu Beginn der Sitzungen im Jahr 1963, aber sie war auch sehr neugierig und angetan. Sie hatte auch Angst vor den Tests in den Sitzungen, davor, falsch zu liegen, und vor den Séancen. Sie befürchtete, dass man sie als hysterische Frau, als Exhibitionistin und so weiter bezeichnen würde. <u>Recht zu haben, war nicht so folgenreich, wie Unrecht zu haben.</u> Sehr gut. Beim heutigen Material gab es einige Male Tränen.

Bezüglich Janes Symptomen habe ich an anderer Stelle über die erste Sitzung gesprochen, in der sich diese zum ersten Mal zeigten – es war um Sitzung 237, glaube ich, ohne nachzusehen. Jane sagte, für sie habe die ganze Sache mit dem persönlichen Teil von Sitzung 208 vom 15. November 1965 begonnen – aber dann meinte sie, dass für sie die ganze Sache eigentlich an dem Tag angefangen habe, als sie im Juni 1966 in der Wohnung an der West Water Street 458 von einer Katze gekratzt worden sei und eine Party für Die Entwicklung der eigenen außersinnlichen Wahrnehmungen *stattgefunden hatte. Unsere Freunde wollten die Veröffentlichung ihres ersten „übersinnlichen" Buches und die erste öffentliche Erwähnung von Seth feiern,* was ihr aber zu peinlich war, sodass sie stattdessen eigene Gedichte vortrug. Eine seltsame, defensive Art, sich zu verhalten.

Um 16.40 Uhr begann sie beinahe zu weinen, als ich sie fragte, warum sich ihre Psyche nicht gewehrt habe, als es offensichtlich wurde, dass sie mit den Symptomen auf große Schwierigkeiten zusteuerte. Sie sagte, ihre Psyche habe sich durchaus viele Male schützend vor sie gestellt – sonst wäre sie gewiss gestorben. Sie nannte verschiedene Phasen, in denen es ihr besser ging – zur Zeit ihrer (unveröffentlichten) Autobiografie Aus diesem reichen Beet, Überseele Sieben und so weiter. Aber mit jedem neuen Buch, das veröffentlicht wurde, ging es ihr schlechter. Den Tränen nahe, sagte sie, dass es ihr bei einem nächsten Buch bestimmt nicht mehr schlechter gehen würde – denn schlechter konnte es ihr ja gar nicht mehr gehen. Sie stimmte mir aber zu, dass sie jetzt im Krankenhaus vollkommenen geschützt sei.

„Ich hoffe, ich kann hieraus etwas Positives für mich gewinnen", sagte sie. „Es macht keinen Spaß, diese Gefühle wieder hervorzuholen, also sollte sich das Ganze besser lohnen."

Am nächsten Tag, dem 22. April 1984, fand jedoch eine Sitzung statt. Es war der Ostersonntag, ein kühler, grauer Tag. Jane hatte das Material vom gestrigen freien Assoziieren gelesen; sie kam zwar gut damit zurecht, musste sich aber ein wenig anstrengen. Nachdem wir über das Material gesprochen hatten, kündigte sie eine Sitzung an.)

Nun, ich wünsche euch erneut einen schönen guten Tag.

(„Guten Tag, Seth.")

Das folgende Material ist für Ruburt und kann als Material für das freie Assoziieren verwendet werden. Gib uns einen Augenblick.

(Lange Pause.) Ruburt hatte das Gefühl, dass sein Schreiben und seine schriftstellerischen Fähigkeiten seine Existenz rechtfertigten – dass seine Fähigkeit zu schreiben alle anderen Unzulänglichkeiten wettmachen sollte. Seine Mutter trug dazu bei, dass er sich nicht liebenswert fühlte, aber seine Fähigkeiten schienen seine Ehrenrettung zu sein – und mussten daher um jeden Preis gefördert und geschützt werden.

Es hilft, wenn ihr eine Liste erstellt, wie ihr es vor einiger Zeit schon einmal getan habt –

(15.40 Uhr. Eine Krankenschwester kam herein und maß Janes Blutdruck. Weiter um 15.41 Uhr.)

–, und zwar von Ruburts guten Eigenschaften und hervorragenden persönlichen Charakterzügen.

Nutzt also diese kurze Sitzung als Ausgangspunkt für weiteres freies Assoziieren.

Ich mag heute Nachmittag zurückkehren oder auch nicht, aber ich aktiviere auf alle Fälle die Koordinaten, die Verstehen, Lebensfreude und Wohlbefinden intensivieren.

(„Also dann", sagte Jane.

15.43 Uhr. Ich las ihr die Sitzung vor, während ein Pfleger Janes Vitamin C brachte.

Danach versuchten wir es mit etwas freiem Assoziieren. Jane erzählte von ihren Versuchen, Menschen dazu zu bringen, sich ihre Gedichte anzuhören, und von ihren frühen Ängsten, dass man sie wegen ihrer Fähigkeiten für sonderbar hielt. Dies veranlasste sie, über die Meinung meiner Mutter über sie zu sprechen – wobei ich versuchte, deutlich zu machen, dass sich Stellas Meinung geändert und sie Jane in späteren Jahren wirklich gemocht habe. Jane stimmte zu. Ich sagte, es sei leicht, über die Vergangenheit zu urteilen, während man stattdessen einfach versuchen sollte, aus ihr zu lernen und sie zu <u>verstehen</u>, um dann weiterzumachen. Wir schienen heute in einer Verständnis-Sackgasse zu stecken.

Als junges Mädchen und sogar im College hatte Jane Angst vor den anderen – hatte Angst, dass man sie nicht akzeptieren würde – während, so sagte ich, die anderen eigentlich hätten Angst haben müssen, von ihr nicht akzeptiert zu werden, da <u>Janes</u> Fähigkeiten die ihren ja weit übertrafen. Warum sollte sie sich auf den kleinsten gemeinsamen Nenner herunterlassen? Jane sagte, daran habe sie noch nie gedacht. Ich sagte, es sei zu schade, dass die jungen Menschen nicht immer die Kraft hätten, ihre Fähigkeiten ungeachtet der Meinung der anderen zu behaupten – aber ich fürchte, eine solche Sichtweite kommt in der Regel erst mit dem Alter.

Selbst die Teilnehmer der Schriftstellerkonferenz im Sommer 1957 in Milford, Pennsylvania, sagten ihr, sie würde aus ihrem Drang zu schreiben herauswachsen – sie solle ein Baby bekommen. Und Jane hatte das Gefühl, dass ihr Körper sie verriete, wenn sie schwanger würde. Sie glaubte sogar, <u>ich</u> empfände ebenso. Es stimmt zwar, dass ich kein Verlangen danach hatte, Vater zu werden, aber ich dachte auch nicht an Verrat oder an Kompromisse. Jane hatte Angst, eine Schwangerschaft würde meine Karriere ruinieren, weil ich dann Vollzeit arbeiten müsste. Heute bin ich überzeugt, dass ich hätte besser reagieren können.

Ich glaube, das Wichtigste heute war, dass wir im Laufe des Gesprächs sahen, wie Jane in jeder Kategorie <u>negative</u> Überzeugungen und Reaktionen beschrieb – ein ausgezeichneter Punkt. Das ist ein Gedanke, den wir auch schon früher hatten – aber es scheint, dass alles, das wir erreicht haben, sich angesichts oder trotz einer Flut von negativen Gedanken, Gefühlen und Überzeugungen eingestellt hatte.

Doch schließlich gab sie zu, sie wisse, dass sie mit meiner Mutter schließlich zurechtgekommen sei – mit meinem Vater allerdings nicht. Ich sagte, was ihre eigene Mutter, Marie, betreffe, sei es völlig in Ordnung zuzugeben, dass sie dort keinen Erfolg hatte, sich zurückzog oder ihr Versagen zugab. Jane glaubte, ihre Mutter habe sie als Kind gehasst und tue es auch heute noch. Der Hass ihrer Mutter, so Jane, habe zu ihrem Bedürfnis nach Schutz geführt. Das sei völlig normal, sagte ich. Jane sagte, ihr Vater habe ihr, wenn er betrunken war, oft gesagt, Marie sei ihr Feind. Offensichtlich glaubte sie das.

Ich las Jane Passagen aus der Sitzung vom 18. April vor – in der Seth gesagt hatte, sie sei extrem ängstlich geworden. Es ist eine ausgezeichnete Sitzung. „Aber genau so ist es", sagte Jane betrübt. „Ich habe Angst, mich so tief verstrickt zu haben, dass ich nicht mehr herauskomme." Eine gute, aktuelle Angst, die sie ganz offen ausspricht. Ich hatte dieselbe Angst schon oft. „Aber ich habe beschlossen, dass genug genug ist", sagte Jane, nachdem ich darüber spekuliert hatte, warum ihre Psyche ihre Symptome nicht schon früher ausgebremst hatte. Immerhin hatte Jane heute offen ihre Emotionen ausgedrückt, sodass sich die Sitzung letzten Endes doch noch als Erfolg herausstellte.)

25. APRIL 1984,
15.10 UHR, MITTWOCH

(Es fand keine Sitzung statt. Hier folgt eine Zusammenfassung des Materials des freien Assoziierens vom 24. April. Auch an diesem Tag hatte keine Sitzung stattgefunden.

Jane war heute Morgen niedergeschlagen und fühlte sich schlecht: „Ich möchte nicht darüber reden. Was für eine Art zu leben!", sagte sie. Sie habe an den Tod gedacht, aber das wolle sie mir nicht antun. Sie suchte nach einem Zeichen der Besserung – nach etwas, das ihre Stimmung heben würde. Nachdem ich ihr die Sitzung vom 19. März und ein großartiges Sumari-Gedicht vorgelesen hatte, mit dem ich die Essays für Träume abschloss, fühlte sie sich besser.

Jane hatte sogar daran gedacht, Debbie Harris abends Material für ein weiteres Kinderbuch zu diktieren. Vielleicht auch für die Autobiografie. Die Krankenschwestern und Pflegehelferinnen sorgten heute Morgen mit ihren Witzen und Streichen für

Aufregung. Normalerweise wird Jane dadurch aufgeheitert, obwohl sie nervös wird, wenn die Schwestern und Pfleger sich nicht auf das konzentrieren, was sie gerade tun, zum Beispiel, wenn sie sie hochheben.

Wir sprachen über unsere unterschiedlichen Ansichten bezüglich Prentice-Hall. Solche Meinungsverschiedenheiten sind zwar zu erwarten, erscheinen aber angesichts unserer gegenwärtigen Situation belanglos.

Jane hält ihre Arbeit und ihre Gedichte für gut. Bevor er Seth Spricht produzierte, hatte sie Angst, Seth könnte kein Buch schreiben. Ich hatte keine solchen Befürchtungen. Jane hatte das Gefühl, dass ich von der Veröffentlichung ihres Romans Die Rebellen *enttäuscht gewesen sei – und damit hatte sie recht. Wir waren beide über die billige Aufmachung des Taschenbuches verärgert gewesen.*

Ich versuchte immer wieder, die Ereignisse – vor und zum Zeitpunkt des Beginns der Sitzungen – und Janes Symptome anzusprechen. „Ich kann nicht einmal für eine Stunde nach Hause gehen, ohne dass es gleich zweihundert Dollar kostet", sagte Jane und begann zu weinen. „Aber ich bin nicht bereit, mich mit der Situation abzufinden, in der ich mich befinde." Sie sagte, sie sei mit dem, was sie zu mir sagte, oft zurückhaltend, weil sie nicht immer alles auf mir abladen wolle, wenn ich zu ihr ins Krankenhaus käme. Aber wenn nicht auf mich, fragte ich, auf wen dann? Außerdem kannte ich ihre Stimmungen und Gefühle offenbar viel besser, als ihr bewusst war. Sie überraschte mich, als sie sagte: „Mir ist klar geworden, dass ich Frauen früher wirklich nicht mochte." Da war aber noch mehr.)

Ich wünsche euch einen wunderbaren schönen guten Tag!

(„Guten Tag, Seth.")

Fahren wir mit dem Diktat fort.

Selbst in Situationen, in denen eine sogenannte Wirt-Parasit-Beziehung besteht, gibt es einen kooperativen Prozess. So fördern Flöhe zum Beispiel die Durchblutung und kämmen ständig das Fell der Tiere. Außerdem verzehren sie in winzigen Mengen einige Körperausscheidungen und Lebewesen, die noch kleiner sind als sie selbst. Und zudem halten sie das Immunsystem aktiv und flexibel. Viele Krankheiten sind eigentlich gesundheitsfördernde Prozesse. Windpocken, Masern und ähnliche Krankheiten in der Kindheit „impfen" den Körper auf ihre Art und Weise, sodass er in der Lage ist, mit anderen Elementen, die Teil des Körpers und der Körperumgebung sind, umzugehen.

Wenn Kinder in der Zivilisation medizinisch gegen solche Krankheiten geimpft werden, zeigen sie in der Regel aber nicht die gleichen Symptome, und die natürlichen Schutzmechanismen werden in erheblichem Maße beeinträchtigt. Solche Kinder erkranken dann vielleicht nicht an der Krankheit, gegen die sie medizinisch geschützt sind – aber sie können dadurch tatsächlich später im Leben „Opfer" anderer Krankheiten werden, die sonst nicht aufgetreten wären.

Ich spreche hier ganz allgemein, denn ihr dürft nicht vergessen, dass eure individuellen Überzeugungen, Gedanken und Emotionen eure Realität verursachen, sodass kein Mensch vor seiner Zeit stirbt. Das Individuum wählt den Zeitpunkt des Todes. Es stimmt aber auch, dass viele Krebserkrankungen und Krankheiten wie AIDS darauf zurückzuführen sind, dass so sehr in das Immunsystem eingegriffen wurde, dass der Körper nicht mehr in der Lage ist, seine eigenen Ausgleichsprozesse zu aktivieren.

(Seths Worte erinnerten mich daran, dass gerade diese Woche die medizinische Wissenschaft bekannt gegeben hatte, man glaube, die Ursache von AIDS – einem Virus – sei gefunden worden. Das bedeutet aber keine Heilung – noch nicht.)

Aber auch hier gilt: Kein Mensch stirbt an Krebs oder AIDS oder einer anderen Krankheit, bevor er nicht selbst die Zeit dazu bestimmt hat.

Es gibt noch viele andere Bedingungen, die in Betracht gezogen werden müssen, denn solche Krankheiten haben zweifellos starke soziale Zusammenhänge. Sie treten innerhalb sozialer Gruppen auf. Das bedeutet nicht, dass sie zwangsläufig ansteckend sind, aber sie stehen in einem umfassenden Zusammenhang mit der Wechselwirkung zwischen Individuen und ihren sozialen und natürlichen Bezugsrahmen.

(15.27 Uhr.) Eine Stadt könnte zum Beispiel von Ratten überrannt werden – was für die Ratten, aber nicht für die Bevölkerung eine schöne Situation wäre –, und das Gesamtbild würde Unruhe in der Bevölkerung, eine große Unzufriedenheit mit den sozialen Bedingungen und Gefühle der Mutlosigkeit zeigen, und alle diese Bedingungen zusammen würden das Problem noch verstärken. Rattengift kann in der Tat seine eigenen Gefahren mit sich bringen, indem es kleine Vögel oder andere Nagetiere tötet und die Nahrungsvorräte verseucht. Auch Insekten sind angesichts einer solchen Situation nicht unverwundbar *(lange Pause)*. Tatsächlich würden alle Lebensformen in dieser bestimmten Umgebung nach einer ausgeglichenen Rückkehr zu einem vorteilhaften Zustand streben.

Ihr fragt euch vielleicht *(Pause)*, warum so viele Lebensformen ein scheinbar selbstzerstörerisches Verhalten an den Tag legen, das oft zum Tod führt – aber bedenkt, dass kein Bewusstsein den Tod als Ende oder Katastrophe betrachtet, sondern als einen Weg zum Fortbestehen der körperlichen und nicht-körperlichen Existenz.

Ich mag heute Nachmittag zurückkehren oder auch nicht, aber ich habe diejenigen Koordinaten auf alle Fälle aktiviert, die Selbstheilung, Vertrauen und Wohlbefinden fördern.

(„Danke.“

15.35 Uhr. „Ich weiß nicht, wann, aber irgendwann früher – ziemlich viel früher – fühlte ich, dass es heute um dieses Thema gehen würde“, sagte sie. „Es geht auch mehr um deine Fragen.“

Dann fügte sie hinzu: „Ich weiß, dass er in diesem Kapitel noch auf mindestens zwei andere Themen eingehen wird: dass zu bestimmten Zeiten die Menschen meist, sagen wir, in ihren 30ern starben und zu einer anderen Zeit häufig sehr alt wurden. Und dass wir unsere eigenen Gefühle in Bezug auf den Tod verdrängt und Angst vor ihm haben. Und Seth wird den Leuten nicht sagen, dass sie sich nicht impfen lassen sollen, weil sie sonst völlig verunsichert wären.“

Ich fand die Sitzung sehr interessant. Seths Bemerkungen über Flöhe brachten mich dazu, über den Einsatz der Flohschutzbomben im Haus nachzudenken, die Frank Longwell vor ein paar Tagen für mich besorgt hatte. Diese würden angeblich jeden Floh im Haus töten. Und der Tierarzt hatte mir Flohpulver gegeben, das ich direkt auf die Katzen auftragen sollte. Würden sie dadurch tatsächlich einer wertvollen symbiotischen Beziehung beraubt werden? (Der Tierarzt hatte mir winzigen Flohkot auf Mitzis Haut gezeigt.) Ich begann mich zu fragen, welchen Kompromiss ich in Bezug auf das Flohproblem in diesem Sommer finden könnte, jetzt, da die Teppiche im Haus alle sauber sind.

Ich sagte Jane, dass Seths Material über Impfungen in der Kindheit, die zu späteren Krankheiten führen, möglicherweise durch Statistiken untermauert werden könnte. Es gibt sicherlich genug Aufzeichnungen, sodass solche Zusammenhänge gefunden werden könnten – wenn man nur sorgfältig genug und längerfristig nach ihnen suchen würde.

Eine solche Entdeckung könnte zu einer veränderten medizinischen Behandlung führen, obwohl ich mir nicht sicher bin, in welcher Weise. Ich sagte Jane, dass mich das Material zu Spekulationen über Joe Bumbalo veranlasst habe: Er wurde in seinem Leben schon oft operiert und mit Medikamenten vollgepumpt. Könnten diese wiederholten Dosen etwas damit zu tun haben, dass er jetzt Krebs hat? Und auch jetzt erhält Joe Bumbalo starke Chemotherapien. Er verliert seine Haare, glaube ich.

Heute erzählte Jane, sie habe mit Debbie Harris abgesprochen, dass diese an drei Abenden in der Woche vorbeikomme und Jane ein paar spontane Diktate versuche. Sie haben sich auf fünfzig Cents pro Seite fertigen Textes geeinigt. Jane wusste aller-

dings nicht, wie sie ein so emotionales Thema wie eine Autobiografie mit jemand anderem als mir angehen sollte. Ich sagte, das werde sich von selbst regeln.

Jane und ich waren beide beeindruckt, als wir gestern von Maude Cardwell Schecks im Gesamtwert von mehr als 900 Dollar erhielten. Ich habe das Geld heute Mittag auf dem Weg ins Krankenhaus auf das Sonderkonto eingezahlt.

Heute Morgen kam ich nicht dazu, an Träume *zu arbeiten. Es ist schon über eine Woche her, dass ich mich mit dem Buch befasst habe.)*

27. APRIL 1984,
16.20 UHR, FREITAG

(Es war ein strahlender und sehr warmer Tag, fast 27 Grad, als ich mich auf den Weg zu Jane machte. In ihrem Zimmer war es allerdings angenehm kühl. Später schaltete ich den Ventilator ein. Sie zeigte mir, wie sich der große Wundschorf an ihrem rechten Knie über der Stelle am gebrochenen Knochen, der sich entzündet hatte, heute Morgen teilweise in der Hydrotherapie abgelöst hatte. Er ist jetzt nur noch halb so groß wie vorher. Unter dem fehlenden Teil sah ich das frische rosa Fleisch des neuen Gewebes. An der Drainagestelle befindet sich immer noch ein großes Loch im Bein. Wir waren aber beide sehr zufrieden mit der Verbesserung.

Auf dem Weg zu Jane hatte ich heute Mittag dem Krankenhaus den Scheck über 18'000 Dollar ausgehändigt – und auch denjenigen, den ich vorgestern von Blue Cross erhalten hatte. Ein paar Wochen zuvor war ein Scheck über etwa 3'700 Dollar eingegangen; beide zusammen ergeben eine Rechnungssumme, die das Krankenhaus der Versicherungsgesellschaft fakturiert hatte. Ich fürchte, dass ich keinerlei Reaktion verspürte, als ich den Brief öffnete und den Scheck über die 18'000 Dollar sah. Ich wunderte mich über meine Emotionslosigkeit. Ich führte meinen gleichgültigen Zustand auf die lange Wartezeit zurück, auf meinen Entschluss, mir möglichst keine Sorgen zu machen und wahrscheinlich auf andere Faktoren, die ich noch gar nicht untersucht habe. Auch Wut musste im Spiel sein. Ich empfand auch nichts, als der Scheck über die 3'700 Dollar kam. Natürlich wussten wir zu diesem Zeitpunkt schon, dass das Unternehmen auf irgendeine Weise zahlen würde. Aber ich hatte nicht einmal besonders reagiert, als mir die gute Nachricht mitgeteilt wurde und die Angelegenheit damit geregelt war. Ich gestehe, dass ich mir über das Fehlen von Gefühlen in diesem Bereich häufig Gedanken machte.

Es sieht so aus, als ob die Zahlungen 100 % und nicht nur 80 % der Rechnung abdecken werden – aber auch hier warte ich ab und verharre in einer Art Kokon aus Passivität oder Nicht-Reaktion.

Die Fenster waren weit geöffnet und eine erfrischende Brise erfüllte Zimmer 330, als Jane in Trance ging. Auch der Ventilator lief.)

Ich wünsche euch einen schönen guten Tag.

(„Guten Tag, Seth."

Lange Pause.) Die offensichtliche Verbesserung an Ruburts Knie ist ein schönes Beispiel für die Selbstheilungsprozesse des Körpers.

Der bewusste Geist hätte das nicht geschafft – obwohl der bewusste Geist so einen Prozess durchaus willentlich auslösen kann. *(Ein sehr wichtiger Punkt, den man sich merken sollte).* Das Knie wird sich weiter verbessern, und der Finger auch *(an der linken Hand).*

Gib uns jetzt einen Augenblick … Diktat.

<u>Ich rate</u> meinen Lesern und Leserinnen <u>nicht</u>, sich zu weigern, ihre Kinder impfen zu lassen, da man Impfungen heute aufgrund ihrer Stellung in der Gesellschaft in Betracht ziehen muss. Es ist jedoch sehr gut möglich, dass die Wissenschaft selbst mit der Zeit die unglücklichen Nebenwirkungen vieler solcher Verfahren entdeckt und beginnt, das gesamte Thema neu zu bewerten.

Es stimmt, dass es bei einigen Naturvölkern – insbesondere in der Vergangenheit – keine Kinderkrankheiten gab, die von der westlichen Medizin als natürlich angesehen werden. Es ist natürlich auch wahr, dass einige Urvölker einen großen Teil ihrer Angehörigen durch Krankheiten verloren. Allerdings wurden einige dieser Fälle gerade durch die <u>plötzliche</u> Einführung der westlichen Medizin verursacht.

Ich verurteile die westliche Medizin jedoch nicht per se, sondern weise lediglich auf ihre zahlreichen nachteiligen Aspekte hin. Außerdem befindet sich die medizinische Wissenschaft im Umbruch, und es ist genauso wichtig – wenn nicht sogar noch wichtiger –, dass sie sowohl ihre Konzepte als auch ihre Techniken überprüft.

Die Entscheidung, Tiere zu Versuchszwecken zu verwenden, hat weit mehr Nachteile als Vorteile; schließlich nutzt hierbei eine Bewusstseinsart eine andere Art aus und widerspricht damit der kooperativen Prägung durch die Natur.

In ferner Vergangenheit haben einige alte Zivilisationen tatsächlich Tiere auf diese Weise benutzt, aber in einem ganz anderen Rahmen. Die Ärzte oder Priester legten ihre Probleme demütig verbal und durch rituelle Tänze dar und <u>baten dann um die Hilfe des Tieres</u> – die Tiere wurden also weder geopfert noch ausgenutzt. Stattdessen vereinten sie sich in einem kooperativen Prozess, in dem sowohl Tiere als auch Menschen verstanden, dass kein Bewusstsein wirklich stirbt, sondern nur seine Form verändert.

In der Tat haben Tiere dem Menschen bei verschiedenen Heilungssituationen und -begnungen oft sehr geholfen, aber in all diesen Fällen handelte es sich um kooperative Aktionen.

(16.36 Uhr.) Dies bringt mich natürlich dazu, hier zumindest die grausamen Methoden zu erwähnen, die beim Schlachten von Tieren für den menschlichen Verzehr angewandt werden. Die Geschöpfe werden so behandelt, als hätten sie weder Gefühle noch Bewusstsein – und eine solche Haltung zeugt von einer höchst bedauerlichen Fehleinschätzung der Vorgänge in der Natur. Als unmittelbare Folge entstehen durch solche Vorgehensweisen mindestens so viele Krankheiten wie sie in einer hochprimitiven Gesellschaft mit unhygienischen Verhältnissen vorkommen würden. Punkt.

In einem solchen Umfeld würde sich jedoch von selbst ein Gleichgewicht einstellen, weil das grundlegende Verständnis zwischen den Lebewesen gewahrt bliebe. Man darf nicht zwischen Philosophie und Handeln unterscheiden, und die Grausamkeiten in den Schlachthöfen gäbe es nicht, wenn es nicht einerseits verzerrte Philosophien gäbe, die sich mit dem Überleben des Stärksten befassen, und andererseits die egoistische Annahme, dass Gott dem Menschen Tiere gegeben hat, mit denen er alles tun kann, was er möchte.

Ende des Diktats. *(16.43 Uhr.)* Nehmt euch zu Herzen, was ich über Ruburts Knie gesagt habe, damit er erkennt, dass tatsächlich die ganze Zeit Heilungsprozesse in ihm ablaufen. Diese Einsicht wird helfen, die Bedingungen so zu verändern, dass ihr beide schneller wieder zusammen zu Hause sein könnt, als ihr es vielleicht für möglich haltet. Nochmals: Ich aktiviere kontinuierlich die Koordinaten, die Lebensfreude, Kraft und Vitalität fördern, und wünsche euch einen schönen guten Tag.

(16.45 Uhr. „Auf Wiedersehen, Seth.")

30. April 1984,
16.11 Uhr, Montag

(Hier eine Zusammenfassung des Materials, das sich aus dem freien Assoziieren vom Sonntagnachmittag, dem 29. April, ergab:

Jane hatte schon Todesgedanken, als sie vor einem Jahr ins Krankenhaus kam. Sie bekam damals gegen die Schmerzen Morphium und hatte zudem Halluzinationen. Frank Longwells Vater war gerade gestorben, und sie befürchtete, dass sie denselben Weg einschlagen könnte.

Als sie jünger war, hatte sie wirklich eine Abneigung gegen Frauen. Sie hatte Angst vor dem eigenen Körper und vor Sexualität. Sie betrachtete es als Kompliment, wenn man ihr sagte, sie habe den Verstand eines Mannes. Sie glaubte auch, dass Frauen sie nicht mochten – dass sie Angst hätten, sie sei hinter ihren Männern her und weiteres ähnliches Zeug.

Wir sprachen über ihr Elternhaus und darüber, wie 1965 ein junger Psychologe auf dem Hypnose-Symposium von Dr. Instream ihre und meine Ängste geschürt hatte. Jane erinnerte sich, dass sie von einer Kommilitonin im College und von meiner Mutter als Betrügerin bezeichnet worden war. Wir sprachen über Religion. All dies löste einige emotionale Reaktionen aus, aber keine Tränen. Ich versuchte immer wieder, auf die Zeit zurückzukommen, bevor Jane ihre Symptome bekam, bevor sie bekannt wurde, und so weiter. Ich sagte ihr, dass ich mich daran erinnere, wie Seth einmal gesagt hatte, dass ihre Symptome „erstaunlich hartnäckig“ seien. Bei vielen Dingen wurde eine große Angst vor Spontaneität deutlich, die nach Beginn der Sitzungen immer stärker und auch durch die Symptome bestätigt wurde.

Jane sagte, sie habe Angst davor gehabt, „sich selbst zu verlieren“, sei es beim Tanzen, bei Sitzungen, beim Verkaufen, was auch immer, aber jetzt nicht mehr so sehr. Sogar bei den ASW-Klassen konnte sie von dieser Energie gefangen sein. Das machte ihr Angst und bedeutete für sie, dass sie auf die Bremse treten musste. Über all das sprachen wir. Jane begann zu weinen, als sie von der Zeit zu Hause vor einigen Jahren erzählte, als sie im Bad nicht mehr aufstehen konnte und schließlich diesen Punkt der Hilflosigkeit erreicht hatte. Damals war ich wütend geworden, hatte sie angeschrien und gesagt, ich würde sie sitzen lassen, wenn sie nicht aufstünde – und hatte damit meine tiefe Bestürzung darüber zum Ausdruck gebracht, dass wir beim Verlauf ihrer Symptome an einem traurigen und verzweifelten Punkt angekommen waren. Sie erinnerte sich daran, dass auch ich gelegentlich geweint hatte. Ich sagte ihr, dass ich manchmal auch geweint hätte, ohne dass sie es mitbekam.

Zu diesen Themen versuchten wir es noch weiter mit dem freien Assoziieren:

„Vor Jahren, in den 1960er-Jahren", sagte Jane, „dachte ich, dass ich dich viel mehr liebte als du mich und dass du sehr gut allein zurechtkommen würdest", und ich sagte, dass sie da völlig falsch liege, dass ich so etwas nie gedacht und es auch nie gewollt hätte. Das sei mir nie in den Sinn gekommen. Mir war klar, dass mich bestimmte Dinge belasteten – die Arbeit, das Künstlersein oder zumindest der Versuch, und so weiter – aber nichts, was mit ihr zu tun hatte. Ich hatte nicht einmal so viel Angst vor der Vaterschaft, wie sie vor einer Schwangerschaft. Nicht, dass ich je hätte Vater werden wollen.

Wir sprachen viel über unsere gemeinsamen Anfänge – die Arbeit und unsere Kunst, die Arnot-Kunst-Galerie und die Grußkartenfirma, Prestige, Geld und die Meinung anderer. Ich sagte, dass vieles von dem, worüber wir sprachen, als ganz normale Schwierigkeiten im Leben angesehen würde, aber dass wir diese Dinge negativ besetzt und das Positive ignoriert hätten. Rückblickend erscheinen uns unserer früheren Probleme heute unbedeutend. Ich fügte hinzu, dass sich jeder Mensch so sehr von jedem anderen Menschen unterscheidet, dass es sinnlos sei, Urteile zu fällen; also soll jeder einfach sein eigenes Ding machen und die anderen in Ruhe lassen. Wer kann schon sagen, ob etwas richtig oder falsch ist, solange niemand verletzt oder bestohlen wird, und so weiter.

Jane sagte, sie glaube, dass ich mich, hätte ich zwischen ihr und der Malerei wählen müssen, für die Malerei entschieden hätte. Das stimme nicht, sagte ich – schließlich hätte ich ja vier Jahre lang Vollzeit in der Werbebranche gearbeitet, und einige andere Male in Teilzeit. Sie stimmte mir zu, dass sie viel Bestätigung brauchte – etwas, das ich zum Zeitpunkt unserer Heirat noch nicht ganz verstanden hatte. Ich fügte hinzu, dass ich immer stolz auf sie als meine Frau gewesen sei und mich sehr glücklich schätzte, sie zu haben. Ich hätte nie ihre Loyalität oder Liebe infrage gestellt, und ich sei davon ausgegangen, sie hätte mir gegenüber ebenso empfunden. Heute stellte ich fest, dass ich damit möglicherweise manchmal falsch gelegen hatte – seltsam.

Manchmal hatte sie sogar geglaubt, ich würde ihre Art, sich zu kleiden, missbilligen, während ich, wenn ich mich recht erinnere, fast immer mochte, wie sie sich kleidete, ihr Haar frisierte und so weiter. Ich hatte nie solche Gedanken. Sie sagte, sie habe viel gegrübelt.

Um 16.03 Uhr sagte sie, unser Gespräch würde sie aufregen. Ich bat sie um eine Sitzung in Bezug auf Seths Bemerkung, ihre Symptome seien „erstaunlich hartnäckig". Sie beschloss, eine Zigarette zu rauchen und zu sehen, ob sie in Trance gehen *könne. Ich war immer der Meinung gewesen, die Sitzungen seien eine Form der Selbsthypnose. Wir hatten über Selbsthypnose als eine Möglichkeit durchzubrechen gesprochen. Dann massierte ich ihr rechtes Knie und ihren linken Finger mit Aloe; das half gegen den Juckreiz.*

Als Jane für Seth sprach, war ihre Stimme eher leise, da sie immer noch etwas heiser war von der kürzlichen Kehlkopfentzündung oder was auch immer es gewesen sein mochte. Sie glaubte, der Verlust des Stimmvolumens sei auf das freie Assoziieren zurückzuführen. Heute Nachmittag war ein starker Wind aufgekommen, der zeitweise so kräftig war, dass es mir manchmal schwerfiel, Jane über das Tosen hinweg zu hören. Ihre Augen waren oft geschlossen, und sie machte viele lange Pausen. Der Tag war abwechselnd hell und sonnig und dann wieder sehr düster und bewölkt.)

Ich wünsche euch erneut einen schönen guten Tag.

(„Guten Tag, Seth.")

Das ist kein Diktat.

Ruburt darf sich vor allem nicht auf das konzentrieren, was <u>falsch</u> läuft. Wenn ihr mich richtig versteht, ist im Grunde <u>nichts</u> falsch. Stattdessen habt ihr es mit einem Sammelsurium höchst widersprüchlicher Überzeugungen zu tun, sodass kein klarer, eindeutiger Handlungskurs vorhanden ist.

(Ich verstehe Seths Aussage so, dass es im tiefsten Sinne des Wortes nichts Falsches gibt. Das ist eine Sichtweise, die ich im vergangenen Jahr oft genutzt habe, als ich versuchte zu verstehen, was vor sich geht.)

<u>Es ist wichtig, dass ihr euren Geist frei macht.</u> Das freie Assoziieren ist wertvoll, weil es dazu beiträgt, diese widersprüchlichen Gefühle und Überzeugungen aufzuzeigen, sie ins Bewusstsein und in den gegenwärtigen Moment zu bringen, wo sie tatsächlich im Lichte des Wissens verstanden werden können, das ihr in der Zwischenzeit erlangt habt – bis jetzt habt ihr euch aber nicht erlaubt, es auf die alten widersprüchlichen Überzeugungen anzuwenden.

Die Äußerung von Gefühlen stellt an sich einen Ausdruck des Handelns, der Bewegung dar. Um sich zu bewegen, bedarf es zunächst des Ausdrucks von Gefühlen, und der Ausdruck eines jeden Gefühls schafft Raum für noch mehr Bewegung. Selbsthypnose kann in der Tat von unschätzbarem Wert sein, wenn es darum geht, körperliche Beweglichkeit und Heilung zu beschleunigen. Ausdruck, nicht Verdrängung, ist entscheidend.

Ruburt waren seine eigenen Gefühle oft fremd, und er versuchte, viele davon auf intellektuelle Weise zu banalisieren. Er muss erkennen, dass es sicher ist, sich auszudrücken – und dass Ausdruck nicht zu Einsamkeit führt.

(16.24 Uhr. Jane hatte heute auch gesagt, sie habe das Gefühl gehabt, sie könne sich mir nur vorsichtig nähern, damit ich nicht wütend werde und sie verlasse. Diese Gefühle lösten sich im Laufe der Jahre zwar allmählich auf, doch müssen sie beim Auftreten der Symptome eine Rolle gespielt haben.)

Menschen, die Bücher gegen den Heiligen Stuhl – die katholische Kirche – schrieben, wurden exkommuniziert. Ruburt übertrug diese Ängste auf die Gesellschaft als Ganzes. Zwischen kreativer Arbeit und der Kirche gab es einen Konflikt, auch wenn es nur um Poesie ging. Er sollte sich in der Tat dahingehend Suggestionen geben, dass ihm die <u>notwendigen Einsichten</u> kommen und dass die richtigen Verbindungen hergestellt werden, ob bewusst <u>oder</u> unbewusst. Aber der Gedanke hierbei ist, dass es sicher ist, sich selbst auszudrücken und dass der wahre Zweck seines Lebens tatsächlich darin besteht, jene Eigenschaften auszudrücken, die seine persönliche Wirklichkeit ausmachen.

(Sehr lange Pause.) Er sollte auch erkennen, dass Freude tatsächlich eine Tugend ist. Auf jeden Fall solltet ihr eure Gefühle einander gegenüber so ausdrücken, wie sie sich ganz natürlich ergeben. Ruburt wurde als Kind nicht beigebracht, sich selbst zu lieben, und er betrachtete seine Talente als eine Art Rechtfertigung für seine Existenz – eine Existenz von <u>etwas verdächtiger Natur</u>, wie er fand, da seine Mutter ihm oft sagte, er sei für ihre schlechte Gesundheit verantwortlich.

Diese Probleme hängen alle zusammen, aber sie können entwirrt, in die Gegenwart übertragen und auf diese Weise bereinigt werden. Der Körper ist mehr als bereit und mehr als fähig, eine außergewöhnliche Genesung herbeizuführen.

(Hast du das gehört, Jane?)

Ich aktiviere in der Tat für euch beide jene Koordinaten, die Einsicht, Weisheit und Seelenfrieden bringen und die Heilungsprozesse beschleunigen. Erinnere Ruburt ständig an die kontinuierliche Verbesserung seines Knies und an die Fähigkeiten seines Körpers.

Einen schönen guten Tag.

(„Auf Wiedersehen. Danke."

16.33 Uhr. „Es ist mir ziemlich gut gelaufen", sagte Jane, als ich ihr eine Zigarette anzündete, „ich wusste nicht, ob ich es schaffen würde oder nicht. Ein paar Mal kam ich fast aus der Trance, aber ich habe es geschafft." Ich hatte die Zeitpunkte, die sie meinte, bemerkt. Ich las ihr die Sitzung vor. Während sie mir zuhörte, kamen ihr ein paar Gedanken. Erstens: Sie übertrug die Sache mit der Exkommunikation auf den Verlust von Freundschaft – dass niemand mehr etwas mit einem zu tun haben will, wenn man sich querstellt. Zweitens: Sie hatte versucht, mehr wie ich zu sein –

kühler, nicht so emotional, beherrschter. Und, so sagte ich, das sei ein gravierender Fehler gewesen, der aus ihrem Wunsch nach Schutz und Liebe hervorgegangen sei.

„Nun, du kannst ja sehen, wie das alles zusammenpasst", sagte ich. Während wir uns unterhielten, begann sie erneut, Seth in der Nähe zu spüren. Da es aber schon spät war, zögerte sie, nochmals weiterzumachen. Ich sagte ihr, die Zeit sei kein Problem.

16.45 Uhr.) Anders gesagt, war Ruburt mit starken kreativen Fähigkeiten ausgestattet, die er unbedingt ausdrücken wollte – aber gleichzeitig wurde ihm schon früh in seinem Leben vermittelt, dass es höchst gefährlich sei, genau die Einzigartigkeit auszudrücken, <u>die seiner Kreativität innewohnte</u>. Dies ist ein Teil des Hauptproblems.

<u>Wenn er irgendeine Aufgabe oder ein Ziel im Leben hat</u>, dann muss er erkennen, dass es gerade darin besteht, genau diese Fähigkeiten zum Ausdruck zu bringen *(alles mit Nachdruck)*, denn diese Fähigkeiten gehören so natürlich zu seiner Persönlichkeit, dass sie auch ihre eigenen Schutzmechanismen aufweisen. Er muss erkennen, dass es ihm freisteht, seine poetische, mystische Natur zum Ausdruck zu bringen und ihr zu folgen, wohin auch immer sie ihn führt – denn sie stellt in der Tat seinen natürlichen Weg ins Dasein dar und ist seine intimste Verbindung mit dem Universum und Allem-Was-Ist.

Diese Sitzung verbindet verschiedene Themen sehr gut miteinander – und kann mit Vorteil auch für das freie Assoziieren genutzt werden.

Ende der Sitzung.

(„Danke."

16.50 Uhr: „Das war sehr gut", sagte ich zu ihr. „Die Sitzung enthält viele hervorragende Vorschläge." Ich hatte mir schon vorgenommen, sie ihr eine Zeit lang täglich vorzulesen. Sie kann gut als Grundlage für Selbsthypnose dienen, aber ich habe auch vor, meiner Frau dabei zu helfen, und wir werden sehen, was wir an den Nachmittagen zustande bringen können.

Ich hatte kaum Zeit, mit ihr darüber zu sprechen, aber ich denke, die Sitzung war ein sehr wertvoller Durchbruch. Sie machte mir auch deutlich, dass selbst Janes Poesie verdächtig war, wo ich doch den Eindruck gehabt hatte, dass die Poesie der einzige Aspekt ihrer kreativen Fähigkeiten war, der im Wesentlichen frei oder unbelastet von Ängsten oder Zweifeln war. Jahrelang hatte ich gedacht, dass Jane wohl kaum oder gar keine Probleme gehabt hätte, wenn sie nur Gedichte geschrieben hätte.)

2. Mai 1984,
16.29 Uhr, Mittwoch

(„Die Berge sind tief ins Meer gestürzt, und doch bin ich noch immer ich", schrieb Jane in einem Gedicht, als sie noch sehr jung war.

„Ich wurde eine Priesterin Gottes, um zu lernen, was Sünde sei", schrieb sie weiter. Die Priester, denen sie begegnete, als sie noch bei ihrer Mutter lebte, mochten diese Werke nicht und tadelten sie dafür, dass sie sie geschrieben hatte. Jane rebellierte. Sie weigerte sich, von der Kirche eine Ausnahmegenehmigung zu beantragen, damit sie bestimmte Werke lesen dürfte. Sie erzählte mir erneut davon, dass ein Priester in ihrem Hinterhof ihre Bücher verbrannte, als sie ein Teenager war. Das ist ein Teil des Materials aus dem freien Assoziieren vom 1. Mai.

Jane hatte sich die Sitzung vom 30. April zwar zu Herzen genommen, aber noch keine Selbsthypnose ausprobiert. Ich muss stets dafür sorgen, dass sie sie täglich entweder liest oder hört. Ich hatte die Idee, gleich zu Beginn zu versuchen, sie zu hypnotisieren, entschied mich dann aber dagegen. Ich beschloss, dass es besser sei, sie eine Weile über die Sitzung nachdenken zu lassen und dann mit der Hypnose zu beginnen. Ich denke, die Sitzung an sich ist schon eine Form der Hypnose, und zwar eine ausgezeichnete.

Als ich heute in Zimmer 330 ankam, erfuhr ich, dass der Notrufknopf in Janes Zimmer am Morgen nicht richtig funktioniert hatte, und sah nun, dass er halb zerlegt aus der Halterung hing. Es kamen immer wieder Leute ins Zimmer – einmal waren vier Krankenschwestern und Helferinnen da, die lachten und scherzten. Nach dem Mittagessen versuchte ich, Jane die Sitzung vom 30. April vorzulesen, und es schien, dass wir alle paar Zeilen unterbrochen wurden. Außerdem hatte eine Krankenschwester heute Morgen versehentlich Janes Medikamente verwechselt.

Jane wurde schließlich ziemlich ärgerlich und genervt und äußerte sich lautstark über den heutigen Mangel an Privatsphäre in Zimmer 330. Das alles war Teil unseres heutigen Materials aus dem freien Assoziieren, also vom 2. Mai. Unter Tränen erklärte sie energisch, dass ein Krankenhaus wohl kaum der richtige Ort sei, um Privatsphäre zu haben. Ihre Privatsphäre sei ihr immer wichtig gewesen, fügte sie hinzu. „Das ist wirklich idiotisch, denn auf diese Weise bekomme ich ganz sicher keine Privatsphäre", rief sie aus – und ich dachte dabei, sie würde so ihren Geist frei machen, wie Seth es in der letzten Sitzung vorgeschlagen hatte.

Jane sagte erneut, sie habe ihrem weiblichen Körper nicht vertraut und glaube, dass sie jetzt dafür bezahle, dass sie keine Kinder bekommen habe – schließlich hatte *man ihr ja gesagt, dies sei die Pflicht der Frauen. Außerdem hielt sie die kirchlichen Lehren zur Mutterschaft für doppeldeutig. Ein Shakespeare-Sonett, das sie in der Highschool gelesen hatte, hatte ihr auch die Vorstellung vermittelt, ihre Rolle im Leben sei es, Kinder zu gebären und alles andere zu vergessen. Sie hatte das Sonett nicht gemocht und gehofft, sie würde es wieder vergessen. Sie glaubte, die Kirche wolle, dass eine Frau entweder Nonne oder Mutter sei.*

Schließlich kam ein Techniker, um den Rufknopf zu reparieren, was bedeutete, dass Jane zugedeckt werden musste, während er im Zimmer war. Auch das machte ihr zu schaffen. Sie hatte versucht, die Sitzung zu lesen, was ihr aber nicht gelang, sodass ich sie ihr um 16.25 Uhr vorlas. Bis dahin waren wir oft unterbrochen worden. „Nun", sagte sie, „heute Nachmittag habe ich mich verdammt aufgeregt, und ich fühle mich nicht wohl, aber wenn ich eine Zigarette rauche und mich beruhige, kann ich vielleicht eine kurze Sitzung durchführen. Ich spüre, dass Seth in der Nähe ist, und er hat ein paar Kommentare, die ich durchgeben sollte."

In der Tat hatte sie sich die meiste Zeit des Nachmittags auf dem Rücken liegend ziemlich unwohl gefühlt. Gestern war es genauso gewesen. Ich fand ihre Wutäußerungen allerdings sehr heilsam. Ihre Seth-Stimme war immer noch nicht so klar wie sonst, ebenso wenig wie ihre „normale" Stimme, aber beide Stimmen klangen heute dennoch besser als gestern. Ihr Vortrag war heute schneller, aber ihre Stimme war immer noch nicht sehr kräftig. Draußen war es inzwischen ziemlich sonnig, sodass wir die schweren blauen Vorhänge zuzogen. Die Sitzung verlief ohne Unterbrechungen.)

Ich wünsche euch einen schönen guten Tag.

(„Guten Tag, Seth.")

Es ist ausgezeichnet, Emotionen auszudrücken, vor allem, wenn es um das Herauslassen von Wut und Frustration geht.

Das heißt aber nicht, man soll sich auf diese Gefühle konzentrieren; vielmehr geht es darum, sie anzuerkennen und auszudrücken. Dadurch können neue Gefühle an ihre Stelle treten – und dadurch wird, wie gesagt, die Bewegung auf <u>allen</u> Ebenen angekurbelt.

Einige der Dinge mögen für Ruburt anfangs schwierig auszudrücken sein, aber sie sind es die Mühe und die vorübergehenden Ausbrüche wert. Solchen Erfahrungen sollten jedoch Versicherungen deinerseits sowie Selbstbestätigungen von Ruburts Seite folgen, und zwar dahingehend, dass sein Wesen und seine Erfahrungen in der Tat in Sicherheit und Liebe gebettet und aufgehoben sind.

Das freie Assoziieren wirkt dann tatsächlich so, wie es sollte, und dieser Ausdruck wird die mentalen und emotionalen Wege freimachen, sodass Ruburts natürliche, angeborene Lebensfreude wieder zum Vorschein kommen kann. Ihr begegnet dieser Situation also beide gut.

Ich aktiviere die Koordinaten, die euer individuelles und gemeinsames Verständnis und die natürlichen Heilungsprozesse aktivieren, die in der Tat ein Wiederaufleben der natürlichen Lebensfreude und des Wohlbefindens fördern.

(„Okay", sagte Jane, „ich bin's wieder."

„Danke."

16:35 Uhr „Mein Gott, ich sage dir, ich hatte keine Ahnung, ob ich das Material durchbekommen würde oder nicht", sagte Jane. „Gib mir bitte einen Schluck Wasser." Ihre Stimme war etwas heiser und matt. Ich las ihr die Sitzung vor. Kurz vor der Sitzung hatte sie sich wirklich aufgeregt. Ich beruhigte sie und sagte, sie solle die Sitzung auf sich wirken lassen. Dann sagte ich: „Du kannst dein eigenes Buch über all dies schreiben, wie bei Der Gott von Jane.*"*

„Würde ich jemals Lebensfreude empfinden, wüsste ich nicht, wie ich sie ausleben sollte."

*„Du könntest dich aber an ihr erfreuen – nachdem du sie hinterfragt hättest",
scherzte ich.)*

6. MAI 1984,
16.23 UHR, SONNTAG

(Jane führte heute eine Sitzung durch, aber bevor ich darauf eingehe, möchte ich etwas über ein Erlebnis von heute Abend auf dem Heimweg berichten, nachdem ich mich von ihr verabschiedet hatte. Wir hatten erst spät zu Abend gegessen, und ich verließ St. Joseph's nach 19.25 Uhr. Ich fuhr meine übliche Route nach Hause in Richtung Westen zur Coleman Avenue. Der Verkehr war, wie an Wochenenden zu dieser Zeit üblich, eher gering. Als ich an dem großen alten Haus auf der Südseite der Church St. vorbeifuhr, in dem sich die Ambrose-Immobilienbüros befinden, ertappte ich mich dabei, wie ich die Menschen auf den Bürgersteigen betrachtete und mich fragte, ob irgendjemand von ihnen auf einen Autounfall reagieren würde, wenn er sich direkt vor ihren Augen dort auf der Church St. ereignete. Würden völlig Unbeteiligte, so fragte ich mich, an eine fremde Tür rennen und dagegen klopfen, falls jemand bei einem Autounfall schwer verletzt würde, und die Bewohner anflehen, einen Krankenwagen oder die Polizei oder sonstige Hilfe zu rufen? Ich hatte meine Zweifel. Besonders auffällig war eine junge Frau in engen Bluejeans, die auf der Süd-

seite der Straße aus einem geparkten Auto stieg. Sie hatte ein kleines Mädchen bei sich. Wie würde sie reagieren? Das fragte ich mich, als ich mit knapp 50 Kilometern pro Stunde – der gesetzlichen Höchstgeschwindigkeit – vorbeifuhr. Wie würden wohl die vielen anderen Fußgänger, die ich sah, auf eine solche Krisensituation reagieren?

Ich war schon an allen vorbeigefahren und hielt an der Ecke Church und Walnut hinter ein oder zwei anderen Autos an, bevor ich eine Antwort auf meine Grübeleien fand. Die Ampel schaltete um und wir überquerten die Kreuzung. Ich sah Gruppen von Menschen in der Nähe des Heims für vaterlose Jungen, neben der Christian Science Church. Dann erkannte ich, dass ich auf den Schauplatz eines Autounfalls blickte und dass ich dort war, bevor die Polizei oder ein Krankenwagen eintraf. Ein neuer roter Sportwagen war auf meiner Seite der Church Street, der Nordseite, über den Bordstein gerast und dort gegen ein Hindernis geprallt. Ich konnte kein anderes Auto sehen, das in den Unfall verwickelt sein könnte. Eine kleine Menschenmenge hatte sich um einen jungen Mann gruppiert, der auf dem Rasen neben dem Bordstein kniete und eine junge Frau in seinen Armen hielt. Das war alles, was ich sehen konnte, als ich vorbeifuhr. Ich sah Menschen, die die Straße hinunter zum Unfallort liefen. Ich hörte keine Sirenen, sah keine blinkenden Lichter, und das Auto, das in den Unfall verwickelt war, stand halb über dem Bordstein, in einem seltsamen Winkel zur Straße geneigt. Ich hatte schon mehrere Vorahnungen, die mit Autos und Unfällen oder möglichen Unfällen zu tun hatten, und diese ist die letzte in dieser Reihe. Ich war schon am Unfallort vorbei, als mir klar wurde, dass ich mich wenige Augenblicke vor meinem Eintreffen an der Unfallstelle intensiv auf einen Autounfall konzentriert hatte. Ich versuche stets, beim Autofahren sehr vorsichtig zu sein, und muss daher auf mögliche Unfälle gefasst gewesen sein, sozusagen als vorbeugende Sicherheitsmaßnahme. Wenn Jane diesen Bericht liest, erfährt sie zum ersten Mal von diesem Ereignis.

Jane rief gestern Abend noch an. Sie sagte, ihre Matratze fühle sich jetzt besser an. Sie hatte in den letzten Tagen große Schwierigkeiten damit und war frustriert und fühlte sich sehr unwohl, wenn sie versuchte, auf dem Rücken zu liegen.

Gestern arbeitete ich nicht an Träume, weil ich den Rasenmäher abholte. Heute Morgen arbeitete ich nur eineinhalb Stunden daran, weil ich Briefe schrieb und Kopien davon anfertigte, um sie an verschiedene Leute zu schicken. Tam ist mit der Bearbeitung des Rembrandt-Buches fast fertig. Das führte zu noch mehr Briefen. Vor ein paar Tagen waren 49 Briefe von Prentice-Hall gekommen. Ich fühlte mich bedrängt und sagte Jane heute, ich wisse nicht, warum ich noch immer Briefe an Verlage schreibe, da dies die ganze Schreibarbeit nur noch verlänge. Vielleicht antworte *ich einfach nicht und konzentriere mich stattdessen auf Träume. Sonst bekomme ich das Buch möglicherweise nie fertig. Ich weiß nicht, was ich sonst tun soll, und ich glaube, langsam verliere ich die Geduld.*

Heute Morgen kam Dr. Wilson bei Jane auf Visite und schlug vor, die offene und drainierende Stelle oberhalb ihres rechten Knies zu reinigen. Dort befindet sich ein großes Loch, obwohl Anzeichen für eine Heilung zu erkennen sind. Er sagte auch, dass er nicht wisse, ob eine Operation Jane helfen würde, das Bein wieder strecken zu können. Jane und er sprachen über eine Art Stuhl, in dem sie sich aufsetzen könnte, und er erwähnte eine Art Gefährt, eine Art Rollstuhl-Sessel, der vielleicht für sie angepasst werden könnte.

„Dieser schreckliche Schub an Depressionen, den ich in den letzten zwei oder drei Tagen hatte, ist weg", sagte sie. „Er ist einfach verschwunden." Ich hätte erkennen müssen, dass diese Gefühle zu ihrem allgemeinen Unwohlsein beitrugen, denn mir war aufgefallen, dass ein Großteil ihrer Probleme durch ihre eigenen Reaktionen verursacht wurde. Doch auch in der Rückenlage fühlte sie sich heute sehr unwohl. Als ich versuchte, sie für das Abendessen in die richtige Position zu bringen, fiel sie in einem so extremen Winkel auf eine Seite des Bettes, dass ich um Hilfe rufen musste, um sie wieder aufzurichten. Das war schon das zweite Mal, dass mir jemand helfen musste, Jane richtig zu lagern. Immer häufiger spürte ich auch, wie meine eigene Verzweiflung durchkam, denn egal, was ich selbst oder andere auch taten, meine Frau fühlte sich einfach nicht wohl – zumindest nicht zu diesem Zeitpunkt. Ihr rechtes Bein, das ohnehin so verbogen ist, drückt sie immer wieder nach links und kippt sie dabei in unbequeme Positionen.

Nachdem sie gegessen hatte und ich mich anschickte zu gehen, sagte Jane: „Ich habe wirklich ein schlechtes Gewissen, weil ich dir das Leben so schwer mache", und fügte weitere Worte in diesem Sinne hinzu. Ich glaube, das war das erste Mal – zumindest soweit ich mich erinnere – dass sie dies auf so einfache und direkte Weise sagte. Ich dachte sofort, dies sei hervorragendes Material für das freie Assoziieren und dass wir es weiterverfolgen sollten. Ich erwiderte, es sei besser, dies zu vergessen und uns auf die Zukunft zu konzentrieren – aber solche Schuldgefühle könnten in ihrem täglichen Leben eine wichtige Rolle spielen, und wir sollten herausfinden, ob das der Fall ist. Meine Pendelsitzungen der letzten Zeit haben mir verraten, dass ich mich selbst schuldig fühlte, weil ich glaubte, ich hätte ihr in der Vergangenheit mehr helfen müssen. Erst heute Morgen sagte mein Pendel[8] zum ersten Mal, dass ich mich nicht

---

8 1974 hatte ich in Janes/Seths *Die Natur der persönlichen Realität* geschrieben: „Das Pendeln ist

mehr schuldig fühle. Das bedeutet für mich einen großen Fortschritt, den ich weiter ergründen muss. Ich habe mir angewöhnt, das Pendel morgens nach dem Frühstück und abends vor dem Schlafengehen zu benutzen, was offenbar gut funktioniert. Mit Jane habe ich dieses Material noch nicht angeschaut. Vielleicht ist jetzt der richtige Zeitpunkt.

Die Fenster waren in Zimmer 330 weit geöffnet, als Jane mit der Sitzung begann, und manchmal war der Verkehrslärm ziemlich lästig. Im Raum war es etwas kühl geworden, und Jane hatte mich gebeten, den Ventilator auszuschalten, der in letzter Zeit an den meisten Nachmittagen lief.)

Ich wünsche euch einen schönen guten Tag.

(„*Guten Tag, Seth.*")

Diktat. Bedenkt, dass jedes Lebenssegment durch Werterfüllung angetrieben wird und daher immer versucht, alle seine Fähigkeiten und Potenziale zu nutzen und zu entwickeln und sich auf möglichst viele Arten auszudrücken, und zwar in einem Prozess, der kooperativ ist – Korrektur: in einem Prozess, der die Bedürfnisse und Wünsche auch jedes anderen Lebenssegments berücksichtigt.

Schon die Existenz bestimmter Virenarten bietet Schutz vor vielen anderen Krankheiten, unabhängig davon, ob diese Viren überhaupt aktiv sind oder nicht. Es ist offensichtlich, dass die allgemeine physische Stabilität der Erde nur durch die immer wieder auftretenden Stürme, „Naturkatastrophen" und anderen scheinbaren Unglücksfälle möglich ist. Es sind gerade solche Ereignisse, die die großen, reichhaltigen Nahrungsquellen der Erde zutage fördern und dazu dienen, die Ressourcen des Planeten umzuverteilen. Punkt.

Genauso fördern auch Krankheiten im Gesamtkontext die Gesundheit und das Wohlbefinden des Lebens in all seinen Aspekten. Werterfüllung wirkt sowohl <u>in Mikroben als auch in Nationen</u>, innerhalb einzelner Lebewesen und ganzer Spezies, und sie vereint alle Erscheinungsformen des Lebens, sodass in der Tat alle Lebewesen und ihre Umgebung in einem übergreifenden kooperativen Unterfangen vereint sind – einem Unterfangen, bei dem jedes Segment in Kreativität, Wachstum und Ausdruck fast über sich hinauszuwachsen versucht.

---

eine sehr alte Methode. Ich setze sie mit ausgezeichneten Ergebnissen ein, um ideomotorische – ‚unterbewusste' – Rückmeldungen über Wissen zu erhalten, das gleich jenseits meines üblichen Bewusstseins liegt. Ich halte ein kleines schweres, an einem Faden hängendes Objekt so, dass es sich frei bewegen kann. Indem ich mental Fragen stelle, erhalte ich ‚Ja-' oder ‚Nein-Antworten', je nachdem, ob das Pendel vor und zurück oder von einer Seite zur anderen schwingt." (Seth-Verlag, 2018.)

In einem kleineren, individuellen Rahmen wird daher auch jeder Mann und jede Frau durch dieselbe Werterfüllung angetrieben. Punkt.

Ihr werdet in Kürze sehen, wie Krankheiten entstehen können, wenn der Werterfüllung <u>Steine in den Weg gelegt</u> werden, oft aufgrund von Ängsten, Zweifeln oder Missverständnissen – und wie andere Krankheiten tatsächlich zu Fällen von Werterfüllung führen können, die falsch verstanden oder fehlinterpretiert werden.

Ich möchte auch betonen, dass <u>alle</u> Aspekte des Lebens nicht nur Sinneseindrücke, sondern auch <u>Emotionen</u> erfahren. Daher gibt es eine Art von angeborener Güte, die in allen Segmenten des Lebens wirkt – eine Güte, die euren Respekt und eure Achtung verdient. Ihr solltet daher euren <u>Körperzellen</u> und den Gedanken eures Geistes mit Respekt begegnen *(Pause)* und versuchen zu verstehen, dass auch das kleinste Lebewesen die emotionale Erfahrung von Triumphen und Verwundbarkeiten des Lebens mit euch teilt.

Ich wünsche euch noch einen schönen guten Tag.

Ende des Diktats – und wie gesagt: Ich aktiviere die Koordinaten, die eure gewaltigen Energien, Kräfte und Fähigkeiten so beleben.

(„Danke." 16.45 Uhr.)

9. MAI 1984,
16.29 UHR, MITTWOCH

(Hier folgt eine Zusammenfassung des Materials aus dem freien Assoziieren vom Montagnachmittag, dem 7. Mai 1984:

Ich beschrieb Jane, wie ich in letzter Zeit das Pendel benutzte, um meine Schuldgefühle bezüglich ihrer Symptome und darüber zu ergründen, dass ihr die Zähne ausfielen. Wir gingen hier sehr ins Detail. Zum Zeitpunkt unseres Gesprächs hatte ich selbst erhebliche Probleme mit meinem Zahnfleisch im unteren Mundbereich, und ich hatte schon mehr als genug Zahnprobleme. Ich muss am 10. Mai übrigens wieder zum Zahnarzt. Ich erklärte ausführlich meine Schuldgefühle in Bezug auf Janes Schwierigkeiten. Das war alles sehr emotional. Jane glaubt, dass ich meine Zähne und mein Zahnfleisch regenerieren könne.

Dann sprachen wir über ihre Reaktion auf ihr frühes religiöses Umfeld zu Hause, insbesondere auf die Priester in ihrem Leben. Sie stimmte zu, dass ihr eigenes Verhalten zwanghaft war, indem sie sich beispielsweise an die Religion und später an mich klammerte. Wir kamen zum Schluss, dies könne eventuell zum Teil auf das Fehlen eines normalen häuslichen Umfelds mit Vater zurückzuführen sein, doch ich hatte das Gefühl, dass es in ihrer Persönlichkeit starke unabhängige Elemente gab, die ein solches Verhalten ohnehin gefördert hätten. Natürlich sind nicht alle Extreme akzeptabel, wie zum Beispiel ein Leben als Verbrecher. Jane fehlte ein Gegenpol zu den Priestern. Außerdem fühlte sie sich von Pfarrer Darren „verraten", als er ihr in ihren frühen Teenagerjahren Avancen machte. Die Bücherverbrennung war auch nicht gerade hilfreich. Die religiösen Ideen setzten sich fest, und ich glaube, wir verstehen immer noch nicht ganz, warum.

Ein wichtiger Punkt: Nach unserem Gespräch merkte ich plötzlich, dass mich <u>mein Zahnfleisch nicht mehr plagte</u>. Ich sagte es Jane. Ich hatte die Sache völlig vergessen. Die Lektion ist offensichtlich, wie ich schrieb, als ich nach Hause kam: Es ist sehr hilfreich und vielleicht sogar lebenswichtig, <u>Herausforderung mit den anderen Beteiligten zu teilen</u>. Die anderen können, so scheint es, dazu beitragen, die negativen Aspekte einer Situation zu minimieren und die positiven zu verstärken. Habe ich Jane auf diese Weise geholfen oder habe ich sie behindert, indem ich gemeinsame negative Überzeugungen verstärkt habe? Auf jeden Fall konnte ich bei diesem Ereignis aus erster Hand erfahren, welchen therapeutischen Nutzen ein einfaches Gespräch haben kann. Das erinnerte mich an die klassische Couch eines Therapeuten. Darüber möchte ich mit Jane ausführlicher sprechen.

~

Hier folgt eine Zusammenfassung des Materials aus dem freien Assoziieren vom Dienstag, dem 8. Mai 1984 – Janes 55. Geburtstag:

Jane versuchte, das Pendel zu benutzen, das ich in meinem Portemonnaie mit mir trage, und zwar als Folge unserer Gespräche darüber, dass ich das Pendel in letzter Zeit wieder verwendete. Da ich in den letzten Tagen eine erhebliche Linderung bei meinen Zahnfleischproblemen verzeichnen konnte, interessiert sich Jane zunehmend dafür. Sie ist auch etwas verunsichert, weil sie meint, dass ich bessere Ergebnisse erziele als sie – während ich denke, dass es ihre Einstellung ist, die ihr im Weg steht und dass man keine solchen Vergleiche anstellen sollte.

Weil heute Janes Geburtstag war, gab es immer wieder Unterbrechungen, weil zum Beispiel verschiedene Pfleger und Schwestern hereinkamen, um uns etwas vorzusingen und so weiter. Sie brachten auch Glückwunschkarten und kleine Präsente. Ich überreichte Jane eine Karte und Süßigkeiten und brachte ihr Forsythien mit, die sie zu Tränen rührten. Die gelb blühenden Sträucher wachsen im Vorgarten unseres Hügelhauses.

Wegen der Unterbrechungen durch das Personal, bei dem es sich zumeist um Auszubildende handelte, und wegen des großen Mangels an regulärem Personal hielt sich Jane nicht lange mit dem Pendel auf. Sie sagte, sie habe auch das Gefühl, sie müsse ihren Gebrauch des Pendels verheimlichen, „die Leute würden mich für verrückt halten". Ich sagte, dass in Wahrheit niemand dem Pendel auf ihrem Bauch die geringste Aufmerksamkeit schenke und nicht einmal verstünde, was sie da tat. Ich fügte hinzu, sie müsse sich selbst treu sein und sich eingestehen, dass ihre Probleme daher rührten, dass sie es nicht sei, und wenn sie das Pendel benutzen wolle, solle sie das tun.

Jane bekam ein paar Antworten und konnte das Pendel in der linken Hand besser halten, als sie gedacht hatte. Auf die Frage, ob ihr Geist frei genug sei, damit sie ihre Fähigkeiten nutzen könne, erhielt sie zunächst keine Antwort. Dann kam die Antwort: „Nein." Das Pendel sagte, es könne ihr aber helfen, Blockaden aus dem Weg zu räumen, damit sie sich wieder freier bewegen könne. Sie verspürte ein Gefühl von Gewicht oder Bewegung, während sie das Pendel benutzte, was ihrer Meinung nach ein gutes Zeichen war. Meistens wollte sie aber einfach nur reden.

Gedanken an ihren Geburtstag brachten sie sofort auf den Muttertag und ihre Mutter Marie. Jane sprach ausführlich über die vielen konfliktreichen Ereignisse, die Marie und sie belasteten. Sie erkannte, dass sie als Jugendliche ihre Mutter geliebt und sich bemüht hatte, ihr alles recht zu machen, auch wenn Marie ihre Bemühungen zurückwies.

Dann sprachen wir über ihre Großeltern im Zusammenhang mit Jane und Marie; den Tod ihrer Großmutter; die Klage gegen die Stadt, von der ich, glaube ich, noch nie gehört hatte; die Sozialhilfe; Janes Großvater Joseph Burdo und ihre Gefühle für ihn und so weiter. Sie erzählte mir, dass an der Ecke Lake Street und Nelson Avenue eine Ampel installiert worden sei, nachdem Marie einen Prozess gegen die Stadt gewonnen habe, der den Tod ihrer Großmutter betraf. Jane erinnerte sich nicht an Einzelheiten über den Prozess, die Zeit, die er dauerte, das Geld, das er kostete. Sie war vielleicht fünf oder sechs Jahre alt gewesen. Ich sagte, Joe Burdos Zurückhaltung sei genauso extrem gewesen wie Maries übertriebenes emotionales Verhalten und Fluchen und so weiter, und ich sagte, dass Jane einmal mehr mit extremen Verhaltensweisen in der Familie konfrontiert worden sei. Es schien, als gäbe es keinen Mittelweg. Sie sprach über den Tod ihres Großvaters im Alter von 68 Jahren, als sie 20 Jahre alt war. Ich war überrascht, als sie sagte, sie habe ihm nie eines ihrer Gedichte vorgelesen.)

~

9. Mai: Jane las das Material des freien Assoziierens der beiden vorangegangenen Tage, und sie kam sehr gut zurecht. Teile davon las sie sehr schnell. Als wir ein wenig darüber sprachen, erinnerte sie mich daran, dass sie sich manchmal immer noch isoliert fühle. Ich sagte ihr, dass das ganz normal sei, dass jeder Mensch im Grunde isoliert oder zumindest allein sei, da jeder sein Leben selbst leben müsse. Niemand könne für einen geboren werden oder für einen sterben. Gleichzeitig verstand ich, was sie meinte – dass sie von der Welt stetige Bestätigung brauchte.

Im Rahmen der Fernsehsendung In Search Of *(mit Leonard Nimoy) sahen wir eine Dokumentation über Cleve Backster und seine Arbeit mit Pflanzen, die auf menschliche Emotionen reagierten – oder auch nicht, wie es manchmal der Fall war. Wir fanden das sehr interessant. Ich glaube, wir hatten diese Sendung schon einmal gesehen. Nach dem Mittagessen und der Lektüre des Materials des freien Assoziierens sagte Jane, sie wisse nicht so recht, was sie jetzt tun solle. Ich begann mit der Arbeit an den Leserbriefen, die sich schon wieder stapelten. Um 15.45 Uhr sagte Jane dann, sie fühle oder spüre ein „größeres Du" – mich meinend – um sich herum. Es sei schwer zu beschreiben, sagte sie, und nahm so meine Frage vorweg, ob es meine Wesenheit oder ein Teil davon sei. Sie fühlte eine große Liebe von der Wesenheit ausgehen. Wenn man sie überhaupt beschreiben könnte, sagte sie, dann wäre sie „kreisförmig", obwohl sie in Wirklichkeit keine Form in diesem Sinne habe.*

Die Nachwirkungen der „Form" hingen noch in der Luft, als wir darüber sprachen und ich diese Notizen schrieb. Jane hatte nicht bewusst über übersinnliche Dinge nachgedacht. Zuvor hatte ich ihr den Vers der Geburtstagskarte vorgelesen, die ich ihr gestern gekauft hatte, und er hatte ihr genauso gut gefallen wie gestern, als ich ihn ihr zum ersten Mal vorgelesen hatte. Beide Male waren wir beim Lesen gerührt gewesen. Sie wusste nicht, ob das vielleicht der Auslöser für ihr Erlebnis gewesen war. Aber unsere Gefühle, die durch das Vorlesen der Karte ausgelöst worden waren, waren an sich ein wertvolles Geschehnis.

Es war schon spät, als Jane sagte, dass sie Seth doch noch in der Nähe fühle. Wir wurden gleich nach Beginn der Sitzung einmal unterbrochen: Eine junge Frau brachte eine Schale mit Blumen von Freunden. Jane lag ruhig in Trance da, während ich das Geschenk entgegennahm und es auf den Tisch neben meinem Stuhl stellte.)

Ich wünsche euch einen weiteren schönen guten Tag.

(„Guten Tag, Seth.")

Dies ist kein Buchdiktat.

(Pause.) Ruburts Erfahrung heute Nachmittag war eine Reaktion auf deine Notizen über Kommunikation und ihre Bedeutung.

(Siehe meine Anmerkung am Ende des Materials über das freie Assoziieren vom 7. Mai zu Beginn dieser Sitzung.)

In diesem Fall erlaubten Ruburt die Notizen, die umfassendere und doch noch intimere Art der Kommunikation zu erkennen, die euch selbst und das ganze Leben miteinander verbindet.

Die Fernsehsendung über die Kommunikation der Pflanzen war ebenfalls ein Anstoß, sodass Ruburt den kontinuierlichen „innerweltlichen" Fluss der Liebe und der Zusammenarbeit spüren konnte, in den alles Leben eingebettet ist. Ruburt hatte davon gesprochen, dass er sich manchmal isoliert fühle, und die Erfahrung sollte ihm auch zeigen, dass Isolation in Wirklichkeit eine Illusion ist.

(Lange Pause.) Solche Kommunikationen gibt es auf allen Ebenen, aber aus seinen persönlichen Gründen und aufgrund eurer Beziehung stimmte sich Ruburt insbesondere auf deine größere Persönlichkeit mit ihren Wesenszügen der Liebe, des tiefen Verständnisses und des Respekts ein, die man, wie es scheint, oft nur schwer in angemessener Weise ausdrücken kann.

Ich werde einmal mehr diejenigen Koordinaten aktivieren, die Heilung, Lebensfreude und Wohlbefinden auslösen – und damit die <u>Quelle</u> anrühren, aus der in der Tat der Geist des Lebens selbst entspringt.

(„Danke."

16.35 Uhr: „Es war nicht sonderlich lebhaft", sagte Jane über ihr Erlebnis, nachdem ich ihr die Sitzung vorgelesen hatte, „aber es war auffallend genug, damit ich es wahrnehmen konnte – verstehst du, was ich meine?" Ich sagte, dass sie in der Sitzung ihre Fragen zu diesem Erlebnis bestens selbst beantwortet hätte. Ich meinte, dass sie die gleiche Erfahrung vielleicht noch einmal machen würde, wenn sie allein wäre – zum Beispiel in der Nacht.)

12. MAI 1984,
15.37 UHR, SAMSTAG

(Jane fühlte sich heute wieder sehr unwohl, wenn sie auf dem Rücken lag. Dieses Problem besteht nun schon seit einigen Tagen. „Wie kann es sein, dass du dich jetzt, wo die Druckgeschwüre abheilen, noch unwohler fühlst als vorher?", hatte ich vor einiger Zeit gefragt. Sie wusste es nicht. Ich kam schließlich zum Schluss, dass mehr

dahinterstecke – dass es mit ihrer Einstellung und ihren Überzeugungen zu tun hatte.

Wenn ich bei ihr in Zimmer 330 war, konnte ich feststellen, dass Janes Appetit nachließ. Auch das freie Assoziieren und die Sitzungen vernachlässigte sie. Ich dachte daran, das Personal zu bitten, ihr nachmittags etwas Darvoset, ein Schmerzmittel, oder etwas Ähnliches zu geben, aber schließlich sagte ich doch nichts, weil ich dachte, meine Frau würde das ablehnen. Gestern versprach Jane dann, heute eine Sitzung durchzuführen, nachdem ich gesagt hatte, eine Sitzung könnte hilfreich sein.

Heute war es warm, fast 16 Grad, und zeitweise regnerisch. Die Fenster waren weit geöffnet, sodass der Verkehrslärm zu uns hereindrang. Irgendwo den Flur hinunterschrie eine Frau in regelmäßigen Abständen auf – was einem nach ein paar Stunden auf die Nerven ging. Eine der Krankenschwestern nannte sie dann auch „eine Nervensäge", und lachend fügte sie hinzu, die Frau habe Hämorrhoiden. Aber für mich deutete ihr unverständliches Geschrei auf mehr als ein körperliches Leiden hin.)

Nun, ich wünsche euch wieder einen schönen guten Tag.

(„Guten Tag, Seth.")

Das ist kein Diktat.

Ruburts neuerliches Unwohlsein ist zum Teil auf die Angst zurückzuführen, dass sein Körper nicht in der Lage sein wird, sich selbst vollständig zu heilen, selbst wenn er alle Gründe für seine missliche Lage aufdeckt.

Die Ängste waren natürlich <u>schon immer da</u>, und eure jüngsten Anstrengungen haben sie nur in den Vordergrund gerückt beziehungsweise ein Schlaglicht auf sie geworfen. Dem kann entgegengewirkt werden, indem Ruburt die Vorstellung bekräftigt, dass er tatsächlich <u>sicher aufgehoben</u> und dass seine Existenz ganz selbstverständlich und spontan gewährleistet ist. Die Vorstellung von Sicherheit und Geborgenheit mindert die Angst und öffnet den Weg wieder für freie Assoziationen. Diese Sitzung soll dazu beitragen, sein Unwohlsein zu verringern, das du so oft bei deinen Besuchen feststellst – genau dann, wenn er sich in Bestform zeigen <u>will</u>. Mit anderen Worten: Er strengt sich zu sehr an. Alle seine Aktivitäten können in der Tat mühelos ineinander übergehen, und er sollte sich daran erinnern, dass die innere Intelligenz in ihm in der Tat <u>von sich aus</u> immer nach dem Besten für ihn strebt und immer von sich aus für ihn arbeitet.

Wenn er möchte, lass ihn sich diese innere Intelligenz als einen geliebten Elternteil vorstellen. Dies wird auch den Groll abschwächen, den er gegenüber seinen eigenen Eltern hegt. Vielleicht komme ich kurz zurück, aber auf jeden Fall aktiviere ich jetzt die Koordinaten, die das Gefühl der Selbstliebe, der Lebensfreude und des Wohlbefindens steigern.

(15.45 Uhr. Ich las Jane die Sitzung zweimal vor. Dann arbeitete ich an der Post und bedankte mich für die 650 Dollar an Spenden, die wir durch Maude Cardwells Einsatz erhalten hatten. Natürlich war uns aufgefallen, dass Seth gesagt hatte, Janes Unwohlsein werde nur zum Teil durch ihre Angst, sie könne sich nicht selbst heilen, verursacht. Was hatte es dann also mit den anderen Gründen auf sich? Dann meinte Jane, sie glaube, Seth würde tatsächlich zurückkehren. Fortsetzung um 16.16 Uhr.)

Der andere Grund für sein Unwohlsein hat mit seinem Geburtstag zu tun, zusammen mit dem Gedanken an den morgigen Muttertag.

Der Gedanke an den Muttertag stimmte ihn wegen des schlechten Verhältnisses zwischen ihm und seiner Mutter halb nachdenklich, halb traurig *(lange Pause)*, und er hatte gehofft, dass es ihm bis zu seinem Geburtstag besser gehen würde. Er glaubt gewiss, dass sein Körper sich immer besser und besser fühlen kann – und das ist eine gute Suggestion, denn sie bedeutet eine kontinuierliche Verbesserung, ohne sich auf irgendwelche fixen Ziele einzulassen.

In Bezug auf seinen Körper hat sich nichts Neues entwickelt, das irgendwie „falsch" wäre. Solche Ängste zeigen, dass sein Misstrauen gegenüber dem Körper immer noch zu einem gewissen Grad vorhanden ist, daher sollte er sich die Zusammenhänge zwischen Weiblichkeit, seinem Körper und Gesundheit wieder ins Gedächtnis rufen.

Ich wollte noch erwähnen, dass die Nachfrage nach unseren Büchern eindeutig gestiegen ist und auch weiterhin steigen wird.

Ich wünsche euch also nochmals einen schönen guten Tag.

(„Auf Wiedersehen, Seth."

16.26 Uhr: Ich las Jane die zweite Hälfte der Sitzung vor. „Ich hatte das Gefühl, dass sie mit größeren Verkäufen unserer Bücher zu tun hatte", sagte Jane, als ich fertig war. Die Post hat offenbar wieder ziemlich zugenommen, und im Moment bin ich wieder im Rückstand.

Nach der heutigen Sitzung war ich deprimiert, denn ich hatte den Eindruck, dass Jane ihre Ängste, insbesondere ihr Misstrauen gegenüber ihrem Körper und seinen Prozessen, nach all der Zeit immer noch nicht überwunden hatte. Ich sah den Stress mit dem Geburtstag/Muttertag nur als das jüngste Glied in einem 20-jährigen Zyklus von Gründen für die Symptome. Die Frage ist nicht, warum sie sich dieser Tage so unwohl fühlt, sondern warum Körper und Psyche sich entschieden haben, diese Symptome so lange zu ertragen.)

KAPITEL 7

KINDHEIT UND GESUNDHEIT.
EMPFEHLUNGEN FÜR ELTERN

13. MAI 1984,
15.10 UHR, SONNTAG

Jane rief gestern Abend noch mit Carlas Hilfe an. Es war schon warm – etwa 17 Grad –, als ich mich zu Jane aufmachte. Aber es war auch regnerisch, und später am Nachmittag gab es heftige Schauer. Am Vormittag schrieb ich einige Briefe und arbeitete an unserem Budget, damit ich morgen Mittag zur Bank gehen kann. Ich fand keine Zeit, um an Träume zu arbeiten, und werde wohl auch morgen nicht viel tun können. Wenn das Wetter es zulässt, werde ich den Rasen mähen müssen. Ich habe beschlossen, die Korrespondenz auf ein Minimum zu beschränken und nur die Briefe zu beantworten, die wirklich wichtig sind. Ich würde auch gerne etwas malen, aber das scheint im Moment unmöglich zu sein. Ich denke, ich muss etwas tun, um mich selbst zu schützen.

Jane las die gestrige Sitzung selbst, wobei ich ihr etwas half; über meine eigenen diesbezüglichen Notizen sagte sie nichts. Weder am Mittag noch am Abend aß sie gut. Jemand habe gestern Abend die Ruftaste im Zimmer repariert, erzählte sie. Und heute Morgen verlangte sie Darvoset, um ihre Schmerzen zu lindern. Als ich heute bei ihr ankam, lag sie bereits auf dem Rücken. Georgia hatte sie so gelagert, und die beiden rauchten mit einer anderen Pflegekraft eine Zigarette. Georgia hatte heute Morgen auch Janes Haare gewaschen.)

Ich wünsche euch einen schönen guten Tag.

(„Guten Tag, Seth.")

Diktat.

Wir beginnen mit dem nächsten Kapitel, das folgenden Titel tragen soll: „Kindheit und Gesundheit. Empfehlungen für Eltern."

(Lange Pause.) Für Erwachsene sind die Vorstellungen von Gesundheit und Krankheit eng mit philosophischen, religiösen und sozialen Überzeugungen verbunden. Noch stärker sind sie mit wissenschaftlichen Konzepten und mit den Ansichten der Wissenschaft über das Leben im Allgemeinen verflochten. Kinder hingegen sind weitaus unberührter, und obwohl sie auf die Vorstellungen ihrer

Eltern reagieren, ist ihr Geist noch offen und neugierig. Außerdem sind sie mit einer fast unglaublichen Widerstands- und Begeisterungsfähigkeit gesegnet.

Sie verfügen über eine angeborene Liebe zum Körper und all seinen Teilen. Sie verspüren auch den sehnlichen Wunsch, alles über ihre körperlichen Empfindungen und Fähigkeiten zu erfahren.

Gleichzeitig verspüren vor allem kleine Kinder immer noch ein Gefühl des Einsseins mit dem Universum und dem gesamten Leben, selbst wenn sie beginnen, sich auf bestimmten Ebenen von der allumfassenden Einheit des Lebens zu lösen, um ihren eigenen Weg einzuschlagen. Sie erkennen sich zwar als getrennt und unabhängig von allen anderen Individuen, bewahren sich aber dennoch ein inneres Verständnis und eine Erinnerung daran, dass sie einst eine Einheit mit dem gesamten Leben erfahren haben.

(15.21 Uhr.) Auf dieser Ebene wird sogar Krankheit einfach als ein Teil der Lebenserfahrung betrachtet, wie unangenehm sie auch sein mag. Schon von klein auf erforschen Kinder freudig alle möglichen Empfindungen, die in ihrem Lebensumfeld vorkommen können – Schmerz und Freude, Enttäuschung und Zufriedenheit, und ihr Bewusstsein wird dabei stets von Neugierde, Staunen und Freude angetrieben.

Ihre ersten Vorstellungen von Gesundheit und Krankheit übernehmen sie von ihren Eltern, und zwar durch deren Verhalten in Bezug auf ihr eigenes Unwohlsein. Noch bevor sie sehen können, wissen Kinder bereits, was ihre Eltern von ihnen im Hinblick auf Gesundheit und Krankheit erwarten, sodass sich schon früh Verhaltensmuster herausbilden, auf die sie dann als Erwachsene reagieren.

Ihr könnt eine Pause machen. Ich mag zurückkehren oder auch nicht, aber ich aktiviere die Koordinaten, die eure Heilungsprozesse und euer Wohlbefinden fördern.

(15.26 Uhr. Ich schrieb ein paar Briefe, in denen ich mich bei denjenigen bedankte, die Geld für Janes Krankenhausfond gespendet hatten. Weiter um 15.44 Uhr.)

Vorerst sprechen wir von Kindern, die eine normale gute Gesundheit haben, die aber auch einige der üblichen „Kinderkrankheiten" entwickeln können. Später werden wir über Kinder mit außergewöhnlich schweren gesundheitlichen Problemen sprechen.

Viele Kinder eignen sich schlechte Gewohnheiten in Bezug auf ihre Gesundheit durch gut gemeinte Fehler ihrer Eltern an. Dies gilt insbesondere dann, wenn die Eltern ein Kind dafür belohnen, dass es krank ist. In solchen Fällen wird das kranke Kind viel mehr als sonst verwöhnt, erhält besondere Aufmerksamkeit, bekommt Köstlichkeiten wie Eiscreme angeboten, wird von einigen gewöhnlichen Aufgaben befreit und auf andere Weise ermutigt, Krankheitszeiten als Zeiten besonderer Aufmerksamkeit und Belohnung zu betrachten.

Ich möchte damit nicht sagen, dass kranke Kinder nicht liebevoll und vielleicht mit etwas mehr Aufmerksamkeit behandelt werden sollten – aber es sollte die <u>Genesung</u> des Kindes sein, die belohnt wird, und es sollte versucht werden, den Alltag des Kindes so normal wie möglich zu gestalten. Kinder kennen die Gründe für einige ihrer Krankheiten oft sehr gut, denn häufig bekommen sie von ihren Eltern mit, dass Krankheit als Mittel eingesetzt werden kann, um ein gewünschtes Ziel zu erreichen.

Eltern verschleiern ein solches Verhalten oft vor sich selbst. Sie verschließen absichtlich die Augen vor einigen der Gründe für ihre eigenen Krankheiten, und dieses Verhalten ist ihnen so zur Gewohnheit geworden, dass sie sich ihrer eigenen Absichten nicht mehr bewusst sind.

Kinder können sich jedoch durchaus der Tatsache bewusst sein, dass sie <u>absichtlich</u> krank geworden sind –, um der Schule, einer Prüfung oder einem gefürchteten Familienereignis zu entgehen. Sie lernen jedoch bald, dass eine solche Selbsterkenntnis <u>nicht akzeptabel ist</u>, und so beginnen sie, Unwissenheit vorzutäuschen. Sie lernen schnell, sich stattdessen einzureden, sie hätten einen Virus oder eine Erkältung, anscheinend ohne jeglichen Grund.

Eltern fördern häufig ein solches Verhalten. Manche sind einfach zu beschäftigt, um mit ihrem Kind über dessen Krankheit zu sprechen. Es ist viel einfacher, einem Kind Aspirin zu geben und es mit Limonade und einem Malbuch ins Bett zu schicken.

Solche Praktiken rauben Kindern leider wichtige Selbsterkenntnisse und Einsichten. Sie beginnen, sich als <u>Opfer</u> dieser oder jener Krankheit zu fühlen. Da sie keine Ahnung haben, dass sie selbst das Problem verursacht haben, erkennen sie auch nicht, dass sie selbst die Macht haben, die Situation zu ändern. Wenn sie dann auch noch für ein solches Verhalten belohnt werden, ist der Druck natürlich geringer, eine Änderung herbeizuführen, und schließlich werden Krankheitsschübe oder ein schlechter Gesundheitszustand zu einem Mittel, um Aufmerksamkeit, Bevorzugung und Belohnungen zu erlangen.

Eltern, die sich dieses Umstandes bewusst sind, können ihren Kindern schon in jungen Jahren helfen, indem sie sie einfach nach den Gründen für ihre Krankheit fragen. Eine Mutter könnte sagen: „Du brauchst kein Fieber zu haben, um nicht in die Schule gehen zu müssen oder um Liebe und Aufmerksamkeit zu bekommen, denn ich liebe dich ohnehin. Und wenn es in der Schule ein Problem gibt, können wir es gemeinsam lösen, damit du dich nicht krank machen musst." Wie gesagt kennt das Kind die Gründe für ein solches Verhalten oft sehr genau. Wenn die Eltern also schon früh damit beginnen, das Kind zu befragen und zu beruhigen, dann wird es, wenn es älter wird, lernen, dass es weitaus bessere und gesündere Wege gibt, um ein bestimmtes Ziel zu erreichen, auch wenn eine Krankheit dazu eingesetzt werden <u>könnte</u>.

Manche Eltern nutzen leider die Natur der Suggestion auf höchst nachteilige Weise, sodass einem Kind oft gesagt wird, es sei kränklich, schwach oder überempfindlich und nicht so robust wie andere Kinder. Wird ein <u>solches</u> Verhalten beibehalten, dann nimmt das Kind solche Aussagen bald als wahr an und beginnt, danach zu handeln, bis sie in der täglichen Erfahrung des Kindes tatsächlich nur allzu real werden.

Ende des Diktats.

Ende der Sitzung. Ich wünsche euch noch einen sehr schönen guten Tag.

(*„Auf Wiedersehen, Seth.“*

16.13 Uhr. Aus irgendeinem Grund las ich Jane die Sitzung nicht vor. Sie fühlte sich immer noch unwohl, also drehte ich sie früher als gewöhnlich auf die Seite. Gegen 21.25 Uhr rief sie mit Carlas Hilfe noch an, als ich gerade diese Sitzung abtippte, und sagte, es gehe ihr jetzt etwas besser.)

14. MAI 1984,
15.32 UHR, MONTAG

(*Heute war es viel kühler und regnerisch. Jane lag wieder auf dem Rücken, als ich in ihr Zimmer kam. Wegen der außergewöhnlichen Luftfeuchtigkeit war der Ventilator allerdings die ganze Zeit eingeschaltet. Sie schien sich ein wenig wohler zu fühlen, jetzt, da ihr Geburtstag und der Muttertag vorbei waren – Faktoren, die laut Seth zu ihrem Unwohlsein beigetragen hatten.*)

Nun – ich wünsche euch erneut einen schönen guten Tag.

(*„Guten Tag, Seth.“*)

Wir fahren mit dem Diktat fort.

(*Sehr lange Pause.*) Eine gute Gesundheit steht natürlich in engem Zusammenhang mit den Überzeugungen einer Familie in Bezug auf den Körper. Glauben die Eltern, der Körper sei irgendwie ein minderwertiges Vehikel für den Geist, oder betrachten sie ihn einfach als unzuverlässig oder schwach und verletzlich, dann beginnen die Kinder schon früh, gute Gesundheit als Ausnahme zu betrachten und lernen, Depressionen, schlechte Laune und körperliche Schmerzen als einen naturgegebenen, normalen Zustand des Lebens anzusehen.

Wenn Eltern den Körper aber als gesundes, zuverlässiges Medium für Ausdruck und Gefühle betrachten, dann werden auch ihre Kinder den eigenen Körper so sehen. Es ist sehr wichtig, dass Eltern einander und ihren Kindern gegenüber eine liebevolle Zuneigung zum Ausdruck bringen. Auf diese Weise sind die meisten Kinder der Liebe ihrer Eltern sicher und müssen daher nicht auf Krankheiten zurückgreifen, um Aufmerksamkeit zu erlangen oder die Liebe und Hingabe der Eltern zu testen.

Es gibt keinen natürlichen Grund für Kinder, sich für irgendeinen Körperteil zu schämen. Kein Teil des Körpers sollte von den Eltern nur heimlich und leise besprochen werden. Doch sollte jedem Kind erklärt werden, dass sein Körper ihm ganz allein gehört, damit es problemlos ein positives Gefühl der körperlichen Privatsphäre entwickeln kann, ganz ohne jegliche Form von Scham oder Schuldgefühlen.

Es versteht sich von selbst, dass Eltern ihre männlichen und weiblichen Kinder gleich wertschätzen sollten, damit keines dem anderen gegenüber als minderwertig angesehen wird. Jedes Kind sollte so früh wie möglich von seinen Eltern immer wieder an die natürlichen Ressourcen und Heilkräfte des Körpers erinnert werden.

(Lange Pause.) Eltern, die sich eigentlich große Sorgen um die Krankheitsanfälligkeit ihrer Kinder machen, übertreiben es oft und forcieren alle möglichen Sportarten und sonstigen Aktivitäten, die mit Sport zu tun haben, doch die Kinder spüren die unausgesprochenen Ängste ihrer Eltern und versuchen, ihre Eltern zu beruhigen, indem sie große Erfolge oder Verdienste im Rahmen von Sportprogrammen zu erzielen anstreben.

Es gibt keinen Bereich des Denkens oder Glaubens, der nicht auf die eine oder andere Weise mit dem Thema Gesundheit zu tun hat. Deshalb werden wir uns in diesem Buch vielen Vorstellungen widmen, die auf den ersten Blick nichts mit dem vorliegenden Thema zu tun haben mögen.

Ende des Diktats.

(15.51 Uhr.) Wie gesagt ist es für Ruburt eine gute Idee, sich an die Zusam-

menhänge zwischen den Vorstellungen, die er von seinem Körper und dessen Beziehung zu seiner Sexualität und Gesundheit hat, zu erinnern. Dies wird ihm helfen, die Gründe für sein Misstrauen gegenüber seinem Körper aufzudecken, sodass er ein neues Gefühl für die <u>Zuverlässigkeit</u>, die Widerstandskraft und die starken Heilungsfähigkeiten des Körpers entwickeln kann.

Ich mag heute Nachmittag zurückkehren oder auch nicht, aber ich aktiviere erneut eure Heilungsfähigkeiten und belebe jene Koordinaten, die euer Wohlbefinden und euer Gefühl der Sicherheit fördern.

(„Danke.“

15.55 Uhr. Ich las Jane die Sitzung vor. Während der Durchgabe war sie zweimal vom Krankenhauspersonal unterbrochen worden. Ich möchte noch anmerken, dass sie vor der heutigen Sitzung diejenige von gestern problemlos und tatsächlich sehr schnell durchgelesen hatte.)

15. Mai 1984, 16.32 Uhr, Dienstag

(Gestern erwähnte Jane, dass sie mit dem Optiker sehr unzufrieden sei, weil sich die Lieferung ihrer neuen Brille so verzögerte. Ich hatte letzte Woche bei ihm angerufen, und man hatte mir gesagt, die Fernbrille sei inzwischen eingetroffen, nicht aber die Nahbrille – die Jane am dringendsten braucht. Auch ich war verärgert über diese scheinbar sinnlose Verzögerung.

Die Brillenfrage ging mir auch noch durch den Kopf, als ich zu Bett ging, und ich wollte den Optiker am nächsten Morgen anrufen, um ihm zu sagen, dass wir die Brillen wirklich dringend bräuchten. Dann schlief ich ein. Gegen 1.00 Uhr wachte ich nach einem sehr lebhaften Traum auf, in dem ich unsere Bestellung für die Brillen im Brillenladen stornierte, nachdem ich mich mit jemandem dort gestritten hatte. Ich überlegte mir, was Jane und ich tun würden, falls wir unsere Bestellung annullierten.

Ich verstand den Traum als ein deutliches Signal, dass ich den Optiker heute Morgen anrufen sollte, um zu erfahren, was los sei, was ich nach dem Frühstück auch tat. Ich war auf alles vorbereitet. Nach kurzem Läuten bekam ich jedoch die Nachricht, dass die Brillen da seien.

Wir vereinbarten, dass der Optiker morgen Nachmittag bei Jane vorbeigeht und sie ihr anpasst. Ich war sehr froh. Es habe, wie der Optiker sagte, „eine Verzögerung gegeben“. Ich möchte anmerken, dass ich, als ich aus dem Traum aufwachte, Magen-

schmerzen hatte, also stand ich auf und trank etwas Mineralwasser, was mir half.

Am Mittag war ein Freund, Frank, vorbeigekommen und hatte ein Wasserleck in einem Rohr im Keller repariert, das mit einem unterirdischen Brunnen an der Seite des Hauses, nahe der Holley Avenue, verbunden war. Er brachte auch Unkrautvernichter und Dünger für den Rasen mit, und morgen Nachmittag will er mit einem jungen Mann kommen, der den Rasen mähen soll. Ich bin sehr froh für die Hilfe, aber diese Besuche stören auch meine Konzentration.

Ich würde sagen, der Traum von letzter Nacht ist ein gutes Beispiel für die Art und Weise, wie die Persönlichkeit verschiedene Alternativen abwägt; er hatte mich heute Morgen auch auf die möglichen Konsequenzen vorbereitet, die sich aus dem Anruf ergeben könnten. Der Traum war aber nicht präkognitiv.

Das Geschwür an Janes rechtem Knie zeigt klare Anzeichen für eine Heilung und schließt sich von innen — und zwar deutlicher als an ihrem Handgelenk.

Der Ventilator lief und die Fenster waren weit geöffnet, obwohl es draußen gar nicht so heiß war. Letzte Nacht war es kalt gewesen. Janes Seth-Stimme war etwas kräftiger als sonst. Ich sollte noch hinzufügen, dass ich während der gesamten Sitzung meine „Augensache" wieder hatte — diese hellen, gezackten Muster, die sich über mein Blickfeld bewegten, sodass es mir Mühe bereitete, die Seite zu sehen, auf der ich gerade schrieb. Aber ich kam dennoch ganz gut zurecht. Die Symptome setzten kurz vor der Sitzung ein und verschwanden bald darauf wieder, und zwar ohne nachzuklingen. Dies ist meine erste derartige Erfahrung seit langer Zeit, und ich bin mir nicht sicher, wodurch sie ausgelöst wurde. Ich nahm mir aber nicht die Zeit, auf die Toilette zu gehen und das Pendel zu benutzen, um es herauszufinden. Tatsächlich dachte ich nicht mehr daran, als der Zustand wieder verschwunden war. In Janes Bewusstseinsabenteuer, *das 1975 veröffentlicht worden war, hatte ich den Effekt beschrieben und eine Zeichnung davon eingefügt.)*

Nun — ich wünsche euch einen weiteren schönen guten Tag.

(„Guten Tag, Seth.")

Dies ist kein Diktat.

Es wäre sehr hilfreich, wenn Ruburt mit dir über sein Misstrauen gegenüber seinem Körper sprechen und so diese Gefühle im Rahmen eurer Beziehung zum Ausdruck bringen würde. Diesen Gefühlen sollte nicht mit Verachtung begegnet werden, denn gerade weil Ruburt solche Gefühle missbilligt, versteckt er sie oft. Werden sie aber ausgedrückt, können sie bei Ruburt — und vielleicht auch bei dir — tatsächlich Tränen auslösen.

Ruburt sollte diesen Gefühlen vielmehr wohlwollend begegnen und ihnen erklären, woher sie kommen. Auf diese Weise kann er sie besser verarbeiten. Er kann diese Gefühle des Misstrauens sogar als einen lieben, verängstigten Teil seiner selbst betrachten und dann, wie gesagt, diesen Teil des Selbst wohlwollend ansprechen – indem er ihm erklärt, warum er nicht mehr verängstigt zu sein brauche, und indem er mündlich und emotional die Tatsache betont, dass sich der verängstigte Teil des Selbst nicht mehr schützen müsse, sondern sich jetzt frei und natürlich ausdrücken könne.

Wenn er diese Vorschläge befolgt, können sie tatsächlich von großem Wert für ihn sein. Sag Ruburt, dass ich in unserer nächsten Sitzung mit dem Buchdiktat fortfahren werde, einschließlich des Materials über „bessere und bessere Pillen". Ich wünsche euch beiden einen schönen Nachmittag und beschleunige eure Heilungsfähigkeiten, euer Wohlbefinden und euren Seelenfrieden. Meine Ratschläge sind sehr nützlich.

(*„Danke."*

16:40 Uhr. „Nun, ich bin froh, dass ich die Sitzung durchgeführt habe", sagte Jane. „Ich werde eine rauchen, während du sie mir vorliest." Während ich die Sitzung niederschrieb, war ich ziemlich erstaunt, dass ein gewisser verängstigter Teil von Janes Selbst eine solche Macht über den Rest ihrer geistigen und körperlichen Persönlichkeit ausüben konnte. Dass er Jane zum Beispiel an ihr Bett gefesselt halten konnte, sie all die Jahre am Gehen hinderte, alles einschränkte, was sie tat oder tun wollte, und das alles im Namen von Sicherheit und Misstrauen. „Ich werde alles tun, was Seth vorschlägt, Junge, das kann ich dir garantieren!", sagte Jane, nachdem ich ihr die Sitzung vorgelesen hatte. Dann dachte ich, dass das Ganze vielleicht gar nicht so erstaunlich oder sogar überraschend war – und dass solche Dinge für Therapeuten wahrscheinlich ein alter Hut seien. Ich hatte zum Beispiel immer das Gefühl, dass emotionale Schwierigkeiten die Ursache für Janes Symptome waren. Und einmal mehr fühlte ich mich aufgrund dieser „Fakten des Lebens" deprimiert.

Jane bemerkte es, denn sie sagte, sie spüre, dass ich irgendetwas ablehnen würde. Ich entgegnete, dass es nicht darum ginge, etwas abzulehnen, dessen Existenz bereits bewiesen sei – das wäre so, als würde man leugnen, dass Regen fällt oder bestimmte Zwecke erfüllt. Und es wäre auch sinnlos, die Symptome abzulehnen oder zu leugnen. Und sie antwortete, dass sie bereits die Emotionen spüren könne, die mit dem Material zu tun hätten, das Seth heute übermittelt hatte, was eine sehr gute Sache sei. Vielleicht, so dachte ich, könnten wir morgen näher darauf eingehen. Dann fiel mir ein, dass Baker, unser Optiker, nach 14.00 Uhr die beiden neuen Brillen liefern sollte, die er Jane vor einiger Zeit verordnet hatte. Das war zwar die beste Zeit, um es mit dem freien Assoziieren zu versuchen, aber Jane brauchte schließlich ihre Brillen.

Nachdem die Sitzung beendet war und ich Jane umgelagert hatte, klingelte das Telefon. Es war unser Nachbar Joe Bumbalo – der so schwer an Krebs erkrankt war –, der mich für heute Abend zu sich und seiner Frau Margret zu chinesischem Essen und Rhabarberkuchen einlud. Ich sagte natürlich zu – was hätte ich auch sonst tun sollen?

Ich traf erst nach 19.30 Uhr bei ihnen ein, weil ich versucht hatte, Jane zu helfen, sich bequemer einzurichten. Das Essen war köstlich – bis mir beim Reden zwei Hähnchenstücke im Hals stecken blieben. Joe, der auf seiner Couch lag, sah, wie ich versuchte zu schlucken, und rief Margaret aus der Küche. Ich konnte zwar noch atmen, aber es fiel mir schwer, da meine Rachenmuskeln das Fleisch immer wieder herunterzuschlucken versuchten. Ich wusste, dass die Situation sehr ernst werden könnte, aber niemand von uns geriet in Panik. Margaret, die Krankenschwester an einer Schule gewesen war, wandte das Heimlich-Manöver an: Sie legte ihre starken Arme von hinten um mich und drückte zu. Beim dritten Drücken sprang ein Teil des Huhns aus meinem Mund. Ich konnte heiser sprechen, während ich spürte, wie die zweite Portion sich ihren Weg durch meine Speiseröhre bahnte. Zur Überraschung der Bumbalos konnte ich die Mahlzeit schließlich beenden. Ich hatte sofort eingewilligt, dass Margaret alle notwendige Kraft anwenden würde, sogar bis hin zu einer oder mehreren gebrochenen Rippen, was – wie ich gelesen hatte – durchaus passieren könnte. Und in dieser Nacht im Bett fragte ich mich, was mit Jane passiert wäre, hätte ich nicht überlebt . . .)

18. MAI 1984,
15.48 UHR, FREITAG

(Als ich gestern Abend nach Hause kam, sah ich, dass der junge Mann, den Frank Longwell vermittelt hatte, seine Arbeit getan hatte – der Rasen sah großartig aus. Heute Nachmittag wird er noch einmal kommen, um alles zusammenzurechen. Danach wird er düngen. Jane lag wieder auf dem Rücken, als ich bei ihr ankam. Sie schien sich ein wenig wohler zu fühlen. Nachdem sie einigermaßen zu Mittag gegessen hatte, las sie die letzten beiden Sitzungen durch, und zwar mit ihrer neuen Nahbrille, sodass sie die Texte im Handumdrehen geschafft hatte. Ich sagte ihr, sie könne jetzt bestimmt schneller lesen als ich.

Ich brachte ihr das Material von A.S. zu lesen mit, dem Mann aus Hollywood, von dem J.P. gesagt hatte, er könnte dabei helfen, einen Film von Emir *zu produzieren. Heute schickte ich dann J.P. den Nachtrag zum Vertrag für die Filmrechte für* Emir.

Die Post von Prentice-Hall wird immer mehr, unabhängig davon, ob dies mit Seths jüngster Aussage übereinstimmt, dass die Verkaufszahlen der Bücher steigen, oder nicht. In den letzten drei Tagen sind zudem ganze Stapel von Leserpost eingetroffen. Ich bin schon jetzt völlig im Rückstand und habe das Gefühl, dass ich sie nie beantworten werde. In der Tat war heute der erste Tag in Zimmer 330, an dem ich nicht zumindest ein paar Leserzuschriften beantwortete. Das gab mir ein seltsames Gefühl von Freiheit; der Nachmittag schien sich zu strecken oder auszudehnen. Ich glaube, ich bin am Punkt angelangt, die Leserbriefe nicht mehr zu beantworten, zumindest den größten Teil davon. Vielleicht nehme ich von Träume *etwas Zeit weg, um einen letzten Brief an die Leser und Leserinnen zu verfassen, die uns schreiben, und ich werde auch Seths Brief mit einschließen. Einen, den ich einfach unterschreiben kann, und das war's dann.*

Jetzt folgt Material aus dem freien Assoziieren, wie es Seth in der persönlichen Sitzung am 15. Mai für Jane vorgeschlagen hatte. Wir sollten über ihr Misstrauen gegenüber ihrem physischen Körper und ähnliche Themen sprechen. Wir hätten es gestern schon versucht, aber da brachte Jim Baker ihr die neuen Brillen. Was folgt, ist natürlich vereinfacht und gekürzt, da ich nicht jedes zwischen uns gesprochene Wort aufzeichnen konnte. Wir wollten die versteckten Emotionen hinter den Worten ausloten.

Vieles davon haben wir bereits früher bei verschiedenen Gelegenheiten besprochen. Jane begann, indem sie davon erzählte, wie ihre Mutter Marie ihr in der Pubertät sagte, sie habe schlechtes Blut von ihrem Vater Delmer in sich und dass er Syphilis habe. Jane hatte Angst vor ihrer Periode und sprach mit einer Nonne über all dies – und diese hatte wahrscheinlich ihre eigenen Schwierigkeiten damit; Jane sagte dahingehend nichts, aber vielleicht erinnerte sie sich auch nicht.

Sie erzählte auch, wie sie in der Schule wegen ihrer Periode nicht am Sportunterricht teilnehmen musste und wie Marie sagte, Del habe wegen der Syphilis schlechte Augen und könne daher nicht lesen. Jane sagte, sie erinnere sich zwar an all diese Gefühle, verspüre sie aber nicht mehr. Sie hatte große Angst, schwanger zu werden, und machte darum nie herum. Nach unserer Heirat hatte sie Angst davor, schwanger zu werden, weil sie dachte, das würde unsere Karrieren zerstören. Ich erinnerte sie daran, dass ich, als sie schwanger wurde, mich nicht sonderlich darüber aufregte, sondern es akzeptierte. Sie hatte den Eindruck, dass die Männer ihr auf der Science-

Fiction-Konferenz (vor 27 Jahren) keine große Aufmerksamkeit schenkten, weil sie eine Frau war. Das Gleiche gilt für die psychischen Dinge: Man sähe sie einfach als eine hysterische Frau. Sie glaubte, Männer seien den Frauen überlegen.

Sie identifizierte sich schon sehr früh mit ihrer Poesie. „Ich glaubte an das, was ich schrieb, aber die Leute sagten, ich würde da rauswachsen und Kinder bekommen, und ich war entschlossen, das nicht zu tun." Den meisten ihrer männlichen Freunde konnte sie ihre Gedichte nicht näher bringen; sie erkannte, dass es klüger war, sich dumm zu stellen. Marie hatte sie stets bestärkt, Gedichte zu schreiben, und mehrere Jahre lang waren sie für die beiden Frauen ein Gesprächsthema. Jane schrieb die Gedichte auch, um Maries Zuneigung wiederzuerlangen: „Gleichzeitig hatte ich aber das Gefühl, mich selbst zu verraten, weil ich es tat. Daran kann ich mich noch gut erinnern." Ich erinnerte mich nicht daran, dass Jane mir je davon erzählt hatte, möglich wäre es aber.

Jane hatte ein paar Mal panische Angst, dass sie von mir schwanger sein könnte. Bis auf einen einzigen leidenschaftlichen Moment hatte sie nie das Verlangen, ein Kind zu bekommen. „Ich hatte aber eindeutig das Gefühl, dass es der weibliche Teil von mir sei, dem ich nicht trauen könne", sagte sie. Als wir über diese Dinge sprachen, sagte sie, sie werde unruhig und nervös und wolle eine Zigarette; wir näherten uns also den verborgenen Gefühlen.

Ich fragte sie, warum Seth, ein männliches Wesen, durch eine Frau spreche. Sie sagte, sie vermute, als Frau verfüge sie über mehr Autorität, wenn sie für einen Mann spricht. Zu Beginn der Sitzungen habe sie „ein Gefühl der Täuschung" verspürt. Auch daran kann ich mich nicht erinnern. Erneut wurde sie nervös, ihre Stimme fast weinerlich. Sie erinnerte sich, dass Seth einmal sagte, dass, wäre er als Frau durchgekommen, sie es nicht zugelassen hätte. Diese ganze Männersache hat mit den männlichen Priestern in ihrer Kindheit zu tun.

Zu den Umschlagtests: Seth musste fast allmächtig sein, <u>weil sie ihm die Autorität der Kirche übertrug</u>. Ein, wie ich finde, wichtiger und neuer Punkt. Wieder wurde Jane nervös und gereizt, war den Tränen nahe. Aber die Kirche würde Seth nicht gutheißen, sagte ich. Der Gedanke, eine Pseudo-, ja Ketzerkirche zu gründen – mit einem falschen Gott, Seth, spielte auch herein. Auch das katholische Konzept der Buße mischte mit. Ich fügte hinzu, dass sie, da sie ihre Fähigkeiten nutzen wollte, statt sie zu verleugnen, wie es die Kirche von ihr verlangt hatte, ihre geistige Rebellion fortsetzen wollte und deshalb körperlich, durch die Symptome, Buße tun müsse. Der kreative Teil ihrer Poesie hatte immer versucht, über das hinauszugehen, was die Kirche für richtig hielt. Ein sauberer Teufelskreis, aus dem es keinen Ausweg gab, sagte ich. Jane sagte, sie sei so wütend, dass sie sich <u>die Haare ausreißen könnte</u>. Sie fühlte sich sehr unwohl, aber sie weinte nicht.

Wir sprachen viel über die Priester in ihrem Leben und die Konflikte, die Janes Arbeit mit deren Lehren, die ihr in jungen Jahren vermittelt wurden, auslöste, sowie über das persönliche Verhalten der Priester, ob gut oder schlecht. Jane konnte sich nicht erinnern, dass ihre Mutter irgendwie reagiert hätte, als ihre Poesie mit der Kirche in Konflikt geriet, oder als Pater Rakin ihre Bücher verbrannte. Ich fand das seltsam. Sie erzählte, sie hätte auch J.S. heiraten können und dass es wegen der kommunistischen Einflüsse im Skidmore College „eine große moralische Entscheidung" gewesen sei, dorthin zu gehen.

15.35 Uhr. Sie war wieder nervös und gereizt und rauchte eine weitere Zigarette. Sie sprach darüber, eine Sitzung durchzuführen, um alles einzuordnen. Sie beschrieb erneut all die Besuche von Pater Trenton. Sie erzählte, wie der eine Priester, der sie ins Bett brachte, als sie erst drei oder vier Jahre alt war, mit ihr sexuell „spielte", und wie Marie das schließlich herausfand. Das war derjenige, der sie anrief, während wir schon zusammenlebten; er war alt und lebte in einem Altersheim im Süden von Pennsylvania, glaube ich. Sie beschrieb, wie Pater Trenton mit dem Rücken zu Marie saß, wenn er wütend auf ihre Mutter war, und wie Pater Rakin ihr Avancen machte. Sie wuchs in einer Welt auf, die von Männern dominiert wurde. Als sie sich das erste Mal begegneten, sagte Pater Rakin zu ihr, die gerade einmal 13 Jahre alt war: „Du bist einfach frühreif!" Eine Begrüßung, an die sich Jane offensichtlich noch immer erinnert. Während des heutigen Gesprächs erkannte sie, dass auch ihr Großvater Frauen nicht mochte. Und Marie hatte zu ihr gesagt: „Bis zum Alter von sechzehn Jahren warst du ein nettes Kind – dann hast du dich in eine Schlampe verwandelt." In Florida dachte sie einige Male, ich würde sie verlassen. Das hatte ich aber nie vor.

Jane hatte Angst, wenn ihre Mutter Karten oder Teeblätter las. Sie erinnerte sich daran, dass ihre Mutter Vorhersagen machte, die sich bewahrheiteten – aber wie viele hat sie gemacht, fragte ich, die sich <u>nicht</u> bewahrheiteten? Wahrscheinlich Hunderte.

Das gesamte obige Material stammt aus dem freien Assoziieren von Donnerstag, den 17. Mai 1984.)

~

(Hier nun die Sitzung vom 18. Mai 1984:)
Ich wünsche euch einen weiteren schönen guten Tag.
(„Guten Tag, Seth.")

Das ist Diktat.

Ich habe an früherer Stelle erwähnt, dass Spiel für Wachstum und Entwicklung von größter Bedeutung sei. Kinder lernen durch Rollenspiele. Sie stellen sich selbst in allen möglichen Situationen vor. Sie versetzen sich in gefährliche Situationen und denken sich eigene Auswege aus. Sie probieren die Rollen anderer Familienmitglieder aus, stellen sich vor, reich und arm, alt und jung, männlich und weiblich zu sein.

Das verleiht Kindern ein Gefühl von Freiheit, Unabhängigkeit und Macht, indem sie sehen, dass sie in allen möglichen Situationen kraftvoll handeln können. Es versteht sich von selbst, dass physische Spiele automatisch zur Entwicklung des Körpers und seiner Fähigkeiten beitragen.

Für ein Kind sind Spiel und Arbeit oft ein und dasselbe, und Eltern können fantasievolle Spiele einsetzen, um bei den Kindern Gedanken an Gesundheit und Vitalität zu fördern. Wenn ein Kind schlecht gelaunt oder kränklich ist, Kopfschmerzen hat oder eine andere Unpässlichkeit, die nicht ernsthaft zu sein scheint, können Eltern folgenden Tipp anwenden: Man lässt das Kind sich vorstellen, dass man ihm eine „Immer-besser-und-besser Pille" gibt. Man lässt das Kind den Mund öffnen, und dann legt man ihm die imaginäre Pille auf die Zunge, oder man lässt das Kind sich vorstellen, dass es einem die Pille aus der Hand nimmt und sich dann selbst in den Mund steckt. Dann gibt man dem Kind ein Glas Wasser, um die Pille herunterzuspülen, oder man lässt es das Wasser selbst holen. Anschließend soll das Kind dreimal laut sagen: „Ich habe eine ‚Immer-besser-und-besser-Pille' genommen, und daher wird es mir gleich immer besser und besser gehen." Je früher man mit einem solchen Spiel beginnt, desto besser. Und wenn das Kind älter wird, kann man ihm erklären, dass eine imaginäre Pille oft genauso gut – wenn nicht sogar besser als eine echte – funktioniert.

Das bedeutet nicht, dass ich die Eltern auffordere, übliche Medizin durch Fantasiemedizin zu ersetzen, obwohl diese, wie gesagt, genauso wirksam sein kann. In eurer Gesellschaft wäre es jedoch fast unmöglich, ohne die gängige Medizin oder die medizinische Wissenschaft auszukommen.

Während ich diesen Punkt betonen möchte, möchte ich euch auch daran erinnern, dass der Körper von Natur aus und im Idealfall durchaus in der Lage ist, sich selbst und erst recht auch vorübergehende Kopfschmerzen zu heilen. Auf eurer derzeitigen Stufe müsstet ihr ein völlig anderes Lernsystem einführen, damit der Körper seine wahren Potenziale und Heilungsfähigkeiten zeigen könnte.

(16.05 Uhr.) In anderen Fällen, in denen ein Kind krank ist, kann man es ein

Heilungsspiel spielen lassen, bei dem es sich spielerisch vorstellt, wieder völlig gesund zu sein und draußen zu spielen; oder man lässt das Kind sich ein Gespräch mit einem Freund vorstellen, dem es die Krankheit als vergangen und überwunden beschreibt. Auch in Altersheimen könnte man das Spiel einsetzen, denn es könnte das Gefühl der Spontaneität wiederbeleben und dem Bewusstsein eine Pause von der Angst verschaffen.

Viele alte und sogenannte primitive Völker setzten Spiel – und natürlich Drama – wegen ihrer Heilkraft ein, und oft war ihre Wirkung genauso heilsam wie die medizinische Wissenschaft. Wenn euer Kind glaubt, eine bestimmte Krankheit sei durch einen Virus verursacht worden, dann schlagt ihm ein Spiel vor, bei dem es sich den Virus als einen kleinen Käfer vorstellt, den es triumphierend mit einem Besen verjagt oder aus der Tür fegt. Hat ein Kind die Grundidee erst einmal verstanden, wird es sich oft eigene Spiele ausdenken, die sich als sehr nützlich erweisen werden. Statt solcher Ansätze wird Kindern oft beigebracht zu glauben, dass sich irgendeine Situation, eine Krankheit oder eine Gefahr verschlimmern und dass der schlechteste und nicht der wünschenswerteste Ausgang eintreten wird. Durch Gedankenspiele, bei denen die wünschenswerte Lösung im Vordergrund steht, können Kinder jedoch schon früh lernen, ihre Vorstellungskraft und ihren Verstand auf eine weitaus vorteilhaftere Weise zu nutzen.

Macht eine kurze Pause, dann machen wir weiter.

(16.16 Uhr. Jane rauchte eine Zigarette. Weiter um 16.23 Uhr.)

Eine der verhängnisvollsten Vorstellungen ist der Glaube, dass Krankheiten als Strafe von Gott geschickt würden.

Leider wird ein solcher Glaube von vielen Religionen verbreitet. Daher kann es vorkommen, dass Kinder, die gut sein wollen, leider eine schlechte Gesundheit anstreben, weil sie glauben, dies sei ein Zeichen für Gottes Aufmerksamkeit. Von Gott bestraft zu werden, wird oft als besser empfunden, als von Gott ignoriert zu werden. Erwachsene, die solche Ansichten vertreten, entlassen ihre Kinder oft unbewusst in ein Leben von Unordnung und Depression.

In allen Fällen von Krankheit sollte – wann immer möglich und in welcher Form auch immer – das Spiel gefördert werden. Viele diktatorische Religionen weigern sich strikt, ihren Gemeinden irgendeine Art von Spiel zu gestatten, weil sie so etwas als sündhaft ablehnen. Kartenspiele und Familienspiele wie Monopoly sind in Wirklichkeit aber ausgezeichnete Übungen, und Spiel in jeder Form fördert Spontaneität, Heilung und Seelenfrieden.

Ende des Diktats.

(16.29 Uhr.) Eine gewisse spielerische Haltung seitens Ruburt wäre sicherlich sehr nützlich – und noch besser wäre es, wenn ihr euch gemeinsam einem Spiel hingeben könntet, auch wenn es sich nur um ein Gedankenspiel handelt – ein Spiel, das keinen besonderen Zweck hat, sondern einfach nur Spaß macht.

Zum Beispiel eine Version von Spiel mit euch beiden und dem französischen Buch.

Ich aktiviere erneut die Koordinaten, die Gesundheit und Heilung beschleunigen und die Lebensgeister wiederbeleben. Ich wünsche euch noch einen schönen guten Tag.

(„Auf Wiedersehen, Seth.“

16.32 Uhr. Draußen wurde es windig, kühler und bewölkt. „Um die Wahrheit zu sagen, ich habe mich so unwohl gefühlt, dass ich nicht dachte, ich könnte eine Sitzung abhalten“, sagte Jane. Sie rauchte eine Zigarette, bevor ich sie umdrehte. Wir machten uns Gedanken über Spiele mit dem Französischbuch oder auch Kreuzworträtsel.

In der Esche, die vor den Fenstern von Zimmer 330 gerade anfing, Blätter zu bekommen, sah ich einen winzigen gelben Vogel zwischen den Ästen herumflattern. Ich machte Jane darauf aufmerksam, aber außer einem Farbblitz konnte sie ihn nicht sehen. Denselben Vogel hatte ich, glaube ich, auch gestern Nachmittag gesehen.

Beim erwähnten Buch handelt es sich um ein französisch-englisches Lehrbuch aus Janes Zeit am Skidmore College in Saratoga Springs, New York. Vor einigen Jahren hatte Jane begonnen, ihre Französischkenntnisse aufzufrischen, und ich hatte sie gebeten, mir die Sprache ein wenig beizubringen. Es hatte zwar Spaß gemacht, aber dann hatten wir das Ganze wieder aufgegeben.)

KAPITEL 8

KINDERSPIELE, REINKARNATION UND GESUNDHEIT

22. MAI 1984, 16.24 UHR, DIENSTAG

Hier folgt eine kurze Zusammenfassung des Materials vom freien Assoziieren vom 20. Mai 1984 um 16.20 Uhr:

Jane sprach über einen positiven, energiegeladenen Traum von letzter Nacht, der hier nicht wiedergegeben wird. Sie sagte, in den Traumsequenzen der vergangenen Nacht habe sie ihre körperlichen Fähigkeiten gefeiert – ihr Beharren auf der hervorragenden Wirkungsweise ihres Körpers. Sie glaubt, dass sie die Fähigkeiten ihres Körpers nicht genutzt habe. „Ich bat ihn, mir zu verzeihen, dass ich das nicht getan habe. Ich gab ihm die Freiheit, sich zu bewegen – und jetzt sitze ich hier und fühle mich schon den ganzen Nachmittag verdammt unwohl!"

Könnte ihr Unwohlsein ein Zeichen dafür sein, dass der Körper reagiert? Früher war sie der Meinung, „würde ich meinen Körper voll ausschöpfen, könnte ich nicht mehr arbeiten – was eigentlich zum Lachen ist, denn jetzt tue ich kaum noch etwas". Sie weiß nicht, ob sich ihr Körper vollständig erholen kann, aber sie ist überzeugt, dass sie ihr gebrochenes Bein wieder strecken wird. Ich schlug ihr vor, stattdessen anzuerkennen, dass ihr gutes linkes Bein jetzt in der Lage ist, sich wieder zu strecken. Daran hatte sie nicht gedacht. Sie glaubt jetzt, dass es sicher ist, sich körperlich zu erholen.

Ziemlich aufgewühlt merkte Jane, dass sie sich erst zu diesem fortgeschrittenen Zeitpunkt in ihrem Leben wirklich mit ihrer Wesenheit befasste – aber sie wollte nicht darüber nachdenken. Dies war die Antwort auf eine meiner Fragen. Sie hält das für möglich.

Bestrafung. Wir müssen dieses Konzept noch viel genauer betrachten. Jane arbeitet mit Suggestionen – sie hat ihre Mutter gebeten, ihr zu vergeben und umgekehrt, und sie vergibt sich selbst. Ich denke, dass Bestrafung mit Sicherheit eine Rolle spielt. Jane wurde ziemlich nervös und gereizt, als wir darüber sprachen, also weiß ich, dass da etwas dran ist.)

~

(Jane sagte mir heute Nachmittag mehrere Male, dass sie Seths Titel für das nächs-te Kapitel seines Buches aufgeschnappt habe. Sie sagte auch, sie würde gerne die Sache mit den Vorhersagen wieder aufnehmen.)

Nun, ich wünsche euch erneut einen schönen guten Tag.

(„Guten Tag, Seth.")

Wir beginnen mit einem neuen Kapitel, mit Titel: „Kinderspiele, Reinkarna-tion und Gesundheit."

Gib uns einen Augenblick … Wenn Kinder spielen, erscheinen die spieleri-schen Ereignisse oft genauso wirklich oder sogar noch wirklicher als gewöhnliche physische Ereignisse, die außerhalb des Spielrahmens erlebt werden. Kinder, die Cowboy und Indianer oder Räuber und Gendarm spielen, können sich bei der Verfolgung oder Jagd manchmal genauso ängstigen, wie sie es täten, wären sie im normalen Leben <u>tatsächlich</u> in ein solches Abenteuer verwickelt.

Kinder setzen ihre Vorstellungskraft also lebhafter ein und nutzen zu be-stimmten Zeiten sogar alle ihre Sinne, um die Bilder, die ihre Fantasie malt, zu erleben oder zu verstärken. Es gibt in der Tat viele Arten und Versionen der Realität, und es dauert eine Weile, bis der Mensch lernt, sich auf ein bestimmtes Spektrum der Realität zu konzentrieren.

Dabei setzen sie ihre Vorstellungskraft dann auf eine strukturierte Weise ein, die dazu dient, den primären Realitätsrahmen zu verstärken. Für eine gewis-se Zeit nutzen kleine Kinder jedoch eine bemerkenswerte Freiheit ihrer Vor-stellungskraft, sodass sie beispielsweise „alternative" Ereignisse mit der gleichen Fokussierung, Kraft und Vitalität wie das normale Leben erfahren können. Ein kraftvoller Tagtraum kann in der Tat viel realer erscheinen als die anderen täg-lichen Ereignisse, die ihn umgeben. Wenn ein Kind spielt, spürt es seine Freude, Wut oder Gefahr sehr stark. Oft zeigt hierbei der Körper des Kindes die Zustän-de und Reaktionen, die ausgelöst würden, wären die sogenannten Spielereignisse real. Die meisten eurer Erfahrungen finden direkt statt, und zwar dort, wo sich Sinne, Vorstellung, Bewegung und physische Realität treffen. Im Traum hin-gegen habt ihr oft das Gefühl, euch an einem ganz anderen Ort zu befinden, und alle eure Sinne scheinen auf <u>diesen</u> Ort ausgerichtet zu sein. Mit anderen Wor-ten: Eure Erfahrung ist dann von eurem üblichen <u>Lebensumfeld</u> getrennt. Ihr träumt vielleicht, dass ihr lauft, geht oder fliegt, doch diese Aktivitäten sind weit genug vom Bereich entfernt, in dem Vorstellungskraft, Bewegung und physische

Realität zusammentreffen, sodass euer Körper, relativ gesprochen, ruhig bleibt, während ihr euch scheinbar frei an einem anderen Ort bewegt.

(16.40 Uhr.) In gewisser Weise lässt sich Reinkarnation teilweise durch dieselbe Analogie erklären. Ihr habt viele gleichzeitige Existenzen – aber eine jede hat ihren eigenen Lebensbereich, auf den sich der jeweilige Teil von euch fokussiert. In der Tat hat dieser Teil einen eigenen Namen und eine eigene Identität und ist sozusagen der Herr über sein eigenes Schloss.

Jedes Selbst verfügt über seinen eigenen unantastbaren Punkt, an dem sich Vorstellungskraft, Bewegung und physische Realität überschneiden. Doch wie bei den kindlichen Rollenspielen ereignen sich Ereignisse innerhalb anderer Ereignisse, und alle sind höchst real und lebendig, rufen spezifische Reaktionen und Handlungen hervor und verfügen über einen einzigartigen Lebensbereich *(nachdrücklich).*

Ende des Diktats.

(16.44 Uhr.) Ich wollte das Kapitel unbedingt beginnen. Das Rembrandt-Buch wird übrigens ausgezeichnet. Ich aktiviere erneut jene Koordinaten, die eure heilenden Kräfte, euren Seelenfrieden, eure Erkenntnis und euer Verständnis fördern – und ich wünsche euch einen schönen guten Tag.

(16.45 Uhr. Jane fühlte sich heute wieder sehr unwohl, besonders in der Rückenlage. Am Morgen und auch am Nachmittag, als ich bei ihr war, nahm sie Darvoset.)

～

(Hier folgen Janes Vorhersagen vom 22. Mai 1984, 15.48 Uhr:

1.   Eine Katze im Sack.

2.   Eine kreisförmige Bahn.

3.   Ein Land erneuert sich. Ölfässer fallen herunter. Ein Zusammenhang mit Schweden – oder sonst sind das alles einzelne Eindrücke. Ein „Prinz" von Schweden.

4.   Ein vernachlässigtes Modell, das wieder in die nationale Politik einbezogen wird.

5.   Ein witziger Mann stirbt. (Der Komiker Andy Kaufmann war gestorben – Jane sagte, das habe sie nicht gewusst.)

6.   Ich bekomme, dass ein ganzer Haufen von Eingeborenen in einem Kanu umkippt. Ich interpretiere das als den Zusammenbruch eines kleinen Landes mit Eingeborenen.

7.   *Ein schlimmer Sturm in Australien.*
8.   *Sind die Rams ein Team? Irgendetwas über einen Spielerwechsel bei den Football-Rams. Ich weiß nicht, warum ich das bekomme.)*

23. MAI 1984,
16.31 UHR, MITTWOCH

(Heute Morgen stellte ich das tragbare Lesepult für Jane fertig, das sie im Bett verwenden kann, und brachte es ihr heute Nachmittag mit. Jane konnte es zwar halbwegs benutzen, aber nicht so gut, wie ich gehofft hatte. Aber es wird auf alle Fälle eine Hilfe sein. Sie fühlt sich zeitweise immer noch sehr unwohl und bekommt jetzt alle vier Stunden eine Dosis Darvoset.)

Ich wünsche euch einen schönen guten Tag.

(„Guten Tag, Seth.")

Wir setzen das Diktat fort.

An irgendeinem Tag macht ein Kind vielleicht eine Fahrt auf einem Karussell. Der Junge oder das Mädchen kann auch einfach auf einem Spielzeugpferd sitzen und so tun, als gehöre das Pferd zu einem Karussell. Dasselbe Kind mag auch einfach die Szene eines Karussells auf dem Fernsehbildschirm sehen, oder man erzählt ihm vom Besuch eines anderen Kindes auf einem Spielplatz und dessen Fahrt auf einem Karussell.

Das Kind wird in die unmittelbar erlebte Karussellfahrt völlig vertieft sein. Tatsächlich kann es genauso – oder sogar noch intensiver – in den imaginären Ritt auf dem Schaukelpferd vertieft sein. Das Kind wird natürlich in gewissem Maße auch in das Geschehen involviert sein, wenn es die Bilder der Karussellpferde im Fernsehen sieht, während die Erzählung über den Besuch eines anderen Kindes auf dem Spielplatz bei ihm nicht annähernd so viel Interesse wecken mag.

In ähnlicher Weise erscheinen Ereignisse und widerspiegeln sich in reinkarnativen Existenzen. Alle Leben finden in Wirklichkeit zur gleichen Zeit statt, so wie die hypothetischen Karussell-Erfahrungen des Kindes alle am selben Tag stattfanden.

In reinkarnatorischer Hinsicht könnten die Karussell-Ereignisse in einigen Existenzen direkt erlebt werden, in einer anderen Existenz in einem Traum erscheinen, in einer weiteren nur als Bild auftreten oder sich in einem Geschehen ereignen, in dem <u>echte Pferde</u> anstelle von Karussellpferden vorkommen. Anders gesagt, spiegeln sich die Ereignisse der einen Lebenserfahrung auf die eine oder andere Weise in jeder anderen Lebenserfahrung wider.

(16.42 Uhr.) Ich will damit nicht sagen, dass die Ereignisse im einen Leben die Ereignisse in einem anderen verursachen, sondern dass es ein übergreifendes Muster gibt – ein Reservoir wahrscheinlicher Ereignisse *(lange Pause)* – und dass jedes Individuum in jedem Leben diejenigen auswählt, die seinen allgemeinen persönlichen Zielen entsprechen. Doch diese Leben werden miteinander verbunden sein. Ein Individuum mag beispielsweise in einem Leben eine schwere Krankheit haben. Dieses Geschehnis kann in einem anderen Leben als ein unbehaglicher Albtraum auftauchen. In einem anderen Leben hat die Person vielleicht einen lieben Freund, der an genau dieser Krankheit leidet. In noch einem anderen Leben könnte der Mensch beschließen, Arzt zu werden, um nach der Ursache und einem Heilmittel für dieselbe Krankheit zu suchen.

Niemand ist jedoch dazu <u>verurteilt</u> (unterstrichen), in einem Leben für Verbrechen zu leiden, die in einem anderen begangen wurden. *(Lange Pause.)* Die Gründe und Ziele der eigenen Existenz in einem bestimmten Leben liegen unmittelbar in diesem betreffenden Leben.

(Lange Pause. Der letzte Satz erinnerte an das, was ich gerade in einem der Essays für Träume *schrieb.*

16.48 Uhr.) Ich wünsche euch einen wunderschönen guten Tag. Ich wollte das Diktat fortsetzen, auch wenn die Sitzung nur kurz war. Wie gesagt werde ich die Koordinaten aktivieren, die eure Heilungskräfte beschleunigen und euer Wohlbefinden und euren Seelenfrieden fördern.

(16.49 Uhr „Das war's dann wohl", sagte Jane. Sie rauchte eine Zigarette, bevor ich sie auf die linke Seite drehte. Sie fühlte sich noch immer nicht wohl.)

26. MAI 1984,
16.03 UHR, SAMSTAG

(Gestern erhielt ich mit der Post die Kopie eines langen Artikels, den Sam Menahem, ein Psychologe in Fort Lee, New Jersey, für die Sommerausgabe von Reality Change *geschrieben hatte. Ich brachte Jane den Artikel heute mit, damit sie ihn lesen konnte. Dr. Menahem vergleicht das Seth-Material sehr anerkennend mit einer Reihe von psychologischen Disziplinen, und ich sagte Jane, dass ich hoffte, sein Artikel*

würde ihr zeigen, dass die Wertschätzung für ihre Arbeit weiter zunimmt. Sie fand den Artikel gut und stimmte zu, dass ihre Arbeit weiter an Einfluss gewinnen würde.

Als ich heute die Post bearbeitete, sagte sie, sie habe in letzter Zeit auf Sitzungen verzichtet, weil sie gespürt habe, dass ich die freie Zeit brauche, um andere Dinge nachzuholen. Damit hatte sich recht. Aber ich hatte ihr auch gesagt, dass ich heute zu einer Sitzung bereit wäre, wenn sie eine wollte.)

Ich wünsche euch einen weiteren wunderschönen Tag –

(*„Guten Tag, Seth.“*)

–, und ich fahre mit dem Diktat fort.

Viele Anhänger der Reinkarnation sind der festen Überzeugung, dass eine Krankheit im einen Leben <u>meist</u> ihre Wurzeln in einer vergangenen Existenz hat und dass daher eine reinkarnative Rückführung notwendig sei, um die Gründe für viele aktuelle Krankheiten oder Dilemmata aufzudecken.

Es gibt auch eine eher konventionelle, stereotype Version von Karma, die mit solchen Überzeugungen einhergehen mag und die besagt, dass es sein kann, dass man in diesem Leben für Fehler bestraft wird, die man in einem früheren Leben begangen hat, oder dass man tatsächlich einen Fehler ausbügelt, der Tausende von Jahren zurückliegt. Aber nochmals: Alle Reinkarnationen eines Menschen sind in der Tat miteinander verbunden – aber die Ereignisse im einen Leben <u>verursachen nicht</u> (unterstrichen) die Ereignisse im nächsten Leben.

Ich muss euch noch einmal daran erinnern, dass sich alle Zeit gleichzeitig ereignet, sodass der irrige Glaube an eine Bestrafung <u>im Jetzt</u> (unterstrichen), als Vergeltung für vergangene Handlungen, eigentlich bedeutungslos ist, da in der Gleichzeitigkeit alle Handlungen simultan stattfinden.

(*Lange Pause.*) Es kann aber auch sein, dass übergeordnete Gründe für eine bestimmte Krankheit vorliegen, die nichts mit Verbrechen oder Strafe zu tun haben, sondern mit einem außergewöhnlichen Sinn für Neugier und dem Wunsch nach Erfahrungen, die etwas <u>un</u>konventionell, normalerweise <u>nicht</u> angestrebt, exotisch und in bestimmten Fällen sogar grotesk sind.

Jedes Leben, gleich welcher Art, verfügt über einen eigenen und einzigartigen Ausgangspunkt, und manchmal nimmt ein Mensch eine ungewöhnliche oder langwierige Krankheit auf sich, nur um Erfahrungen zu machen, die die meisten anderen meiden würden. Ein Mensch kann einen solchen Ausgangspunkt wählen, um das Universum auf andere Art und Weise zu betrachten und Fragen zu stellen, die von einer anderen Position aus vielleicht nicht beantwortet werden könnten.

(16.16 Uhr.) In einem anderen Leben könnte es zum Beispiel um hervorragende Gesundheit und Vitalität gehen, und, wie bereits ausgeführt, könnte ein anderes Leben den Heilkünsten gewidmet sein – aber im Großen und Ganzen entscheiden sich nur wenige Menschen für gesundheitliche Probleme per se als immer wiederkehrende Reinkarnationsthemen, obwohl solche in Situationen, in denen man in eine große Gruppe von armen, unterprivilegierten Menschen hineingeboren wird, ein wichtiges Thema sein können.

Falls man gesundheitliche Probleme hat, ist es viel besser, die Ursachen dafür in der unmittelbaren Erfahrung zu suchen, als sie einer fernen Vergangenheit zuzuordnen. Die Gründe für Krankheiten sind fast immer in der gegenwärtigen Lebenserfahrung zu finden *(lange Pause)* – und auch wenn vergangene Ereignisse in der Kindheit ursprünglich ein ungesundes Verhalten ausgelöst haben mögen, so sind es doch die gegenwärtigen Überzeugungen, die es alten Handlungsmustern erlauben, zu wirken.

Gib uns einen Augenblick, und dann fahren wir fort.

(16.22 Uhr. Jane trank einen Schluck Kaffee und rauchte eine Zigarette. Weiter um 16.28 Uhr.)

Falls ihr euch über irgendwelche Probleme – geistige, emotionale oder körperliche – Sorgen macht, solltet ihr euch bestimmte Fakten vor Augen halten. Die meisten von ihnen habe ich bereits an anderer Stelle erwähnt, aber in diesem Zusammenhang sind sie besonders wichtig.

Neuer Absatz. Ihr müsst erkennen, dass ihr eure Realität aufgrund eurer Überzeugungen über sie erschafft. Versucht daher zu verstehen, dass das spezielle Dilemma der Krankheit kein Ereignis ist, das euch von einer externen Instanz aufgezwungen wird. Erkennt, dass euer Dilemma oder eure Krankheit gewissermaßen <u>von euch gewählt wurde</u> und dass diese Wahl im Rahmen <u>kleiner</u>, scheinbar belangloser Entscheidungen getroffen wurde. Jede Entscheidung hat jedoch zu eurer derzeitigen misslichen Lage beigetragen, welcher Art sie auch sein mag.

Wenn ihr begreift, dass eure Überzeugungen eure Erfahrungen gestalten, dann habt ihr in der Tat eine hervorragende Chance, eure Überzeugungen und damit eure Erfahrungen zu ändern. Indem ihr ganz ehrlich zu euch selbst seid, könnt ihr herausfinden, was eure Gründe für die Wahl des Dilemmas oder der Krankheit sind. Es gibt keinen Grund, sich schuldig zu fühlen, denn ihr <u>meintet es</u> ja bei jeder Entscheidung durchaus <u>gut</u> – nur dass eure Entscheidungen auf <u>Überzeugungen</u> (unterstrichen) beruhten, die eben <u>Überzeugungen</u> (unterstrichen) und keine Fakten waren.

Wir werden das Diktat in unserer nächsten Sitzung fortsetzen. Ich aktiviere für euch wieder jene Koordinaten, die eure Inspiration, Erkenntnisse und Selbstheilungen fördern.

(„Danke."

„Junge, ich habe riesige Materialbrocken gespürt!", sagte sie. „Und er hat noch mehr, aber es ist schon spät und das Abendbrottablett kommt gleich, und du musst mich drehen und so weiter …" Ich spürte, dass sie hätte weitermachen können. „Ich glaube, er hatte auch vor, auf einige Punkte einzugehen, die der Psychologe in seinem Brief angesprochen hat", sagte sie. Das dachte ich auch.

Heute hatte sie sich besser gefühlt, was wahrscheinlich einer der Gründe für die längere Sitzung war. Seit heute Morgen hat sie kein Darvoset mehr eingenommen, was eine Verbesserung bedeutet. Jeff Karder hat ihr ein weiteres Vitaminpräparat verschrieben – eine kräftig duftende farblose Flüssigkeit, die für mich wie Orangenschale riecht. Dies seit dem Bluttest vor ein paar Tagen. Jane mag den Geschmack überhaupt nicht.)

28. MAI 1984,
16.08 UHR, MONTAG

Nun, ich wünsche euch erneut einen wunderbaren Tag.

(„Guten Tag, Seth.")

Und wir setzen das Diktat fort.

Wenn man in irgendwelchen ernsthaften Schwierigkeiten steckt, mag es auf den ersten Blick unvorstellbar, unglaublich oder sogar skandalös erscheinen, sich vorzustellen, die Probleme seien durch die eigenen Überzeugungen verursacht worden.

Tatsächlich könnte es sogar so aussehen, als sei das Gegenteil der Fall. Vielleicht hat man zum Beispiel eine Reihe von Arbeitsplätzen verloren, und es scheint ganz klar, dass man an keinem dieser Vorfälle die Schuld trägt. Oder man leidet an einer sehr schweren Krankheit, die aus dem Nichts zu kommen scheint, und dann erscheint es einem sehr unwahrscheinlich, dass die eigenen Überzeugungen irgendetwas mit dem Auftreten einer solch erschreckenden Krankheit zu tun haben.

Möglicherweise steckt man mitten in einer oder mehreren sehr unbefriedigenden Beziehungen, und bei keiner glaubt man *(lange Pause)*, die Probleme selbst verursacht zu haben, sondern fühlt sich stattdessen als unfreiwilliger Teilnehmer oder gar als Opfer.

Vielleicht liegt ein gefährliches Drogen- oder Alkoholproblem vor, oder man ist mit jemandem <u>verheiratet</u>, der ein solches Problem hat. In beiden Fällen werden die Situationen durch die eigenen Überzeugungen verursacht, auch wenn dies auf den ersten Blick sehr unwahrscheinlich erscheinen mag. In diesem Kapitel geht es um Krankheiten oder Situationen, die in der Kindheit entstanden sind. Geburtsfehler oder sehr frühe, lebensgefährliche Unfälle oder unglückliche *(lange Pause)* Familiensituationen in der Kindheit werden also nicht thematisiert. Diese werden gesondert behandelt.

(Lange Pause um 16.19 Uhr.) In den meisten Fällen sind selbst die schwersten Krankheiten oder kompliziertesten Lebensumstände und Beziehungen auf den Versuch zurückzuführen, angesichts von Schwierigkeiten, die auf die eine oder andere Weise unüberwindbar zu sein scheinen, zu wachsen, sich zu entwickeln oder zu entfalten *(Pause)*.

Ein Mensch verfolgt oft ein Ziel, das ihm blockiert erscheint, und setzt daher alle verfügbare Energie und Kraft ein, um die Blockade zu umgehen. Bei der Blockade handelt es sich in der Regel um eine Überzeugung, die verstanden oder beseitigt werden muss, anstatt sie einfach zu umgehen.

In diesem Buch befassen wir uns mit der Natur von Überzeugungen und mit verschiedenen Methoden, die es euch ermöglichen, die Überzeugungen zu wählen, die zu einem zufriedeneren Leben führen.

Obwohl dieses Buch den Titel *Der Weg zur Gesundheit* trägt, sprechen wir nicht nur von körperlicher Gesundheit, sondern auch von geistiger, spiritueller und emotionaler Gesundheit. Ihr seid zum Beispiel nicht gesund, egal wie <u>robust</u> eure körperliche Verfassung auch sein mag, wenn eure Beziehungen ungesund, unbefriedigend, frustrierend oder schwer zu gestalten sind. Wie auch immer eure Situation aussieht, so ist es immer eine gute Idee, sich zu fragen, <u>was ihr tätet</u>, wärt ihr davon befreit.

Die Frau eines Alkoholikers wünscht sich vielleicht von ganzem Herzen, dass ihr Mann aufhört zu trinken – aber wenn sie sich plötzlich fragt, was sie dann täte, könnte sie – überraschenderweise – einen Anflug von Panik verspüren. Würde sie ihre Gedanken und Überzeugungen überprüfen, könnte sie durchaus feststellen, dass sie so viel Angst davor hatte, ihre eigenen Ziele nicht zu erreichen, dass sie die Alkoholsucht ihres Mannes sogar noch förderte, um sich ihrem eigenen „Versagen" nicht stellen zu müssen.

Natürlich ist diese hypothetische Situation nur ein kleines Beispiel für das, was ich meine, ohne die unzähligen anderen Überzeugungen und Halbüberzeugungen zu erwähnen, die die Beziehung zwischen dem Mann und der Frau umgeben würden.

Ende des Diktats.

(16.36 Uhr.) Um es zu wiederholen: Ich beschleunige jene Koordinaten, die eure Heilungsfähigkeiten, Inspiration und Offenbarungen fördern.

Ich schaue in der Tat häufig bei euch beiden vorbei, und jetzt wünsche ich euch noch einen wunderschönen guten Tag.

(„Auf Wiedersehen, Seth."

16.37 Uhr „An den Tagen, an denen ich keine Lust auf eine Sitzung habe, kannst du dich ausruhen", sagte Jane, als wir uns unterhielten, „aber an den Tagen, an denen ich Lust auf eine Sitzung habe, sollte ich sie auch durchführen –"

„Meinst du, wenn du eine Sitzung durchführen solltest oder wenn du eine durchführen willst?", fragte ich.

„Nun, beides", sagte sie. „Das gehört zusammen. Ich will sie machen, wenn ich sie machen will", lachte sie. Sie rauchte eine Zigarette, während ich ihr die Sitzung vorlas. Ich denke, sie ist ausgezeichnet, und ich bin sicher, dass vieles davon auch auf unsere eigene Situation zutrifft.)

KAPITEL 9

DU, DU, DU UND DU.
WIDERSPRÜCHLICHE LEBENSENTWÜRFE

29. MAI 1984,
16.00 UHR, DIENSTAG

Ich wünsche euch einen schönen guten Tag.
(„Guten Tag, Seth.")

Das nächste Kapitel, mit Titel: „Du, du, du und du. Widersprüchliche Lebensentwürfe."

(*Lange Pause.*) Jeder Mensch ist so einzigartig, dass es mir natürlich unmöglich ist, all die zahllosen und komplizierten Überzeugungsrichtungen zu erörtern, die die menschliche Erfahrung ausmachen – dennoch hoffe ich, hier irgendwie genügend „spezifische Verallgemeinerungen" präsentieren zu können, sodass du, lieber Leser, liebe Leserin, viele Anhaltspunkte finden kannst, die für dein Leben von Bedeutung sind.

In der Tat entdeckst du vielleicht nicht nur ein Du, sondern sozusagen mehrere Du's, von denen jedes bestimmte Ziele verfolgt, und du entdeckst vielleicht auch, dass einige dieser Ziele andere neutralisieren, während einige einander diametral entgegengesetzt stehen. Solche Zielkonflikte können natürlich zu mentalen, spirituellen, physischen und emotionalen Problemen führen.

Viele Menschen glauben, es sei gefährlich, sich zu profilieren, die eigenen Gedanken oder Fähigkeiten kundzutun. Solche Menschen können andererseits sehr motiviert sein, sich in einer bestimmten Kunstrichtung, einem Beruf oder einem anderen Tätigkeitsbereich zu behaupten. In solchen Fällen stehen sich zwei widerstreitende Motivationen gegenüber – der Wunsch, sich auszudrücken, und die Angst, dies zu tun.

Sind beide Überzeugungen gleichermaßen vorherrschend und lebensnotwendig, dann wird die Situation ziemlich ernst. Solche Menschen können versuchen, in der Gesellschaft, in der Wirtschaft, in der Kunst oder in den Wissenschaften „voranzukommen", nur um festzustellen, dass sie für jeden Schritt, den sie nach vorn machen, zwei Schritte zurück machen. Mit anderen Worten, sie werden auf Hindernisse stoßen, die sie selbst verursacht haben. Beginnt ein solcher Mensch erfolgreich zu sein, wird er gewaltsam an das ebenso vorherrschende Bedürfnis nach Erfolglosigkeit erinnert – denn dieser Mensch glaubt, wie gesagt, dass es notwendig und wünschenswert ist, sich auszudrücken, während dies aber gleichzeitig höchst gefährlich ist und daher vermieden werden sollte.

(16.14 Uhr.) Solche Dilemmata können sich auf vielerlei Weise ergeben. Der betreffende Mensch könnte in finanzieller Hinsicht erfolgreich sein, nur um dann eine schwerwiegende oder fehlerhafte geschäftliche Entscheidung zu treffen und dadurch die finanziellen Gewinne wieder zu verlieren. Eine andere Person könnte das gleiche Dilemma durch den Körper selbst zum Ausdruck bringen, indem das „Vorankommen" mit körperlicher Mobilität gleichgesetzt würde – und es den Anschein hätte, dass körperliche Mobilität, obwohl so erwünscht, immer noch höchst gefährlich sei.

Solche Überlegungen klingen natürlich für die meisten Menschen ziemlich abwegig, aber die betreffende Person, die beispielsweise an einer Krankheit wie Arthritis oder einem anderen bewegungseinschränkenden Leiden erkrankt ist, könnte sich die Frage stellen: „Was würde ich tun, wenn ich diese Krankheit los wäre?"

Wie die zuvor erwähnte Ehefrau des Alkoholikers könnte eine solche Person plötzlich von einem Gefühl der Panik statt von Erleichterung ergriffen werden und so zum ersten Mal die Angst vor Bewegung erleben, die das Problem verursacht hat.

Doch warum sollte man sich vor Bewegung fürchten? Weil so vielen Menschen beigebracht wurde, dass Kraft oder Energie falsch, zerstörerisch oder sündhaft sei und somit bestraft werden müsse.

Oft wird verspielten, ungestümen Kindern gesagt, sie sollen nicht so auffallen oder ihre normale Lebensfreude nicht zum Ausdruck bringen. Religionen betonen die Bedeutung von Disziplin, Mäßigung und Buße. All diese Einstellungen können äußerst schädlich sein und sind zusammen mit anderen Überzeugungen für eine ganze Reihe von geistigen, körperlichen, mentalen und emotionalen Problemen verantwortlich.

Leider gibt es auch einige besondere Lehren, die geschlechtsspezifisch ausgerichtet sind und sich daher eher auf das eine als auf das andere Geschlecht auswirken. Jungen wird immer noch beigebracht, „cool", gefühllos, aggressiv und durchsetzungsfähig zu sein – im Unterschied zu warmherzig, kooperativ, gesellig und ohne aufgesetztes Imponiergehabe. Jungen wird beigebracht, es sei unmännlich, in irgendeiner Weise abhängig zu sein. Meist schämen sie sich, wenn sie als Jugendliche von ihren Müttern geküsst werden – dabei ist es ganz natürlich, gleichzeitig unabhängig <u>und</u> abhängig, kooperativ <u>und</u> kompetitiv zu sein.

Solche jungen Männer wachsen mit dem Wunsch auf, unabhängig zu sein, während sie gleichzeitig den natürlichen Drang nach Kooperation und Abhängigkeit von anderen verspüren. Bei vielen führt das dazu, dass sie sich selbst für jegliches Verhalten bestrafen, das sie als abhängig oder unmännlich empfinden. Oft haben sie Angst, Liebe auszudrücken oder <u>emotionale Stärkung</u> würdig anzunehmen.

Infolgedessen erkranken einige dieser Menschen schwer an Geschwüren, sodass ihr Magen durch die Aufnahme von körperlicher Nahrung wund wird und sich entzündet.

Ich mag zurückkehren oder auch nicht, aber ich beschleunige in der Tat erneut jene Koordinaten, die zu körperlichem und geistigem Frieden führen.

(„*Danke.*"

16.33 Uhr. Sobald Jane aus der Trance war, bemerkte sie, dass uns niemand unterbrochen hatte. Ich sagte Jane, die Sitzung sei wieder sehr gut gewesen, wie die gestrige, und es sei offensichtlich, dass vieles davon zu unserer eigenen Situation passe. Während wir uns unterhielten, hörte ich, wie sich eine Krankenschwester mit dem Medikamentenwagen unserem Zimmer näherte. Nachdem Jane ihr Aspirin und Darvoset genommen hatte, rauchte sie noch eine Zigarette, bevor ich sie umdrehte.

Joe Bumbalo wurde heute Nachmittag wieder ins Krankenhaus gebracht, um sich auf seine vierte Chemotherapie-Sitzung vorzubereiten. Ich besuchte ihn, nachdem ich mich um 19 Uhr von Jane verabschiedet hatte. Er sah viel besser aus und sprach auch besser. Seine Frau und die Kinder würden gerade bei Moretti zu Abend essen, sagte Joe, und so unterhielten wir uns eine halbe Stunde lang allein. Joe äußerte sich besorgt darüber, wie lang er mit seinem Krebs noch leben würde. Er beschrieb auch einen Traum, den er in den letzten drei Monaten oft hatte, von dem er Margaret aber nichts erzählte. Für mich war dieser Traum eindeutig symbolisch für seine Angst zu sterben und seinen Kampf gegen die Kapitulation vor dem Tod. Er stimmte meiner Erklärung zu, die ich allerdings sehr umsichtig formulierte. Natürlich kann ich mir nicht sicher sein, dass ich recht habe.)

30. MAI 1984,
16.15 UHR, MITTWOCH

(Am Ende der gestrigen Sitzung schrieb ich, dass ich Joe Bumbalo besuchte, nachdem ich mich um 19 Uhr von Jane verabschiedet hatte. Während ich in seinem Zimmer 522 war, ging Margaret, nachdem sie vom Abendessen zurückgekehrt war, hinunter, um bei Jane hereinzuschauen. Joe soll am Donnerstagmorgen wieder nach Hause gehen können.

In der vergangenen Nacht fühlte sich Jane in der Rückenlage äußerst unwohl; der Dekubitus an der linken Hüfte habe sie sehr geplagt, wie sie sagte. Sie nahm zwar Darvoset und Aspirin, aber auch das half nichts. Als ich heute bei ihr ankam, lag sie auf dem Rücken und fühlte sich viel besser, war aber trotzdem nicht entspannt. Ich erzählte ihr, dass John Bumbalo um die Mittagszeit angerufen und gesagt habe, dass sein Vater noch eine Weile nicht nach Hause gehen könne: Der Arzt habe in einer Lunge eine Infektion festgestellt. Gestern hatte noch niemand etwas davon gewusst. John hat sich meine Royal-Schreibmaschine ausgeliehen, um seine Semesterarbeit zu tippen; die Person, die das für ihn hätte tun sollen, ist krank.)

Nun, ich wünsche euch einen weiteren wunderbaren Tag –

(„Guten Tag, Seth.")

– und wir fahren mit dem Diktat fort.

(Lange Pause.) Epilepsie ist eine Krankheit, die oft bei Menschen auftritt, die sehr widersprüchliche Überzeugungen über den Gebrauch von Macht oder Energie haben, gepaart mit einer manchmal erstaunlichen Menge an geistiger und körperlicher Energie, die genutzt werden möchte.

Oft handelt es sich dabei um hochintelligente Menschen mit ausgeprägten Begabungen, die jedoch nur selten in vollem Umfang genutzt werden. Solche Menschen fürchten sich so sehr vor der Natur ihrer persönlichen Macht und Energie, dass sie ihr Nervensystem kurzschließen und die Fähigkeit für jede willentliche Handlung zumindest vorübergehend blockieren.

Gerade weil ihnen bewusst ist, dass sie von Natur aus über starke Gaben und Fähigkeiten verfügen, versuchen diese Menschen oft, ihre Krankheit in den Vordergrund zu stellen und nicht ihre Fähigkeiten. So werden sie vielleicht geradezu zu professionellen Patienten, die von ihren Ärzten wegen ihres Witzes und ihrer Schlagfertigkeit angesichts ihres Leidens besonders geschätzt werden. Aber auch diese Menschen leben in einem Zwiespalt. Sie sind gleichzeitig entschlossen, sich auszudrücken und sich nicht auszudrücken. Wie so viele andere glauben sie, dass

Selbstausdruck gefährlich und schlecht sei und zwangsläufig zu Leiden führe – sei es selbst herbeigeführt oder nicht.

Viele Menschen dieser besonderen Gruppe sind <u>in der Regel</u> auch von einer außergewöhnlichen Wut erfüllt: Sie sind auf sich selbst wütend, weil sie nicht in der Lage sind, ihre Stärke und Macht zur Geltung zu bringen – sondern stattdessen zu einem Verhalten „gezwungen" werden, das sich manchmal als erschreckend und demütigend zeigt.

(Lange Pause um 16.28 Uhr.) Menschen, die an Epilepsie leiden, sind oft auch Perfektionisten – sie versuchen so sehr, ihr Bestes zu geben, dass sie am Ende ein sehr unruhiges, ruckeliges körperliches Verhalten zeigen.

In einigen Fällen ist Stottern ein sehr mildes Beispiel für die gleiche Art von Phänomen. Einerseits empfinden sich manche Epilepsiekranke als etwas Besonderes, während sie sich andererseits viel ungeschickter als gewöhnliche Menschen verhalten. Auch hier glauben viele, dass Menschen mit besonderen Talenten oder Begabungen von anderen nicht gemocht und verfolgt würden. Punkt.

Dies führt uns zu einem Mischmasch von Überzeugungen, die leider als irgendwie romantisch betrachtet werden.

Macht eine Pause, und dann fahren wir noch kurz fort.

(16.34 Uhr. Jane trank einen Schluck Kaffee und rauchte eine Zigarette. „Manchmal habe ich das Gefühl, dass ein ganzer Haufen Material da ist, und an anderen Tagen ist da überhaupt nichts", sagte sie. Fortsetzung um 16.41 Uhr.)

Diese Überzeugungen finden sich bei Künstlern, Schriftstellern, Dichtern, Musikern, Schauspielern oder anderen, die in der Kunst oder verschiedenen anderen Bereichen des Selbstausdrucks ungewöhnlich begabt scheinen. Die Überzeugungen führen zu den schauerlichsten Legenden, in denen die begabte Person immer auf die eine oder andere Weise für ihre wertvollen Gaben des Selbstausdrucks bezahlen muss – durch Katastrophen, Unglück oder Tod.

Ende des Diktats.

(16.44 Uhr.) Ruburts unerfreuliche Nacht war das Ergebnis seiner Ängste bezüglich seines Körpers – und sie hingen damit zusammen, dass er Joes eigene schlimme Ängste spürte, wodurch seine noch verstärkt wurden.

Margarets Besuch hatte etwas damit zu tun, genauso wie dein Besuch bei Joe.

Es wäre gut, wenn Ruburt beim freien Assoziieren etwas mehr in Bezug auf seine Ängste hinsichtlich der Leistungsfähigkeit seines Körpers arbeiten würde, auch wenn es nicht angenehm ist – und er sollte diesen Ängsten gegenüber geduldig sein. Er kann und sollte sich mit ihnen auseinandersetzen, auch wenn das bedeutet, dass er sich immer wieder mit gegensätzlichen Überzeugungen befassen muss.

Ich werde auch versuchen, euch in unserer nächsten Sitzung weitere Hinweise in dieser Richtung zu geben, und jetzt wünsche ich euch beiden einen schönen guten Abend – und einen gemütlichen und angenehmen Abend.

(„Danke.“

16.49 Uhr: Als ich Joe gestern Abend besuchte, sprach er mit mir über seine Ängste, aber ich konnte Jane davon erst erzählen, als ich sie heute Nachmittag besuchte. Das heißt, sie hat Joes Ängste selbst wahrgenommen, es sei denn, Margaret hätte sie erwähnt, als sie Jane gestern Abend besuchte, nachdem ich gegangen war.

Anmerkung: Margaret hatte nichts von Joes Ängsten erwähnt – stattdessen erzählte sie Jane, Joe fühle sich so viel besser, dass die Familie ihn bereits am Mittwochabend und nicht erst am Donnerstagmorgen nach Hause nehmen wolle.)

31. MAI 1984,
16.15 UHR, DONNERSTAG

(Am 28. Mai ließ eine Krankenschwester während der Hydrotherapie eine leere Pfanne auf Janes linken Fußrücken fallen und verursachte eine tiefe Schnittwunde. Jane sagte, es habe weh getan. Die Stelle ist immer noch wund, aber sie heilt schon. Heute Morgen schlugen Georgia und eine andere Helferin Janes rechtes Schienbein hart gegen den Metallrahmen der Trage, auf die sie meine Frau legten, um sie in die Hydrotherapie zu bringen. Jane schrie vor Schmerz, und Georgia weinte. Jane begann sich sofort zu suggerieren, dass alles gut würde, und das scheint auch der Fall zu sein. Obwohl sie noch Schmerzen im Unterschenkel und im Fuß hat und die Stellen druckempfindlich sind, gibt es keine Wunden oder Verfärbungen mehr. Als ich heute Mittag bei Jane eintraf, bemerkte ich keine Schwellungen.

Jane aß schneller als sonst zu Mittag, weil ich um 13.45 Uhr zum Zahnarzt musste. Als ich zurückkam, sagte ich ihr, wir könnten es mir dem freien Assoziieren oder einer Sitzung versuchen. Sie sagte, sie wisse nicht, ob sie zum freien Assoziieren Lust habe – „aber ich werde es versuchen, wie Seth es vorgeschlagen hat.“ Letzte Nacht war es ihr besser gegangen, aber sie fühlt sich immer noch ziemlich unwohl auf dem Rücken liegend und nimmt auch Darvoset und Aspirin.

Ich rief Margaret Bumbalo in Zimmer 522 an, um zu erfahren, wie es Joe gehe. Bei ihm wurde gerade ein Knochenscan durchgeführt. Margaret sagte, er sei deutlich schwächer als bei seiner Einlieferung ins Krankenhaus, aber die Prognose sei offenbar okay.)

Ich wünsche euch erneut einen wunderschönen guten Tag.

(„Guten Tag, Seth.")

Wir fahren mit dem Diktat fort.

Diese Konzepte haben viele Cousins, sodass wir es eigentlich mit einer ganzen Familie von Überzeugungen zu tun haben, die alle auf die eine oder andere Weise miteinander verwandt sind.

An erster Stelle der Verzerrungen in Bezug auf Kreativität und Ausdruck steht die Überzeugung, dass Wissen an sich gefährlich und schlecht ist und unweigerlich zu Unheil führt. Unschuld wird hier als Synonym für Unwissenheit angesehen. In Wirklichkeit steckt hinter einer solchen Überzeugung die Angst vor dem freien Willen und dem Fällen von Entscheidungen.

Je umfassender das eigene Wissen ist, desto bewusster ist man sich wahrscheinlicher Handlungen und der Fülle von Wahlmöglichkeiten, die dann zur Verfügung stehen. Es gibt also auch Menschen, die sehr wissensdurstig sind und glauben, dass Wissen tatsächlich gut und nützlich sei, während sie auf der anderen Seite ebenso vehement glauben, dass Wissen schlecht und gefährlich sei.

All diese Fälle führen natürlich zu schweren Dilemmata und zerren den Menschen gleichzeitig in zwei Richtungen. Sie sind auch die Ursache für viele geistige, emotionale und körperliche Schwierigkeiten.

An dieser Stelle sollte ich wohl auch darauf hinweisen, dass sich dieser Argwohn gegenüber dem Wissen verstärkt, wenn das weibliche Geschlecht involviert ist, denn die Legenden erwecken fälschlicherweise den Eindruck, dass Wissen doppelt unheilvoll ist, wenn es eine Frau besitzt. Daran sollte man immer denken, wenn wir über spezifisch sexuell ausgerichtete Überzeugungen sprechen.

Es liegt auf der Hand, dass hinter all diesen Überzeugungen das Misstrauen gegenüber der Natur, dem Menschen und dem Leben selbst steht.

(16.28 Uhr.) Wir müssen allerdings auch bedenken, dass <u>Überzeugungen in gewisser Weise selbst Werkzeuge</u> sind und dass in manchen Situationen auch Überzeugungen, die recht negativ erscheinen, den Weg für vorteilhaftere Überzeugungen ebnen können. Bei diesen ganzen Erörterungen über negative Überzeugungen ist es daher ratsam, keine Überzeugungen an sich als <u>schlecht</u> oder böse zu bewerten. Sie sind auf ihre Art nicht schlechter oder böser als beispielsweise Viren. Wenn ihr sie so betrachtet, vermeidet ihr, von einer scheinbar endlosen Parade negativer Gedanken und Überzeugungen überwältigt zu werden,

die nur zum Verderb führen können. Vergleicht stattdessen die negativen Überzeugungen beispielsweise mit <u>Stürmen</u>, die über das Land fegen: Sie haben ihren Zweck – und alles in allem dienen sie dazu, das Leben selbst zu fördern und zu unterstützen. Obwohl wir uns noch mitten in solchen Überlegungen befinden, solltet ihr euch stets daran erinnern, dass jede Situation <u>zum Besseren verändert werden kann</u>. Erinnert euch auch ständig daran, dass die günstigste Lösung für ein Problem mindestens so wahrscheinlich ist wie die ungünstigste „Lösung". Erinnert euch auch daran, dass trotz all eurer Sorgen der Geist des Lebens ständig in eurer Erfahrung vorhanden ist und euren physischen Körper erschafft.

(Lange Pause.) Auch in dieser Sitzung beschleunige ich jene Koordinaten, die das Wohlbefinden und den Frieden von Körper und Geist fördern. Weise Ruburt besonders auf die letzten paar Sätze hin.

(„Auf Wiedersehen, Seth."

16.38 Uhr. Auch heute waren wir während der Sitzung nicht unterbrochen worden. Janes Übermittlung war gut gewesen. Sie rauchte eine Zigarette, während ich ihr die Sitzung vorlas. Dann lagerte ich sie um.)

1. JUNI 1984,
16.12 UHR, FREITAG

Nun, ich wünsche euch einen schönen guten Tag –

(„Guten Tag, Seth.")

– und wir fahren mit dem Diktat fort.

(Lange Pause.) Ein großer Teil der Bevölkerung lebt in der Tat ein unbefriedigendes Leben, wobei viele Menschen Ziele anstreben, die aufgrund der Anhäufung widersprüchlicher Überzeugungen, die alle um ihre Aufmerksamkeit wetteifern, nahezu unerreichbar sind. Sie sind mit sich selbst im Zwiespalt.

Dies führt nicht nur zu privaten Dilemmata, Krankheiten und scheinbar aussichtslosen Beziehungen – sondern auch zu nationalen Konflikten, Verstrickungen und weltweiten Problemen. Es gibt jedoch durchaus Wege, solche Konflikte zu durchbrechen, und diese besseren Wege hin zu Ausdruck, Frieden und Zufriedenheit <u>stehen</u> jedem Einzelnen zur Verfügung, so unglücklich das Gesamtbild auch zu sein scheint.

Es ist also möglich, eure Gesundheit zu verbessern und die Qualität all eurer Erfahrungen zu steigern.

In Bezug auf das irdische Leben, wie ihr es versteht, ist es übertrieben optimistisch, sich vorzustellen, dass irgendwann alle Krankheiten besiegt und alle Beziehungen zwangsläufig erfüllend sein werden, oder eine Zukunft vorauszusehen, in der allen Menschen auf der Erde mit Gleichheit und Respekt begegnet wird. Zum einen ist Krankheit in dem größeren Rahmen, von dem an früherer Stelle in diesem Buch die Rede war, selbst ein Teil der Gesamtaktivität des Lebens. Sogenannte Krankheiten sind für das physische Leben genauso notwendig wie die normale Gesundheit, sodass wir hier also nicht von einem Nirwana auf Erden sprechen – aber wir <u>sagen</u>, dass es möglich ist, die persönlichen Wahrnehmungen zu intensivieren und die Qualität des <u>gewöhnlichen Bewusstseins</u> so weit zu steigern und zu erweitern, dass das Leben im Gegensatz zur gegenwärtigen Erfahrung fast als „Himmel auf Erden" betrachtet werden könnte.

(Lange Pause um 16.28 Uhr.) Dazu ist eine grundlegende Umorientierung erforderlich. Alle bisher erwähnten widersprüchlichen Überzeugungen sind das Endergebnis dessen, was ich einmal die „offizielle Bewusstseinsausrichtung" genannt habe. Natürlich haben die Menschen Krankheiten erlebt, lange bevor diese widersprüchlichen Überzeugungen aufkamen – <u>aber das liegt wiederum an der Rolle</u>, die Krankheiten für die allgemeine Gesundheit des Einzelnen und der Welt spielen.

Was wir also tun müssen, ist, von vorn zu beginnen. Das ist durchaus möglich, denn ihr werdet mit Material arbeiten, mit dem ihr bestens vertraut seid: mit euren Gedanken, Gefühlen und Überzeugungen.

Ihr müsst natürlich von eurer gegenwärtigen Position ausgehen, aber es gibt niemanden, der seine Position nicht in erheblichem Maße verbessern könnte, wenn man sich bemüht, die Art von neuen Hypothesen zu verfolgen, die wir hier vorschlagen werden. Diese Konzepte sind bis zu einem gewissen Grad auf der Welt bereits bekannt *(lange Pause)*, aber sie herrschen nicht vor.

Macht eine kurze Pause, und dann fahren wir noch etwas fort.

(16.35 Uhr. In der Pause brachte Linda Janes Aspirin und Darvoset; meine Frau fühlte sich immer noch unwohl, wenn sie auf dem Rücken lag. Gleichzeitig gab es draußen ein großes Getöse: Drei Feuerwehrautos und ein weiteres Fahrzeug, alle mit Sirenen, bogen direkt vor unserem Fenster im dritten Stock um die Ecke und fuhren offensichtlich auf den Notfalleingang zu. Einen Moment später wurde über die Lautsprecheranlage des Krankenhauses „Doktor Blue" – der Notfallarzt – ausgerufen. Weiter um 16.44 Uhr.)

Diese andere Denkweise ist in biologischer Hinsicht sehr wichtig, denn inzwischen sollte klar sein, dass bestimmte Überzeugungen und Vorstellungen Gesundheit und Vitalität fördern, während andere sie beeinträchtigen.

Diese Konzepte stellen Übersetzungen der emotionalen Einstellungen aller Teile der Natur und des Lebens selbst dar. Sie sind besser als jede Medizin, und sie fördern den Ausdruck der Werterfüllung aller Arten von Leben, egal in welcher Form.

Ende des Diktats.

(16.47 Uhr.) Eine Anmerkung: Dies ist das letzte Kapitel des ersten Teils des Buches – der den Titel „Dilemmata" trägt. Das nächste Kapitel wird den zweiten Teil mit Titel „Von vorn beginnen" einleiten.

Ich möchte euch beide daran erinnern, dass das, was ich sage, tatsächlich möglich ist, und zwar eher möglich als unmöglich. Punkt.

Ruburt kann von seiner gegenwärtigen Position ausgehen, denn jeder Mensch muss von der aktuellen Situation ausgehen. Der Kraftpunkt liegt in der Gegenwart.

Nun wünsche ich euch noch einen schönen guten Tag.

(„Auf Wiedersehen, Seth. Danke." 16.50 Uhr.)

TEIL ZWEI

VON VORN BEGINNEN

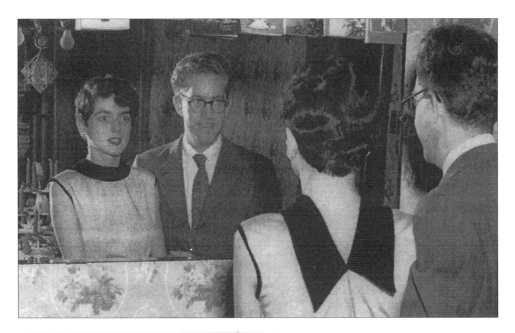

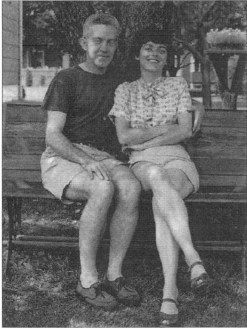

Wusste jemand von uns, als mein Vater, Robert Sr., Jane und mich an unserem Hochzeitstag, dem 27. Dezember 1954, und dann 1957 fotografierte, dass seine Arbeit fast ein halbes Jahrhundert später veröffentlicht würde?

Im Rahmen von Seths Konzept der simultanen Zeit sind die wertvollen Bilder in dieser Galerie schöne Beispiele dafür, wie die „Vergangenheit" in der „Gegenwart" und in der „Zukunft" lebt.

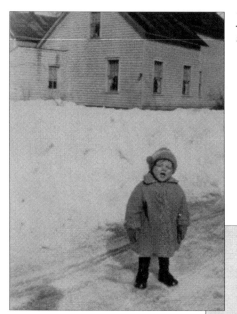

Janes Mutter Marie
starb 1972.

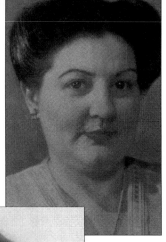

Jane im Alter von weniger als
2 Jahren, mit 7 Jahren und
1941 mit 12 Jahren – alle Bilder in Saratoga Springs, New
York, aufgenommen. Sie hatte
eine schwierige Kindheit.

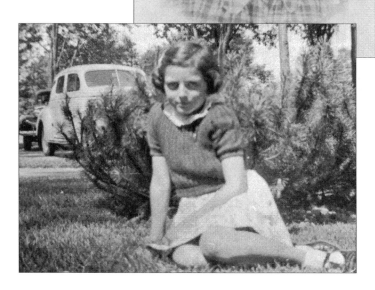

Janes Eltern ließen sich scheiden, als sie 3 Jahre alt war, und sie und ihre verbitter-
te, bettlägerige Mutter lebten von der Sozialhilfe. Jane verbrachte auch ein Jahr in
einem Waisenhaus, als ihre Mutter im Krankenhaus lag.

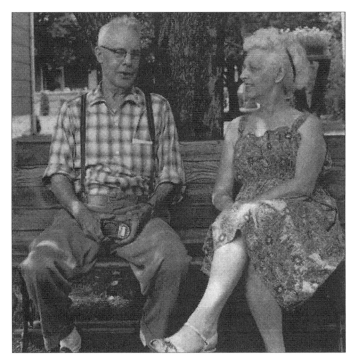

Meine Eltern, Robert Sr. und Estelle, unterstützten die Entscheidungen ihrer drei Kinder – und so nahmen sie Jane mit ganzem Herzen in die Familie auf. Sie wiederum schloss sie ebenfalls in ihr Herz. Sie starben in den frühen 1970er-Jahren.

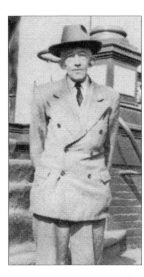

Jane fühlte sich seelisch mit ihrem „Little Daddy" – Joseph Burdo, ihrem Großvater mütterlicherseits – verbunden. Sie war 20, als er 1949 im Alter von 68 Jahren starb.

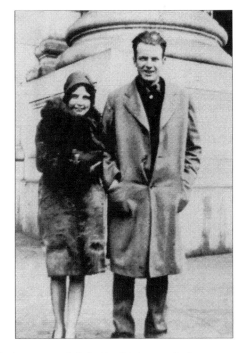

Delmer und Marie Roberts heirateten im März 1928. Sie waren beide 23 Jahre alt. Jane wurde am 8. Mai 1929 geboren.

Janes Vater Del fotografierte Jane 1951, als sie 22 Jahre alt war. Ich lernte sie drei Jahre später kennen.

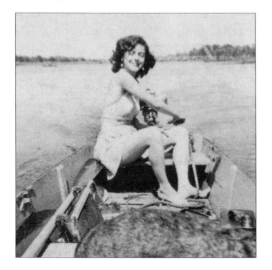

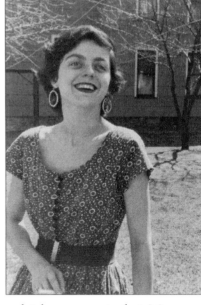

Jane und ich waren seit drei Monaten verheiratet, als mein Vater sie im März 1955 fotografierte.

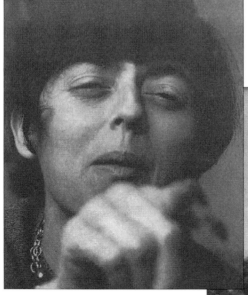

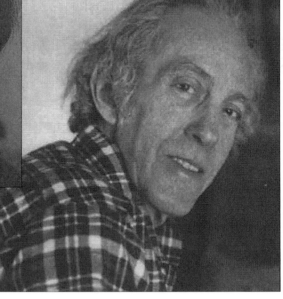

Wie so oft äußerte sich Seth auch in dieser Sitzung von 1969 mit viel Humor zu einem bestimmten Thema. Jane war 40 Jahre alt. Foto von Rich Conz.

Laurel Lee Davies fotografierte mich 1986, zwei Jahre nach Janes Tod.

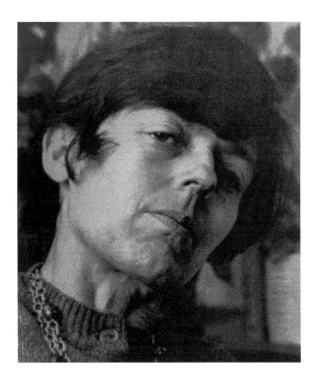

Jane mochte diese Trance-Aufnahme: In einem ruhigen Moment während einer heiteren Sitzung im Jahre 1969 beobachtete Seth Rich Conz, einen Fotografen der Elmira-Star-Gazette. Rich hatte viele Fragen.

Jahrelang half ich Jane bei ihrer Arbeit, und ich staunte stets über ihre große Kreativität und versuchte, deren Quelle zu verstehen. Warum führte sie die Sitzungen durch? Das war ihre Art, dazu beizutragen, uns selbst zu verstehen und einen Einblick in das große Mysterium von „Allem-Was-Ist" zu erlangen.

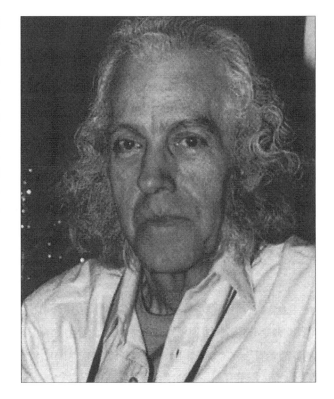

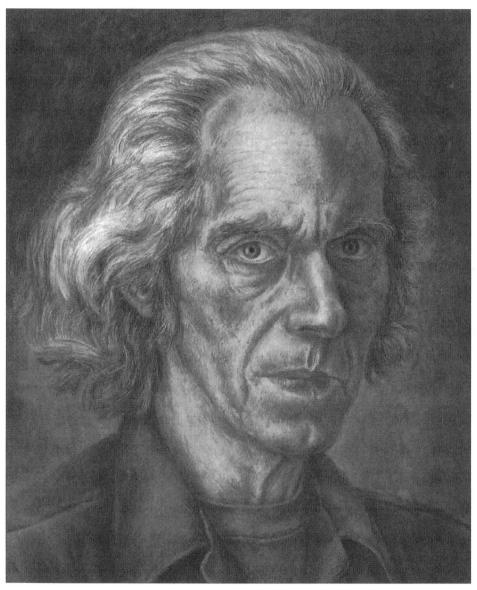

Robert F. Butts (1919 – 2008): *Selbstporträt*. 1987. Ölgemälde, 35 x 40 cm.

Ich malte mich, als ich 68 Jahre alt war. Es ist ein wahres geistiges, psychologisches und physisches Lehrstück, sich drei Monate lang selbst im Spiegel zu betrachten!

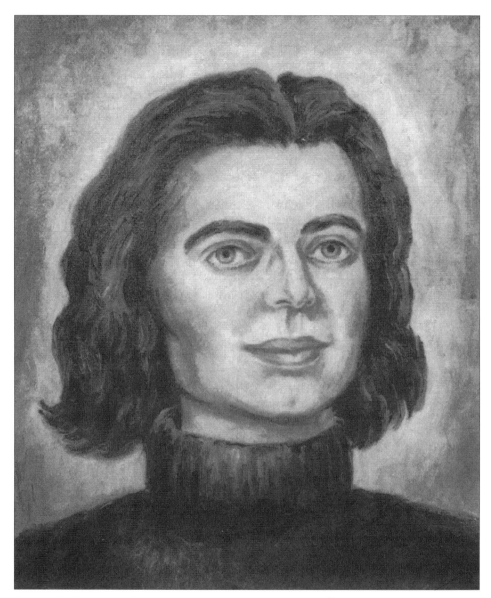

Robert F. Butts (1919 – 2008): *Jane Roberts*. 1987. Ölgemälde, 33 x 43 cm.

Im selben Jahr, in dem ich mein Selbstporträt erstellte, malte ich Jane so, wie ich sie in meinem Traum vom 10. März 1987 sah. Sie war 1984 gestorben. Ich wusste, dass Jane mir im Traum versicherte, dass sie noch lebte.

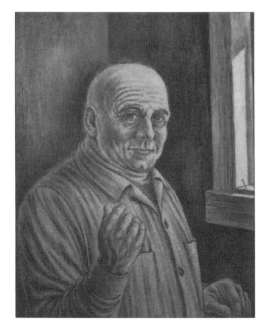

Robert F. Butts (1919 – 2008): *Seth*. 1968. Ölgemälde, 53 x 69 cm.

Ich malte Seth, diese zeitlose „Energiepersönlichkeitsessenz", aufgrund einer Vision, die ich fünf Jahre nach Beginn der Sitzungen von ihm hatte. Die sehr kreative Beziehung zwischen Jane und Seth dauerte 21 Jahre lang.

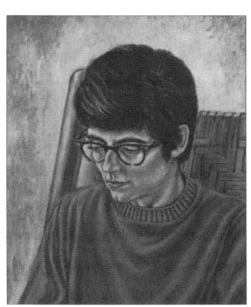

Ölgemälde, 61 x 76 cm.

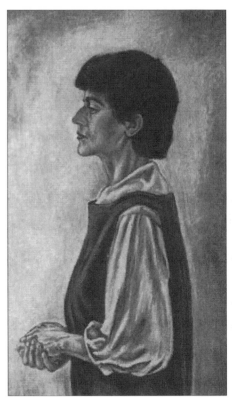

Ölgemälde, 66 x 91 cm.

1965, im Alter von 36 Jahren, saß bzw. stand Jane für die beiden hier gezeigten klassischen Porträts Modell.

KAPITEL 10

Ein Neubeginn.
Anleitungen, Vorschläge
und Vorsätze –
und wann man sie ignorieren sollte

3. Juni 1984,
15.11 Uhr, Sonntag

Eine Krankenschwester und eine Hilfskraft erwarteten mich am Mittag an der Tür zu Zimmer 330 und berichteten, dass sie eine halbe Stunde lang versucht hätten, es Jane so bequem wie möglich zu machen – auf dem Rücken, auf der rechten und linken Seite. Als ich bei ihr eintrat, lag sie auf dem Rücken. Sie bekommt immer noch Darvoset und Aspirin, und die beiden Medikamente beginnen, ihr Gehör zu beeinträchtigen. Während der letzten Woche habe ich bemerkt, dass sie wieder schlechter hört – ich muss lauter sprechen, den Fernseher lauter stellen und so weiter.

Jane aß jedoch gut zu Mittag und las danach die letzten vier Sitzungen durch, während ich etwas Post erledigte. Ich erzählte ihr, dass mich Frank Longwell heute Morgen besucht hatte.

Wir hatten den Standort des Rotahorns im Hinterhof besprochen; Frank wird ihn morgen Nachmittag pflanzen und den jungen Mann mitbringen, um das Gras zu mähen, das etwa 15 Zentimeter hoch ist. Letzte Nacht und heute Morgen hatte es wieder geregnet. Ich gab Frank eine Provision von 10 Dollar, weil er für mich vor einer Woche ein Fenster verkauft hatte – das vierfach verglaste Fenster, das wir früher an der Vorderseite des Hauses hatten, bevor wir die vordere Veranda in ein Zimmer umbauen ließen.)

Nun, ich wünsche euch einen weiteren schönen guten Tag.

(„Guten Tag, Seth.“

Lange Pause.) Zunächst ein Hinweis für Ruburt: Sag ihm, er soll das freie Assoziieren in Bezug auf seine Angst hinsichtlich der Leistung seines Körpers nicht aufschieben, sondern so offen wie möglich mit dir darüber sprechen.

Auf diese Weise kannst du ihm auch etwas Trost spenden und bei dir allfällige Bedenken dahingehend zerstreuen, dass du ihm nicht genug helfen könntest.

Diese Gefühle sollten jedoch ausgesprochen werden – und <u>danach</u> solltet ihr euch nicht mehr darauf konzentrieren.

Wir beginnen nun mit dem zweiten Teil des Buches: „Von vorn beginnen." Das nächste Kapitel lautet: „Ein Neubeginn. Anleitungen, Vorschläge und Vorsätze – und wann man sie ignorieren sollte."

Die Gedanken und Überzeugungen, die wir wieder aufleben lassen wollen, sind diejenigen, die, wie bereits erwähnt, in der Kindheit dominierten. Es sind spirituelle, geistige, emotionale und biologische Überzeugungen, die bei der Geburt eines jeden Lebewesens von Natur aus vorhanden sind.

Kinder glauben nicht nur, dass es ein Morgen – ja, viele Morgen – geben wird, sondern sie glauben auch, dass jedes Morgen bereichernd und voller Entdeckungen sein wird.

Sie fühlen sich in einem allgemeinen Gefühl der Sicherheit und Geborgenheit aufgehoben, selbst angesichts einer unerfreulichen Umgebung oder Situation. Sie fühlen sich zu anderen Menschen und Lebewesen hingezogen und sie vertrauen ihren Kontakten mit anderen Personen. Ihnen ist ein Gefühl der Selbstzufriedenheit und Selbstwertschätzung angeboren, und sie spüren instinktiv, dass es für sie natürlich und gut ist, ihre Fähigkeiten zu erforschen und zu entwickeln.

Macht eine Pause.

(15.23 Uhr. Jane wollte eine Pause machen, weil ich gehustet und geschnieft hatte und mich schnäuzen wollte. Ich sagte ihr, ich hätte etwas im Hals gespürt. Ich wusste aber nicht wirklich, was der Auslöser war. Ich sagte, ich bräuchte keine Pause, wenn ich nur die Nase schnäuzen könnte.)

Sie erwarten, dass ihre Beziehungen bereichernd und beständig sind und dass jedes Ereignis zu den bestmöglichen Ergebnissen führt.

Sie haben Spaß am Austausch, am Streben nach Wissen und sind sehr neugierig.

All diese Haltungen sorgen für die Stärke und geistige Gesundheit, die ihr körperliches Wachstum und ihre Entwicklung fördern. Wie einfach diese Einstellungen für den Erwachsenen auch klingen mögen, so tragen sie doch die notwendige Kraft und den Antrieb in sich, um alle Teile des Lebens auszufüllen. Spätere, widersprüchliche Überzeugungen ersticken oft solche früheren Einstellungen, sodass Kinder, wenn sie zu Erwachsenen herangewachsen sind, nahezu gegensätzliche Hypothesen vertreten.

Sie gehen dann davon aus, dass sich jede belastende Situation verschlimmere, dass die Kommunikation mit anderen gefährlich sei, dass Selbstverwirklichung den Neid und die Rache der anderen hervorrufe und dass sie als Individuen in einer unsicheren Gesellschaft lebten, angesiedelt inmitten einer natürlichen Welt, die ihrerseits wild und grausam sei *(lange Pause)* und sich ausschließlich um das eigene Überleben kümmere.

Macht eine Pause, und dann fahren wir fort.

(15.33 Uhr. Robert kam herein, um Janes Blutdruck zu messen. Es war ein kalter und bewölkter Tag. Weiter um 15.42 Uhr.)

Euer Körper lebt im Grunde von großen Dosen freudiger Erwartung.

Ein Fötus wird von der Erwartung zukünftigen Wachstums und zukünftiger Entwicklung angetrieben. Es ist schon schlimm genug zu erwarten, dass sich die meisten misslichen Situationen eher verschlechtern als verbessern werden, aber es ist in der Tat leichtsinnig zu glauben, die Menschheit werde sich selbst zerstören oder die nukleare Vernichtung sei nahezu unvermeidlich.

Viele Menschen glauben nicht mehr an ein Leben nach dem Tod, und so wird einem großen Teil der Bevölkerung aus philosophischer Sicht eine geistige <u>oder</u> physische Zukunft verwehrt.

Dadurch werden Körper und Geist der Freude und des Sinns beraubt, die notwendig sind, um sich an jeglichen Bestrebungen oder Aktivitäten zu erfreuen. Solche Überzeugungen lassen sämtliche menschlichen Unterfangen sinnlos erscheinen. Es gibt Möglichkeiten, auf die Gefahren der Kernenergie zu reagieren, die weitaus gesünder und vorteilhafter sind und auf die wir später im Buch eingehen werden.

Vorerst möchte ich nur nahelegen, dass alle derartigen Überzeugungen erkannt und so schnell wie möglich überwunden werden sollten. *(Lange Pause.)* Wir hoffen, zeigen zu können, wie die meisten natürlichen gesundheitsfördernden Überzeugungen auf alle geistigen, körperlichen oder emotionalen Krankheiten oder Schwierigkeiten angewendet werden können. Ich möchte euch versichern, dass ihr, unabhängig von euren Lebensumständen, eurem Alter oder Geschlecht, tatsächlich neu beginnen könnt, indem ihr die früheren, unschuldigeren Erwartungen, Gefühle und Überzeugungen wieder in euch aufleben lasst. Es ist viel besser, wenn ihr euch dieses Unterfangen eher wie ein Kinderspiel vorstellt, statt eine todernste Angelegenheit für Erwachsene.

Wir werden also versuchen, selbst bei den schwersten Problemen eine gewisse spielerische Einstellung zu fördern, denn schon die Vorstellung von Spiel regt die Fantasie und die kreativen Fähigkeiten an.

Dieser Neubeginn –

(15.56 Uhr. Leanne kam mit der Mixtur aus Aspirin und Darvoset, die Jane in letzter Zeit einnimmt. Sie hinterließ einen bitteren Geschmack. Ich las ihr die Sitzung vor und musste erneut lauter sprechen, damit sie mich hören konnte. Weiter um 16.10 Uhr.)

Wie gesagt können Überzeugungen aufgrund der simultanen Natur der Zeit im gegenwärtigen Moment geändert werden.

Es ist nicht notwendig, <u>endlos</u> in der Vergangenheit dieses oder eines anderen Lebens nach den „ursprünglichen" Ursachen für Überzeugungen zu suchen. Wenn man in der Gegenwart eine bestimmte Veränderung vornimmt, werden sich automatisch alle Überzeugungen sozusagen „auf breiter Front" ändern. Es ist jedoch wichtig, dass ihr euch nicht zu sehr anstrengt, um Ergebnisse zu erzielen, sondern euch einen gewissen Spielraum einräumt. Ihr reagiert auf eure Überzeugungen gewohnheitsmäßig, oft ohne nachzudenken und entsprechend eurer üblichen Vorstellungen von Zeit und eurer <u>Erfahrungen</u> damit – ihr müsst euch daher „etwas Zeit" lassen, um dieses gewohnheitsmäßige Verhalten zu ändern.

Dabei werdet ihr entdecken, dass ihr auf die wünschenswerten Überzeugungen ebenso leicht und automatisch reagiert wie auf die <u>un</u>erwünschten. Vergesst dabei aber nicht den Gedanken an ein Kinderspiel. Dies wird euch erlauben, die ganze Angelegenheit gewissermaßen in einer Art Schwebezustand zu halten.

(Sehr lange Pause.) Das Kind spielt, ein Erwachsener zu sein, lange bevor es einer ist, und so könnt auch ihr mit wünschenswerteren Überzeugungen spielen, während ihr noch dabei seid, in dieses vorteilhafte Bild hineinzuwachsen.

Ende des Diktats.

Ich beschleunige erneut jene Koordinaten, die zum Frieden von Geist und Körper führen und die Heilungsprozesse fördern. Und ich wünsche euch einen wunderschönen frühen Abend.

(„Auf Wiedersehen, Seth." 16.19 Uhr.)

4. Juni 1984,
15.19 Uhr, Montag

Nun, ich wünsche euch erneut einen wunderschönen guten Tag.

(*„Guten Tag, Seth.“*)

Wir fahren mit dem Diktat fort.

Eines der Themen, auf das ich näher eingehen möchte, ist der Zusammenhang zwischen Spontaneität und Gesundheit und Krankheit.

Eure gesamte physische Existenz hängt vom reibungslosen Funktionieren vieler spontaner Prozesse ab. Euer Denken, Atmen und eure Bewegungen werden von Aktivitäten gesteuert, die größtenteils unbewusst ablaufen.

Euer Körper repariert sich kontinuierlich selbst, und euer Verstand denkt – und normalerweise alles ohne eure bewusste Aufmerksamkeit. Das Gleiche gilt für all die inneren Prozesse, die das Leben ermöglichen. Eure Gedanken sind bewusst, aber der Prozess des Denkens selbst ist es nicht. Besonders bei den Aktionen von Kindern und den natürlichen rhythmischen Bewegungen ihrer Gliedmaßen ist Spontaneität wichtig. Auch Gefühle scheinen spontan zu kommen und zu gehen.

Es scheint in der Tat so, als ob ein innerer, spontaner Teil der Persönlichkeit viel mehr weiß als der bewusste Teil, auf den wir zu Recht so stolz sind.

Viele Menschen haben jedoch <u>Angst</u> vor Spontaneität: Sie impliziert Extravaganz, Exzesse und gefährliche Freiheiten. Selbst Menschen, die der Spontaneität nicht unbedingt abgeneigt sind, empfinden sie oft als verdächtig, als unschicklich, vielleicht sogar als demütigend. Spontaneität stellt jedoch den eigentlichen Lebensgeist dar, und sie ist die Grundlage für den Lebenswillen und für jene Impulse, die zum Handeln, zu Bewegung und Entdeckung anregen.

<u>Euer Leben wird</u> durch diese spontanen Prozesse im wahrsten Sinne des Wortes <u>genährt</u>. Wie ich bereits in früheren Büchern erwähnt habe, war die menschliche Persönlichkeit einst „mehr mit sich selbst im Gleichgewicht“. Sie brachte unbewusste und bewusste Erfahrungen gleichmäßiger miteinander in Einklang. Der Mensch war sich seiner Träume und der sogenannten unbewussten Aktivitäten stärker bewusst.

Nur weil sich der zivilisierte Mensch etwas zu sehr auf eine einzige Art von Wissen spezialisiert hat, fürchten sich die Menschen vor den unbewussten, spontanen Anteilen des Selbst. Diese Angst allein veranlasst sie, immer mehr unbewusstes Wissen zu blockieren. Da die spontanen Anteile so sehr mit körperlicher

Aktivität verbunden sind, sind sie für die Förderung einer guten Gesundheit sehr wichtig, und wenn die Menschen sich von ihrem spontanen Selbst getrennt fühlen, fühlen sie sich in gleichem Maße auch von ihrem Körper getrennt.

(15.43 Uhr.) Solche Menschen fürchten sich sogar vor der Freiheit, vor Entscheidungen und vor Veränderungen. Sie versuchen verzweifelt, sich und ihre Umgebung einer scheinbar rasenden, spontanen Masse von primitiven Impulsen aus ihrem Inneren und einer geistlosen, chaotischen, uralten Naturgewalt gegenüber zu behaupten. In der physischen Welt führt ein solches Verhalten oft zu zwanghaftem Handeln – zu stereotypen geistigen und körperlichen Bewegungen und anderen Situationen stark repressiver Natur. Hier wird jeder Ausdruck fast zum Tabu. Der bewusste Verstand muss dann alle Handlungen so weit wie möglich kontrollieren, denn eine solche Person hat das Gefühl, dass nur starres, logisches Denken stark genug sei, um eine solch starke impulsive Kraft zu bändigen.

(Lange Pause.) Diese Einstellungen können sich in recht banalen zwanghaften Handlungen widerspiegeln: die Frau, die ununterbrochen das Haus putzt, ob es nun nötig ist oder nicht; der Mann, der bestimmten, genau festgelegten Routen folgt – indem er nur auf bestimmten Straßen zur Arbeit fährt; Leute, die sich viel häufiger als andere Menschen die Hände waschen; Menschen, die ständig einen Pullover oder eine Weste auf- und zuknöpfen. Viele solcher einfachen Handlungen zeigen ein stereotypes Verhalten, das aus dem verzweifelten Bedürfnis hervorgeht, Kontrolle über sich selbst und seine Umwelt zu erlangen.

Macht eure Pause.

(15.52 Uhr. Jane trank Kaffee und rauchte eine Zigarette. Draußen zogen Wolken auf. Ich sagte ihr, ich hoffte, dass Frank Longwell bei unserem Haus sei und den roten Ahorn pflanze und der junge Mann von der Schule den Rasen mähe. Weiter um 16 Uhr.)

Es kann auch zu anderem exzessivem Verhalten kommen, wie übermäßiges Rauchen, Essen oder Trinken. Manchen Menschen fällt es schwer zu glauben, dass man der Spontaneität trauen kann, weil sie sich möglicherweise nur ihrer destruktiven oder gewalttätigen Impulse bewusst sind. Der Gedanke, Impulse spontan <u>auszudrücken</u>, ist unter diesen Umständen sehr beängstigend.

In Wirklichkeit <u>unterdrücken</u> die Betroffenen keine gewalttätigen, sondern natürliche, <u>liebevolle</u> Impulse. Sie haben Angst, dass ihnen der Ausdruck von Liebe oder das Bedürfnis nach Abhängigkeit nur Verachtung oder Bestrafung einträgt. Deshalb verbergen sie diese Bedürfnisse, und die zerstörerischen Impulse dienen tatsächlich dazu, sie davor zu schützen, die Liebe auszudrücken, die sie irgendwie zu fürchten gelernt haben. Die Wissenschaft selbst stellt – trotz ihrer Präzision in manchen Bereichen – instinktives, impulsives, chaotisches und zerstörerisches Handeln als ein und dasselbe dar.

Sowohl in der Natur als auch in der inneren Natur des Menschen werden wilde, zerstörerische Kräfte gesehen, gegen die die Zivilisation und der rationale Verstand entschlossen antreten müssen.

(Lange Pause.) Die Wissenschaft selbst zeigt oft ein zwanghaftes und ritualisiertes Verhalten, das so weit geht, dass sie ihre Argumentationsketten so programmiert, dass sie sich auf sicherem Terrain bewegt und die großen inneren Kräfte der Spontaneität, die die Wissenschaft – oder jede andere Disziplin – überhaupt erst möglich machen, beharrlich ignoriert. Wie ich bereits gesagt habe, verfügt Spontaneität über eine eigene Ordnung. Nichts ist besser organisiert als der physische Körper, der spontan alle seine Teile wachsen lässt.

(Alles sehr nachdrücklich:) So wie euer Leben sozusagen durch diese spontanen Prozesse versorgt wird, so wird auch das Leben des Universums auf dieselbe Weise versorgt. Ihr seht die physischen Sterne, und eure Instrumente erforschen die Entfernungen im Raum – aber die inneren Prozesse, die das Universum möglich machen, sind dieselben Prozesse, die euer Denken antreiben. Es ist daher ein Irrtum zu glauben, Spontaneität und Disziplin seien einfach Gegensätze. Vielmehr ist wahre Disziplin das Ergebnis von wahrer Spontaneität.

(16.24 Uhr.) Die Werterfüllung jedes einzelnen Lebenselements hängt von diesen spontanen Prozessen ab, und an ihrem Ursprung steht die grundsätzlich bejahende Liebe und Akzeptanz des Selbst, des Universums und der allgemeinen Lebensumstände. Ende des Diktats.

Ich aktiviere erneut jene Koordinaten, die euren Seelenfrieden und eure Selbstheilungsprozesse fördern – und die, wie ihr euch erinnern könnt, spontan sind.

(„Danke."

16.26 Uhr. Jane hatte ihre Sache gut gemacht, was ich ihr auch sagte. Es war ihr heute etwas besser gegangen, und sie hatte auch gut gegessen. Als ich die Straße zum Hügelhaus hinauffuhr, hielt ich den Atem an – dann sah ich, dass das Gras tatsächlich gemäht worden war; es sah großartig aus. Als ich hinten in die Einfahrt fuhr, sah ich, dass Frank den roten Ahorn gepflanzt hatte. Und nicht nur das – er hatte auch seine Fräse mitgebracht und den Hinterhof noch einmal umgepflügt, um so die Aussaat der Wildblumensamen vorzubereiten.)

5. JUNI 1984,
15.05 UHR, DIENSTAG

Nun, ich wünsche euch einen weiteren wunderbaren guten Tag.

(*„Guten Tag, Seth.“*)

Wir fahren mit dem Diktat fort.

(*Lange Pause.*) Seit Urzeiten hat die Religion versucht, dem Menschen zu helfen, die Natur seiner subjektiven Realität zu verstehen – aber die Religion hat ihre eigene dunkle Seite, und aus diesem Grund hat die Religion leider die Angst vor dem Spontanen gefördert.

Anstatt die Vorstellung vom inneren Wert des Menschen zu fördern, hat sie die Menschen gelehrt, dem inneren Selbst und seinen Ausdrucksformen zu misstrauen. Die meisten Kirchen predigen ein Dogma, das die Konzepte des sündhaften Selbst betont und den Menschen als ein Geschöpf betrachtet, das sogar schon vor der Geburt durch die Erbsünde befleckt ist.

Dieses verzerrte Bild zeigt eine Spezies von Sündern, die von Natur aus von bösen, manchmal dämonischen Kräften angetrieben werden. Nach diesem Dogma muss sich der Mensch für seine Geburt entschuldigen, und die Bedingungen des Lebens werden als eine Strafe angesehen, die Gott seinen irrenden Geschöpfen auferlegt hat. Leider spiegeln sich solche Konzepte auch in der Psychologie wider, vor allem im Freudianismus, wo beispielsweise ein Versprecher die verborgenen, ruchlosen wahren Wünsche des Menschen verraten kann.

Das Unbewusste wird als Abfallhaufen unerwünschter Impulse angesehen, die schon vor langer Zeit von der Zivilisation entsorgt wurden, während wiederum viele religiöse Theorien das Bild des verborgenen Selbst propagieren, das durch gute Taten, Gebet und Buße in Schranken gehalten werden muss.

Inmitten eines solchen Sammelsuriums negativer Annahmen erscheint die Vorstellung eines guten und unschuldigen inneren Selbst geradezu skandalös. Dieses Selbst zu ermutigen, sich auszudrücken, erscheint tollkühn, denn es ist nur allzu offensichtlich, dass alle möglichen inneren Dämonen und wütenden Impulse hervorbrechen würden, öffnete man sozusagen den Deckel des Bewusstseins.

(*Lange Pause um 15.20 Uhr.*) Wie gesagt projizieren Menschen, die solche Ansichten über ihr Inneres haben, die gleichen Vorstellungen auf die Natur im Allgemeinen, sodass die natürliche Welt ebenso geheimnisvoll, gefährlich und bedrohlich erscheint.

In politischer Hinsicht suchen solche Personen auch nach starken autoritären Gruppen oder Regierungen, stellen Recht und Ordnung über Gerechtigkeit oder Gleichberechtigung und neigen dazu, die ärmeren, weniger begünstigten Mitglieder der Gesellschaft als impulsgesteuert, gefährlich und immer bereit für eine Revolution zu betrachten. Personen mit diesen Überzeugungen disziplinieren ihren Körper häufig übermäßig, nehmen Stellungen als Wachleute ein oder übernehmen auf die eine oder andere Weise die Kontrolle über ihre Mitmenschen.

Damit möchte ich hier aber nicht sagen, dass <u>alle</u> Wachleute und Polizeibeamten, Angehörigen des Militärs oder wovon auch immer zu dieser Kategorie gehören.

Solche Menschen neigen jedoch zu einem äußerst disziplinierten Leben. Viele ihrer Gesundheitsprobleme haben mit <u>Ausbrüchen</u> zu tun – mit inneren Geschwüren, Hautausschlägen oder mit ganz bestimmten geistigen und emotionalen Ausbrüchen und großen Wut- und Jähzornexplosionen, die aufgrund der üblichen disziplinierten Lebensweise umso mehr auffallen.

Macht eure Pause.

(15.30 Uhr bis 15.50 Uhr.)

In den meisten dieser Fälle fehlt es an normalen emotionalen Ausdrucksformen.

Diesen Menschen fällt es beispielsweise oft sehr schwer, Liebe, Freude oder Dankbarkeit zu zeigen, und diese fehlende Ausdrucksfähigkeit wird von anderen als selbstverständlich hingenommen, da sie die wahre Ursache nicht kennen, sondern denken, die Person sei einfach zurückhaltend.

Auch sekundäre Persönlichkeiten und schizophrene Episoden sind in gewisser Weise charakteristisch für sie – und auch sie äußern sich als plötzliche Verhaltensausbrüche, wenn widersprüchliche Überzeugungen <u>verdrängt</u> und zurückgehalten werden. Und wenn man glaubt, dass das innere Selbst tatsächlich ein Hort chaotischer Impulse ist, dann fällt es einem Menschen immer schwerer, normale Verhaltensweisen auszudrücken.

Er fühlt sich dann lethargisch und nicht mehr in Einklang mit seiner Arbeit oder Familie.

Sich auszudrücken, ist jedoch eine Lebensnotwendigkeit. Jeder Mensch spürt diesen Drang. Wenn eine Gruppe starrer Überzeugungen das Handeln sinnlos erscheinen zu lassen droht, kann eine andere Gruppe verschütteter, verdrängter Überzeugungen auftauchen und genau dann, wenn sie gebraucht wird, neuen

Schwung geben – aber auch eine sekundäre Persönlichkeit mit Eigenschaften bilden, die denen des primären Selbst fast entgegengesetzt sind.

Zu all diesen Themen werden wir noch mehr sagen, aber jetzt möchte ich über Spontaneität beziehungsweise deren Fehlen im Zusammenhang mit Sexualität und Gesundheit sprechen.

Alle eben genannten negativen Überzeugungen berühren auf die eine oder andere Weise die Sexualität. Menschen mit den genannten Überzeugungen halten Sexualität oft für tierisch, böse und sogar erniedrigend.

Diese Einstellungen verstärken sich noch, wenn es um das weibliche Geschlecht geht. Die Menschen haben natürlich einen ausgeprägten Drang nach Sexualität, und wenn ihr gleichzeitig glaubt, dass man sie meiden sollte, dann befindet ihr euch in einer sehr verzwickten Lage. Frauen mit solchen Überzeugungen und Konflikten müssen sich oft einer Hysterektomie unterziehen, die übrigens von männlichen Ärzten durchgeführt wird, die dieselben Überzeugungen vertreten.

Viele Männer freuen sich darauf, Söhne zu bekommen, während sie die Ehe gleichzeitig als notwendigen Teil eines respektablen Familienlebens betrachten; gleichzeitig haben sie aber das Gefühl, die Ehe sei in gewisser Weise erniedrigend – insbesondere für einen Mann – und der Geschlechtsakt selbst sei nur dann gerechtfertigt, wenn er ihm einen Erben beschert.

Ein solcher Mann wird Sex mit Prostituierten oder mit Frauen suchen, die er als unter seinem Niveau betrachtet. Auf seltsame Weise kann er es sogar für falsch halten, mit seiner eigenen Frau Sex zu haben, weil er glaubt, der Geschlechtsakt würde sie beide erniedrigen. In vielen Fällen sind diese Menschen großartige Sportler, gehen konventionellen männlichen Aktivitäten nach und verachten möglicherweise die Künste oder alle Interessen, die auch nur im Entferntesten als weiblich gelten.

Ende des Diktats.

(16.33 Uhr.) Ich beschleunige einmal mehr jene Koordinaten, die euren körperlichen und geistigen Frieden energetisieren und die Nutzung eurer intuitiven Fähigkeiten erleichtern.

(„Danke.“

16.34 Uhr. Janes eher langsame Durchgabe war dreimal vom Personal unterbrochen worden. Ich sagte ihr, die Sitzung sei sehr gut gewesen, wie alle anderen in dieser jüngsten Reihe auch. Sie freute sich.

Der Tag war heiß – fast 27 Grad – und erinnerte zum ersten Mal an den Sommer. Jane hatte sich heute besser gefühlt. Sie aß mittags und abends reichlich und ließ sich leicht drehen. Sie nimmt immer noch Darvoset und Aspirin, dazu Kalzium und Zusatzvitamine – von denen wir nicht wissen, worum es sich handelt. Peggy Gallagher besuchte uns gegen 18.40 Uhr, also machte ich mich fertig und ging nach Hause, ohne dass Jane und ich das Gebet lasen.)

6. JUNI 1984,
16.09 UHR, MITTWOCH

(Ich brachte Jane ein Hühnchensandwich mit – bereits das dritte. Es war das letzte, das ich aus dem gegrillten Hühnchen aus einem Lebensmittelgeschäft gemacht hatte. Es schmeckte ihr erneut sehr gut. Sie fühlt sich immer noch unwohl und nimmt nach wie vor Darvoset und Aspirin, Kalzium und andere Vitamine ein – zusätzlich zu ihrer täglichen Multivitamin-Dosis. Heute fühlte sie sich aber ein wenig besser. Ich sagte ihr, dass ich früher gehen müsse, da ich einen Zahnarzttermin hätte. Gestern Abend war mir ein Zahn abgebrochen, und ich befürchte, ihn zu verlieren.

Jane erzählte mir, dass ihr Peggy Gallagher, nachdem ich gestern Abend nach Hause gegangen sei, berichtet habe, eine gute Freundin von uns habe ihr eröffnet, dass sie lesbisch sei – was wir aber schon seit einigen Jahren angenommen hatten. Das erinnerte mich daran, Jane zu erzählen, dass ich letzte Nacht einen langen Traum hatte, in dem uns ein Freund offenbarte, er sei homosexuell – was wir ebenso vermutet hatten. Jane sagte, sie glaube, ich hätte Peggys Informationen wahrgenommen und meinen Traum zu diesem Thema konstruiert.

Ich schlug Jane vor, sie könne eine Sitzung durchführen, bevor ich gehen würde. Zuerst spürte sie überhaupt nichts, und während ich wartete, erledigte ich etwas Post. Ab und zu machte ich mir Gedanken darüber, dass der Zahn rausmüsse, aber dann vergaß ich ihn wieder, während ich mich um Jane kümmerte. Schließlich sagte sie, sie fühle Seth in der Nähe. Ihre Durchgabe war etwas langsam, aber gleichmäßig.)

Nun, ich wünsche euch einen weiteren schönen guten Tag –

(„Guten Tag, Seth.")

– und wir fahren mit dem Diktat fort.

Viele Religionsrichtungen und auch sogenanntes esoterisches Wissen haben die Vorstellung gefördert, dass sich Sexualität und Spiritualität diametral gegenüberstünden.

Auch im Sportbereich wird oft die Auffassung vertreten, die Ausübung von

Sexualität sei für Männer irgendwie beeinträchtigend und könne ihre körperliche Verfassung schwächen. Priester legen Gelübde hinsichtlich ihrer sexuellen Enthaltsamkeit ab. Aber wie gesagt, ist es nun einmal eine Tatsache, dass der sexuelle Ausdruck ein wichtiges Element innerhalb der gesamten Palette menschlicher Erfahrungen ist, das die geistige und körperliche Gesundheit und Vitalität fördert.

Manche Menschen haben vielleicht einen stärkeren oder schwächeren Sexualtrieb als andere *(lange Pause)*, und doch stellt dieser Trieb einen wichtigen Aspekt des natürlichen Rhythmus eines jeden Menschen dar. Auch wenn die Sexualität unterdrückt wird *(lange Pause)*, versucht sie dennoch, sich auszudrücken, und oft sind es gerade Männer mit einer ausgeprägten „sexuellen Disziplin", die plötzlich zu sexueller Promiskuität oder Gewalt ausbrechen.

Tatsächlich führt die Kombination einer philosophischen Sichtweise, die die körperliche und geistige Disziplin betont, mit dem Glauben an das sündhafte Selbst oft zu den bedauerlichsten menschlichen Dilemmata. Solche Vorstellungen gehen meist mit dem Gefühl einher, dass Macht zwar erstrebenswert, aber gefährlich sei. Sich der Sexualität zu enthalten, bedeutet daher, die eigene Macht aufzustauen. Menschen mit solchen Überzeugungen haben oft schwere Probleme mit Verstopfung und leiden unter Symptomen einer Retention – also dem Zurückhalten von Wasser, Salz oder was auch immer.

(16.21 Uhr.) Sie können auch unter Magenproblemen leiden, wobei viele eine allzu große Lust auf extrem scharfes Essen haben. Manche haben einen ungewöhnlich großen Appetit, auch wenn dieser durch eine Reihe von Diäten reguliert werden kann – die dann aber durch Heißhungerattacken und dementsprechend übermäßiges Essen wieder gebrochen werden.

In der menschlichen Natur spielen so viele andere Elemente eine Rolle, dass ich eigentlich keine Schuldigen benennen möchte, aber Gemeinschaften, in denen Männer unter sich leben, sind offensichtlich bekannt dafür, diese Art von Verhalten zu fördern. Natürlich ist nicht jedes Individuum in solchen Institutionen oder Gesellschaften auf die gleiche Weise betroffen – dennoch gibt es diese Art von relativ geschlossenen Gemeinschaften, und sie können tatsächlich eine Brutstätte für Fanatismus und starre Verhaltensstereotypen sein. Auch hier wird eher die Disziplin als der freie Wille betont, wodurch die Entscheidungsfreiheit drastisch eingeschränkt wird. Je offener eine Gesellschaft ist, <u>desto gesünder</u> ist ihr Volk. Ende der Sitzung.

(„Danke." 16.30 Uhr.

Kurz darauf läutete das Telefon. Es war die Assistentin meines Zahnarztes, die wissen wollte, ob ich auf 18.00 Uhr kommen könne. Ich sagte natürlich zu. Jane war darüber etwas unglücklich, da es ihr lieber war, dass ich ihr beim Essen half als jemand vom Personal.

Zum Glück kam das Tablett mit dem Abendessen heute aber früher. Sobald ich Jane also wie üblich mit Oil of Olaz eingecremt hatte, drehte ich sie wieder auf den Rücken und begann, ihr beim Abendessen zu helfen, statt mein übliches Nickerchen zu machen. Sie aß gut und war schon um 17.30 Uhr fertig. Dann rauchte sie eine Zigarette, und ich schaute, was im Fernsehen lief und ging dann anschließend. Auf das Gebet verzichteten wir.

Paul, der Zahnarzt, wartete bereits; jemand hatte seinen Termin abgesagt. Nach einer Untersuchung sagte er, er müsse die Wurzel herausnehmen – was ich erwartet hatte. Um 18.30 Uhr war er fertig, aber er hatte eine Weile gebraucht. Nach den Spritzen kam er nur langsam mit der Wurzelextraktion voran, da er natürlich die Zähne an den Seiten der Wurzel nicht beschädigen wollte. Er benutzte verschiedene Werkzeuge. Ich fing an zu schwitzen, als er an mir arbeitete, und es dauerte so lange, den Zahn vorsichtig zu lösen und dann herauszuziehen, dass ich spürte, wie Rinnsale von Schweiß unter meinem Hemd an meinem Körper herunterliefen. „Ob du es glaubst oder nicht", sagte er, während er die Wurzel mit beträchtlichem Druck löste, „ich gehe tatsächlich behutsam vor, damit ich die anderen Zähne nicht gefährde ..."

Zwischendurch starrte ich aus seinem Praxisfenster auf die Westseite des Hauses mit der Nummer 458 an der West Water Street, in dem Jane und ich 15 Jahre gelebt hatten. Ich wurde traurig, als ich an die Mischung aus guten und weniger guten Dingen dachte, die wir dort erlebt hatten. Ich sah die Garage im hinteren Teil des Hauses, in der unser Auto in den drei Meter hohen Fluten versunken war. Und ich sah einen Teil der Fenster im Obergeschoss von Wohnung 4, der zweiten Wohnung, die wir dort gemietet hatten, bevor wir 1975 ins Hügelhaus umzogen.

Als Paul den Zahn schließlich raus hatte, dessen Wurzel blutig, aber intakt und stark aussah, als er auf dem Tablett lag, sagte ich: „Schade". Als er mich fragte, was los sei, sagte ich: „Nichts. Ich trauere nur um meinen verlorenen Zahn." Wenn doch nur alles so gut und fest und intakt wie diese Wurzel wäre. Paul warf mir einen Blick zu und sagte noch einmal, dass es ihm leidtue, dass er den Zahn habe ziehen müssen: „Ich hatte gehofft, dass wir ihn noch etwas drin lassen können." Am Montag um 14.00 Uhr muss ich für einen Abdruck wieder zum Zahnarzt, damit der neue Zahnersatz in meine Teilprothese eingefügt werden kann; die Arbeit wird über Nacht erledigt.)

7. JUNI 1984,
15.21 UHR, DONNERSTAG

(Heute war es sehr warm – über 32 Grad –, als ich am Mittag zu Jane aufbrach. Ich hielt am Geschäft am Ende der Coleman Avenue, um gemäß den Anweisungen von Frank Longwell einen Rasensprenger zu kaufen.

Nachdem mir der Zahn gezogen worden war, aß ich zum Abendessen Suppe und Brot, nahm vor dem Schlafengehen ein paar Aspirin und schlief die Nacht ohne Probleme durch. Auch heute trauerte ich noch dem Zahn nach, aber den Tag überstand ich ganz gut. Jetzt, wo ich diese Zeilen schreibe, bin ich allerdings sehr müde. Als ich heute Abend nach Hause kam, kam Margaret Bumbalo aus ihrem Haus und zeigte mir Marjoe – ihr neues Tigerkätzchen. Marjoe schaute sich die Welt aus der Sicherheit von Margarets Armen heraus an. Was für ein wunderschönes Geschöpf – sanftmütig und erstaunlich neugierig, während es sich in seinem Universum umschaute, seine Augen so klar und rein wie haselnussbraunes Glas. Marjoe sei der „Zwerg" des Wurfs, erzählte Margaret.

Jane ging es heute besser, und in Zimmer 330 war es recht angenehm, da die Klimaanlage lief, der Ventilator an war und die Fenster weit geöffnet waren. Ich hatte mir kurze Hosen mitgebracht und zog sie jetzt an; Sandalen hatte ich schon vorher mitgebracht. Das Wetter hatte etwas Üppiges, Prächtiges, als hätte sich unser Globus endlich von einem Widersacher in einen fürsorglichen, liebenden Elternteil verwandelt. Nachdem ich Jane beim Mittagessen geholfen hatte, bearbeitete ich die Post, bis sie sagte, sie sei bereit für eine Sitzung. Ich erzählte meiner Frau, dass ich tatsächlich den Zahn verloren hatte.)

Nun, ich wünsche euch erneut einen wunderbaren Tag.

(„Guten Tag, Seth.")

Wir fahren mit dem Diktat fort.

Was ich gesagt habe, gilt auch für Organisationen, in denen Frauen dominieren, wenn auch in geringerem Maße.

In beiden Fällen wird den Geschlechtern jede echte Kommunikation verwehrt und ein äußerst künstlicher Rahmen aufrechterhalten, in dem sich die Geschlechter buchstäblich fremd werden. Dies begünstigt auch verschiedene Arten hysterischer Reaktionen sowie eine größere Häufigkeit von „ansteckenden Krankheiten", als sie in der normalen Bevölkerung verbreitet sind.

Diese Bedingungen herrschen auch in manchen religiösen Kulten, unabhängig davon, ob eine strikte Geschlechtertrennung durchgesetzt wird oder nicht.

Werden zwischenmenschliche Beziehungen stark reguliert und überwacht oder Familienmitglieder ermutigt, ihre Verwandten oder Freunde auszuspionieren, dann kommt es zu derselben Art von Einschränkung der natürlichen Ausdrucks- und Kommunikationsmöglichkeiten.

Die Menschen in solchen Gesellschaften leiden oft unter Fehlernährung, häufigen Prügeln, einem übermäßigen Gebrauch von Klistieren und geben sich oft körperlichen Strafen hin. Die Kinder werden streng erzogen, und ein Mangel an normaler Spontaneität ist eher die Regel als die Ausnahme. Die Angehörigen solcher Organisationen leiden oft an Krankheiten, bei denen ihr Körper die Nährstoffe nicht verwertet. Oft haben sie die eine oder andere Nahrungsmittelphobie, und weil sie eine so große Angst vor Spontaneität haben, werden sie oft von Krankheiten oder Beschwerden heimgesucht, die mit den unbewussten Prozessen des Körpers zusammenhängen.

(Lange Pause um 15.34 Uhr.) Es gibt natürlich auch Familien – oder ganze Nationen –, die wie Kulte oder Sekten funktionieren und der Unterdrückung und der daraus hervorgehenden Gewalt frönen.

Eure Vorstellungen spielen also eine große Rolle dabei, wie der Körper Nährstoffe verarbeitet und seine Gesundheit und Vitalität nutzt. Glaubt ihr, der Körper sei irgendwie böse, bestraft ihr ihn vielleicht, indem ihr fast verhungert, obwohl eure Ernährung den üblichen Maßstäben nach als normal gelten könnte. Denn eure Vorstellungen können chemische Reaktionen hervorrufen, die die Fähigkeit eures Körpers, Nahrung aufzunehmen, beeinträchtigen. Glaubt ihr, der Körper sei böse, wird euch die reinste und gesündeste Ernährung wenig nützen; habt ihr hingegen ein gesundes Empfinden gegenüber eurem physischen Körper und respektiert ihn, kann euch sogar eine Ernährungsweise mit Mikrowellen-Essen oder Fast Food gesund halten und ernähren.

Wenn wir über Gesundheit sprechen, müssen wir uns eure Überzeugungen anschauen. Ihr besitzt einen Körper mit den effizientesten und schönsten physischen Organen, den elegantesten Gelenken und Gliedmaßen, den vitalsten Lungen und den exquisitesten Sinnen. Es liegt an euch, eine Basis aus Überzeugungen zu formen, die eurem physischen Erscheinungsbild würdig ist – denn ihr werdet von euren Überzeugungen ernährt, und diese Überzeugungen können dazu führen, dass euer tägliches Brot eure Vitalität fördert oder euch Sorgen und Stress beschert. Macht eine Pause.

(15.45 Uhr. Leanne brachte Darvoset und Aspirin und überprüfte Janes Vitalwerte, die alle normal waren. Eine neue Hilfskraft fragte nach dem morgigen Speise-

zettel, den ich ausgefüllt bereits vor dem Zimmer auf das Tablett gelegt hatte. Weiter um 16.04 Uhr.)

Am stärksten leiden die älteren Bevölkerungsschichten unter den Folgen nachteiliger Überzeugungen, denn bei ihnen konnten sich diese Überzeugungen über einen längeren Zeitraum relativ ungehindert entfalten.

Diese besonderen Überzeugungen setzen sich schon bei jungen Erwachsenen fest, sodass es den Anschein hat, dass sich das <u>ganze</u> Leben bereits im jungen Erwachsenenalter voll entfalten sollte, um dann von dieser herausragenden Position aus immer schneller in Bedeutungslosigkeit und Zerfall zu versinken.

Diese Vorstellungen wirken sich nicht nur auf die Älteren äußerst negativ aus, sondern beeinflussen auch maßgeblich das Verhalten vieler Jugendlicher, die direkt oder indirekt Selbstmord begehen. Die Jugendlichen haben den Eindruck, der Höhepunkt des Lebens stehe unmittelbar bevor, sei nur von kurzer Dauer und werde ihnen dann gleich wieder entrissen. Jugendliche Schönheit und jugendlicher Erfolg werden übermäßig betont, sodass es den Anschein hat, alle anderen Aktivitäten des Lebens seien im Gegensatz dazu ohne jeglichen Wert.

Wissen, basierend auf Erfahrung, wird nicht als angemessene Lernmethode angesehen, sodass die Fähigkeiten und das Verständnis, die mit dem Alter einhergehen, nur selten Beachtung finden.

Auch hier scheint es der Religion und der Wissenschaft – und insbesondere den medizinischen Wissenschaften – bis zu einem gewissen Grad daran gelegen zu sein, die negativsten Überzeugungen über die menschliche Natur zu fördern. Es wird als gegeben betrachtet, dass alle geistige, körperliche, spirituelle und emotionale Befriedigung mit zunehmendem Alter geringer wird. Es wird als selbstverständlich angesehen, dass das Gedächtnis nachlässt, der Körper schwächer wird, die Sinne verkümmern und die Gefühlswelt an Lebendigkeit verliert. Oft gilt es schon als skandalös, sich sexuelle Aktivitäten jenseits von 40 oder 50 Jahren vorzustellen. Angesichts einer solchen Zukunftsaussicht ist es kein Wunder, dass viele Jugendliche es vorziehen zu sterben, bevor sie die ersten Anzeichen des Verfalls – die ersten Falten oder einen Hauch von Grau im Haar – zu Gesicht bekommen. Was müssen solche natürlichen Anzeichen nur für Vorboten des Unheils sein (Ausrufezeichen)! Und am anderen Ende der Skala werden betagte Eltern von ihren erwachsenen Kindern so behandelt, als ob sie in eine groteske Version einer zweiten Kindheit zurückfallen würden. Viele Menschen <u>sprechen sogar lauter</u> mit älteren Menschen, unabhängig davon, ob diese Hörprobleme haben oder nicht.

Eure ganze Welt des Handels und der Werbung, des Wettbewerbs und der Wirtschaft, fördert solche Haltungen. Ganz abgesehen von den Auswirkungen der Unterhaltungsindustrie, die dieselbe Verherrlichung der Jugend und die Angst vor dem Älterwerden widerspiegelt.

Es gibt sehr wohl absolut erfreuliche Begleiterscheinungen des Älterwerdens, die wir auch in diesem Buch besprechen werden – aber an dieser Stelle möchte ich den Lesenden versichern, dass es im Grunde genommen keine Krankheiten gibt, die allein durch das Alter verursacht werden *(nachdrücklich)*.

Der Körper wird oft deshalb schwächer, weil er immer weniger in Anspruch genommen wird – und das liegt daran, dass die wahren Fähigkeiten des gesunden physischen Körpers in den späteren Lebensjahren bislang kaum untersucht wurden. In dieser Phase gibt es auch bestimmte Rhythmen, in denen die normalen Heilungsprozesse stark beschleunigt sind; abgesehen davon nutzt sich die Lebenskraft in einem Körper nicht ab oder lässt nach. Sie kann zwar jederzeit daran gehindert werden, sich zu entfalten, aber die einzigartige Energie eines jeden Menschen wird nicht einfach durch das Alter aufgezehrt.

Wir werden noch mehr über ältere Menschen und ihre Lebensweise sagen und auch über die vielen Überzeugungen und Vorstellungen sprechen, die ihnen fast unmittelbar helfen können. Auch das Thema Selbstmord wird in einem anderen Zusammenhang besprochen werden, und wenn ich schon meine Leser einlade, neu zu beginnen, möchte ich auch, dass sie verstehen, dass sie tatsächlich neu beginnen können, und zwar ungeachtet ihres Alters oder ihrer Umstände.

Ende des Diktats.

Ich aktiviere erneut die Koordinaten, die euren körperlichen und geistigen Frieden fördern und eure Heilungsprozesse beschleunigen.

(„Danke.“

16.35 Uhr. Es war schon spät, weshalb ich Jane die Sitzung nicht mehr vorlas.)

KAPITEL 11

SICH VON UNTEN NACH OBEN ARBEITEN.
DER WILLE ZU LEBEN

8. JUNI 1984,
15.14 UHR, FREITAG

Heute war es wieder sehr heiß – über 32 Grad –, aber in Zimmer 330 war es erneut angenehm. Eine kräftige Brise wehte, was im dritten Stock deutlich zu spüren war. Nach dem Mittagessen lasen Jane und ich gemeinsam das Gebet. Ich erledigte ein wenig Post, bis sie sagte, sie sei für eine Sitzung bereit. Sie schien sich ein wenig besser als in letzter Zeit zu fühlen. Ihre Durchgabe war recht langsam, aber gleichmäßig.)

Nun, ich wünsche euch erneut einen wunderschönen guten Tag –

(„Guten Tag, Seth.")

– und wir fahren mit dem Diktat fort.

Neu zu beginnen – seine Überzeugungen zu ändern –, ist ein mutiges Unterfangen. Es ist durchaus möglich, dass man auf dem Weg dorthin entmutigt oder desillusioniert wird.

In solchen Augenblicken ist es gut, sich Zeit zu nehmen, um sich zu entspannen. Richtet eure Aufmerksamkeit auf etwas ganz anderes und sagt euch im Geiste: „Zur Hölle mit dem Ganzen!" Die Idee dahinter ist ein Prozess, bei dem ihr euch gleichzeitig <u>bemüht und nicht bemüht</u> – bei dem ihr euch nicht <u>anstrengt</u>, um Ergebnisse zu erzielen, sondern stattdessen sanft beginnt, euch zu erlauben, eurem subjektiven Empfinden nachzuspüren, die spirituellen und biologisch gültigen Überzeugungen eurer frühen Kindheit freizulegen und sie mit der höchsten Weisheit zu paaren, die ihr im Laufe eures Lebens erworben habt.

Solltet ihr also einmal den Mut verlieren, kann euch eine spielerische Abwechslung erfrischen und entspannen. Ein unterhaltsamer Film oder Roman oder der Kauf irgendeines kleinen unnötigen Objekts kann ebenfalls dazu dienen, euer Bewusstsein zu entspannen. Wir befassen uns in der Tat damit, eine Lebensweise zu ändern, unsere Sichtweise auf unser Selbst und die Welt zu verändern, und zwar in der Hoffnung, ein neues Gefühl der Harmonie mit unserem

Körper, unserem Geist, unseren Mitgeschöpfen und der Umwelt zu erlangen.

Es gibt tatsächlich kein spannenderes Abenteuer, und ihr werdet mehr Überraschungen und Entdeckungen erleben als jede Expedition in fremde Länder. Eure Überzeugungen sind in der Tat auf ihre Weise lebendig. Nun, anstatt sie als gegeben hinzunehmen, werdet ihr beginnen, sowohl ihre Einzigartigkeit als auch ihre Vielfalt zu bemerken.

(15.28 Uhr.) Wenn wir jedoch davon sprechen, neu zu beginnen, können wir auch gleich an einem der tiefsten Punkte anfangen und uns nach oben arbeiten. Auf diese Weise könnt ihr eure Überzeugungen in ihrer dunkelsten Form sehen und dann nach und nach beobachten, wie sie an Energie, Vitalität und neuem Schwung gewinnen. Ende des Kapitels.

(15.31 Uhr.)

Das nächste Kapitel trägt folgenden Titel: „Sich von unten nach oben arbeiten. Der Wille zu leben."

Hinter nahezu allen Fällen von schlechter Gesundheit, unglücklichen Lebensbedingungen oder psychischem oder physischem Stress verbergen sich Verleugnung, Angst oder Verdrängung.

Am schwerwiegendsten und offensichtlichsten zeigen sich diese Einflüsse bei Selbstmord – insbesondere beim Selbstmord von jungen Menschen. Wir werden später einige besondere Fälle von reinkarnativen Einflüssen im Zusammenhang mit Selbstmord besprechen, doch zunächst befassen wir uns mit der steigenden Zahl von Selbstmorden junger Erwachsener.

Irgendwann denken die meisten Menschen einmal über die Möglichkeit ihres eigenen Todes nach.

Das ist eine ganz natürliche Reaktion auf die Lebensumstände. Bei manchen Menschen scheint der Gedanke an den Tod jedoch so obsessiv zu werden, dass er als einziger Ausweg aus den Problemen, die das Leben mit sich bringt, empfunden wird. Bei manchen Menschen kann er sogar zu einer gewissen <u>Verlockung</u> werden. Die treibende Kraft hinter der gesamten Existenz ist jedoch der Wunsch <u>zu sein</u> – der Drang nach Ausdruck, Entwicklung und Erfüllung. Manche Menschen, die Selbstmord in Erwägung ziehen, glauben an ein Leben nach dem Tod, andere nicht – und im tiefsten Sinne <u>ist</u> jeder Tod in gewisser Weise ein Selbstmord. Das physische Leben muss enden, wenn das Selbst überleben soll. Es gibt jedoch bestimmte Umstände, die Selbstmord fördern können, und die Beendigung des eigenen Lebens wird von vielen Religionen und Gesellschaften, wenn auch nicht von allen, als sehr verwerflich angesehen.

Die Menschen wollen von Natur aus mit ihren Mitmenschen auskommen. Sie haben das Bedürfnis, anderen Menschen zu helfen und einen Beitrag zum Gemeinwohl zu leisten. Viele Menschen, die Selbstmord begehen, haben dagegen das Gefühl, nicht mehr gebraucht zu werden, oder gar, dass ihre Existenz dem Glück anderer Menschen im Wege steht. Junge Erwachsene, die Selbstmord begehen, gehören nicht unbedingt zu den Ärmsten oder zu den untersten Gesellschaftsschichten. Tatsächlich stellt Armut oft einen starken Antrieb dar, der den Einzelnen dazu bringt, für seine täglichen Bedürfnisse zu kämpfen.

Die Tage eines solchen Menschen können so sehr mit verzweifelter Aktivität ausgefüllt sein, dass keine Zeit bleibt, um auch nur an Selbstmord zu denken, weil der Kampf um das Leben selbst so intensiv ist.

Wie gesagt ist der Wunsch nach Werterfüllung, Entwicklung und Lebenssinn so stark, dass das Leben weniger – oder scheinbar weniger – kostbar ist, wenn diese verwehrt scheinen. In vielen Fällen sind es die Söhne und Töchter der oberen Mittelschicht oder der Wohlhabenden, die in solche lebensbedrohlichen Dilemmata geraten. Manche Jugendliche werden von ihrer Familie so übermäßig umsorgt, dass es für sie keine Möglichkeit zu geben scheint, mehr zu erreichen, als sie bereits haben.

(Lange Pause um 16.00 Uhr.) Sind die Eltern allzu großzügig, können die Kinder das Gefühl bekommen, sie seien ein Anhängsel oder bloßer Besitz ihrer Eltern. Andererseits gibt es Familien der oberen Mittelschicht, die den Wettbewerb so sehr betonen, dass die Kinder den Eindruck haben, dass sie nur für ihre Leistungen geschätzt würden, anstatt dafür geliebt zu werden, dass sie einfach die Menschen sind, die sie sind.

Den meisten Menschen erscheint keine dieser Situationen besonders drastisch, und sicherlich gibt es weitaus schlimmere Fälle menschlicher Enttäuschung auf der Welt. Dennoch sehen viele dieser Jugendlichen buchstäblich keine Zukunft für sich als Erwachsene.

Sie können sich nicht als zukünftige Eltern sehen und auch nicht, dass sie eine bestimmte Karriere einschlagen. Es ist, als ob sich ihr ganzes Leben bis an die Schwelle zum Erwachsensein verdichtet – doch darüber hinaus können sie nichts sehen. Nach und nach, ob es den Eltern nun auffällt oder nicht, entsteht bei diesen Jugendlichen das Gefühl, das Leben sei sinnlos. Oft handelt es sich um hochbegabte Menschen, die jedoch das Gefühl haben, dass sich diese Fähigkeiten niemals entfalten werden.

(Lange Pause um 16.09 Uhr.) In den meisten Fällen sind diese Jugendlichen

ziemlich verschlossen – auch wenn das Selbst, das sie ihren Eltern und Freunden zeigen, lebhaft und gesellig zu sein scheint.

Macht eine Pause, und dann fahren wir fort.

(16.11 Uhr. Ich las Jane die bisherige Sitzung vor, aber es war nicht einfach: Wegen des fehlenden Zahns hatte ich mit der Aussprache Schwierigkeiten. Weiter um 16.34 Uhr.)

Aber solche Menschen <u>können</u> sich selbst helfen, und andere Menschen können ihnen auch helfen.

Zunächst einmal möchte ich klarstellen, dass niemand „verdammt" wird, wenn er Selbstmord begeht. Dafür gibt es keine besonderen „Strafen".

Selbstmordwillige erwähnen das Thema trotz ihrer Heimlichtuerei in der Regel gegenüber einem Freund, Verwandten oder engen Familienmitglied. Das Thema sollte nicht ignoriert oder verurteilt, sondern aufrichtig diskutiert werden. Ein Teil der Mystik des Selbstmordimpulses ist tatsächlich der Aspekt der Heimlichkeit – daher hat allein schon die Äußerung dieses Gefühls eine positive Wirkung und führt zu einer besseren Kommunikation.

Tatsächlich kann ein Teil des Dilemmas des Selbstmordwilligen durch einen Mangel an Kommunikation mit anderen, eine Fehlinterpretation der Motive von Freunden oder Familienmitgliedern und die Schwierigkeit, die eigenen Bedürfnisse und Wünsche zu äußern, hervorgerufen werden.

Ende des Diktats.

Ich aktiviere erneut diejenigen Koordinaten, die euren Körper- und Geistesfrieden aktivieren und all eure Körperprozesse intensivieren.

Einen liebevollen frühen Abend euch beiden.

(„Danke, Seth."

Jane rauchte eine Zigarette, bevor ich sie umdrehte. Freunde besuchten mich heute Abend, als ich gerade das Abendessen kochte. Sie gaben mir ein paar Arnika-Tabletten, obwohl ich ihnen sagte, ich hätte keine Schmerzen. Und sie brachten kleine rote Rosen für Jane und Käse-Speck-Kuchen für mich. Sie erzählten mir von ihrer Reise nach Südafrika.)

9. JUNI 1984,
15.38 UHR, SAMSTAG

Nun, ich wünsche euch einen weiteren wunderschönen guten Tag –

(*„Guten Tag, Seth.“*)

– und wir fahren mit dem Diktat fort.

(*Lange Pause.*) Seid ihr jemand, der oft mit Selbstmordgedanken spielt, solltet ihr tatsächlich mit einer Vertrauensperson über euer Problem reden.

Ein solches von euch ausgehendes Gespräch wird dazu beitragen, die Situation etwas zu klären. Jemand, der über Selbstmord nachdenkt, zieht einen unwiderruflichen Schritt in Erwägung, den man sicher nicht auf die leichte Schulter nehmen sollte. Oft sind solche Menschen so deprimiert, dass sie die Gründe zu leben (unterstrichen) bereits ausgeblendet haben und sich nur noch der Möglichkeit des Todes bewusst sind.

Nicht selten können andere Menschen eine kleine, scheinbar harmlose Bemerkung machen, die dann plötzlich den Geist der verstörten Person für neue Möglichkeiten öffnet. Da alle geistigen, körperlichen, emotionalen und spirituellen Anteile des Selbst stets nach Wachstum, Entwicklung und Erfüllung streben, ist es durchaus möglich, dass der Geist selbst das kleinste Ereignis aufgreift, das die Person zumindest vorübergehend aus der Depression oder sogar Verzweiflung herausholt.

Falls ihr euch in einer solchen Situation befindet, solltet ihr euch daran erinnern, dass es viel natürlicher und wahrscheinlicher ist (*lange Pause*), dass ein gegebenes Problem gelöst wird und dass für jedes Problem eine Lösung existiert. Der Tod ist keine Lösung. Er ist auf eine sehr grundlegende Weise ein Ende.

Wie deprimiert ihr euch auch fühlen mögt – ihr wollt immer noch leben, denn sonst wärt ihr schon längst tot; es gibt also einen Teil von euch, der sich nach Leben und Vitalität sehnt, und dieser Teil verdient auch Ausdruck. In einer solchen Situation ist es eine gute Idee, jegliche Entscheidungen eine Zeit lang aufzuschieben. Denn falls ihr euch dann doch noch für Selbstmord entscheidet, könnt ihr euch immer noch jederzeit umbringen. Begeht ihr allerdings sofort Selbstmord, habt ihr in diesem Leben keine Wahlmöglichkeiten mehr.

Sagt euch, dass ihr bis nach eurem Geburtstag oder nach den Feiertagen keine Entscheidung treffen werdet, oder dass ihr mit jeglicher Entscheidung einen Monat oder auch nur eine Woche warten wollt – was immer euch am wohlsten ist.

Auch Therapeuten können solche Vorschläge machen und so ihre Klienten zur Mitarbeit bewegen, indem sie ihnen die Wahl des Zeitraums überlassen, für den eine solche Entscheidung aufgeschoben werden soll.

(15.54 Uhr.) Es ist sinnlos, einem solchen Menschen zu sagen, dass er <u>keinen</u> Selbstmord begehen <u>kann</u> oder <u>darf</u> – und in der Tat kann ein solches Vorgehen ziemlich gefährlich sein und die Neigung der Person zu einer Entscheidung für den Tod bestärken. Vielmehr sollte der Gedanke der Entscheidungsfreiheit betont werden: Leben oder Sterben ist in der Tat eines jeden Menschen eigene Wahl.

Manche Menschen sagen vielleicht: „Ich habe das Recht zu sterben", wenn sie für Selbstmord plädieren. Das stimmt zwar, aber es stimmt auch, dass die Menschen auf eurem Planeten jedes bisschen Hilfe und Ermutigung brauchen, das sie von einem Mitmenschen bekommen können. In gewissem Sinne hält die Energie jedes Einzelnen die Welt in Gang, und Selbstmord zu begehen bedeutet, sich einem grundlegenden, kooperativen Unterfangen zu verweigern.

Es stimmt auch, dass sich Menschen, die bei normaler Gesundheit sind und oft über Selbstmord nachdenken, bereits in hohem Maße von der Welt abgeschottet <u>haben</u>. Sogar ihre physischen Sinne scheinen dann schon so getrübt zu sein, dass sie oft nach immer stärkere Reizen suchen. Dieselben Verhaltensmuster zeigen sich in geringerem Maße und zu unterschiedlichen Ausprägungen in Zeiten geistiger oder körperlicher Krankheit oder während unbefriedigender Lebenssituationen. Falls ihr zu diesen Menschen gehört, könnt ihr aber auch andere Schritte unternehmen. Projiziert euch selbst in eine befriedigende Zukunft. Ruft euch ins Gedächtnis, <u>dass es diese Zukunft tatsächlich gibt</u>, wenn ihr sie wollt und dass ihr in diese Zukunft so leicht hineinwachsen könnt, wie ihr aus der Vergangenheit in die Gegenwart hineingewachsen seid.

Viele Depressive konzentrieren sich nahezu hingebungsvoll auf das Elend der Welt – die wahrscheinlichen Katastrophen, die ihr Ende herbeiführen könnten. Sie erinnern sich daran, dass der Planet überbevölkert ist und projizieren die schlimmsten, von Menschen verursachten oder natürlichen, Katastrophen in die Zukunft.

Solche Gedanken führen zwangsläufig zu Depressionen. Sie zeichnen auch ein sehr vorurteilhaftes Bild der Wirklichkeit und klammern alles aus, was mit dem Idealismus des Menschen, seiner Liebe zu seinen Mitgeschöpfen, seinem Staunen, seinem Mitgefühl und den großartigen positiven Kräften der natürlichen Welt zu tun hat. Solche Menschen müssen daher ihren Blickwinkel ändern.

Die anderen schöpferischen, positiven und erfüllenden Aspekte des Lebens sind allgegenwärtig, und allein der Gedanke an sie kann erfrischend und <u>entspannend</u> wirken.

Macht eine Pause.

(*16.11 Uhr. Jane rauchte eine Zigarette. Es war ein heißer und herrlicher Tag. Eine angenehme Brise wehte vor den Fenstern von Zimmer 330 und ließ die jungen grünen Blätter der Eberesche tanzen. Weiter um 16.23 Uhr.*)

Der Punkt ist, dass alle Probleme der Welt auch großartige Herausforderungen darstellen.

Es braucht vor allem die jungen Menschen, damit sie sich für Frieden und nukleare Abrüstung einsetzen, damit sie sich für die Liberalisierung und Umverteilung von Nahrungsmitteln einsetzen und damit sie die Nationen auffordern, sich an solch kreativen Projekten zu beteiligen. Das sind in der Tat würdige und aufwühlende Anliegen, und sie sind geradeso edel wie all jene, denen in der Vergangenheit frühere Generationen gegenüberstanden. Die Welt braucht jede Hand und jedes Auge, und sie verlangt nach dem Ausdruck von Liebe und Fürsorge.

Sich solchen Dingen zu widmen, ist weitaus verdienstvoller, als ständig mit traurigem Blick und klagendem Ton globale Probleme zu bejammern.

Wenn ihr antriebslos seid, nehmt euch vor, die ersten kleinen Schritte zu tun, so klein sie auch sein mögen. Erinnert euch daran, dass das Leben Aktion und Bewegung bedeutet, und selbst die Aktivität des mutlosesten Gedankens fließt noch in großen rhythmischen Ausbrüchen.

Alle hier gegebenen Ratschläge helfen auch in weniger schwierigen Situationen, bei gewöhnlichen Phasen der Besorgnis, des Stresses oder schlechter Gesundheit. Selbst Menschen mit sehr schweren Krankheiten können immer auf Besserung hoffen. Auch wenn jemand aufgrund eines schweren gesundheitlichen Problems Selbstmord in Erwägung zieht, sollte diese Angelegenheit sorgfältig bedacht werden.

Die scheinbar unabänderlichsten physischen Zustände konnten sich schon drastisch zum Besseren verändern, sodass jeder Morgen diese Möglichkeit bietet. Aber auch hier gilt, dass der Einzelne seine Wahl selbst treffen muss, und zwar ohne die zusätzliche Sorge, ob die Seele für eine solche Handlung verurteilt wird oder nicht.

Die Natur kennt keine Verdammnis, und die Verdammnis hat im unendlichen Reich der Liebe keine Bedeutung, in das alle Existenz eingebettet ist.

Ich aktiviere erneut jene Koordinaten, die euren physischen und geistigen Frieden fördern und die Heilungsprozesse beschleunigen – und ich wünsche euch einen schönen frühen Abend.

(„Auf Wiedersehen, Seth.“

16.40 Uhr. Ich las Jane die Sitzung vor, bevor ich sie umdrehte.)

10. JUNI 1984, 15.02 UHR, SONNTAG

(Heute Morgen um 11.45 Uhr rief mich ein Vertreter von Stillpoint an, um mir mitzuteilen, dass Emir *auf der American Booksellers‘ Convention in Washington, DC, Ende letzten Monats sehr gut angekommen sei. Er sagte, er habe sowohl von Einzelhändlern als auch von Privatpersonen Bestellungen erhalten, und es kämen weitere hinzu. Er nannte keine Zahlen, klang aber sehr zufrieden und begeistert.*

Er fragte auch nach Janes Einstellung bezüglich Kassetten, entweder Video oder Audio oder beides. Ich sagte, Jane habe sich bereit erklärt, über Kassetten nachzudenken, aber nicht über Videos. Ich erzählte ihm ein wenig über die Probleme mit den ASW-Klassenkassetten. Er sagte auch, dass wir seiner Meinung nach auch Anspruch auf Tantiemen hätten, wenn ein Buch für Blinde aufgenommen würde – uns war gesagt worden, dass das nach geltendem Recht nicht gehe. Dies alles erzählte ich auch Jane. Sie freute sich, etwas über Emir *zu erfahren.*

Es schien ihr ein bisschen besser zu gehen. Ich beantwortete einige Briefe, bis sie sagte, sie sei für die Sitzung bereit. In letzter Zeit beginnt sie die Sitzungen viel früher.)

Nun, ich wünsche euch erneut einen wunderschönen guten Tag –

(„Guten Tag, Seth.“)

– und wir fahren mit dem Diktat fort.

Sofern keine körperlichen Schmerzen vorhanden sind, sollte auf Medikamente verzichtet werden – insbesondere bei depressiven Zuständen.

(Lange Pause.) Sogenannte Aufputschmittel erfordern rasch Beruhigungsmittel zur Stimmungsregulierung, wodurch der Geist in einen Zustand von Verwirrung und oft auch von Stupor gerät. Solche drogenartigen Medikamente sollten beim Einsatz in Altersheimen im wahrsten Sinne des Wortes auch als gefährlich angesehen werden – bei Menschen, die als senil oder sogar dement gelten. Mit gewissen Variationen werden diese Mittel sogar manchmal an überaktive Kin-

der verabreicht, bei denen ihre Auswirkungen kaum vorhersehbar sind und zu Stimmungen führen, die selbst bei so jungen Menschen Selbstmordtendenzen fördern.

Viele Menschen, die im gesellschaftlichen Rahmen Drogen konsumieren, spielen eine Art psychologisches russisches Roulette. Ihre Gefühle können sich etwa so äußern: „Wenn ich dazu bestimmt bin zu leben, werden mir diese Drogen nicht schaden, und wenn ich dazu bestimmt bin zu sterben, was macht es dann für einen Unterschied, was ich nehme?" Sie gehen jedoch mit ihrem Leben ein gewisses Risiko ein – also diejenigen, die sich solchen Aktivitäten hingeben –, und dabei kann viel auf dem Spiel stehen.

Es stimmt, dass einige Lehren den Gebrauch bestimmter Drogen geradezu verherrlichen, weil sie die Erweiterung des Bewusstseins und den Abbau von Zwängen fördern. In einigen alten Kulturen wurden Drogen tatsächlich auf diese Weise eingesetzt, aber man wusste sehr gut über ihren Gebrauch Bescheid – und was noch wichtiger ist: Ihr Gebrauch war gesellschaftlich akzeptiert. Diese Gesellschaften waren jedoch hochgradig zeremoniell aufgebaut und in ihrer Art genauso stereotyp, wie euch eure Kultur vielleicht vorkommt.

(Sehr lange Pause um 15.14 Uhr.) Ärzte sollten bei der Verschreibung von bewusstseinsverändernden Mitteln jeglicher Art äußerst vorsichtig sein und Menschen in depressiven Zuständen auf keinen Fall zu deren Einnahme ermutigen. Unter Drogen wird die Entscheidungsfähigkeit eingeschränkt, und zweifellos haben Menschen unter Drogeneinfluss Selbstmord begangen, die dies sonst vielleicht nicht getan hätten. Damit will ich nicht sagen, dass Drogen allein Selbstmord verursachen, sondern dass die psychische Verfassung unter Drogen bereits eine Einstellung mit sich bringt, die eine Art Russisch-Roulette-Mentalität fördert, die das Problem nur noch verschlimmern kann.

Menschen konsumieren Drogen auch, um „loszulassen". Es scheint, als ob es manche Drogen dem Einzelnen erlauben, Barrieren von Ängsten und Widerständen zu überwinden und die Probleme des täglichen Lebens emotional hinter sich zu lassen. Tatsache ist jedoch, dass viele dieser Menschen Drogen stattdessen als eine Art chemische Schutzschicht verwenden, die eher erdrückend als erleichternd wirkt.

„Loslassen" bedeutet, der Spontaneität des eigenen Seins zu vertrauen, der eigenen Energie, Kraft und Stärke zu vertrauen und sich der Energie des eigenen Lebens <u>hinzugeben</u>. Der Ausdruck „sich hingeben" mag einigen Lesern besonders stark vorkommen, aber jedes Element der Natur gibt sich seiner Lebensform hin. Das gilt auch für jedes Atom eures Körpers. Sich also der Kraft des eigenen Lebens hinzugeben, bedeutet, sich auf die großen Kräfte innerhalb und doch auch jenseits der Natur zu verlassen, die das Universum und euch hervorgebracht haben.

Einer der ersten Schritte auf dem Weg zu geistiger, körperlicher, emotionaler und spiritueller Gesundheit ist genau diese Art von Loslassen, diese Art von Akzeptanz und Zustimmung.

(Lange Pause um 15.26 Uhr.) Der Lebenswille wohnt auch jedem Element der Natur inne, und wenn ihr eurer Spontaneität vertraut, dann wird dieser Lebenswille freudig freigesetzt und drückt sich in all euren Aktivitäten aus. Er kann im wahrsten Sinne des Wortes auch Depressionen und Selbstmordgedanken wegspülen.

Macht eure Pause.

(15.28 Uhr bis 15.36 Uhr.)

Diese Gefühle regen in der Tat an, das eigene Bewusstsein auszudrücken und intuitive Informationen freizusetzen, die sonst vielleicht unter Spannungen und Ängsten begraben wären.

Solche Erkenntnisse haben eine biologische Wirkung, indem sie alle heilenden Eigenschaften des Körpers stimulieren – und auch den Geist leicht für „höhere" Ebenen öffnen, in denen alle scheinbaren Unzulänglichkeiten des Lebens als erlöst erkannt werden.

Dieses Gefühl, sich der Macht und Kraft des eigenen Lebens anzuvertrauen, führt zu keiner geistigen Abtrennung, sondern lässt das Selbst die Rolle spüren, die es im schöpferischen Drama des Universums spielt. Solche Einsichten lassen sich oft nicht in Worte fassen. Stattdessen werden sie in Schüben reinen Wissens oder plötzlichen Begreifens wahrgenommen oder erlebt.

Die natürliche Welt stellt selbst ein Tor zu anderen Realitäten dar. Ihr braucht nicht zu versuchen, die physische Welt oder euer gewöhnliches Bewusstsein auszublenden, um das notwendige Wissen zu erlangen, das zu strahlender Gesundheit oder zu reichhaltigen Erfahrungen führt. Die natürliche Welt selbst <u>ist</u> ein Teil anderer Wirklichkeiten *(lange Pause)*, und die Quelle aller Wirklichkeiten ist in eurer Existenz ebenso gegenwärtig wie in jeder anderen.

Je ganzheitlicher ihr zu leben lernt, desto mehr kommen die scheinbar verborgenen „Geheimnisse des Universums" zum Vorschein. Sie offenbaren sich nicht unbedingt mit großem Getöse oder Fanfarenstößen, aber plötzlich kann das harmloseste, unschuldigste Vogelgezwitscher oder der Anblick eines Blattes das tiefgründigste Wissen offenbaren. Es ist eine Ironie des Schicksals, dass viele Menschen, die versuchen, die „verborgenen" Geheimnisse der Natur zu entdecken, die Natur selbst ignorieren oder den physischen Körper als widerlich oder irgendwie aus niedrigeren Schwingungen bestehend betrachten.

(15.50 Uhr. Eine Krankenschwester kam herein, um Janes Vitalwerte zu überprüfen. Heute war es sehr heiß, aber es wehte wieder eine angenehme Brise. Sie berichtete, für heute Abend sei ein Sturm vorhergesagt. Ich hoffte, dass das auch stimmte, denn die Blumensamen und der Baum, den Frank Longwell hinter dem Hügelhaus gepflanzt hatte, brauchten Wasser. Weiter um 16.00 Uhr.)

Im Falle von Selbstmord zeigen sich die widersprüchlichen Haltungen am drastischsten. Diese Menschen lehnen ihr Leben und oft auch die Bedingungen des Lebens im Allgemeinen vehement ab. Viele von ihnen behaupten, sie hätten gar nicht geboren werden wollen, und sie empfinden so, weil sie ihren Lebenswillen so sehr unterdrückt haben. Oft äußern sie auch ein starkes Gefühl der Entfremdung von ihren Eltern, Freunden, der Familie und ihren Mitmenschen im Allgemeinen. Im Laufe der Zeit haben sie die kooperativen, spielerischen Aktivitäten der Kindheit vergessen, und es fällt ihnen schwer, Liebe auszudrücken.

Alle Vorschläge in diesem Kapitel können jedoch dazu beitragen, diese gewohnheitsmäßigen Denkmuster aufzubrechen, und wenn ein solcher Mensch einen Therapeuten aufsucht, ist es von Vorteil, wenn die gesamte Familie an der Therapie teilnimmt.

Oft ist dies aus finanziellen Gründen nicht möglich, aber die Einbeziehung einer solchen Person in eine Art Gruppensituation ist ein ausgezeichnetes Vorgehen. Der Austausch zwischen mehreren Menschen, die alle mit Selbstmordgedanken gespielt haben, kann ebenfalls eine ausgezeichnete und unterstützende Situation schaffen, vor allem wenn ein Therapeut einen gewissen Rahmen vorgibt. Nicht alle, die an Selbstmord denken, bringen sich auch um, und viele führen ein langes und produktives Leben, sodass es selbst dann, wenn die schlimmsten negativen Gedanken vorhanden sind, noch Hoffnung auf Besserung und Erfüllung gibt.

Die gleichen bedauerlichen Überzeugungen, Gefühle und Einstellungen sind in geringerem Maße und in unterschiedlicher Zusammensetzung auch bei lebensbedrohlichen Krankheiten vorhanden. Allerdings sind diese Überzeugungen nicht annähernd so offensichtlich, und viele Menschen leugnen vielleicht, dass sie überhaupt vorhanden sind. Ausgelöst werden sie schließlich oft durch eine traumatische Lebenssituation – den Tod des Lebenspartners oder eines Elternteils, eine große Enttäuschung oder eine Erfahrung, die für die betroffene Person besonders schockierend und verstörend ist.

Diese Einstellungen finden sich häufig bei bestimmten Krebserkrankungen, schweren Herzproblemen oder anderen Krankheiten, die lebensbedrohlich sind.

In solchen Fällen wird ein Verständnis der eigenen Überzeugungen und die Entwicklung neuer, biologisch gesünderer Ansichten sicherlich zu einer Verbesserung der Situation und zur Linderung der Beschwerden beitragen.

(16.16 Uhr. Das sollte sich als das Ende der Sitzung herausstellen, obwohl wir es eine Weile lang nicht bemerkten. Jane hörte auf zu sprechen, als wir hörten, wie eine Krankenschwester den Medikamentenwagen vor unserer Tür zum Stehen brachte. Wenige Augenblicke später konnten wir vernehmen, wie sie eine Vitamin-C-Tablette in der Packung zerkleinerte. „Ich wusste nicht, dass man Vitamin C hören kann", sagte Jane. Um 16.45 Uhr drehte ich sie auf die Seite.)

11. JUNI 1984, 16.08 UHR, MONTAG

(Ich erzählte Jane, dass ich gegen 4 Uhr morgens aufgewacht sei und mir über all die Dinge den Kopf zerbrochen hätte, die ich in dieser Woche erledigen müsse. Ich war zwar bereit, mit einer weiteren Sitzung für Kapitel 7 von Träume *anzufangen, aber dann wurde mir klar, dass ich es sein lassen musste. Stattdessen ging ich zur Bank, um Schecks und Zahlungsanweisungen zu holen und um Steuern und Rechnungen zu bezahlen und schloss den Gartenschlauch an und lernte, wie man den neuen Rasensprenger bedient, den ich gekauft hatte, um die Blumen im Garten zu wässern. Und ich stellte fest, dass ich ein zweites Mal mit dem Kopierer in die Stadt fahren muss, weil er schon wieder nicht funktionierte und ich Schecks für unsere Steuerunterlagen kopieren wollte. Am Mittwochmorgen habe ich dann noch einen Termin bei unserem Anwalt wegen der Steuern, Janes Sozialversicherung und so weiter. Später in diesem Monat werde ich meine eigenen Sozialleistungen beantragen. Zweifellos wird es diese Woche noch zahlreiche andere Dinge zu erledigen geben.*

Daher kam ich heute Morgen also nicht dazu, an Träume *zu arbeiten, hoffe aber, das morgen nachzuholen. Beim Versuch, dieses Buch zu beenden, habe ich ständig das Gefühl, mit den Füßen bis zu den Knien im Treibsand zu stecken. Ich verliere immer den Bezug dazu – auch am Gefühl der täglichen kreativen Auseinandersetzung damit, die so unverzichtbar ist, und ich suche ständig nach Wegen, wie ich es zurückgewinnen und am Laufen halten kann. Jane schlug vor, ich solle mir eine Art Checkliste zusammenstellen. Das würde zwar ein wenig helfen, aber ich brauche viel mehr als das. Ich streiche jetzt schon so viel wie möglich weg, einschließlich eines großen Teils der Geschäftspost und der Projekte, an denen wir uns beteiligen könnten. Bestimmte Geschäfts- und Leserpost beantworte ich schon gar nicht mehr.*

Ich habe vor allem eines gelernt: Ich werde nie wieder eine solche Situation schaffen, in der Jahre vergehen, bevor ich ein Buch an den Verlag abliefere. Irgendetwas muss anders werden. Ich möchte wieder anfangen zu malen — wenigstens jeden Tag ein bisschen. Das mag für mein eigenes Wohlbefinden notwendig — ja sogar lebensnotwendig — sein, aber ich muss aufpassen, dass ich mir deswegen keine negativen Suggestionen gebe.

Heute war es wieder äußerst warm.)

Nun, ich wünsche euch einen weiteren wunderschönen guten Tag.

(„Guten Tag, Seth.")

Wir fahren mit dem Diktat fort.

Das Problem der Selbstmordgefährdeten liegt meist nicht in unterdrücktem Zorn oder Groll, sondern im Gefühl, dass in ihrem persönlichen Leben kein Platz für Weiterentwicklung, Ausdruck oder Leistung sei, oder dass genau diese Aspekte bedeutungslos seien.

Der Lebenswille wurde durch die bereits erwähnten Überzeugungen und Haltungen untergraben.

Auch Menschen mit lebensbedrohlichen Krankheiten haben oft das Gefühl, dass weiteres Wachstum, Entwicklung oder Entfaltung zu einem bestimmten Zeitpunkt in ihrem Leben sehr schwierig, wenn nicht gar unmöglich sei. Oft liegen komplizierte familiäre Verhältnisse vor, mit denen der Betroffene nicht umzugehen weiß. Viele dieser Menschen kommen an Krisenpunkte und überwinden sie. Irgendwie lernt die Person, die unangenehme Situation zu umschiffen, oder die Bedingungen ändern sich aufgrund anderer Beteiligter — und presto: Die Krankheit verschwindet.

In allen Fällen ist jedoch das Bedürfnis nach Werterfüllung, Ausdruck und Kreativität so lebenswichtig, dass das Leben selbst zumindest vorübergehend geschwächt wird, wenn diese Bedürfnisse nicht erfüllt werden. Von Natur aus weiß jeder Mensch auf einer inneren Ebene, dass es ein Leben nach dem Tod gibt, und in einigen Fällen erkennen diese Menschen, dass es tatsächlich an der Zeit ist, auf eine andere Realitätsebene zu wechseln, zu sterben und mit einer anderen, ganz neuen Welt durchzustarten.

Oft erkennen schwer kranke Menschen solche Gefühle ganz deutlich, aber man hat ihnen beigebracht, nicht darüber zu sprechen. Der Wunsch zu sterben gilt in manchen Religionen als feige, ja sogar als böse – und doch steckt hinter diesem Wunsch die ganze Vitalität des Lebenswillens, der vielleicht schon nach neuen Ausdrucks- und Gestaltungsmöglichkeiten sucht.

(16.20 Uhr.) Es gibt Menschen, die an einer schweren Krankheit leiden – zum Beispiel an einem Herzleiden – und durch eine Herztransplantation oder einen anderen medizinischen Eingriff geheilt werden, nur um dann einer anderen, scheinbar nicht damit zusammenhängenden Krankheit zum Opfer zu fallen, etwa Krebs. Den Familien und Freunden wäre es jedoch eine Erleichterung, wenn sie verstünden, dass der Betreffende der Krankheit nicht „zum Opfer fiel" und dass er oder sie kein Opfer im üblichen (unterstrichen) Sinn war.

Das heißt nicht, dass sich jemand bewusst für diese oder jene Krankheit entscheidet, aber es bedeutet, dass manche Menschen instinktiv erkennen, dass ihre individuelle Entwicklung und Erfüllung jetzt in der Tat einen anderen, neuen Daseinsrahmen erfordert.

Eine große Einsamkeit entsteht, wenn Menschen, die wissen, dass sie sterben werden, sich nicht in der Lage fühlen, mit geliebten Menschen zu kommunizieren, aus Angst, deren (unterstrichene) Gefühle zu verletzen. *(Lange Pause.)* Es gibt aber auch Menschen, die ein langes, produktives Leben führen, selbst wenn ihre körperliche Beweglichkeit oder Gesundheit stark beeinträchtigt ist. Sie haben weiterhin das Gefühl, dass sie etwas zu erledigen haben oder dass sie gebraucht werden – und der Schwerpunkt ihres Wesens liegt darum immer noch im physischen Universum.

Die Ziele eines jeden Menschen sind so einzigartig und individuell, dass es völlig unangemessen wäre, in solchen Fragen ein Urteil fällen zu wollen. Es gibt auch das übergeordnete Bild, denn jedes Familienmitglied spielt eine gewisse Rolle in der Realität jedes anderen Mitglieds.

Ein Mann könnte zum Beispiel sehr kurz nach dem Tod seiner Frau sterben. Ungeachtet der Umstände, sollte sich niemand ein Urteil bei solchen Fällen erlauben, denn egal, wie der betreffende Mann stürbe – der Grund dafür wäre, dass der Antrieb, die Absicht und der Zweck seines Lebens nicht mehr in der physischen Realität existierten. Ende des Diktats.

Ich werde erneut jene Koordinaten aktivieren, die eure geistige und körperliche Ruhe fördern und eure Heilungsprozesse beschleunigen.

(„Danke." 16.33 Uhr.)

12. JUNI 1984,
14.58 UHR, DIENSTAG

Nun, ich wünsche euch erneut einen wunderschönen guten Tag –
(*„Guten Tag, Seth.“*)
– und wir fahren mit dem Diktat fort.

Viele Krebspatienten zeigen märtyrerhafte Eigenschaften und ertragen oft jahrelang widrige Situationen oder Bedingungen.

Sie fühlen sich machtlos, unfähig, etwas zu ändern und doch nicht bereit, in der gleichen Position zu verharren. Das Wichtigste ist, den Glauben dieser Menschen an ihre Stärke und Kraft zu wecken. Nicht selten zucken diese Personen symbolisch mit den Schultern und sagen. „Was geschehen wird, wird geschehen“, aber physisch kämpfen sie nicht gegen ihre Situation.

Es ist auch wichtig, dass diese Patienten nicht übermäßig mit Medikamenten behandelt werden, denn oft sind die Nebenwirkungen einiger Krebs bekämpfender Mittel an sich schon sehr gefährlich. Es gibt einige Erfolge bei Menschen, die sich vorstellen, dass der Krebs ein verhasster Feind oder ein Monster oder ein Widersacher sei, der dann durch mentale Scheinkämpfe über einen bestimmten Zeitraum hinweg verjagt wird. Diese Technik hat zwar ihre Vorteile, aber sie lässt auch einen Teil des Selbst gegen den anderen kämpfen. Wesentlich besser ist es, sich vorzustellen, dass beispielsweise die Krebszellen durch einen imaginären Zauberstab neutralisiert werden. Punkt.

Die Ärzte könnten dem Patienten vorschlagen, sich zu entspannen und sich dann zu fragen, welche Art von innerer Fantasie dem Heilungsprozess am besten förderlich wäre. Möglicherweise entstehen im Geist der betreffenden Person sofort Bilder, aber wenn der Erfolg nicht unmittelbar eintritt, sollte der Patient es noch einmal versuchen, denn in fast allen Fällen werden <u>einige</u> innere Bilder wahrgenommen. Hinter dem ganzen Problem steht jedoch die Angst, die eigene Kraft oder Energie voll auszuschöpfen. Krebspatienten verspüren meist eine innere Ungeduld, da sie ihr Verlangen nach zukünftiger Entfaltung und Entwicklung spüren, nur um dann das Gefühl zu haben, dass sie daran gehindert werden.

Die Angst, die diese Energie blockiert, kann in der Tat aufgelöst werden, indem alte Überzeugungen durch neue ersetzt werden – so sind wir also wieder bei den emotionalen Einstellungen und Vorstellungen, die automatisch Gesundheit und Heilung fördern. Jeder Mensch *(lange Pause)* ist ein guter Mensch, ein individualisierter Teil der universellen Energie. Jeder Mensch ist dazu bestimmt, seine Eigenschaften und Fähigkeiten zum Ausdruck zu bringen. Leben bedeutet Energie, Kraft und Ausdruck.

(Lange Pause um 15.13 Uhr.) Diese Überzeugungen würden, wenn sie denn früh genug vermittelt würden, das wirksamste medizinische Vorsorgesystem bilden, das es je gab. Wie gesagt darf man nicht allzu sehr verallgemeinern, aber viele Menschen wissen sehr wohl, dass sie <u>nicht sicher sind</u>, ob sie leben oder sterben wollen. Das Übermaß an Krebszellen repräsentiert gleichwohl das Bedürfnis nach Ausdruck und Entfaltung – der einzige Bereich, der noch bleibt, oder es scheint zumindest so.

Eine solche Person muss sich auch mit den bedauerlichen Vorstellungen der Gesellschaft über die Krankheit im Allgemeinen auseinandersetzen, sodass viele Krebspatienten letztlich isoliert oder allein sind. Wie in fast allen Krankheitsfällen würde die Krankheit jedoch schnell verschwinden, wenn es möglich wäre *(sehr lange Pause)*, eine Art „Gedankentransplantation" durchzuführen.

Selbst unter den schlimmsten Umständen verlieben sich manche Patienten plötzlich, oder etwas in ihrem häuslichen Umfeld ändert sich, und auch die Person scheint sich über Nacht zu verändern – und die Krankheit verschwindet wieder. Heilung kann natürlich durch Hilfe auf vielen Ebenen erfolgen. Die Welt der normalen Kommunikation nenne ich Bezugssystem 1, während Bezugssystem 2 die innere Welt darstellt, in der tatsächlich alle Zeit simultan <u>ist</u> (unterstrichen), und Handlungen, die in der normalen Zeit Jahre dauern könnten, können in Bezugssystem 2 in einem Wimpernschlag geschehen.

Macht eure Pause.

(15.22 Uhr – 15.36 Uhr.)

Kurz gesagt, befasst sich Bezugssystem 1 mit all den Ereignissen, derer ihr euch normalerweise bewusst seid.

Zu Bezugssystem 2 gehören all die spontanen Prozesse, die sich unterhalb eurer bewussten Aufmerksamkeit abspielen. In sehr jungen Jahren sind eure Überzeugungen ganz klar – das heißt, eure bewussten und unbewussten Neigungen und Erwartungen sind in Einklang. Mit zunehmendem Alter und immer mehr negativen Überzeugungen können sich eure bewussten und unbewussten Überzeugungen jedoch sehr unterscheiden.

Bewusst möchtet ihr vielleicht bestimmte Fähigkeiten zum Ausdruck bringen, während ihr euch unbewusst gerade davor fürchtet, dies zu tun. Die unbewussten Überzeugungen sind jedoch nicht wirklich unbewusst. Sie sind euch einfach nicht so bewusst wie die euch normalerweise bewussten Überzeugungen.

Negative Überzeugungen können die Verbindungen zwischen Bezugssystem 1 und 2 blockieren. Wer sich in irgendwelchen Schwierigkeiten befindet, sollte die folgende einfache Übung machen.

Entspannt euch so gut wie möglich. Macht es euch auf einem Stuhl oder auf einem Bett bequem. Sagt euch im Geiste, dass ihr ein großartiger Mensch seid und dass ihr euch neu programmieren wollt und alle Gedanken beseitigt, die dieser Aussage widersprechen.

Erinnert euch dann noch einmal sanft: „Ich bin ein großartiger Mensch", und fügt hinzu: „Es ist gut und sicher für mich, meine Fähigkeiten auszudrücken, denn damit bringe ich die Energie des Universums selbst zum Ausdruck."

Vielleicht fallen euch auch andere Formulierungen mit der gleichen Bedeutung ein. Wenn ja, dann ersetzt die von mir genannten durch diese. Es gibt unendlich viele Übungen, die man nutzbringend einsetzen kann, aber ich werde hier nur einige nennen, die mir besonders hilfreich erscheinen.

Entspannt euch für eine weitere Übung erneut so gut wie möglich. Falls ihr an einer Krankheit leidet, stellt euch diese als Schmutzpartikel vor. Sagt euch, dass ihr in euren Körper hineinsehen könnt. Vielleicht seht ihr Straßen oder Alleen anstelle von Muskeln und Knochen; lasst euch auf alle Fälle auf das Bild oder die Bilder ein, die erscheinen. Vielleicht seht ihr Straßen, die mit Schmutz oder Müll übersät sind. Stellt euch dann vor, wie ihr den Müll wegkehrt. Lasst Lastwagen kommen und den Müll zu einer Müllhalde bringen, wo ihr vielleicht seht, wie er verbrennt und sich in Rauch auflöst.

(Lange Pause um 15.49 Uhr.) Anstelle des soeben von <u>mir</u> geschilderten Schauspiels könntet ihr stattdessen auch eindringende Armeen sehen, die die heimischen Truppen angreifen. In einem solchen Fall seht ihr, wie die Eindringlinge vertrieben werden. Die Bilder, die ihr seht, richten sich nach euren eigenen Neigungen und Eigenschaften.

Die unbewussten Ebenen des Selbst sind nur von eurem Standpunkt aus unbewusst. In Wirklichkeit sind sie durchaus bewusst, und da sie sich mit den spontanen Prozessen eures Körpers befassen, sind sie auch mit eurem Gesundheitszustand und Wohlbefinden bestens vertraut.

Auch mit diesen Anteilen könnt ihr kommunizieren. Entspannt euch erneut so gut wie möglich. Setzt euch bequem auf einen Stuhl oder legt euch auf ein Bett. Ein Stuhl ist wahrscheinlich vorzuziehen, da man im Liegen leicht einschläft. Ihr <u>könnt</u> diese Teile eures Selbst insgesamt als Helfer, Lehrer oder wie ihr auch immer wollt, bezeichnen.

Bittet einfach geradeheraus um ein Bild oder eine Darstellung in eurem Geist, die stellvertretend für diese Teile eurer inneren Realität steht.

Seid also nicht überrascht, denn möglicherweise seht ihr einen Menschen, ein Tier, ein Insekt oder eine Landschaft – aber vertraut jedem Bild, das ihr empfangt. Wenn es das Bild eines Menschen, eines Engels oder eines Tieres zu sein scheint, dann bittet es, mit euch zu sprechen und euch zu sagen, wie ihr eure Krankheit oder euer Problem am besten loswerden könnt.

Erscheint stattdessen das Bild einer Landschaft, dann bittet um eine Reihe solcher Bilder, die wiederum irgendwie den Weg zur Besserung oder zur Lösung des Problems weisen. Beherzigt dann die Antwort, die ihr erhaltet.

In all diesen Fällen öffnet ihr die Pforten von Bezugssystem 2 und macht eure Kommunikationskanäle frei. Da euer physischer Körper selbst aus der Energie besteht, die das Universum antreibt, gibt es nichts an euch, dessen sich diese Energie nicht bewusst wäre. Schon die bloße Wiederholung dieser Vorstellungen kann dazu führen, dass sich Spannungen lösen und sich der Heilungsprozess beschleunigt.

Diese Übungen inspirieren euch vielleicht zu weiteren eigenen Ideen. Wenn ja, dann führt sie durch – auf alle Fälle wird jeder Leser und jede Leserin auf die eine oder andere Weise von einigen von ihnen profitieren.

Ende des Diktats.

Ich wünsche euch erneut einen schönen frühen Abend und beschleunige wiederum die Koordinaten, die Körper und Geist zur Ruhe bringen und die Heilungsprozesse beschleunigen.

(„*Danke.*

16.25 Uhr. Janes Übermittlungsgeschwindigkeit hatte sich im Verlauf der Sitzung stetig erhöht. Ich sagte ihr, dass sie es gut gemacht habe, aber mir war nicht danach, ihr die Sitzung vorzulesen, weil ich wegen meiner Zähne immer noch Probleme mit der Aussprache hatte.)

13. JUNI 1984,
15.13 UHR, MITTWOCH

(*Heute war ein sehr heißer, sehr arbeitsreicher Tag. Ich arbeitete eine halbe Stunde lang an* Träume, *bevor ich heute Morgen um 10 Uhr unseren Anwalt aufsuchte. Als ich das Haus verließ, wurde ich in der Einfahrt von Frank Longwell begrüßt, der sich vergewisserte, dass ich den Garten und den neuen Baum so gewässert hatte, wie er es mir empfohlen hatte.*

Frank ging zwar gleich wieder, aber ich kam trotzdem zu spät zum Anwalt. Wir sprachen über viele Dinge, und er wird sich bei mir melden, wenn er Neuigkeiten über Janes Invaliditätszahlungen, Einkommen und so weiter hat. Er hat auch eine Geburtsurkunde für mich aus Harrisburg, Pennsylvania, angefordert und soll bei der Sozialversicherung nachfragen, welche Leistungen ich gegebenenfalls erhalten kann, während ich noch arbeite.

Auf dem Heimweg kaufte ich im Supermarkt ein gegrilltes Hühnchen und machte Jane ein Sandwich zum Mittagessen. Es war gut, fast noch warm. Sie aß recht gut. Ich erledigte etwas Post, bis sie mir sagte, sie sei bereit für eine Sitzung.)

Nun, ich wünsche euch erneut einen wunderbaren Tag –

(„Guten Tag, Seth.")

– und wir setzen das Diktat fort.

Wie gesagt, sollte versucht werden, so viel Humor wie möglich in die Lebenssituation einzubringen.

Der Patient könnte zum Beispiel anfangen, Witze oder lustige Cartoons aus Zeitschriften und Zeitungen zu sammeln. Auch das Anschauen von Komödien im Fernsehen kann helfen – ebenso wie jede andere Ablenkung, die dem Patienten Spaß macht.

Kreuzworträtsel und andere Wortspiele sind ebenfalls hilfreich, auch wenn sie nur im Kopf gemacht werden. Es kann auch ratsam sein, sich mit einem völlig neuen Wissensgebiet zu befassen, zum Beispiel eine neue Sprache zu lernen oder alle möglichen Bücher auf einem Gebiet zu studieren, das den betreffenden Menschen interessiert.

Je aktiver und ausgiebiger ein solcher Zeitvertreib betrieben werden kann, desto besser, und auch das geistige Vergnügen in Form von Spielen kann sehr fruchtbar sein und dazu dienen, dem bewussten Verstand die nötige Ruhe zu verschaffen.

Es sollte alles getan werden, um sicherzustellen, dass der Patient bei jeder körperlichen Behandlung mitbestimmen kann. Er sollte durch Gespräche mit dem Arzt so weit aufgeklärt werden, dass er Entscheidungen über die Behandlung treffen kann. Manchmal machen die Patienten jedoch deutlich, dass sie es vorziehen, die gesamte Verantwortung für die Behandlung dem Arzt zu überlassen *(sehr lange Pause)*, und in solchen Fällen sollte man ihre Entscheidungen berücksichtigen.

Auch sollte der Arzt den Patienten gelegentlich befragen, um sich zu vergewissern, dass es sich nicht nur um eine spontane und kurzfristige Entscheidung handelt.

Wann immer möglich, ist es für den Patienten weitaus besser, zu Hause zu bleiben, als ständig im Krankenhaus zu leben. Wenn jedoch ein Krankenhausaufenthalt erforderlich <u>ist</u>, sollten die Familienmitglieder versuchen, so ehrlich und offen wie möglich zu sein. Für die Angehörigen ist es sinnvoll, sich anderen Gruppen von Menschen anzuschließen, die sich in der gleichen Situation befinden, damit sie ihre Zweifel und Bedenken austauschen können.

Manche Familienmitglieder können von einer Flut unerwarteter eigener Reaktionen überrascht werden. Sie mögen wütend auf den Patienten sein, weil er krank geworden ist, und entwickeln dann bedauernswerte Schuldgefühle wegen ihrer eigenen anfänglichen Reaktionen. Vielleicht haben sie das Gefühl, dass ihr Leben ohne eigenes Verschulden aus den Fugen gerät, schämen sich aber so sehr für diese Gefühle, dass sie es nicht wagen, sie zu äußern.

Ein Therapeut oder eine Gruppe von Menschen, die mit demselben Problem konfrontiert sind, kann daher eine große Hilfe sein. Der Patient mag sich auch von Gott oder dem Universum verlassen und sich von der Krankheit zu Unrecht angegriffen fühlen, was einen ganz neuen Schwall von Wut hervorruft, und es ist sehr wichtig, dass er diese Wut ausdrückt und <u>nicht</u> verdrängt.

(Den ganzen frühen Nachmittag dieses sehr heißen Tages mit Temperaturen über 32 Grad drohte ein Gewitter aufzuziehen. Allmählich verschwand die Sonne hinter immer schwereren Wolken, doch es schien, als wolle es partout nicht zu regnen beginnen. Ich hoffte, es würde kräftig zu schütten anfangen, damit der Garten so richtig gewässert würde. Eine starke Brise peitschte immer wieder die luftigen Äste der Eberesche vor den Fenstern von Zimmer 330 durch, und der Raum begann sich etwas abzukühlen.

Schließlich wurde der Wind noch stärker, und in der Ferne donnerte es; schließlich setzte ein leichter Regen ein. Der Verkehr klang lauter. Türen knallten auf dem Krankenhausflur und am Toiletteneingang zu Zimmer 330. Während all dem sprach Jane in Trance weiter – und ich gab die Hoffnung auf einen echten Platzregen auf.)

Ein solcher Mensch könnte sich vorstellen, dass seine Wut oder sein Zorn das Innere eines riesigen Ballons füllt, der dann von einer Nadel durchstochen wird und durch den Druck im Inneren in tausend Fetzen explodiert, die überall hinfallen – auf den Ozean oder vom Wind aufgefangen und mitgetragen werden, auf jeden Fall aber auf eine Weise verteilt werden, die dem Patienten gefällt.

Es ist auch von größter Wichtigkeit, dass diese Menschen weiterhin Liebe empfangen und ausdrücken können. Wenn die Person den Tod ihres Ehepartners oder eines nahen Familienmitglieds betrauert, wäre es für sie oder die Familie am besten, sich ein neues kleines Haustier zu kaufen oder anderweitig zu besorgen. Der Patient sollte ermutigt werden, so viel wie möglich mit dem Haustier zu spielen, es zu füttern, zu streicheln und zu verwöhnen.

Oft weckt ein solches Vorgehen neue Liebesimpulse und kann sogar eine Wende in der ganzen Angelegenheit bewirken. Das gilt vor allem dann, wenn sich die eine oder andere positive Veränderung in anderen Bereichen des Lebens einfach zu ergeben scheint.

Das Wiedererwachen der Liebe kann Bezugssystem 2 dermaßen aktivieren, dass die Heilenergien freigesetzt werden und sie ihre wahrscheinlichen Handlungsstränge in die Lebenssituation des Menschen senden – das heißt, wenn die Kanäle zu Bezugssystem 2 geöffnet sind, dann ergeben sich sofort in allen Lebensbereichen neue Möglichkeiten. Und viele davon haben natürlich einen direkten Einfluss auf die Gesundheit und die Heilungsprozesse.

Macht eure Pause.

(*15.42 Uhr. In der Nähe war ein Donnergrollen zu hören. Als ich aufstand, um mich zu strecken, sah ich, dass ich mich vorhin geirrt hatte: Es hatte noch gar nicht zu regnen begonnen. Aber jetzt schüttete es richtig. Ich lagerte Jane um, damit ich ihr beim Essen helfen konnte, bevor ich mich um 17.45 Uhr auf den Weg zum Zahnarzt machte.*

Für den Fall, dass ihr Abendessen nicht rechtzeitig käme, hatte ich Jane etwas von meinem Mittagessen mitgebracht. Aber es kam pünktlich, als ob wir darum gebeten hätten, sodass sie fast alles gegessen hatte, bevor ich ging. Um 18.30 Uhr war ich schon wieder zurück und half ihr beim Dessert. Inzwischen hatte es aufgehört zu regnen, aber als ich schließlich zu meinem Auto ging, um nach Hause zu fahren, war es um einiges kühler als tagsüber.)

14. JUNI 1984,
15.20 UHR, DONNERSTAG

(*Heute war es deutlich kühler. Wenigstens hatte es letzte Nacht etwas geregnet. Frank und Debbie hatten Jane gestern Abend noch besucht. Sie schien sich heute etwas besser zu fühlen.*)

Nun, ich wünsche euch einen weiteren wunderbaren schönen Tag –

(„Guten Tag, Seth.")

– und wir fahren mit dem Diktat fort.

In diesen und überhaupt allen Situationen sollte man immer daran denken, dass der Körper stets versucht, sich selbst zu heilen und dass sich selbst die kompliziertesten Beziehungen zu entwirren versuchen.

(Mich überkam eine große Traurigkeit, als Seth diesen Satz äußerte.)

Trotz aller scheinbaren Unglücke im Leben stellen Entwicklung, Erfüllung und Erfolg Tod, Krankheiten und Katastrophen bei Weitem in den Schatten. Ein Neubeginn ist möglich – für jeden Menschen und in jeder Situation, und er wird, ungeachtet der vorherigen Umstände, positive Folgen mit sich bringen.

Hinter allen Krankheiten steht letztlich auf grundlegendste Weise das Bedürfnis, sich auszudrücken, und wenn Menschen das Gefühl haben, in ihrem Entfaltungsspielraum eingeschränkt zu werden, dann ergreifen sie Maßnahmen, die sozusagen die Bahn frei machen sollen.

Bevor sich gesundheitliche Probleme zeigen, kommt es fast immer zu einem Mangel an Selbstachtung oder Selbstausdruck. Dieser Mangel kann sich auch in der unmittelbaren Lebenswelt oder in sich verändernden sozialen Bedingungen zeigen. Bei der Krankheit, die AIDS genannt wird, gibt es beispielsweise Gruppen von Homosexuellen, von denen sich viele zum ersten Mal „outen", sich in Organisationen engagieren, die sich für ihre Anliegen einsetzen, und die plötzlich mit dem Argwohn und Misstrauen vieler anderer Bevölkerungsgruppen konfrontiert sind.

Sie kämpfen darum, sich auszudrücken, und ihre einzigartigen Fähigkeiten und Eigenschaften treiben sie an, werden aber allzu oft durch die Unwissenheit und das Unverständnis, mit dem sie konfrontiert werden, unterdrückt. Das führt zu einer Art <u>psychologischer Ansteckung</u>. Die Betroffenen fühlen sich noch deprimierter, weil sie gegen die Vorurteile ankämpfen müssen, die ihnen entgegengebracht werden. Viele von ihnen hassen sich fast selbst. Trotz ihrer scheinbaren Tapferkeit fürchten sie, tatsächlich unnatürliche Angehörige der Spezies zu sein.

(15.35 Uhr.) Diese Überzeugungen zersetzen das Immunsystem und führen zu den Symptomen, die mit der Krankheit verbunden sind. AIDS ist insofern ein soziales Phänomen, als dass es die tiefe Unzufriedenheit, die Zweifel und die Wut eines mit Vorurteilen behafteten Teils der Gesellschaft zum Ausdruck bringt.

Was immer an körperlichen Veränderungen auftritt, geschieht, weil der Lebenswille geschwächt ist. AIDS ist eine Art biologischer Protest, als ob die Homosexuellen symbolisch sagen würden: „Ihr könnt uns genauso gut umbringen. Wie ihr uns jetzt behandelt, ginge es uns dann vielleicht besser", oder (unterstrichen) als wäre es eine Art Selbstmorddrama mit Botschaften wie: „Seht, wohin uns eure Taten geführt haben!"

Damit will ich nicht sagen, dass AIDS-Opfer schlichtweg Selbstmörder seien – nur, dass in vielen Fällen der Lebenswille so geschwächt ist und sich eine so tiefe Verzweiflung einstellt, dass sich diese Menschen schließlich mit ihrem eigenen Tod abfinden, weil sie in der Zukunft keinen Raum mehr für ihr weiteres Wachstum oder ihre Entwicklung sehen.

Selbst die Einstellung von Ärzten und dem Pflegepersonal im Umgang mit solchen Patienten zeigt nur zu deutlich nicht nur die Angst vor der Krankheit selbst, sondern auch die Angst vor der Homosexualität, die von vielen Religionen als böse und verboten angesehen wird. In solchen Fällen laufen die Emotionen auf Hochtouren, und die AIDS-Patienten werden häufig aus der menschlichen Gesellschaft ausgestoßen. Oft werden sie sogar von ihren Freunden verlassen. Doch auch Menschen, die nicht homosexuell sind, aber ähnliche Probleme haben, können an AIDS erkranken. *(Lange Pause.)* Es ist ein großer Fehler, Menschen wie eine neuzeitliche Kolonie von Aussätzigen auszugrenzen.

Glücklicherweise wird sich die Krankheit im Zuge der sich ändernden gesellschaftlichen Bedingungen und in dem Maße, in dem die Unmenschlichkeit des Menschen gegenüber anderen Menschen selbst denjenigen mit den größten Vorurteilen klar wird, auflösen.

Macht eure Pause.

(15.47 bis 16.00 Uhr.)

Homosexuelle können von den Konzepten in diesem Buch profitieren, vor allem, wenn sie in kleinen Gruppen zusammenkommen und sich mit ihren Überzeugungen auseinandersetzen und ihren Lebenswillen, ihr Recht zu leben und die grundlegende Integrität ihres Wesens bekräftigen.

Jegliche Wut oder Aggression sollte ausgedrückt werden, ohne dass man sich jedoch zu sehr darauf konzentriert.

Viele andere Krankheiten, die sich scheinbar durch Viren oder Ansteckungen verbreiten, hängen auf die gleiche Weise mit den Problemen der Gesellschaft zusammen, und wenn die betreffenden Zustände behoben sind, verschwinden die Krankheiten weitgehend von selbst. Man darf nicht vergessen, dass es die Überzeugungen und Gefühle der Patienten sind, die die Wirksamkeit von medizinischen Verfahren, Techniken oder Medikamenten weitgehend bestimmen.

Leider ist das gesamte Bild, das sich um Gesundheit und Krankheit rankt, ein weitgehend negatives, bei dem selbst die sogenannte Präventivmedizin schwerwiegende Nachteile haben kann, da sie oft Medikamente oder Techniken empfiehlt, um ein Problem nicht nur zu bekämpfen, <u>bevor</u> es auftritt, sondern einfach <u>für den Fall</u>, dass es auftritt.

In vielen Ankündigungen zur öffentlichen Gesundheit werden routinemäßig die spezifischen Symptome verschiedener Krankheiten genannt, fast so, als ob man den medizinischen Konsumenten <u>Listen</u> von Krankheiten vorlegt, die sie schlucken müssen. Neben der herkömmlichen Medizin gibt es viele andere Techniken wie Akupunktur, Handauflegen oder die Arbeit von Menschen, die als Heiler bekannt sind. Das Problem ist, dass diese anderen Techniken nicht ausreichend überprüfbar sind, um ihren Nutzen ehrlich einschätzen zu können.

Die körpereigenen Heilungsprozesse sind jedoch <u>ständig</u> aktiv – und deshalb rate ich dringend dazu, sich auf sie zu verlassen, parallel zur jeweiligen medizinischen Hilfe, die angebracht erscheint. Aber ein Mensch muss – auch als Patient – immer die Wahl und das Recht haben, jede vorgeschlagene Behandlung abzulehnen.

(16.14 Uhr.) Im Mittelpunkt steht jedoch immer das lebenswichtige System der Überzeugungen des Individuums und der Wert, den es seinem Körper und seinem Geist beimisst.

Wir haben uns mit recht gravierenden Krankheiten befasst, aber die gleichen Konzepte gelten auch in anderen Bereichen. Es gibt zum Beispiel Menschen, die eine Reihe höchst unbefriedigender Beziehungen durchleben, während ein anderer Mensch stattdessen vielleicht eine Reihe wiederkehrender Krankheiten durchmacht. Trotz aller Probleme wirkt die Lebenskraft im Leben eines jeden Menschen kontinuierlich und kann jederzeit die tiefgreifendsten, wohltuendsten Veränderungen bewirken. Es geht darum, den Geist so weit wie möglich von Überzeugungen zu befreien, die das feine, reibungslose Funktionieren der Lebenskraft behindern, und aktiv jene Überzeugungen und Einstellungen zu fördern, die die Gesundheit und die Entwicklung aller Aspekte der Heilerfahrung begünstigen.

(16.25 Uhr.) Ende des Diktats.

Ich aktiviere einmal mehr jene Koordinaten, die euren geistigen und körperlichen Frieden fördern und eure Heilungsprozesse beschleunigen.

Einen schönen guten Abend.

(„Auf Wiedersehen, Seth. "

16.26 Uhr. Es war niemand gekommen, um Janes Vitalwerte zu messen – was bedeutete, dass das Personal hinter dem Zeitplan zurücklag. Tatsächlich erschien auch für die restliche Zeit, die ich dort war – bis 19.10 Uhr – niemand, um ihre Werte zu überprüfen. Für einmal sprachen wir das Gebet nicht gemeinsam. In letzter Zeit wollte sie es immer nach dem Mittagessen sprechen. „Ich werde zu traurig, wenn du dich zum Gehen bereit machst", sagte sie, „um es dann noch einmal mit dir sprechen zu wollen".

Carla, die Hilfskraft, die Jane gewöhnlich dabei half, mich spät abends anzurufen, war in Urlaub. Heute Nachmittag haben wir darüber spekuliert, dass sie wohl bald zurückkehren wird. Vielleicht geht es Jane besser, wenn sie mich wieder anrufen kann.)

KAPITEL 12

Frühe Todes- oder Krankheitsfälle und reinkarnative Einflüsse

15. Juni 1984,
15.12 Uhr, Freitag

Nun, ich wünsche euch erneut einen wunderbaren Tag –
(*„Guten Tag, Seth."*)
– und wir fahren mit dem Diktat fort.

Bevor wir uns mit anderen Formen von Gesundheit und Krankheit befassen, wie sie sich normalerweise zeigen, möchte ich auf mehr oder weniger außergewöhnliche Zustände zu sprechen kommen – körperliche oder seelische Dilemmata während der ersten Lebensjahre, die oft weder Ursache noch Sinn zu haben scheinen.

Entweder hat das Universum einen Sinn oder es hat keinen. Da das Universum aber <u>tatsächlich</u> einen Sinn hat, muss es selbst für Zustände, die chaotisch, grausam oder grotesk erscheinen, einen Grund und eine Ursache geben. *(Lange Pause.)* Aber auch in solchen Fällen kann das Individuum zum einen oder anderen Grad tatsächlich neu beginnen – oder zumindest können diejenigen, die der betreffenden Person am nächsten stehen, anfangen, einen größeren Lebensrahmen zu erkennen, in den selbst die schlimmsten physischen Gegebenheiten irgendwie eingeordnet werden können.

In vielen Fällen sind es die Eltern solcher Nachkommen, die stärker als ihre Kinder leiden, da diese Familien scheinbar zu Unrecht durch das größte Unglück getroffen wurden.

Wir hoffen, diesen größeren Existenzrahmen noch weiter erklären zu können, denn er wirkt sich in der Tat auch auf alle anderen Aspekte des menschlichen Lebens aus.

Nächstes Kapitel: „Frühe Todes- oder Krankheitsfälle und reinkarnative Einflüsse."

(15.23 Uhr.) Wie ich bereits erwähnt habe, können die Gründe für die meisten körperlichen, geistigen, spirituellen oder emotionalen Probleme im aktuellen

Leben gefunden werden, und aufgrund der Natur der simultanen Zeit können neue Überzeugungen <u>in der Gegenwart</u> auch die der Vergangenheit beeinflussen.

Es ist grundsätzlich möglich, dass gegenwärtige Überzeugungen die Überzeugungen <u>eines scheinbar vergangenen</u> Lebens tatsächlich verändern. Ich möchte noch einmal darauf hinweisen, dass alle Leben gleichzeitig gelebt werden – allerdings <u>mit unterschiedlichen Ausrichtungen</u>. Aufgrund eurer konventionellen Zeitvorstellungen ist es jedoch einfacher, von Leben zu sprechen, die vor oder nach einem anderen stattfinden.

Wie gesagt wird niemand für Verbrechen bestraft, die in einem früheren Leben begangen wurden, und ihr seid in jedem Leben einzigartig. *(Lange Pause.)* Die euch innewohnende Intelligenz, die euch jedes Leben beschert, beschert euch auch die Bedingungen für jedes Leben. Ihr – oder viele von euch – glaubt bestimmt, dass sich die meisten Menschen stets dafür entscheiden würden, gesund und unversehrt geboren zu werden, in einer wunderbaren Umgebung, mit liebevollen Eltern und ausgezeichneten Genen – mit anderen Worten gesund, wohlhabend und unter weiser Anleitung aufzuwachsen.

Das Leben ist jedoch viel zu tiefgründig und vielfältig und erfordert tiefgreifende emotionale Reaktionen und Handlungen, die durch keine noch so günstigen Umstände *(lange Pause)* angemessen befriedigt werden können.

(15.34 Uhr.) Eure Spezies ist voller Neugier und Begeisterung und hat ein starkes Bedürfnis zu forschen und zu entdecken, sodass selbst ein Mann, der in mehreren Leben als König geboren wurde, sich irgendwann langweilt und beschließt, eine andere oder gegensätzliche Erfahrung zu erleben.

In manchen Leben werdet ihr also in privilegierten Verhältnissen geboren, in anderen hingegen in Armut und Entbehrung. Im einen Leben kommt ihr vielleicht mit hervorragender Gesundheit, hoher Intelligenz und einem scharfen Verstand zur Welt, während ihr in einem anderen Leben womöglich krank, physisch eingeschränkt oder mit geistigen Defiziten geboren werdet.

Es scheint auch, dass jeder Fötus von Natur aus den Wunsch haben muss zu wachsen, unversehrt aus dem Mutterleib zu kommen und sich zu einer natürlichen Kindheit und zum erwachsenen Menschen zu entwickeln. *(Pause.)* Aber <u>geradeso viele Föten</u> wollen die Erfahrung machen, Fötus zu sein, ohne die anderen Stadien zu durchlaufen. Sie haben nicht die Absicht, sich vollständig zu einem Menschen zu entwickeln. Tatsächlich erforschen viele Föten <u>dieses Element</u> der Existenz unzählige Male, bevor sie sich entscheiden, noch weiter zu gehen und normal aus dem Mutterleib hervorzukommen.

Auch Föten, die sich nicht entwickeln, tragen zur Gesamterfahrung des Körpers bei, und sie sind mit ihrer Existenz zufrieden. Diese Aspekte zu verstehen, kann wesentlich dazu beitragen, die Fragen im Zusammenhang mit frühen Todesfällen, Krankheiten und spontanen Aborten zu klären.

Macht eure Pause.

(15.45 bis 15.52 Uhr.)

All dies gehört zu den kontinuierlichen Grundströmungen des Lebens, und dasselbe gilt auch für viele andere Spezies, deren Nachkommenschaft schon sehr früh im Leben stirbt.

Hierbei ist <u>weder ein gefühlloses Universum noch eine gleichgültige Natur am Werk</u>, sondern Bewusstseinsanteile, die, auf welchen Ebenen auch immer, bestimmte Erfahrungen wählen, die das Lebensumfeld nähren und Befriedigungen bringen, die sich vielleicht nie an der Oberfläche des Lebens zeigen.

Im Falle des Menschen drängen sich aber sicherlich viele Fragen auf. Ich möchte keine Verallgemeinerungen vornehmen, denn dafür ist jede Lebenssituation zu einzigartig. Aber ich möchte darauf hinweisen, dass nicht alle Föten unbedingt die Absicht haben, sich ganz normal zu einem Baby zu entwickeln und dass, wenn die Medizin mit ihren Techniken *(lange Pause)* eine normale Geburt herbeiführt, sich das Bewusstsein des Kindes vielleicht nie völlig mit der körperlichen Erfahrung <u>verbunden</u> fühlt.

Möglicherweise entwickelt das Kind eine Krankheit nach der anderen oder es zeigt einfach eine seltsame <u>Abneigung</u> dem Leben gegenüber – einen fehlenden Enthusiasmus, bis es schließlich in einigen Fällen in jungen Jahren stirbt. Ein anderes Kind mag aber unter den gleichen Umständen seine Meinung ändern und sich entscheiden, die Erfahrung eines ganz normalen Lebens zu machen.

Manche Menschen finden es unnatürlich, dass es Tiermütter gibt, die sich weigern, ihren Nachwuchs zu ernähren, oder ihn sogar angreifen – aber in diesen Fällen ist sich die Tiermutter instinktiv der Umstände bewusst und handelt so, um den Nachwuchs vor künftigem Leid zu bewahren.

Ich plädiere hier keinesfalls dafür, missgebildete Säuglinge zu töten; vielmehr möchte ich hervorheben, dass selbst in den schwersten Fällen solche Zustände eine Bedeutung haben, und das betroffene Bewusstsein kann sich dann für eine andere Art von Erfahrung entscheiden.

Es gibt auch völlig gesunde, normale Kinder, die schon im Voraus für sich entschieden haben, dass sie <u>nur bis zur Schwelle</u> des Erwachsenenalters leben werden – glücklich und erfüllt von Träumen und Versprechungen, aber ohne

Enttäuschungen, Bedauern oder Kummer. Solche jungen Menschen sterben an Krankheiten oder Unfällen, aber sie gehen in den Tod wie Kinder nach einem herrlichen Tag. In den meisten Fällen wählen sie einen schnellen Tod.

Auf die eine oder andere Weise versuchen diese Kinder, ihre Gefühle den ihnen nahestehenden Personen zu schildern, um den Schock zu mildern. In der Regel handelt es sich bei diesen Menschen nicht um Selbstmörder im herkömmlichen Sinne – obwohl sie es sein können.

(16.12 Uhr.) Die größten Unterschiede im menschlichen Verhalten zeigen sich vielleicht in den geistigen Eigenschaften, und deshalb sind Eltern oft besonders niedergeschlagen und verzweifelt, wenn sich eines ihrer Kinder als das erweist, was man allgemein als geistig zurückgeblieben betrachtet. Zunächst einmal handelt es sich bei diesem Begriff um ein Urteil, das von anderen gefällt wird, und eine betreffende Persönlichkeit mag sich in ihrer Wahrnehmung der Realität ganz wohlfühlen und sich des Unterschieds erst bewusst werden, wenn sie von anderen damit konfrontiert wird. Die meisten dieser Menschen sind eher friedlich als gewalttätig, und ihre emotionale Erfahrung kann tatsächlich Nuancen und Tiefen umfassen, die normalen Menschen unbekannt sind.

Viele nehmen die Realität einfach aus einem anderen Blickwinkel wahr, indem sie ein Problem durchfühlen statt durchdenken.

(16.17 Uhr. Jane machte eine Pause, als wir hörten, wie jemand offenbar den Medikamentenwagen auf dem Flur in Richtung unseres Zimmers schob. Dann wurde es still. Als ich nachsah, war kein Wagen in Sicht. Auch keine Hilfskraft oder Krankenschwester war zu sehen. Es war, als wären wir allein auf der Etage.

Ich schlug Jane vor, die Sitzung trotzdem zu beenden, da ich an diesem Abend ohnehin nicht mehr als das bereits durchgegebene Material abtippen könnte, und außerdem musste ich noch Lebensmittel einkaufen gehen.)

Ich wünsche euch einen schönen guten Abend – und aktiviere erneut jene Koordinaten, die den Frieden von Körper und Geist fördern und die Heilungsprozesse beschleunigen.

(„Danke.“

16.20 Uhr. Es war immer noch sehr ruhig. Niemand war gekommen, um Janes Vitalwerte zu überprüfen. Auch gestern sei niemand gekommen, sagte Jane. Handelte es sich um neue Richtlinien? Eine Krankenschwester hatte Janes Darvoset und Aspirin gebracht, aber das war alles.)

16. Juni 1984,
15.23 Uhr, Samstag

Nun, ich wünsche euch einen weiteren wunderbaren Tag –

(*„Guten Tag, Seth."*)

– und wir fahren mit dem Diktat fort.

In Wirklichkeit sind all die scheinbar irregulären genetischen Variationen, die in der menschlichen Entwicklung häufig auftreten, für die Flexibilität des gesamten genetischen Systems unerlässlich.

Es wäre zum Beispiel nicht förderlich zu versuchen, diese scheinbar unvorteilhaften, abweichenden genetischen Merkmale „herauszuzüchten". Das physische System würde zu starr werden, die Kraft seiner natürlichen Vielfalt verlieren und schließlich dem menschlichen Überleben im Wege stehen.

Diese Gefahr besteht jedoch kaum, da eine solche Aufgabe, selbst mit der am weitesten entwickelten Technologie, kaum zu bewältigen wäre – und schon der Versuch, dies zu tun, könnte sofort eine Reaktion des gesamten genetischen Systems auslösen, sodass sich als Ausgleich noch häufiger neue Varianten entwickeln würden.

Es gibt Menschen, die sich im Vorfeld – im einen oder anderen Leben – dafür entscheiden, ein solches abweichendes genetisches Erbe aus persönlichen Gründen zu akzeptieren – oft, um das Leben von einer seiner einzigartigsten Seiten zu erleben, und manchmal auch, um das Wachstum anderer Fähigkeiten zu fördern, die sonst vielleicht nicht zum Tragen kämen.

Das menschliche Bewusstsein erfährt normalerweise eine große Spannbreite an Rhythmen und unterschiedlichen Bewusstseinszuständen, und seine erstaunliche Flexibilität hängt nicht zuletzt davon ab, dass es nicht starr ist, dass es spontane Neigungen hat und dass es neugierig, interessiert, entdeckungsfreudig und empfindsam ist.

(*Lange Pause um 16.35 Uhr.*) Es wird zwar nur selten bemerkt, aber viele sogenannte geistig minderbemittelte Menschen verfügen über einzigartige Lernfähigkeiten – das heißt, oft lernen sie das, was sie lernen, auf eine andere Weise als die meisten anderen Menschen. Viele beherrschen Fähigkeiten, die von anderen nicht erkannt werden und die sehr schwer zu erklären sind. Sie mögen beim Lernprozess selbst Chemikalien auf eine andere Weise nutzen als die übrigen Menschen. (*Lange Pause.*) Manche haben sogar ein besseres Verständnis für den physischen und psychischen Raum. Auch ihre emotionalen Kompetenzen sind oft weit fortgeschritten, und es ist durchaus möglich, dass sie mathematisch und musikalisch begabt sind, auch wenn diese Begabungen vielleicht nie ausgelebt werden können, da sie nicht erkannt werden.

Viele Menschen mit Defiziten sind <u>auf ihre Weise</u> für die Entwicklung der Menschheit ebenso wichtig wie Genies, denn beide bewahren die elastische Natur des menschlichen Bewusstseins und fördern seine Anpassungsfähigkeit.

Jeder Mensch erschafft, wie gesagt, seine eigene Realität, aber jedes Familienmitglied hat auch Anteil an der Realität der anderen. Daher können ungewöhnliche genetische Abweichungen oft auch dazu dienen, bei den Familienmitgliedern Verständnis, Mitgefühl und Einfühlungsvermögen zu wecken – und auch diese Eigenschaften sind für die menschliche Entwicklung von entscheidender Bedeutung.

Weil die Gründe für solche Zustände so vielfältig sein können, sollte das Leben auch angesichts von Abweichungen gefördert werden. Da das betreffende Bewusstsein seine eigenen Gründe zu leben hat, wird es selbst aus den schlimmsten Bedingungen das Beste machen.

(15.48 Uhr. Eine Krankenschwester kam herein, um Janes Temperatur zu messen. Sie war etwas erhöht. Jane ärgerte sich über die Schwankung, obwohl ich sie als normal ansah. Das Personal hatte Janes Werte in den letzten zwei Tagen nicht gemessen. Die Schwester sagte mir jetzt, dass sie ihren Blutdruck und ihren Puls nicht regelmäßig kontrollierten, vor allem, wenn sie viel zu tun hätten. Jane ist das egal.

Eine andere Krankenschwester kam herein, um Jane ihr Darvoset/Aspirin zu geben. Jane rauchte eine Zigarette und aß dann ein paar Käsebällchen, um den beißenden Geschmack des Darvoset loszuwerden. Dann las ich ihr den letzten Satz vor. Weiter um 16.03 Uhr.)

Wenn stattdessen das Bewusstsein entgegen seinen Absichten durch medizinische Verfahren am Leben erhalten wurde, wird es sein physisches Leben auf die eine oder andere Weise selbst beenden.

(Lange Pause.) Es scheint, dass Säuglinge keine Glaubenssysteme haben und daher in keiner Weise für ihre eigene Realität verantwortlich sein können. Wie bereits erwähnt, besitzen jedoch die <u>Körperzellen</u> im Rahmen ihrer biologischen Neigungen zu Gesundheit und Entwicklung selbst ein entsprechendes System. Auch in Fällen, in denen das physische Überleben sinnlos erscheint, ist es dem Organismus möglich, <u>seinen Kurs entscheidend zu ändern</u>.

Kinder, die als geistig minderbemittelt oder sogar als schwachsinnig bezeichnet werden, können sich oft weit über die Prognosen der medizinischen Wissenschaft hinaus entwickeln – vor allem, wenn sie von liebevollen Eltern unterstützt werden, die sie ständig fördern und ihr Interesse wecken.

Das soll nicht heißen, dass <u>alle</u> diese Kinder zu Hause betreut werden sollten oder dass Eltern ein schlechtes Gewissen haben müssen, wenn sie aufgrund der Umstände gezwungen sind, ihren Nachwuchs in einer Einrichtung unterzubringen. Oftmals ist es jedoch die Intuition der Eltern, die ihnen den richtigen Weg weist. Versteht man, dass es tatsächlich einen Grund für solche Situationen gibt, dann können die Eltern schon allein durch diese Erkenntnis entlastet werden und entscheiden, welchen Weg sie in ihrem speziellen Fall einschlagen sollen.

(Sehr lange Pause, Augen geschlossen.)

Ende des Diktats. Ich intensiviere einmal mehr jene Koordinaten, die euren Frieden von Körper und Geist fördern und eure Heilungsprozesse anregen – und ich wünsche euch einen schönen frühen Abend.

(„Auf Wiedersehen, Seth."

16.16 Uhr: Als ich mich für heute verabschiedete, fragte mich Jane, was ich von den Sitzungen hielte. Ich sagte, sie seien sehr gut – und meinte es auch so. Ich hätte auch nichts anderes erwartet, sagte ich ihr. Jane sagte, sie und Seth hätten versucht, einige ziemlich schwierige Themen auf ganz bestimmte Art und Weise zu behandeln, damit sie nicht zu düster würden, und sie hätten schließlich optimistische Erklärungen gefunden. Ich zitiere sie hier allerdings nicht ganz wörtlich.)

17. JUNI 1984, 14.41 UHR, SONNTAG

(Heute war es kalt und bewölkt, als ich zum Krankenhaus fuhr. Letzte Nacht hatte es etwas geregnet, und heute Morgen schien es mir in Zimmer 330 eher kühl, aber Jane fand die Temperatur angenehm.

Carla war aus dem Urlaub zurück, und ich hoffte, sie würde Jane helfen, mich heute Abend anzurufen. Als ich heute Nachmittag in Zimmer 330 ein Nickerchen machte, rief Margaret Bumbalo an und lud mich für heute Abend zum Essen ein.)

Nun, ich wünsche euch erneut einen wunderbaren schönen Tag –

(„Guten Tag, Seth.")

– und wir fahren mit dem Diktat fort.

Im Rahmen von Reinkarnationsforschungen kommt es gelegentlich vor, dass sich Menschen an ein früheres Leben erinnern, aber die konventionellen Zeitvorstellungen sind so stark, dass die sogenannte Zukunftserinnerung ausgeblendet wird.

Anders gesagt, ist sich das innere Selbst all eurer Existenzen bewusst. Es sieht, wo und wie eure vielen Leben ineinandergreifen. Das innere Selbst erscheint euch nur deshalb manchmal so fremd oder weit entfernt und <u>losgelöst</u> vom euch bekannten Selbst, weil ihr von Geburt an so sehr nach außen orientiert seid. Es wäre für euch unmöglich, euch all der winzigen Details bewusst zu sein, die es auch nur in einem einzigen Leben gibt; euer Bewusstsein wäre so voll und unübersichtlich, dass ihr nicht in der Lage wärt, Entscheidungen zu treffen oder den freien Willen zu nutzen.

Noch schwieriger wäre es, die Informationen vieler Leben auf einmal zu bewältigen. Nach euren Begriffen braucht „es" Zeit zum Denken, und ihr wärt daher so sehr ins Denken selbst vertieft, dass ihr nicht mehr handeln könntet. Das innere Wissen all eurer Leben gehört von eurem Standpunkt aus in dieselbe Kategorie wie die automatischen Prozesse, die eurer Existenz zugrunde liegen.

Das heißt, dass ihr über eure anderen Leben im Grunde genauso Bescheid wisst, wie ihr wisst, wie man atmet oder die Nahrung verdaut. Es handelt sich um eine andere Art von Wissen. Das soll nicht heißen, dass alles bewusste Wissen über eure Reinkarnationsexistenzen für immer außerhalb eurer Reichweite liegt – denn durch verschiedene Übungen könnt ihr in der Tat lernen, einige dieser Informationen abzurufen. Es bedeutet jedoch, dass ihr euch innerlich all eurer Existenzen bewusst seid und dass das in einem Leben erworbene Wissen automatisch auf ein anderes Leben übertragen wird, egal ob es sich dabei um ein gegenwärtiges, vergangenes oder zukünftiges Leben handelt.

(14.54 Uhr.) Es kann also sein, dass ihr viele verschiedene Arten von Erfahrungen ausprobiert, euch manchmal mit überragenden Eigenschaften und Kräften ausstattet und euch vor allem auf die Kräfte des Körpers verlasst, während ihr zur gleichen Zeit in einem anderen Leben ungewöhnliche geistige Fähigkeiten einsetzt und entwickelt und euch an den Triumphen des schöpferischen Denkens erfreut, während ihr die Beweglichkeit und Kraft des Körpers weitgehend ignoriert.

Ich will damit nicht sagen, dass ihr euch zwangsläufig mit gegensätzlichen Verhaltensformen auseinandersetzt, denn es gibt unendlich viele Varianten – jede davon ist einzigartig, da sich das Bewusstsein durch körperliche Empfindungen ausdrückt und versucht, alle möglichen Bereiche der emotionalen, spirituellen, biologischen und mentalen Existenz zu erkunden.

Ich möchte betonen, dass in jedem Leben <u>der freie Wille voll zur Geltung kommt</u>, sobald die <u>Bedingungen</u> für dieses Leben festgelegt sind.

Macht eine Pause, und dann fahren wir fort.

(Jane rauchte eine Zigarette, während ich etwas Post bearbeitete. Es regnete leicht. Weiter um 15.36 Uhr.)

Wenn man also in armen oder unglücklichen Verhältnissen geboren wurde, wird der freie Wille die Umstände dieser Geburt nicht ändern. Er <u>kann</u> euch aber helfen, als Erwachsene durch die von euch getroffenen Entscheidungen wohlhabend zu werden. Es sollte hilfreich und sicherlich auch ein wenig tröstlich sein zu erkennen, dass selbst unglückliche Geburtsbedingungen nicht von einer äußeren Instanz aufgezwungen, sondern auf den inneren Ebenen eurer eigenen Realität gewählt wurden.

Das Gleiche gilt für fast jede andere Situation. Die Religionen vertreten in Bezug auf das Wesen des Leidens im Allgemeinen einige völlig gegensätzliche Vorstellungen. Einige glauben, dass Leiden eine von Gott gesandte Strafe für vergangene oder gegenwärtige Sünden oder sogar für Unterlassungen sei, während andere religiöse Strömungen darauf bestehen, dass Leiden von Gott als Beweis für seine besondere Liebe zum betreffenden Menschen geschickt werde: „Gott muss dich sehr lieben, da er dir so viel Leid geschickt hat." *(Was mehrere Krankenschwestern Jane gesagt hatten.)*

Diese und ähnliche Äußerungen werden häufig gegenüber kranken Menschen gemacht. Man geht davon aus, dass es für die Seele gut ist zu leiden, dass es ein Weg ist, für seine Sünden zu büßen, und es wird gewissermaßen angedeutet, dass man für das Leiden in diesem Leben im Himmel mehr als entschädigt wird.

Solche Konzepte bestärken den Einzelnen darin, sich als Opfer zu fühlen, das keinerlei Kontrolle über die eigenen Lebensumstände hat.

(Das weckt in mir doch zugleich meinen Sinn für Ironie und Bestürzung – denn die Krankenschwestern, die Jane solche Dinge gesagt haben, sind vermutlich bei besserer Gesundheit. Sie deuteten damit an, dass Gott Jane mehr liebte als sie und dass er dies im Himmel zeigen würde. Auf welche Art von Himmel können sich die gesünderen Menschen dann noch freuen? Sicherlich nur auf einen, der auf unbekannte Art und Weise weniger schön ist. Das sollte solchen Menschen zu denken geben …)

Stattdessen sollte man sich klarmachen, dass das Leiden, so unangenehm es auch sein mag, im Zusammenhang mit der gesamten Existenz einen Sinn hat – und dass es einem nicht von einer ungerechten oder gefühllosen äußeren Kraft oder Natur aufgebürdet wurde.

Bis zu einem gewissen Grad kann diese Art von Verständnis dazu beitragen, das Leiden selbst in gewissem Maße zu lindern. Ich vertrete aber auch keinen fatalistischen Ansatz, der mehr oder weniger sagt: „Ich habe mich auf einer Ebene, die ich nicht verstehe, für diesen oder jenen unglücklichen Zustand entschieden, und deshalb liegt die ganze Angelegenheit nicht in meiner Hand. Es gibt nichts, was ich dagegen tun könnte."

Zum einen können fast alle Situationen, auch die drastischsten, zum Besseren verändert werden, und allein der Versuch, dies zu tun, kann das Gefühl der Kontrolle über die eigenen Lebensumstände stärken. Das bedeutet nicht, dass diese widrigen Umstände unbedingt über Nacht verändert werden können (obwohl auch das <u>im Idealfall</u> möglich ist), sondern dass das Gefühl der Kontrolle über das eigene Leben alle geistigen und körperlichen Heilkräfte fördert.

(15.52 Uhr.) Was den „Neubeginn" an einem solchen Punkt betrifft, so sollte man vor allem daran denken, nicht zu schnell zu viel zu erwarten, während man gleichzeitig anerkennt, dass sofortige Heilungen tatsächlich eine Wahrscheinlichkeit darstellen.

Auch hier sind Gedankenspiele, das Einbringen von Humor und Ablenkung äußerst wertvoll, damit man sich nicht zu sehr überfordert. Manche Menschen versuchen zu sehr, spontan zu sein, während andere vor der Spontaneität selbst Angst haben. Beim Wissen um Reinkarnationsleben <u>handelt</u> es sich um spontanes Wissen, aus dem man tiefe Einsichten gewinnen kann. Dies ist dann möglich, wenn man nicht danach sucht, sondern wenn man mit dem gesamten Konzept so sehr vertraut ist und erkennt, dass solches Wissen vorhanden ist.

Ich mag zurückkehren oder auch nicht. Und noch einmal: Ich aktiviere jene Koordinaten, die euren Seelen- und Körperfrieden fördern und eure Heilungsprozesse beschleunigen.

(„Auf Wiedersehen, Seth."

15.58 Uhr. Jane rief heute Abend gegen 22.00 Uhr noch an, als ich mich gerade hingesetzt hatte, um mit dem Abtippen dieser Sitzung zu beginnen. Ich war viel länger als geplant bei den Bumbalos geblieben. Das Abendessen war köstlich gewesen, und danach unterhielten John und ich uns noch angeregt über zahlreiche Themen. Er hatte Janes letztes Buch gelesen, Die Ausbildung von Überseele Sieben, *und es hatte ihm sehr gefallen.)*

18. JUNI 1984,
16.02 UHR, MONTAG

(Gestern Nacht und heute Morgen hatte es zeitweise stark geregnet. Ein Vertreter von Stillpoint rief heute Morgen an. Er sagte, ein befreundeter Anwalt habe erklärt, wir besäßen die Rechte an allen Kassetten, die von unseren Arbeiten gemacht würden, sei es von Büchern für Blinde oder was auch immer. Er möchte nach Elmira kommen, und so sagte ich, ich würde mit ihm sprechen. Jane wird er aber nicht treffen. Er ist ganz heiß darauf, sich mit den Kassetten von Seth zu befassen und bezeichnet sie als Trend der Zukunft – anstelle von Büchern. Dem kann ich nicht ganz zustimmen.)

Nun, ich wünsche euch einen weiteren wunderbaren, guten Tag –

(„Guten Tag, Seth.")

– und wir fahren mit dem Diktat fort.

Das reinkarnative Erbe ist sehr umfangreich, und es kann unter bestimmten Bedingungen dazu neigen, sich zur Geltung zu bringen.

Ich spreche nicht von gewöhnlichen, sondern von eher <u>ungewöhnlichen</u> Ereignissen, bei denen auf die eine oder andere Weise Reinkarnationserinnerungen in das gegenwärtige Leben durchzuschimmern scheinen. Wie gesagt ist das keine gängige Erfahrung und kommt nur selten vor. Solche Vorkommnisse treten gelegentlich bei ganz bestimmten Gelegenheiten auf, etwa während Phasen schlechter Gesundheit oder scheinbarer Senilität. Sie neigen eher dazu, sich während der Adoleszenz zu ereignen, aber ich möchte ausdrücklich betonen, dass es sich hier um außergewöhnliche Fälle handelt.

Ältere Menschen beginnen oft, ihr Bewusstsein in einer Weise zu trainieren, wie sie es früher nicht getan haben. Möglicherweise gibt es weniger Ablenkungen, von denen ihre Gedanken absorbiert werden. Vielleicht sind sie einsam und begeben sich dann, auch für sie selbst ganz überraschend, auf die Suche nach anderen Erfahrungen – Erfahrungen, die in der physischen Welt unter den Umständen, in denen sie sich befinden, kaum zu erleben sind.

Da sie oft verängstigt und bezüglich der Zukunft unsicher sind, neigen sie dazu, sich gedanklich in ihre frühe Kindheit zurückzuversetzen, nach ihren frühesten Erinnerungen zu greifen und im Geiste zu versuchen, Trost aus den erinnerten Klängen geliebter Stimmen zu ziehen – nur um dann im Geiste andere Bilder zu sehen, als sie erwartet hatten, oder andere Stimmen zu hören, als die, nach denen sie sich sehnten.

(16.13 Uhr. Eine Krankenschwester maß Janes Temperatur – sie betrug fast 39

Grad. Jane wurde wütend. Die Pflegerin sagte, es könne daran liegen, dass der Tag heiß und schon sehr schwül sei; außerdem hatte Jane gerade eine Zigarette geraucht. Ich machte das zweite Fenster weit auf. Es sah nach Regen aus. Dann las ich Jane den letzten Absatz vor. Weiter um 16.15 Uhr.)

In der Tat können sich Fragmente vieler Episoden aus vielen anderen Leben in ihr Bewusstsein drängen, und in den meisten Fällen sind sie natürlich völlig unvorbereitet auf eine solche Erfahrung. Andererseits sind solche Episoden in der Regel sehr beruhigend, denn mit ihnen geht die innere Gewissheit einher, dass sie schon viele Male gelebt haben.

Die betroffenen Personen kehren dann zwar wieder zu ihrem normalen Bewusstsein zurück, aber haben sie während des Geschehens gesprochen oder gemurmelt, könnte jemand, der sie beobachtet hat, fälschlicherweise meinen, sie seien im Delirium gewesen. Unter diesen Bedingungen sollten keine Medikamente verschrieben werden, es sei denn, der Patient wird sehr unruhig und verwirrt und bittet darum. In den meisten Fällen haben die Erlebnisse jedoch keine schädlichen Nebenwirkungen.

Die gleiche Art von Ereignis kann in Zeiten schlechter Gesundheit oder bei übermäßigem Drogenkonsum auftreten. Unter Drogeneinfluss sind sie jedoch weniger leicht zu kontrollieren, da das Bewusstsein während Stressphasen nicht über die volle Flexibilität verfügt. Das Gleiche kann in der Adoleszenz geschehen und leicht als schizophrene Episoden fehlinterpretiert werden.

(16.25 Uhr. Eine Pflegerin brachte Janes Darvoset/Aspirin. „Ich beende die Sitzung", sagte Jane, da es schon spät wurde. Weiter um 16.30 Uhr, nachdem ich Jane die letzten Zeilen vorgelesen hatte.)

Das kommt vielleicht häufiger vor als die anderen genannten Fälle, aber normalerweise wiederholen sich solche Vorfälle nicht. Sie verbleiben nur als Erinnerung, nachdem sie den Geist der betreffenden Person für größere Visionen des Lebens als diejenigen geöffnet haben, die sie vielleicht vorher hatte.

Ende des Diktats.

Ich aktiviere erneut jene Koordinaten, die euren körperlichen und geistigen Frieden fördern und so eure Heilungsprozesse verstärken.

(„Danke." 16.32 Uhr.

Kurz bevor ich mich von Jane verabschiedete, hatte es leicht zu regnen begonnen. Aber als ich nach Hause fuhr, ging der sanfte Regen rasch in einen Wolkenbruch über. Der Regen war zeitweise so intensiv, dass ich kaum sehen konnte, wohin ich fuhr. Ich empfand die Situation als erfrischend und aufregend zugleich).

19. Juni 1984,
14.41 Uhr, Dienstag

(Das Krankenhaus war heute alles andere als ein ruhiger Ort, denn unterhalb unseres Fensters fuhren Feuerwehr- und Polizeiautos mit heulenden und kreischenden Sirenen vor, und auf dem Flur vor Zimmer 330 schoben Leute Wagen umher, die klapperten und sich anhörten, als ob ein Haufen Töpfe und Pfannen herumgeschleudert würde – und das alles, als sich Jane bereit machte, mit der Sitzung zu beginnen. Ich konnte nicht umhin, mich zu fragen, was ein Patient täte, der wirklich ein wenig Ruhe und Frieden bräuchte.)

Nun, ich wünsche euch einen wunderschönen guten Tag –

(„Guten Tag, Seth.")

– und wir fahren mit dem Diktat fort.

Bislang haben wir uns mit widersprüchlichen Überzeugungen beschäftigt – und die meisten davon können allein im Rahmen dieses Lebens angegangen werden.

(Jetzt ertönte das Notrufsignal vor unserer Tür, und dann wurde ein Chirurg ausgerufen.)

Diese Überzeugungen können physische oder geistige Auswirkungen haben, obwohl in den meisten Fällen nicht beides gleichzeitig auftritt. Wir haben uns mit einigen der zahlreichen physischen Dilemmata befasst, die sich ergeben können. In anderen Fällen durchlebt der Betroffene Probleme auf geistiger oder emotionaler Ebene. Ein Teil der Persönlichkeit möchte vielleicht von ganzem Herzen *(lange Pause)* seine persönliche Kraft zum Ausdruck bringen und seine Energie und Stärke ausleben und einsetzen. Ein anderer Teil der Persönlichkeit hat vielleicht geradeso viel Angst vor der Macht oder ihrer Nutzung, wie der andere Teil in ihr aufgeht.

Statt die üblichen physischen Komplikationen zu entwickeln, handelt ein Teil der Persönlichkeit manchmal tatsächlich mit Zuversicht, Kraft und Energie, während ein anderer, ebenso gültiger Teil, sich weigert, Energie oder Kraft in irgendeiner Weise einzusetzen. Die Ansichten sind so gegensätzlich und als Gegner so ebenbürtig, dass es die bewusste Persönlichkeit kaum ertragen kann, sich beider gleichzeitig gewahr zu sein –

(14.50 Uhr. Georgia, Mary Jean und Jan kamen herein, um ein bisschen herumzualbern, schokoladenüberzogene Graham Cracker zu essen und versteckte Anspielungen auf die Geburtstagsparty zu machen, die für morgen für mich geplant war.

Ich tat so, als hätte ich keine Ahnung. Sie fragten mich, was mein Lieblingskuchen sei, während sie mir den ihren nannten – und ich sagte Schokokuchen mit Schoko-glasur.

Um 14.58 Uhr las ich Jane die letzte Zeile der Sitzung vor.)

In solchen Fällen drückt sich ein Teil der Persönlichkeit aus und verfügt über die üblichen bewussten Fähigkeiten, während der andere Teil ruhig, latent und unausgedrückt bleibt.

Die betreffende Person kann dann über einen mehr oder weniger langen Zeitraum hinweg zielstrebig, kraftvoll, energisch und entschieden handeln. Plötzlich und ohne Vorwarnung kann dann aber <u>manchmal</u> der verängstigte, inaktive Teil der Persönlichkeit die normalen Bewusstseinsfähigkeiten übernehmen – und sich depressiv und wortkarg verhalten und nur sehr schlecht mit anderen kommunizieren.

Ein Teil der Persönlichkeit wird ein bewusstes Verhalten an den Tag legen – zur Arbeit gehen, einkaufen oder was auch immer, während der andere Teil der Persönlichkeit sich nicht erinnert, diese Handlungen überhaupt ausgeführt zu haben.

Nehmen wir einen hypothetischen Fall. Nennen wir Norma A den dominanten Teil der Persönlichkeit, und Norma B das passive Gegenstück. Norma A geht vielleicht tanzen oder in eine Bar und überträgt dann die gesamten Aktivitäten auf Norma B, die sich plötzlich in einer lauten Umgebung wiederfindet, umgeben von Menschen, an die sie sich nicht erinnert, und die keine Ahnung hat, wie sie überhaupt an diesen Ort gekommen ist.

<u>Ihr</u> Erinnerungsverlauf wird auf das letzte Mal zurückgehen, als <u>sie</u> die Kontrolle über das Bewusstsein hatte, und sie wird – oder hat vielleicht – gar <u>keine</u> Ahnung von der Existenz von Norma A. Norma A hat vielleicht Spaß an Action, Sport, Tanzen und körperlichen Aktivitäten, während Norma B möglicherweise lieber liest, spazieren geht oder malt.

Solche Persönlichkeiten können sogar <u>unterschiedliche Freunde</u> haben – also Norma A und B mit jeweils eigenen Vertrauten. Obwohl diese Persönlichkeiten scheinbar so unterschiedlich sind, sind sie doch miteinander verbunden, und sie können gelegentlich ihre eigene, recht bizarre Art der Kommunikation entwickeln. Sie schreiben sich vielleicht geheimnisvolle Notizen, die sie an Orten hinterlassen, an denen sie garantiert gefunden werden – allerdings unter Verwendung eines speziellen Codes aus Symbolen, denn eine <u>zu direkte</u> Kommunikation würde die gesamte Beziehung zerstören.

Es kann sogar vorkommen, dass Menschen jahrelang solche parallelen Existenzen führen, bis irgendein Ereignis aufdeckt, dass etwas nicht stimmt: Einer der Freunde von Norma A könnte zum Beispiel einen Freund von Norma B treffen, oder die Erinnerungslücken könnten sich schließlich so häufen, dass es offensichtlich wird, dass etwas nicht in Ordnung ist.

Norma A und B stellen recht einfache Beispiele für schizophrenes Verhalten dar, und ich habe die Geschichte in der Tat einfach gehalten, um die Problematik klarzumachen. Norma A kann sich tatsächlich zu einer immer durchsetzungsfähigeren oder streitlustigeren Persönlichkeit entwickeln, die manchmal sogar gewalttätige Tendenzen zeigt, während Norma B andererseits noch schüchterner, depressiver und einsamer wird.

Auf anderen Ebenen ist sich jedoch jeder der Anwesenheit des anderen bewusst, und auf <u>diesen</u> Ebenen reagieren sie auch auf die Aktivitäten des anderen. Das bedeutet natürlich, dass der gesamte Amnesieprozess, egal, wie perfekt er zu sein scheint, ein oberflächlicher Vorgang ist. Ich habe die verschiedenen Überzeugungen in Bezug auf Macht als Beispiel verwendet, aber jede Überzeugung kann betroffen sein, wenn sie und ihr Gegenteil annähernd das gleiche Gewicht haben.

(15.20 Uhr.) Ein Teil ist vielleicht der Überzeugung, Sex sei natürlich und gut, während der andere Teil vehement glaubt, Sex sei böse und verdorben. Wir wollen hier einen Mann als hypothetischen Fall nehmen. Joe A mag ein hervorragender Ehemann, Brötchenverdiener und Vater sein, ein Kirchgänger, der an die Schönheit und die Richtigkeit von Sex glaubt. Joe B vertritt vielleicht den gegenteiligen Standpunkt – dass Sex zumindest böse, vielleicht vom Teufel gesandt und unter der Würde eines rechtschaffenen Mannes sei.

Im Vordergrund mag Joe A stehen, der oft in die Kirche geht, freundlich und rücksichtsvoll zu seiner Familie ist und beispielsweise jeden Abend zum Abendessen von der Arbeit nach Hause kommt. Er kann für unterschiedlich lange Zeitspannen eine erfüllte und erfolgreiche Existenz führen.

Dann aber kann es passieren, dass er sich plötzlich und ohne Vorwarnung weigert, mit seiner Frau zu schlafen, dass er seinen Kindern gegenüber ablehnend ist, dass er sich nach der Arbeit oder vor dem Abendessen ein paar Drinks genehmigt, dass er sich mit einer Prostituierten trifft oder dass er eine Affäre beginnt – oft mit einer Frau, die er für unter seinem Niveau hält.

Joe A reagiert vielleicht völlig entsetzt, wenn er Whiskeyflaschen in seiner Kommode entdeckt, obwohl er selbst kaum Alkohol trinkt. Joe B hingegen kann plötzlich in einem fremden Schlafzimmer „zu sich kommen", in einer kompromittierenden Situation mit einer Frau, die er, wie es scheint, noch nie zuvor gesehen hat.

Andererseits kann sich Joe B mitten in einem Familienpicknick oder einer anderen Zusammenkunft wiederfinden – Ereignisse, die ihn langweilen und ärgern –, oder schlimmer noch: Er kann sich nicht einmal an seine Familie erinnern. Je komplizierter solche Dilemmata werden, desto schwieriger ist es jedoch, sie geheim zu halten, denn die Komplikationen erhöhen die Wahrscheinlichkeit, entdeckt zu werden. Und natürlich gibt es auch Variationen.

Joe B könnte, während er trinkt, plötzlich zu seinem Ich Joe A zurückgeschickt werden. Die Kommunikationsarten können sehr ungewöhnlich und verwirrend sein und reichen von Zahlencodes über unsinnige Verse bis hin zum Hören imaginärer Stimmen, die dazu dienen, einen Teil des Selbst daran zu erinnern, dass es noch eine andere, <u>scheinbar fremde</u> Persönlichkeit gibt, die an seiner Existenz beteiligt ist.

Macht eure Pause.

(15.35 Uhr. Drei Krankenschwestern überprüften Janes Vitalwerte. Sie ärgerte sich, dass ihre Temperatur wieder gestiegen war. Keiner wusste, warum. Nachdem die drei gegangen waren, war es so laut auf dem Flur, dass ich aufstehen und die Tür schließen musste, während ich Jane den letzten Absatz vorlas. Dann donnerten draußen Busse an den offenen Fenstern vorbei. Weiter um 16.07 Uhr.)

In vielen Fällen kann es sich um sehr starke Verfolgungs- und Angstgefühle handeln, die aber im folgenden Kapitel behandelt werden.

Bei der Art von schizophrenem Verhalten, über die wir gerade gesprochen haben, wird häufig Hypnose als Therapie eingesetzt, meist im Versuch, die beiden Persönlichkeitsebenen nicht nur zusammenzubringen, sondern auch herauszufinden, wann sie sich ursprünglich auf eine solche Art und Weise aufgespalten haben.

Obwohl Hypnose in den Händen eines erfahrenen Hypnotiseurs sehr wertvoll sein kann, hat sie als Behandlung unter diesen Bedingungen doch auch ernsthafte Nachteile. Aufgrund ihrer Natur kann die Hypnose dazu führen, dass die Persönlichkeit noch weiter <u>fragmentiert</u> wird.

Bei einer solchen Therapie scheint es manchmal, als würden neue, weniger ausgeprägte Persönlichkeitsfragmente aufgedeckt, aber es ist sehr gut möglich, dass diese vielmehr durch die Therapie selbst entstanden sind. Der Hypnotiseur will seinen Patienten natürlich heilen, und alle Formen der Schizophrenie sind intellektuell faszinierend. Den entsprechenden Persönlichkeitsteilen wird große Aufmerksamkeit zuteil, und es kann vorkommen, dass sie diese Aufmerksamkeit nutzen, um den Hypnotiseur weiter zu verblüffen und gleichzeitig die Heilung zu sabotieren. Es ist weitaus besser, die Persönlichkeit anzusprechen, die während der Sitzung im Vordergrund steht, sie von der Teilnahme und dem Interesse des Therapeuten zu überzeugen und sie gleichzeitig wissen zu lassen, dass sie sich auf anderen Ebenen der Existenz ihrer anderen Segmente durchaus bewusst ist.

Menschen mit schizophrenen Verhaltensweisen haben oft Spaß an Wortspielen und Rätseln, womit sie jeden Therapeuten verwirren können. Allein die Tatsache, dass eine solche Person eine Therapie in Erwägung zieht, bedeutet, dass sie bereit ist, sich einer großen Herausforderung zu stellen. Man kann also jedem Fragment der Persönlichkeit sagen, dass es eine ziemliche Herausforderung sein wird, sich der anderen Teile bewusst zu werden. Man könnte die Situation mit jemandem vergleichen, der seit Jahren von seiner Schwester oder seinem Bruder getrennt ist – allerdings mit dem Hinweis, dass die Trennung psychologisch und nicht physisch sei.

(Lange Pause um 16.21 Uhr.) In gewisser Weise sind all diese Aktivitäten Variationen von anderen Aktivitäten. Anstatt ein solch segmentiertes Selbst zu bilden, könnte eine andere Person, wie bereits erwähnt, die Ausübung von Macht genießen, sich aber gleichzeitig so sehr davor fürchten, dass sie einen epileptischen Anfall statt eines schizophrenen Schubs erlebt.

Bevor wir auf andere physische Dilemmata zurückkommen, werden wir einige weitere ungewöhnliche psychische Ereignisse und ihre Verbindungen zu widersprüchlichen Überzeugungen besprechen.

Ende des Diktats.

Ich aktiviere einmal mehr jene Koordinaten, die eure Heilungsprozesse beschleunigen und den Frieden von Körper und Geist fördern.

(„Danke.“

16.26 Uhr. Ich glaube, das war Janes längste Sitzung, seit sie im Krankenhaus ist. „Länger, als du wahrscheinlich willst“, sagte sie und meinte damit, dass ich heute Abend mehr Zeit zum Abtippen brauchen würde. Das ist in etwa die Menge, die ich bewältigen kann, ohne in Rückstand zu geraten.

„Ich habe vergessen, dir zu sagen, dass ich vorhin noch die Überschrift für das nächste Kapitel bekommen habe“, sagte sie. „‚Botschaften‘ von Göttern, Dämonen, Helden und anderen prominenten Persönlichkeiten – oder: Noch mehr widersprüchliche Überzeugungen.“)

KAPITEL 13

„BOTSCHAFTEN" VON GÖTTERN, DÄMONEN, HELDEN UND ANDEREN PROMINENTEN PERSÖNLICHKEITEN – ODER: NOCH MEHR WIDERSPRÜCHLICHE ÜBERZEUGUNGEN

20. JUNI 1984, 15.50 UHR, MITTWOCH

Heute ist mein 65. Geburtstag, aber ich fühle mich überhaupt nicht so alt. Ich schätze, dieser Tag soll einen Meilenstein im Leben markieren – vor allem im Leben eines Mannes –, aber ich habe nicht vor, mich zur Ruhe zu setzen, aufhören zu arbeiten oder mein kreatives Leben aufzugeben. Ich habe das Gefühl, dass es mir besser geht als je zuvor.

Die Mitarbeiter des Krankenhauses hatten für mich tatsächlich eine kleine Geburtstagsparty organisiert, und obwohl ich wusste, was sie vorhatten, war es dennoch eine schöne Überraschung, insbesondere wegen der offenkundigen Wertschätzung und des guten Willens, der Karten, des reichlichen Essens und des Schokokuchens mit Schokoglasur, den Mary, die Oberschwester, gebacken hatte. Ich zeigte ihnen zum Spaß mein schick gemustertes Unterhemd und erntete die entsprechenden Oohs und Aahs. Sogar einige Fremde auf dem Flur vor Zimmer 330 sahen es und lachten. Außerdem pustete ich alle Kerzen auf der Torte – etwa 25 Stück – in einem Atemzug aus, was das Personal wohl nicht erwartet hätte.

Gegen 14.30 Uhr fühlte ich mich ausgesprochen satt, und wir hatten immer noch etwas zu essen übrig. Ich naschte den ganzen Tag über davon, bis ich das Gefühl hatte, dass ich besser aufhören sollte. Zahlreiche Leute kamen vorbei, um mir zum Geburtstag zu gratulieren. Ich musste Phyllis sogar meinen Führerschein zeigen, um mein Alter zu beweisen.

Janes Vitalwerte waren gut. Sie waren vor Beginn der Sitzung gemessen worden. Bevor ich Jane am Abend verließ, rief Margaret Bumbalo an und lud mich zum Abendessen ein, aber da war ich schon satt. Ich hielt bei ihnen zu Hause an, um die Spaghetti für das morgige Abendessen zu holen. Joe sei durch die Chemotherapie fast kahl geworden und sei sehr schwach, sagte sein Sohn John. Sie hatten auch ein Paket *mit Büchern für mich. John machte mir einen Scotch mit Soda, wie ich ihn neulich abends dort getrunken hatte, und ich begann schon bald, seine Wirkung zu spüren. Ich gab ihm einen Teil des Kartoffelsalats, den Debbie mir heute Mittag mitgegeben hatte, da ich nicht alles würde essen können. Zu diesem Zeitpunkt war ich tatsächlich schon ziemlich beschwipst, sodass ich schließlich erst um 21.50 Uhr dazu kam, diese Sitzung abzutippen.)*

Ich wünsche euch erneut einen wunderschönen guten Tag –

(„Guten Tag, Seth.")

– und wir fahren mit dem Diktat fort.

Bevor wir weitermachen, möchte ich die Leser und Leserinnen daran erinnern, dass es inmitten dieser oder anderer Probleme, über die wir gesprochen haben, immer wieder zu depressiven Phasen kommen kann, oder zum Gefühl, dass es für das eigene Problem doch keine Lösung gibt.

Wann immer dies geschieht, sollten die Schritte, die ich zuvor genannt habe, befolgt werden. Kurz gesagt, weigert euch unverzüglich, euch über die Zukunft oder die Vergangenheit Sorgen zu machen. Sagt euch, dass ihr euch ein anderes Mal Sorgen machen könnt, wenn ihr wollt – aber im Augenblick werdet ihr euch weder um die Vergangenheit noch um die Zukunft sorgen.

Erinnert euch daran, dass es trotz allem, was ihr gelesen oder gehört oder früher angenommen habt, keineswegs unvermeidlich ist, dass alle unerfreulichen Situationen die finstersten Ausmaße annehmen müssen, sondern dass vielmehr das Gegenteil der Fall ist; denn wäre es nicht so, dann wären die Welt und alles Leben längst durch Katastrophen und Unglücke zerstört worden.

Konzentriert euch auf den gegenwärtigen Augenblick – und konzentriert euch insbesondere auf die erfreulichsten Aspekte des gegenwärtigen Augenblicks. Wenn dieser Augenblick störende, unerfreuliche Aspekte hat, dann ruft euch bewusst Bilder in den Geist, die euch in diesem Augenblick erfreuen oder gefallen. Diese können sehr einfach sein. Erinnert euch zum Beispiel an den Geruch von Flieder, versucht, das Knirschen von Schnee zu hören, oder stellt euch einen Ozean oder See vor. All diese Vorgänge tragen dazu bei, Geist und Körper zu beruhigen und die eigenen Reserven zu stärken.

(16.00 Uhr.) Das ist eine ausgezeichnete Vorgehensweise, denn damit könnt ihr beginnen, wo immer ihr seid. Sie wird dazu beitragen, Ängste und Zweifel zumindest vorübergehend zu lindern, sodass ihr das ganze Problem später mit größerer Zuversicht angehen könnt.

Ende des Kapitels. Macht eure Pause.

(16.02 Uhr. Wir hörten den Medikamentenwagen auf dem Flur. Eine junge Krankenschwester brachte Janes Darvoset und Aspirin herein. Im Krankenhaus war jetzt alles ruhig und friedlich. Weiter um 16.13 Uhr.)

Wir beginnen das nächste Kapitel. Die bereits genannte Überschrift ist richtig.

(Lange Pause.) Widersprüchliche Überzeugungen über die Natur der Realität können in fast jeder Form zu Dilemmata führen, denn ein Mensch wird zumindest immer versuchen, in seiner Umgebung einen Sinn zu erkennen und die Welt als ein zusammenhängendes Ganzes zu sehen.

Einige der kompliziertesten Wege, widersprüchliche Überzeugungen in Einklang zu bringen, sind oft geistiger oder emotionaler Natur. Je <u>un</u>zusammenhängender der Einzelne die Welt empfindet, desto größer sind seine Bemühungen, die Welt wieder zusammenzufügen.

Manche Menschen haben Überzeugungen, die so gegensätzlich sind, dass sie zu den kompliziertesten geistigen oder emotionalen Maßnahmen gezwungen sind. Ihr Problem scheint so gigantisch zu sein, dass nur eine von außen kommende Intervention ausreicht, um der Person ein Gefühl von Ganzheit und Gesundheit zu geben. Eine Person kann sich so sehr davor fürchten, ihre Entscheidungsgewalt oder Handlungsfähigkeit zu nutzen, dass ein künstliches Überwesen konstruiert wird *(lange Pause)* – eine scheinbar erhabene Persönlichkeit, die der betreffenden Person Anweisungen gibt.

(Lange Pause bei 16.25 Uhr.) Betrachten wir erneut einen hypothetischen Fall – dieses Mal einen Mann namens Donald.

Donald hat vielleicht eine so große Angst vor Entscheidungen und ist so unentschlossen, dass er sich ein imaginäres Überwesen erschafft, das ihm befiehlt, so und so zu handeln. Steht zum Beispiel eine Entscheidung über einen Job an, dann befiehlt das Überwesen Donald, diesen oder jenen Weg einzuschlagen. Donald hat es aufgegeben, die Verantwortung für sein Handeln zu übernehmen. Dieses imaginäre Wesen kann sagen, es sei Gott oder ein berühmter Held der Gegenwart oder der Vergangenheit oder Jesus Christus oder Mohammed *(lange Pause)*, und der betreffende Mensch wird überzeugt sein, dies sei der Fall.

Donald kann beispielsweise die halluzinierte Stimme eines Gottes oder Helden hören. Die Stimme kann sich so häufig melden, dass sie sehr ablenkend wirkt, oder sie lässt sich nur in Zeiten übermäßigen Stresses vernehmen.

Wie gesagt gehen wir hier von einem recht einfachen Beispiel aus. Unser Freund könnte auch davon überzeugt sein, er sei böse, unwürdig oder sogar verdorben, der niedrigste aller Menschen. Unter solchen Umständen könnte eine Person einen künstlichen Teufel oder Dämon konstruieren, der sie ständig ärgert und sogar höchst zerstörerische Handlungen befiehlt.

Eine Person wie Donald hat dann auch die Verantwortung für ihre Entscheidungen abgegeben und glaubt, dass sie für eventuelle destruktive Handlungen nicht verantwortlich gemacht werden kann.

(Lange Pause um 16.37 Uhr.) Die beschriebenen Persönlichkeitstypen könnten auch das Gefühl haben, von einer externen Behörde verfolgt, gejagt oder schikaniert zu werden. Zu den infrage kommenden Behörden gehören natürlich das FBI, die CIA, der russische Geheimdienst, der Ku-Klux-Klan oder jede andere umstrittene Organisation, die aus welchen Gründen auch immer zu Gewalttätigkeiten neigt.

Manchmal dauern solche Episoden lange an, aber sie können auch nur für einige Tage auftreten, spontan abklingen und erst Jahre später wiederkehren.

Ende des Diktats.

Ich aktiviere erneut jene Koordinaten, die euren geistigen und körperlichen Frieden fördern und die Heilungsprozesse beschleunigen.

(„Danke."

(16:41 Uhr. Jane rauchte eine Zigarette und sagte: „Ich habe das Gefühl, dass Seth solche Übungen immer genau dann bringt, wenn ich und die Leser sie brauchen. Einiges von dem, was er vorschlägt, gelingt mir sehr gut, anderes nicht."

Ich glaube, da hat Jane absolut recht. Ich habe oft das Gefühl, dass Seths Material Parallelen zu Janes Situation aufweist, wie auch immer diese im Augenblick aussehen mag. Ich denke, das trifft besonders auf dieses Buch zu. Große Teile davon könnte Material von Seth für sie ganz allein sein.)

21. JUNI 1984,
16.03 UHR, DONNERSTAG

(Ich hatte gerade einen Haufen Briefe von gestern durchgearbeitet, als heute ein weiterer, kleinerer Stapel mit Post eintraf. Es handelte sich erneut um Schreiben von Prentice-Hall und andere Briefe.

Der Blick in die Post war jedoch sehr erfreulich und rührend, denn in verschiedenen Briefen fand ich Schecks im Gesamtwert von über 375 Dollar. Wenn von jetzt an ein Stapel Briefe eintrifft, muss ich diese sofort öffnen, um zu sehen, ob Geld geschickt wurde. Sonst bleiben sie womöglich einige Zeit liegen, bevor ich sie durchsehe. Früher bewahrte ich die Briefe ungeöffnet auf, bis ich Zeit hatte, sie zu beantworten.

Ein Mann aus Kalifornien hatte Maude Cardwell in Texas angerufen, um ihr mitzuteilen, dass er unsere Erlaubnis habe, die Tonbänder von Janes ASW-Klasse, die 1975 zu Ende gegangen war, zu vermarkten. Wir hatten allerdings niemandem die Erlaubnis dazu gegeben, sodass ich der Sache auf den Grund gehen muss.)

Nun, ich wünsche euch einen weiteren wunderbaren guten Tag –

(„Guten Tag, Seth.")

– und wir fahren mit dem Diktat fort.

Manche Menschen scheinen sich völlig normal zu verhalten, solange während einer Unterhaltung nicht bestimmte Themen angesprochen werden oder sie nicht durch irgendeinen Stimulus aus ihrer Umgebung erregt werden.

Die Person könnte sich zum Beispiel ganz normal unterhalten, bis sie in der Ferne die Sirenen eines Polizeiautos hörte. Überzeugt, dass es sich dabei um das FBI oder eine andere Behörde handelt, von der sie vermeintlich verfolgt wird, würde die Person sofort aufspringen.

Das Auto mit der Sirene verschwindet dann vielleicht wieder, aber das Verhalten und die Handlungen der alarmierten Person können dazu führen, dass ihr Begleiter sofort erkennt, dass etwas nicht stimmt. Die gestörte Person kann sofort eine lange Tirade loslassen, in der sie frühere Episoden beschreibt, in denen sie von Stadt zu Stadt gejagt worden sei. Möglicherweise besteht die Person auch darauf, dass ihre Telefone abgehört, Briefe geöffnet und ihre Privatsphäre ständig verletzt werde.

Dies könnte das allererste Anzeichen dafür sein, dass etwas nicht stimmt. In den meisten Fällen wird die Tirade noch einige Zeit andauern, während die Person in anderen, viel leichteren Fällen einfach zu ungeordneten, verwirrten Gedanken darüber übergeht, dass sie auf diese Weise verfolgt werde. Oder der betreffende Mensch beginnt eine ziemlich hitzige Polemik über die Polizei ganz allgemein.

In Wirklichkeit haben solche Menschen oft so viel Angst vor dem Einsatz von Macht, dass ihnen die Vorstellung, ständig überwacht zu werden, ein Gefühl des Schutzes vermittelt.

Macht eure Pause.

(16.15 Uhr bis 16.25 Uhr.)

Der Punkt ist, dass eine solche Person versucht, in der Außenwelt Beweise dafür zu finden, dass sie tatsächlich verfolgt wird.

Ein Mensch, der die Stimme Gottes oder eines Dämons halluziniert, tut dies aus dem gleichen Grund, und zwar um für sich die Vorstellung von geistiger Gesundheit aufrechtzuerhalten. Solange die Person glaubt, dass ein Gott oder ein Dämon im Spiel sei, kann sie die ganze Angelegenheit als etwas sehr Außergewöhnliches betrachten, das sich deutlich von der üblichen Erfahrung abhebt, <u>aber</u> echt ist.

Versucht ein Therapeut, einen solchen Menschen davon zu überzeugen, dass die halluzinierte Person nicht existiert, dann wird dadurch ihre Vorstellung von persönlicher geistiger Gesundheit bedroht.

Ende des Diktats.

Noch einmal: Ich aktiviere jene Koordinaten, die euren körperlichen und geistigen Frieden unterstützen und eure Heilungsfähigkeiten fördern.

(„Danke."

16.30 Uhr. „Es gab noch mehr Material, aber es ist schon spät", sagte Jane.)

22. JUNI 1984,
15.07 UHR, FREITAG

Nun, ich wünsche euch einen weiteren wunderbaren guten Tag –

(„Guten Tag, Seth.")

– und wir fahren mit dem Diktat fort.

Es ist daher äußerst wichtig, dass der Therapeut den Patienten davon überzeugt, dass er nicht verrückt ist, auch wenn das Überwesen von ihm selbst erschaffen wurde und/oder es sich bei den Stimmen um Halluzinationen handelt.

Er sollte sich bemühen, seinem Patienten klarzumachen *(lange Pause)*, dass die Ursache für seinen Zustand in <u>fehlerhaften</u> Gedankenmustern und Überzeugungen liegt – und dass die Beseitigung dieser irregeleiteten Überzeugungen zu einer Linderung seines Zustands führen kann. Der Therapeut sollte deutlich machen, dass er versteht, dass der Patient nicht <u>lügt</u>, wenn er berichtet, dass er die Stimme des Teufels hört.

Dem entsprechenden Fall angepasst, sollte der Therapeut dann versuchen, die beteiligten fehlerhaften Denkmuster und Überzeugungen aufzuzeigen und auch deren mehr oder weniger gewohnheitsmäßige Ausprägung zu erklären.

Zuerst müssen die Vorstellungen entwirrt werden, und dann wird sich das gewohnheitsmäßige Verhalten allmählich auflösen. Der Therapeut sollte dem Patienten auch versichern, dass er bei vielen Denk- und Gesprächsthemen durchaus richtig liegt. Das gesamte Thema ist so umfangreich, dass man ihm ohne Weiteres ein ganzes Buch widmen könnte, und daher ist es unmöglich, hier auf alle Fragen einzugehen, die in solchen Fällen auftreten können.

Einige der Irrtümer betreffen die Fehlinterpretation von physischen Ereignissen. Die Person, die davon überzeugt ist, dass sie von einer Geheimorganisation verfolgt wird, hört vielleicht die Sirenen eines sehr realen Polizeiautos. Der Fehler besteht in der Annahme, dass das Fahrzeug die Person verfolgt und nicht jemand anderes. Der Therapeut kann dem Patienten helfen zu lernen, die persönliche Interpretation solcher Ereignisse zu hinterfragen.

Alle diese Fälle können ganz eigene Komplikationen mit sich bringen. Im Falle von Sekundärpersönlichkeiten kann der dominante Anteil der Persönlichkeit, der normalerweise die Aktivitäten lenkt, männlich sein und alle üblichen männlichen Merkmale aufweisen. Die Sekundärpersönlichkeit kann jedoch scheinbar weiblich sein und sogar mit einer femininen Stimme sprechen. Oder das Gegenteil kann der Fall sein.

Es ist auch möglich, dass die betreffende Person männliche Kleidung trägt, während sich die Sekundärpersönlichkeit weiblich kleidet – oder umgekehrt.

(15.25 Uhr.) Worum es uns jedoch hauptsächlich geht, sind die typischen Phasen scheinbarer Amnesie, die meist spontan auftreten, oft ohne jeden Übergang, außer vielleicht in Form von Kopfschmerzen.

In dieser Kategorie beziehe ich mich nicht auf Personen wie Ruburt, die leicht und entspannt für eine andere Persönlichkeit sprechen, deren Informationen exzellentes Wissen darstellen *(lange Pause)* – das offensichtliche Produkt eines ungewöhnlich gesunden Menschenverstands, der sich für die Person selbst und andere Menschen als hilfreich erweist.

Hinter all den von uns besprochenen Fällen steht jedoch einmal mehr das Bedürfnis nach Werterfüllung, das durch miteinander in Konflikt stehende oder sogar gegensätzliche Überzeugungen weitgehend blockiert wird.

(Sehr lange Pause um 15.31 Uhr.) Ungeachtet dessen, wie unglaublich es einigen Lesern erscheinen mag, so ist es dennoch wahr, dass selbst die zerstörerischsten Ereignisse auf Fehlinterpretationen der Realität, gegensätzlichen Überzeugungen und der Unfähigkeit, Liebe zu empfangen oder auszudrücken, beruhen. Tatsächlich zeugt diese Art von Wut von einem Perfektionisten, der in den Fängen einer Welt gefangen ist, die nicht nur unvollkommen, sondern auch böse zu sein scheint.

Macht eure Pause.

(15.34 Uhr. Ich beantwortete einige Briefe, während Janes Vitalwerte gemessen wurden. Als sie bereit war, fortzufahren, las ich ihr die letzte Zeile vor. Weiter um 16.10 Uhr.)

Dies bringt uns zu einer weiteren sehr gefährlichen Überzeugung – dass der Zweck die Mittel heiligt.

Die meisten zerstörerischen Handlungen werden aufgrund dieser Überzeugung begangen. *(Lange Pause.)* Sie führt zu einer rigiden Disziplin, die nach und nach die Bandbreite menschlicher Ausdrucksmöglichkeiten immer stärker einschränkt.

Ihr solltet erkennen können, dass die Probleme, über die wir gesprochen haben, damit beginnen, dass das Feld möglicher Entscheidungen und damit die Bandbreite des Ausdrucks eingeschränkt wird. Der oder die Einzelne wird versuchen, sich so gut wie möglich auszudrücken, und so beginnt das Individuum, die noch offen stehenden Ausdrucksmöglichkeiten zu suchen. Alle in diesem Buch erwähnten konstruktiven Überzeugungen sollten auf alle Beispiele in diesem Kapitel angewandt werden. Das Individuum muss sich so sicher und geschützt fühlen, dass es sich entfalten und anderen bei ihrer Verwirklichung helfen kann. Ende des Diktats.

Ich beschleunige erneut jene Koordinaten, die euren körperlichen und geistigen Frieden fördern und eure Heilungsprozesse verstärken.

(„Danke." Ende der Sitzung um 16.18 Uhr.)

23. JUNI 1984,
15.28 UHR, SAMSTAG

(Gestern wurde Jane nach dem Frühstück Blut abgenommen, aber die definitiven Ergebnisse liegen noch nicht vor. Heute Mittag traf ich Jeff Karder in der Notaufnahme – gerade als ich an ihn dachte. Er sagte, die Berichte und dass sich Jane immer weniger wohlfühle, machten ihm Sorgen. Ich sagte, dass solche Phasen zyklisch zu verlaufen schienen, dass ich Jane beobachte und immer jemanden riefe, wenn ich den Eindruck hätte, dass etwas nicht stimme. Jane pflichtete der zyklischen Darstellung zu.

Ich habe ein kleines Geschwür in meinem rechten Oberkiefer, das wirklich lästig ist. Es begann gestern Abend beim Abendessen zu wachsen und hat mich heute beim

Sprechen, Essen und Schlucken behindert. Jane schlug mir vor, auf dem Heimweg in einem Geschäft anzuhalten und mir eine schmerzstillende Salbe zu besorgen. Das habe ich getan – bei Acme. Als ich zu Hause ankam und die Salbe benutzen wollte, musste ich feststellen, dass ich die falsche gekauft hatte: die stärkere Sorte für Zähne und nicht für Zahnfleisch. Ich traute mich nicht, sie zu benutzen, weil ich eine Verbrennung des weichen Gewebes befürchtete. Ich aß wenig zu Abend und nahm ein paar Aspirin, bevor ich um 21.17 Uhr mit dem Tippen dieser Sitzung begann.)

Nun, ich wünsche euch erneut einen wunderschönen guten Tag –

(„Guten Tag, Seth.")

– und wir fahren mit dem Diktat fort.

Eine der seltensten und außergewöhnlichsten Entwicklungen, die bei schizophrenem Verhalten auftreten können, ist die Erschaffung eines scheinbaren Überwesens von außerordentlicher Macht – eines, das in der Lage ist, andere Menschen von seiner Göttlichkeit zu überzeugen.

In der Vergangenheit waren es meist Männer, die behaupteten, über hellseherische, prophetische und allmächtige Kräfte zu verfügen. Natürlich wurde dann angenommen, dass die betroffene Person für Gott spreche, wenn sie Befehle oder Weisungen erteilte. Wir haben es hier mit „Götter-Erschaffung" (mit Bindestrich) oder „Religions-Erschaffung" zu tun – was euch lieber ist.

In fast allen diesen Fällen wird den Gläubigen Disziplin durch Angstmacherei beigebracht. Vereinfacht ausgedrückt, besagt das Dogma, man müsse Gott lieben oder er werde einen vernichten. Man sollte eigentlich meinen, dass die unglaublichsten Aspekte solcher Dogmen leicht zu durchschauen wären. Oft ist es jedoch gerade so, dass die Legenden oder Dogmen umso mehr Akzeptanz erfahren, je absurder sie sind. Seltsamerweise halten die Anhänger solche Geschichten gerade deshalb für wahr, weil sie nicht wahr sind. Bei der Entstehung fast aller Religionen spielten solche schizophrenen Episoden auf die eine oder andere Weise eine Rolle.

Die betreffende Person muss von vornherein extrem aufgewühlt sein: Sie wettert gegen soziale, nationale oder religiöse Probleme und kann daher als Orientierungspunkt für unzählige andere Menschen dienen, die sich auf die gleiche Weise angegriffen fühlen.

(Lange Pause um 15.42 Uhr.) Adolf Hitler gehört <u>in gewisser Weise</u> (unterstrichen) in diese Kategorie. Zwar fehlte ihm das charakteristische Merkmal, für ein Überwesen zu sprechen, aber das lag daran, dass er <u>sich selbst</u> als solches oder als Übermenschen sah. Das Problem ist, dass solche Religionen Menschen zwar

auch zu großen mitfühlenden, heldenhaften und intelligenten Taten inspirieren können, dass ihre Existenz aber auf drastischen Fehleinschätzungen der Natur der Realität beruht.

Wenn das schon für die großen Religionen zutrifft, so gab es im Laufe der Geschichte und bis in die Gegenwart hinein auch zahllose kleinere Kulte und Sekten mit dem gleichen Charakter von großer psychologischer Kraft und Energie, gepaart mit einem angeborenen Hang zu Selbstzerstörung und Rache.

Der gleiche Zauber und das gleiche Mysterium können in unterschiedlichem Maße auch von anderen, weniger spektakulären Einzelfällen ausgehen.

Es gibt sicherlich keinen Grund, schizophrenes Verhalten zu romantisieren, denn die romantischen Elemente wurden von der Öffentlichkeit lange Zeit auf unglückliche Weise miteinander verknüpft, indem man den Wahnsinnigen und das Genie in eine Art undefinierbare Beziehung zu setzen schien. Solche Überzeugungen zeigen sich in Aussagen wie: „Der Wahnsinn ist die Kehrseite der Vernunft" oder „Aller Genialität wohnt ein Hauch von Wahnsinn inne".

Diesen Vorstellungen liegt die Angst vor dem Verstand selbst zugrunde, der Glaube, dass seine Fähigkeiten bis zu einem gewissen Grad zwar durchaus in Ordnung und verlässlich seien – dass er aber, wenn er zu weit geht, in Schwierigkeiten geraten würde.

Was bedeutet in diesem Zusammenhang „zu weit zu gehen"? Normalerweise bedeutet es, dass Wissen selbst irgendwie gefährlich ist. Punkt.

In einigen Fällen kann das erschaffene Überwesen jedoch scharfsinnige Kommentare zu nationalen, sozialen oder religiösen Gegebenheiten abgeben.

Die meisten dieser Persönlichkeiten sagen jedoch irgendwann einmal das Ende der Welt voraus, vor dem das auserwählte Volk – wer auch immer es sein mag – gerettet werde. Etliche von ihnen haben konkrete Daten für diesen Weltuntergang genannt – Daten, die gekommen und gegangen sind. Viele Menschen folgen immer noch denselben Dogmen, die sich als falsch erwiesen haben; die betreffende Person kommt mit immer neuen Ausreden oder Daten, und alles geht weiter wie bisher.

Aber auch in weitaus einfacheren Fällen macht die das Überwesen erschaffende Persönlichkeit oft Vorhersagen, die, übrigens, nicht vorhersagend sind – und fast immer erteilt sie Befehle und Weisungen, die fraglos befolgt werden müssen.

Es gibt noch viele andere tiefgreifende psychologische Zusammenhänge, die dem schizophrenen Verhalten zugrunde liegen, aber da dieses Buch auch anderen Themen gewidmet ist, werden wir im Folgenden noch weitere Möglichkeiten aufzeigen, wie widersprüchliche Überzeugungen zu geistigen oder körperlichen Dilemmata führen können.

Ende des Diktats.

Ich wünsche euch einmal mehr einen schönen frühen Abend und aktiviere jene Koordinaten, die euren Frieden von Körper und Geist beschleunigen und eure Heilungsprozesse fördern.

(*„Danke.“ 16.25 Uhr.*)

KAPITEL 14

NIRWANA, RECHT VOR MACHT, „VORWÄRTS, CHRISTI STREITER!", UND DER MENSCHLICHE KÖRPER ALS PLANET, DER ES WERT ZU RETTEN IST

24. JUNI 1984, 15.23 UHR, SONNTAG

Das Mundgeschwür, das sich gestern beim Abendessen bemerkbar machte, plagte mich sehr, während ich zu schlafen versuchte. Ich musste dreimal aufstehen, und heute Morgen schienen die Schwellung und die Schmerzempfindlichkeit schlimmer als zuvor zu sein. Langer Rede, kurzer Sinn: Ich hatte gestern Abend das Pendel benutzt, und es bestand darauf, dass ich das Geschwür entwickelt hatte, weil ich mir um die unbeantworteten Leserbriefe Sorgen gemacht hatte.

Ich benutzte das Pendel heute Morgen erneut, sobald ich aufgestanden war, und erhielt die gleiche Antwort. Gestern Abend schien es nichts genützt zu haben. Doch nachdem ich dieses Mal einige sanfte positive Suggestionen gegeben hatte, ging es mir plötzlich besser. Auf einmal wusste ich, dass ich würde frühstücken können – vielleicht nicht ganz schmerzfrei, aber wenigstens würde ich essen können. Ich spürte, wie die Schwellung zurückging, als hätte man einen Ballon aufgestochen.

Während ich mich rasierte, fühlte ich, wie sich die Besserungen fortsetzten – erneut wie von Zauberhand. Ich bedankte mich bei meinem Unterbewusstsein. Als ich heute Morgen aufgestanden war, hatte ich mich so schlecht gefühlt, dass ich überlegt hatte, einen Arzt aufzusuchen – was bei mir sehr selten vorkommt. Im Laufe des Tages ging es mir immer besser: Das Abendessen fiel mir leichter als das Frühstück und das Mittagessen. Und wieder einmal wurde mein Glaube an dieses einfache Werkzeug, das Pendel, gestärkt – das zumindest für mich funktionierte.

Auch Jane ging es heute besser. Ihr Zahnfleisch war ein paar Tage lang entzündet gewesen, war jetzt aber abgeheilt.)

Nun, ich wünsche euch einen weiteren schönen guten Tag.

(„Guten Tag, Seth.")

Wir setzen das Diktat fort und beginnen ein neues Kapitel, mit Titel:

„Nirwana, Recht vor Macht, ‚Vorwärts, Streiter Christi!' *(lange Pause)*, und der menschliche Körper als Planet, der es wert zu retten ist."

Nur wenige Menschen sind persönlich von den im letzten Kapitel erwähnten außergewöhnlichen Problemen betroffen. Aber viele Menschen sind in verschiedene religiöse Konzepte und Philosophien verstrickt, deren Auswirkungen in der persönlichen Erfahrung doch recht bedauernswert sind. Die meisten Menschen haben zwar bisweilen gesundheitliche Probleme, von denen sie sich aber wieder erholen – alles in allem wird also ein recht angenehmes Mittelmaß aufrechterhalten.

Es stimmt leider oft – aber nicht <u>immer</u> –, dass Menschen mit starken religiösen Gefühlen häufiger als gewöhnlich von schlechter Gesundheit und persönlichen Dilemmata geplagt werden. Tatsache aber ist, dass die Religionen einige der besten Konzepte, die der Mensch je hatte, hervorgebracht haben – aber sie halten auch am hartnäckigsten an den problematischsten Konzepten fest, die die Menschheit plagen.

Philosophie und Leben lassen sich nicht voneinander trennen, denn Gedanken und Meinungen geben dem Leben Sinn und Antrieb. Es gibt Menschen, die glauben, das Leben sei bedeutungslos, habe keinen Zweck und sei in seiner Vielfalt allein durch Zufall entstanden. Ganz offensichtlich spreche ich hier vom wissenschaftlichen Dogma, aber ein solches Dogma ist bei Weitem religiöser als wissenschaftlich, denn es erwartet ebenfalls, dass man ihm ohne Beweise und allein auf gut Glauben vertraut.

(15.37 Uhr.) Solche Vorstellungen prägen zwangsläufig auch die Vorstellungen ihrer Anhänger über andere Themen: Sexualität, Wirtschaft und natürlich Konzepte von Krieg und Frieden.

Wie gesagt wird jeder Teil der Natur von der ihm innewohnenden Vitalität, Energie und Lebenskraft angetrieben. Der physische Körper kann nicht gedeihen, wenn der Mensch glaubt, er und seine Werke seien bedeutungslos. Solche Philosophien verwehren dem Menschen jeglichen Einfluss auf Natur oder Universum.

Das gesamte Leben wird als auf jeden Fall dem Untergang geweiht angesehen. *(Sehr lange Pause.)* Das Konzept einer Seele, eines Lebens nach dem Tod oder selbst eines von einer Generation zur nächsten weitergegeben Lebens wird, gelinde gesagt, weitgehend infrage gestellt. *(Lange Pause.)* In einer Welt mit einer solchen Philosophie scheint es, als ob der Mensch überhaupt keine Macht hätte.

(15.43 Uhr. Donna kam herein, um Janes Temperatur zu messen: 37,1 Grad.

Ich hatte Jane nichts gesagt, aber ein paar Mal war ich während der Sitzung, als Seth sprach, tatsächlich für ein paar Augenblicke eingenickt. Ich glaube nicht, dass mir das schon einmal passiert ist. Das willkommene Gefühl der Entspannung heute Morgen, als mein Mund allmählich besser wurde, war zweifellos auf die Befreiung von Spannungen und Sorgen zurückzuführen ist, die ich durch die Verwendung des Pendels erlebte, und sie hielt an. In der Tat hatte ich heute Morgen ungewohnte Schwierigkeiten, an meiner Arbeit an Träume *dranzubleiben, obwohl ich nach und nach mehr Energie und Lockerheit verspürte.*

Ich las Jane den letzten Abschnitt vor. Weiter um 16.10 Uhr.)

Wie bereits erwähnt, können solche Gedanken eine Rolle dabei spielen, dass jemand Selbstmordgedanken entwickelt, insbesondere in jungen Jahren, denn sie scheinen eine Zukunft regelrecht zu verbauen.

Dieselben Vorstellungen sind jedoch so widersinnig, dass sie oft auch eine ganz andere Reaktion auslösen können, indem beispielsweise ein Wissenschaftler, der bisher hartnäckig an diesen Überzeugungen festgehalten hat, eine völlige Kehrtwende vollzieht. Dadurch kann bei ihm eine schwere schizophrene Reaktion ausgelöst werden, bei der der Wissenschaftler dieselben Konzepte, die er noch kurz zuvor vehement <u>abgelehnt</u> hat, nun mit großem Eifer verteidigt.

Mit gewissen Variationen kann die gleiche Art von „plötzlicher Bekehrung" auftreten *(sehr lange Pause)*, wenn eine Person, die religiöse Konzepte und Überzeugungen beschimpft hat, plötzlich eine Kehrtwende vollzieht und sich als wiedergeborener Christ offenbart.

Beide Mechanismen richten die Glaubenssysteme urplötzlich auf eine ganz bestimmte Art und Weise aus, indem sie alle Zweifel beiseiteschieben und stattdessen einen strikten Gehorsam gegenüber dem neuen Glaubenssystem und eine Neuorganisation des Lebens auf Grundlage der neuen Überzeugungen fordern.

Ende des Diktats.

Ich werde erneut jene Koordinaten aktivieren, die euren geistigen und körperlichen Frieden fördern und so die Heilungsmechanismen unterstützen.

(„Danke."

*16.20 Uhr. „Ich habe gemerkt, dass ich noch kein Darvoset bekommen habe",
sagte Jane, sobald sie aus der Trance war. Normalerweise bekommt sie es gegen 16.00 Uhr. Ein paar Minuten später brachte es eine Krankenschwester.*

Ich war heute Mittag etwas früher aus dem Haus gegangen, damit ich noch Zeit hatte, um in Zimmer 522 im Krankenhaus nachzusehen, ob Joe Bumbalo da sei – was aber nicht der Fall war. Ich nahm an, dass Margaret und ihre Familie ihn für heute mit nach Hause genommen hatten. Nachdem ich mich von Jane verabschiedet hatte, schaute ich noch einmal nach, und dieses Mal war er mit Margaret und Judy da. Wir unterhielten uns etwa eine halbe Stunde lang. Joe lag die ganze Zeit mit geschlossenen Augen auf dem Bett, obwohl er unser Gespräch aufmerksam verfolgte. Morgen beginnt er wieder mit der Chemotherapie. Margaret erzählte mir vor ein paar Tagen, dass er wegen seines unregelmäßigen Blutzuckerspiegels wieder ins Krankenhaus eingeliefert worden sei. Heute Abend sagte sie mir, dass die Ärzte den Diabetes mit Insulin kontrollierten, damit Joe die Chemotherapie vertragen würde.

Als ich zu Hause in die Einfahrt fuhr, kam John Bumbalo mit einem großen Stück Zitronenkuchen für mich aus der Garage. Margaret und ich hatten im Krankenhaus über ihren Zitronenkuchen gescherzt. Sie hatte John angerufen, während ich auf dem Heimweg war.)

26. JUNI 1984,
15.31 UHR, DIENSTAG

Nun, ich wünsche euch erneut einen wunderschönen guten Tag –

(„Guten Tag, Seth.")

– und wir fahren mit dem Diktat fort.

Den Ausdruck „Macht vor Recht" kann man genauso gut umgekehrt schreiben. Jahrhundertelang galt es als selbstverständlich, dass Gott auf der Seite der stärksten und reichsten Nation stand. War ein Land arm oder wurde es unterdrückt, so musste das daran liegen, dass Gott es so wollte.

Solche Vorstellungen hielten die Menschen buchstäblich in Ketten gefangen und förderten die Sklaverei und andere unmenschliche Handlungen. Dasselbe gilt leider auch für das östliche Konzept vom Nirwana und für die christliche Vorstellung vom Himmel. Beide Konzepte wurden von den Herrschenden benutzt, um die Menschen in Schach zu halten und schlechte und unwürdige Lebensbedingungen zu rechtfertigen, indem sie eine zukünftige Glückseligkeit in der Welt nach dem Tod versprachen.

Zwischen den Vorstellungen vom Nirwana und vom Himmel gibt es zwar viele Unterschiede, doch beide wurden nicht nur zur Rechtfertigung von Leiden verwendet, sondern auch, um die Menschen dazu zu bringen, nach Schmerz zu <u>streben</u>. Man stellte sich vor, dass die Belohnung in einer zukünftigen Existenz umso größer wäre, je mehr ein Mensch verfolgt und misshandelt würde.

Ich möchte mich in diesem Buch zwar nicht auf esoterische Praktiken konzentrieren, aber gelegentlich tangieren sie das vorliegende Thema dennoch.

Die Vorstellungen von Buße, exzessivem Fasten, der Misshandlung des eigenen Körpers, wie zum Beispiel durch Selbstgeißelung – all diese Praktiken wurden und werden in der Überzeugung ausgeübt, dass Leiden an sich etwas Erstrebenswertes sei. So wird der Schmerz zu einem ersehnten Ziel, und die Freude wird vom Leid unterwandert.

Völlig gewöhnliche Menschen glauben daher oft, dass Leiden ein Weg zu persönlicher Entwicklung und spiritueller Erkenntnis sei. In Fragen der Gesundheit können solche Überzeugungen höchst bedauerliche Folgen haben. Oft sind sie dafür verantwortlich, dass physische Organe bei unsinnigen Operationen unnötig geopfert werden.

Es gibt Menschen, die sich ängstigen und Sorgen machen, wenn sie meinen, sie seien zu glücklich – denn für sie bedeutet das, dass sie für ihre Sünden nicht ausreichend bezahlen. Sie fühlen sich vielleicht von irgendeiner Gefahr bedroht, bis sie schließlich auf die eine oder andere Weise wieder nach Bestrafung suchen – und sich die ganze Zeit fragen, warum sie so häufig von schlechter Gesundheit oder Krankheit heimgesucht würden.

Diese Art von Syndrom kann Individuen, Familien und in gewissem Maße ganze Nationen betreffen. Es gefährdet auf direkte Weise Gesundheit, Überleben und Lebensfreude der Menschen.

Auch die ständige Angst vor einer nuklearen Vernichtung oder anderen derartigen Katastrophen <u>kann</u> in diese Kategorie fallen.

Macht eure Pause.

(16.04 Uhr. Jane hatte den Medikamentenwagen auf dem Flur gehört, aber es vergingen ein paar Minuten, bevor eine Krankenschwester mit dem Darvoset hereinkam. Jane meinte, es sei besser, die Sitzung zu beenden.

16.22 Uhr.) Ende der Sitzung.

Ich werde die Koordinaten erneut aktivieren, die euren körperlichen und geistigen Frieden fördern und eure Heilungsprozesse vorantreiben.

(„Danke."

Peggy Gallagher hatte während der Sitzung kurz vorbeigeschaut, um mir mitzuteilen, dass eine Kamera, die ich kaufen wollte, in einem bestimmten Geschäft günstig angeboten werde.

Ich sagte Jane, ich hoffte, dass Frank Longwell seinen jungen Freund dazu gebracht hatte, heute Nachmittag den Rasen zu mähen, wie er es schon für heute Mor-

gen versprochen, aber nicht getan hatte. Als ich die Pinnacle Road hinauffuhr, sah ich sofort, dass der Rasen wieder nicht gemäht worden war. Der Garten sah furchtbar aus, obwohl Frank gesagt hatte, dass einige der Wildblumen, die er hinten gepflanzt hatte, gerade anfingen, durch das Stroh und den Grasmulch zu erblühen.

Eine Anmerkung: Ich sollte ergänzen, dass ich nach der Sitzung oben auf Janes rechter Schulter eine ziemlich große geschwollene Stelle bemerkte, bevor ich sie auf die Seite drehte. Sie war nicht gerötet, schien aber mit Flüssigkeit gefüllt zu sein. Jane sagte schon seit einigen Tagen, dass ihr rechter Arm beim Heben weh tue – dass vielleicht die Pfleger, die sie jeden Morgen auf die Trage heben, um sie zur Hydro zu bringen, die Schulter verletzt hätten. Ich vertraue darauf, dass ihr Körper die Schwellung selbst heilen wird.

Jane rief heute Abend um 21.35 Uhr noch an – als ich gerade diese Sitzung abtippte.)

27. JUNI 1984,
15.02 UHR, MITTWOCH

(Jane scheint es nicht besonders gutzugehen – ihr Körper führt meiner Meinung nach irgendetwas im Schilde, und diese Vermutung äußerte ich auch ihr gegenüber. Heute machten ihr die Füße sehr zu schaffen, die rechte Schulter war geschwollen, und ich hatte den Eindruck, dass auch ihre Wangen geschwollen aussähen. Ich habe solche Anzeichen schon früher gesehen, kann mich aber nicht erinnern, was sie bedeuteten, wenn überhaupt. Heute war ihre Temperatur wieder auf fast 38 Grad gestiegen. Auch in den letzten Tagen hatte sie solche Schwankungen gehabt. Sie aß wenig zu Mittag und noch weniger zu Abend und sagte, sie müsse sich sehr zusammenreißen, um das Essen bei sich zu behalten. Soweit ich weiß, hat keine der Krankenschwestern den Ärzten etwas davon gesagt.

Heute Morgen, so erzählte ich Jane, sei ich in der Stadt gewesen und hätte die Kamera, ein Blitzgerät, Filme, Tasche und so weiter gekauft. Es scheint eine gute Ausrüstung zu sein – und sie ist auch ziemlich kompliziert. Ich weiß nicht, wie ich die Zeit finden soll, um zu lernen, wie man das alles benutzt, aber wenigstens habe ich jetzt die Kamera. Es dauerte zwei Jahre, bis ich mich dazu durchringen konnte, sie zu kaufen. Ich nahm die Bedienungsanleitung mit auf Zimmer 330, um sie zu lesen, während Jane zu Mittag aß.

Heute war es recht kühl, und zeitweise war es bewölkt. Ich vermutete, dass es regnen würde, was bedeutete, dass Frank den Rasen nicht mehr mähen würde. Und ich behielt recht.

Ich hatte eigentlich angenommen, sie würde keine Lust auf eine Sitzung haben, aber Jane sagte, sie wolle eine durchführen. Zu Beginn war ihre Stimme ziemlich schwach und etwas undeutlich. Wie immer, legte sie gelegentliche Pausen ein.)

Ich wünsche euch einen weiteren schönen guten Tag.

(„Guten Tag, Seth.")

Wir fahren mit dem Diktat fort.

Große Menschenmassen waren schließlich so sehr von Gottes Rache und Vergeltung überzeugt, dass sie begannen, sich darauf vorzubereiten.

Ihr Leben konzentrierte sich darauf, Leid zu vermeiden, statt nach Freude und Zufriedenheit zu streben. Dies galt und gilt für einzelne Individuen, aber auch für viele sogenannte Überlebensgruppen, die sich im einen oder anderen Teil des Landes zusammentun, um Vorräte zu horten, mit denen sie den Holocaust überstehen können, und um ihre Familien vor denjenigen zu schützen, die ihre Vorräte stehlen könnten. Die meisten dieser Menschen erwarten eine chaotische Zeit, in der alle Gesetze zusammenbrechen. Andere beobachten die Wirtschaft des Landes und rechnen mit deren Zusammenbruch, mit Anarchie und anderen Zuständen, in denen jeder gegen jeden kämpft.

Diese Menschen glauben natürlich, dass sich jede Situation bis hin zu ihrem katastrophalen Ende verschlimmern wird. Diese Einstellung prägt all ihre anderen Überzeugungen und Handlungen. Einige berufen sich auf religiöse, andere auf wissenschaftliche Dogmen, um ihre Ansichten zu untermauern, aber sie sehen sich in jedem Fall einer Welt der Täuschung und Rache gegenüber.

Eine gute geistige oder körperliche Gesundheit kann unter solchen Bedingungen kaum gedeihen. Aber es gibt in diesem Land und auch im Ausland sehr heilsame Gruppierungen, die sich tatsächlich aktiv und <u>doch friedlich</u> für die weltweite nukleare Abrüstung einsetzen und sich auch mit Fragen wie dem Atommüll auseinandersetzen. Sie bemühen sich auch in anderer Hinsicht, indem sie versuchen, alle Regionen der Welt davon zu überzeugen, ihren Reichtum und ihre Nahrungsmittel gleichmäßig zu verteilen.

Dies mögen zwar „hochtrabende" Ziele sein, aber sie sind positiver Natur und auf Erfüllung und Verwirklichung ausgerichtet, und sie bündeln die Energien der Menschen in einer Weise, die Zusammenarbeit und Verständnis fördert.

Aber auch hier gilt: Der Zweck heiligt nicht die Mittel – kein Krieg wird jemals zu einem nachhaltigen Frieden führen.

Gedanken des Friedens wirken sich auf alle Ebenen des Lebens aus, von den mikroskopisch kleinsten an aufwärts. Das bedeutet nicht, dass Pflanzen eure Gedanken im üblichen Sinne verstehen – aber sie nehmen tatsächlich eure Absicht wahr, und in der Arena des globalen Überlebens spielen auch sie eine Rolle.

Ich möchte das nichtmenschliche Leben auch nicht romantisieren oder seine Möglichkeiten überbewerten, aber auch die Natur hat ihre Möglichkeiten – und im Rahmen dieser Möglichkeiten arbeitet sie ständig am Erhalt des Lebens. Die Natur wird euch vielleicht nicht aus der Klemme helfen, aber sie wird immer da sein und mit ihrer Lebenskraft und Stärke zum Allgemeinwohl und zur Gesundheit des Planeten beitragen.

Erinnert euch an das, was ich an früherer Stelle über die Zusammenhänge zwischen kranken und gesunden Zuständen gesagt habe. Zwischen Viren und Mikroben gibt es eine blitzschnelle Kommunikation, und sie können sich im Handumdrehen verändern. Einmal mehr sind also die optimistischsten Gedanken biologisch ausschlaggebend.

Macht eure Pause.

(15.21 Uhr. Jane rauchte eine Zigarette. Als sie das Diktat um 15.52 wieder aufnahm, war ihre Stimme etwas stärker und ihr Tempo etwas schneller.)

Dies ist ein guter Zeitpunkt, um einige extreme Ernährungsgewohnheiten – wie beispielsweise übermäßiges Fasten und eine Besessenheit von sogenannten natürlichen Lebensmitteln – noch einmal anzusprechen.

Ich spreche hier nicht von einem natürlichen und gesunden Interesse an der Qualität von Lebensmitteln, sondern von einer bedenklichen übertriebenen Besorgnis. Das geht oft so weit, dass kein Lebensmittel mehr als vollkommen zufriedenstellend erscheint und man sich eher auf die Angst vor dem Essen als auf seinen Nutzen konzentriert.

Hinter vielen solchen Haltungen steht die Vorstellung, dass der Körper selbst unwürdig sei und dass das Aushungern des Körpers irgendwie den Appetit des Fleisches eindämme. Das führt in der Regel zu einem Wirrwarr verschiedener Diätarten. Manche konzentrieren sich fast ausschließlich auf Eiweiß, andere auf Kohlenhydrate – insbesondere Reis –, aber in jedem Fall wird die große natürliche Auswahl an verfügbaren Lebensmitteln und Nährstoffen ausgeblendet.

Das hält den Körper in ständigem Aufruhr. Manche Menschen sind sogar so sehr davon überzeugt, dass Essen falsch ist, dass sie eine Diät machen, bis sie Heißhunger haben, sich dann überessen und schließlich zwingen, das Gegessene wieder zu erbrechen.

Andere Menschen lassen in dem gut gemeinten Versuch, auf ihr Gewicht zu achten, ihr Frühstück ganz ausfallen – eine sehr schlechte Vorgehensweise. Es ist viel besser, moderate Mengen an Lebensmitteln aus allen Bereichen zu essen und öfter kleinere Portionen zu sich zu nehmen. Mir ist klar, dass eure gesellschaftlichen Sitten auch eure Essgewohnheiten diktieren – aber <u>vier leichte Mahlzeiten</u> am Tag sind insgesamt von Vorteil und geben dem Körper eine gleichmäßigere, ausgewogenere Nährstoffzufuhr.

Solche Ernährungsvorstellungen sind wichtig, da sie von den Eltern an die Kinder weitergegeben werden, und die Eltern verwenden Lebensmittel oft als Belohnung für das gute Verhalten eines Kindes und fördern so die Entstehung von Übergewicht.

Ende des Diktats.

Ich wünsche euch einen schönen frühen Abend und aktiviere die Kräfte, die euren Frieden in Körper und Geist fördern und die Heilungsprozesse in Gang setzen.

(„Danke." Ende der Sitzung um 16.10 Uhr.)

4. JULI 1984,
16.04 UHR, MITTWOCH

(Ich verfasste diese Notizen am Nachmittag des 28. Juni, einem Donnerstag, in Zimmer 330. Jane führte keine Sitzung durch, und ich hatte Zeit, sie dort zu schreiben.

Heute Morgen erhielt ich einen sehr beunruhigenden Telefonanruf von Jeff Karder. Er ist ebenfalls besorgt darüber, dass Jane sich in letzter Zeit offensichtlich viel schlechter fühlt als früher – als beispielsweise vor zwei Monaten. Er will nicht, dass sie leidet. Jeff riet zwar nicht zu Antibiotika, sagte mir aber, dass die Geschwüre an Janes rechtem Knie und an ihrer linken Hand nicht von selbst abheilen würden und dass sich die neue Schwellung an ihrer rechten Schulter zu einer weiteren solchen Stelle entwickeln könnte. Er glaubte, dass Jane eine wandernde Infektion habe und hoffte, dass diese nicht auf ihren Blutkreislauf übergreife. Ich hatte dasselbe vermutet. Jeff sagte, das Knie müsse operiert werden, um den Zustand zu beheben.

Nach dem Telefonat hatte ich natürlich viele Fragen. Ich war traurig wegen Jane und dem, was mit uns beiden geschah. Ich war auch wütend über die Rolle, die sie gewählt hatte, auch wenn ich dachte, dass ich sie im Grunde verstünde. Als Jeff an-

rief, las ich gerade den letzten Teil der ersten Sitzung in Janes Buch *Das Individuum und die Natur von Massenereignissen*, *und zwar bezüglich einer Anmerkung, die ich gerade für* Träume *schrieb. In den Passagen geht es um Tod und Selbstmord – und nicht zuletzt auch um den* natürlichen *Tod und wie wir uns ständig auf medizinische Weise in den von den Menschen gewählten Todeszeitpunkt einmischten. Schwerlich ein Zufall, erkannte ich.*

Ich begriff bei der Lektüre dieser Passagen, dass Jane – wäre es nach ihr gegangen – schon vor ein paar Jahren gestorben wäre, aber ihr Plan wurde von mir und dem Krankenhauspersonal durchkreuzt. Obwohl sie natürlich eine entscheidende Rolle dabei gespielt hatte, am Leben zu bleiben, glaube ich, dass dies erst erfolgte, nachdem ihr natürlicher, selbst gewählter Todeszeitpunkt vereitelt worden war. Anders gesagt hatte sie ihre Meinung geändert. Andernfalls hätte sie nichts mehr am Leben gehalten, keine wie auch immer geartete Behandlung.

Ich war auch wütend darüber, dass Jane schon seit einiger Zeit in den Sitzungen kein Material mehr über sich selbst übermittelt hatte. Ich vermute, das bedeutet, dass ihr sündiges Selbst oder was auch immer sich erneut verschlossen hatte. Es will nicht, dass sie gesund wird. Die große Frage war also, warum diese Teile des Selbst ihre schrecklich destruktiven Verhaltensweisen fortsetzten – sogar bis zu dem Punkt, an dem sie <u>ihren eigenen Tod herbeiführten</u>, denn ließe man es einfach zu, so wäre meiner Ansicht nach der Tod das Endergebnis, der letzte Schritt auf dem von ihnen gewählten Weg.

Ich denke außerdem schon seit einiger Zeit, dass es Hinweise auf Janes scheinbare Dilemmata im Bereich der Reinkarnation geben könnte – worauf Seth überhaupt nicht eingegangen war. Das ist ihm wohl nicht erlaubt.

Ich nahm Massenereignisse *auf Zimmer 330 mit. Jane ging es zwar etwas besser, aber sie fühlte sich immer noch unwohl. Sie konnte einige Medikamente bei sich behalten, war aber sehr vorsichtig, was das Essen anging. Ich hatte vergessen, ihr das versprochene Corned-Beef-Sandwich zu machen, auf das sie sich zum Abendessen verlassen hatte. Georgia hatte ihr erzählt, dass Jeff mich angerufen habe, und ihre Version des Anrufs war wirklich pessimistisch. Jane wusste über Jeffs Sorgen Bescheid.*

Jeff schlug vor, im Moment nichts zu unternehmen, während er Janes Zustand beobachtete. Ihre Temperatur schwankte, war aber insgesamt in Ordnung. Gestern Nachmittag lag sie noch bei 37,8 Grad, fiel aber nach dem Abendessen auf 37,1 Grad. Heute Morgen war sie noch etwas tiefer. Ich sagte ihr, die Schwellung an ihrer rechten Schulter sei etwas zurückgegangen. Aber ihre Wangen sind nach wie vor geschwollen und etwas fleckig, was Jeff schon heute Morgen bemerkt hatte. Später am

Nachmittag sahen Wangen und Schulter etwas besser aus, und Jane schien es besser zu gehen.

Gestern hatte ich Jane gesagt, ich vermutete, dass ihr „Körper etwas im Schilde führe". Aber was? Ich sagte, ich hoffte, dass das nicht wieder ein Fall sei, bei dem sich ihr Zustand verbesserte, während es ihr trotzdem gleichzeitig schlechter ging – worüber ich mich in den vergangenen Jahren oft beklagt hatte. Wir unterhielten uns lange. Ich sagte, ich wolle Informationen darüber, ob sie leben oder sterben wolle – oder ob sie versuche, eines natürlichen Todes zu sterben, so wie es in den herausragenden Informationen in Massenereignisse *zu lesen war. Ich wollte wissen, ob sich ihr sündhaftes Selbst Gedanken darüber mache, was es ihrem Körper antat, ob es sich darum kümmere, ob es überhaupt verstünde, dass seine Schutzmaßnahmen <u>seine ureigene</u> Existenz bedrohten. Oder war Janes Tod das eigentliche Ziel des sündhaften Selbst? Ich sagte, diese Situation käme wohl häufig vor. Ich spürte, dass ich hier einer Sache auf der Spur war, war mir aber nicht sicher, was es war – etwas, das der menschlichen grundlegenden Natur sehr nahe kam und kaum verstanden wurde. Ich sagte Jane, dass es ein Witz wäre, wenn die Teile des Selbst, die wir für ihren Zustand verantwortlich machten, in Wirklichkeit die wahrsten, einfachsten und ehrlichsten Teile wären, und dass deren Rolle bei der Herbeiführung ihres natürlichen Todes durch die Einmischung unseres bewussten Verstandes untergraben würde. „Wo genau aber liegt die ‚Wahrheit'"?, fragte ich.*

Der Nachmittag verging, ohne dass Jane eine Sitzung durchführte. Während unseres Gesprächs weinte sie immer wieder – am meisten darüber, so dachte ich, dass sie wahrscheinlich nie wieder nach Hause kommen, das Haus und den Garten und so weiter sehen würde. Mir war auch zum Weinen zumute, denn ich spürte, dass sie recht hatte. Sie sagte, sie sei zu aufgewühlt, um eine Sitzung durchzuführen. Ich sagte, ich wolle etwas über sie, nicht über das Buch. Sie sagte, sie habe die längeren Sitzungen gehabt, um Informationen zu bekommen, die sie für sich selbst nutzen könne – dass sie jeden Tag versuche, sie umzusetzen. Das war neu für mich. Ich sagte, dass sie sich vielleicht zu viel Mühe gegeben habe. Um 16.25 Uhr hatte sie immer noch keine Sitzung durchgeführt, und ich glaubte auch nicht mehr daran.

Wir sprachen auch über Janes Ängste, dass sie in diesem Leben vielleicht schon alles getan hätte, was sie konnte, und deshalb bereit sei, sich aus dem physischen Leben zurückzuziehen. Ich sagte ihr, wenn sie gehen wolle, könne und würde ich sie nicht aufhalten, und ich würde sie niemals an lebensverlängernde Geräte anschließen lassen. Ich würde das selbst auch nicht wollen. Und die ganze Zeit, in der wir uns unterhielten, konnte ich einfach nicht verstehen, warum sie genau tat, was sie tat.

Ich hatte auch Seths Äußerung nicht vergessen, die er vor ein paar Monaten gemacht hatte, nämlich, dass im Grunde keiner von uns etwas falsch gemacht habe.

Aber wir sind so ängstlich und unwillig, uns mit Gedanken über den Tod auseinanderzusetzen, die im Widerspruch zu dem stehen, was uns beigebracht wurde, dass wir uns buchstäblich alles antun, um zu verhindern, dass sich der Plan der Natur in seiner natürlichen und kreativen Weise erfüllt. Aber wie könnten wir uns auch gegen das behaupten, was uns seit dem Tag unserer Geburt eingehämmert wurde?

Während unseres Gesprächs zählte ich eine lange Liste von Dingen auf, die Jane meiner Meinung nach im Laufe der Jahre aufgegeben hatte, und zwar auf Geheiß niemals zufriedener Persönlichkeitsanteile, die nun die volle Kontrolle innehatten. Jetzt war alles weg, bis auf das Liegen im Bett, und nicht einmal das konnte sie in diesen Tagen in Frieden tun. Sie hat sogar aufgehört zu lesen, selbst mit der neuen Brille, die wir so sehnlichst von Jim Baker erbeten hatten. Das kleine Bett-Lesepult, das ich für sie angefertigt hatte, verstaubte im Schrank von Zimmer 330. Jane hatte es nur einmal benutzt. Sie sagte, aufgrund der längeren Sitzungen benutze sie es nicht und lese auch nicht mehr.

Nach meinem Nickerchen fragte ich sie, warum sie nicht mehr lese, um mit der Welt in Kontakt zu bleiben, und bekam eine ziemlich heftige Antwort von ihr. Sie wurde wütend und schrie, dass sie mehr lesen würde, wenn ich es unbedingt wolle. Ich lachte – zum ersten Mal an diesem Tag – und sagte ihr, sie habe das nur gesagt, weil ich wolle, dass sie mehr liest, und nicht, weil sie es von sich aus wolle. Später sagte sie, ich solle ihr etwas Lesestoff mitbringen. Ich sagte ihr, Massenereignisse sei nach wie vor ein großartiges Buch. „Aber warum ist es dann nicht weithin bekannt?", fragte ich. Keine Antwort.

Nach ihrem Ausbruch über das Lesen sagte Jane zum Schluss noch etwas Wichtiges – dass ihr Versagen beim Lesen ein weiteres Beispiel dafür sei, dass sie etwas falsch mache – „Und darüber reden wir doch, oder? All die Dinge, die ich falsch mache?" Wie wahr! Als ich sagte, ich würde sie mit dem Lesen nicht mehr nerven, sagte sie, ich redete wie ein Märtyrer. Wie kann man also in einer solchen Situation gewinnen, wenn doch so oder so alles abgelehnt wird?

Jane aß zwar etwas mehr zu Abend als gestern Abend, aber dennoch viel zu wenig. Ich wiederholte, dass ich zumindest eine Zeit lang Sitzungen über sie und nicht für das Buch haben wolle, aber eigentlich erwarte ich hier nicht viel. Das heißt, ich bin mir aus Erfahrung sicher, dass wir zunächst ein paar solcher Sitzungen hätten, die aber bald wieder in Bucharbeit übergehen würden. Nur weiß ich nicht, wie es ihr dann gehen wird. „Vielleicht ist es einfach am besten, das Ganze zu vergessen", wie sie heute Nachmittag gesagt hatte. Würden wir uns selbst wirklich verstehen, gäbe es Orte wie das Krankenhaus nicht mehr. Man bräuchte sie nicht mehr, um Symptome zu behandeln, die durch versteckte und schädliche Überzeugungen hervorgerufen wurden.

Es hat keinen Sinn, sich die Mühe zu machen, eine detaillierte Zusammenfassung der komplizierten Ereignisse seit dem 28. Juni zu präsentieren. Jane ist immer noch sehr krank. Ich war überrascht, als sie sagte, sie würde versuchen, heute eine Sitzung durchzuführen. Manchmal war ihre Stimme so schwach, dass ich sie bitten musste, Sätze oder Worte zu wiederholen.

„Ich lasse das Vorgeplänkel weg", sagte sie.)

Das Hauptproblem ist, wie gesagt, das Vertrauen in den Körper. Der Zustand an sich stellt einen bedauernswerten Nebeneffekt der Krankenhausumgebung dar, aber ihr habt vorschnell das Schlimmste vermutet. Ruburt fiel, <u>wie ihr es ausdrückt</u> (doppelt unterstrichen), einem grippeähnlichen Zustand zum Opfer – aber die zusätzliche Angst verstärkte die Situation immens und verlängerte sie.

Ende der Sitzung.

(„Danke." 16.07 Uhr.)

17. JULI 1984, 19.00 UHR, DIENSTAG

Diktat: (Zeit, 19.00 Uhr bis 19.10 Uhr.)

Vor meinem Haus
sind Spatzen
und vor meiner Tür
ein Rotkehlchen,
und vielleicht eine Krähe
oder ein Kaninchen,
und es ist schön zu wissen,
dass sie da sind.

Der kleine Wald liegt
noch immer hinterm Haus,
und Streifenhörnchen und Eichhörnchen

toben frei herum.
Am Abend ist es schön
zu wissen, dass alles da ist.

Die Brise weht
durch die Bäume am Haus und
der süße Duft der Erde
strömt durch die
Fliegengittertür herein, und es liegen
Verheißungen in der Luft,
die mich an meine
Kindheit erinnern
und die Träume, die
die dort schwebten.

18. JULI 1984,
16.00 UHR, MITTWOCH

Diktat: (Zeit, 16.00 Uhr bis 16.15 Uhr.)

Ich warte sehnlichst auf den Herbst,
der nicht mehr fern ist,
ich möchte voll und ganz in Fleisch und Blut
lebendig werden wie nie zuvor,
die Leichtigkeit des Herbstes
mein ganzes Leben neu erblühen lassen
in Weisheit, Zeit und Wissen.
Ich möchte noch nicht sterben.
Das ist mein höchstes Ziel.
Ich möchte mich erheben und federleicht in meinem Körper leben,
mit etwas Anmut und mit Liebe.

Winde wehen in den Sierras –
wo immer die sich auch befinden –
doch es ist schön zu wissen,

dass das Universum selbst an Orten singt,
an denen ich noch niemals war.
Und große Abenteuer öffnen sich,
um den Mond zu umkreisen,
und Schatten, die wie wilde
Esel springen, in Welten,
die pfeifen und sich kräuseln.
Denn überall gibt es Magie,
sie wirbelt auch durch meine Moleküle
mit stillem Leben, das gegen
steinerne Gedanken meines Geistes tanzt
und plätschert.
Und überall in meinem Körper
geschehen neue Morgenstunden.
So lass mich leben und auf den tausend Pfaden
meines Wesens staunend wandern.

22. JULI 1984,
13.35 UHR, SONNTAG

Diktat: (Zeit, 13.35 Uhr.)

Es sagte der Schrank:
„Herr Bär, ich habe
viele Küchlein und auch Kekse,
und würde diese gerne
mit dir teilen – nur du und ich.
Wir machen eine kleine Party
und singen auch ein Lied."
Es sagte der Bär: „Oh ho,
nur nicht so schnell, Herr Schrank!
Obwohl ich deinen Intentionen traue,
so weiß ich doch, dass du gelegentlich
auch ein gemeiner Schuft sein kannst –
für ein Geschöpf erschaffen aus so wunderbarem Holz.

Ich weiß, du führst etwas
im Schilde, doch blicke ich nicht durch.
So iss halt deine Kekse ganz allein.
Doch segne Gott dein Herz, mein Herz!"

Diktat: (Zeit, 14.15 Uhr.)

Ich würde lieber
mit einer Miezekatze in der Sonne sitzen,
wo alle Geheimnisse frei sind,
und auf einem Pfade tanzen,
die süßen Butterblumen riechen,
den frühen Glühwürmchen
hinterherjagen,
mich tummeln auf schmalen
Bergpfaden,
wo die Luft
heiter und frei ist —
um dann mit einem Fernglas so weit zu sehen,
wie ich sehen kann.
Ein Hoch also auf
Miezekatzen und auf Blumen,
und auch auf Regenbögen und auf Fliederbäumchen.
So habt denn einen schönen
Morgen und lächelt in die
Bergluft,
denn jeder Tag ist
eigentlich der schönste,
den ihr je erleben werdet!

Diktat: (Zeit, 14.27 Uhr.)

Die Luft hat Erinnerungen
an jeden Ort, an dem sie jemals war,

und auch die kälteste
Luft der Arktik
erinnert sich an Palmen
und an laue Winde,
und eine Brise, die durch die tiefen Wälder
von Maine sich zieht,
erinnert sich an Nächte im Süden,
die vor vielen Jahren
an der Küste von
Südfrankreich funkelten.

25. JULI 1984,
18.50 UHR, MITTWOCH

Diktat: (Zeit, 18.50 Uhr bis 19.00 Uhr.)

Die Königin der Frösche

Die Königin der Frösche
rückte ihre Krone zurecht
und verlangte nach dem edelsten
Prinzen des Reiches,
und während sie wartete, massierte sie
ihre schönen manikürten Zehen.
Sie sagte: „Ich schicke dich auf eine Mission,
die mysteriöser nicht sein könnte,
denn ich möchte die schönsten
Nächte und Tage sammeln,
um die Wände unseres Königreichs zu schmücken.
Wir werden die spektakulärste Galerie haben,
die es jemals gab,
in der wir die leuchtenden
Nächte und Tage bewundern
und sie für uns allein behalten können.“

Der Prinz blinzelte und sagte:
„Liebe holde Königin, das dürft Ihr doch nicht tun,
sonst würde sich die Welt in den Schlaf weinen
und bald an gebrochenem Herzen sterben.
Die Schönheiten der Natur gehören ohnehin uns allen.
Niemand kann sie stehlen,
denn sie leben
in der Welt des Geistes,
wohin kein Dieb jemals gelangt."

27. JULI 1984,
14.17 UHR, FREITAG

Diktat: (Zeit, 14.17 Uhr bis 14.20 Uhr.)

Mal angenommen, da gäbe es
ein Loch hoch oben in der Luft
an einem unbekannten Ort.
Ich wette, jemand würde
von der andern Seite her
es flicken,
sodass es weitere
hundert Jahre hielte.

30. JULI 1984,
16.04 UHR, MONTAG

(Heute zeigte ich Jane nach dem Mittagessen die letzten beiden Gedichte, die sie im Krankenhaus diktiert hatte – diejenigen vom 25. und 27. Juli. Wenig später sagte sie mir, ich solle den Fernseher ausschalten und meinen Notizblock hervorholen. Sie diktierte ein weiteres Gedicht.

Eine Botschaft liegt
in einem Briefkasten,
nur für mich allein.
Sie ruht vielleicht
vor einer alten Scheune,
versteckt in einem Kasten tief in Ohio,
vielleicht auch in Timbuktu
oder auch in einer Kiste
gleich am Meer.
Dort wartet sie schon seit Äonen
nur auf mich.
Vielleicht ist sie ja auch viel näher,
auf mich harrend, wo
mein Leben und die Botschaft
das gleiche Lied anstimmen.

Als ich Jane fragte, ob ich ihr das Gedicht vorlesen solle, sagte sie, sie wolle es nicht hören. Ich sagte ihr, dass es mir gefalle, aber im Nachhinein sehe ich, dass der Inhalt weitaus tiefgründiger ist, als ich zunächst angenommen hatte. Ich glaube, es geht buchstäblich um Janes Frage, ob sie leben oder sterben soll.

Anstatt hier näher darauf einzugehen, gehe ich lieber zur Sitzung über, die Jane etwas später begann. Ich war überrascht, als sie sagte, sie wolle es wenigstens versuchen: „Ich weiß nicht, ob ich es schaffe, Bob, oder wie weit ich kommen werde, aber ich werde es zumindest versuchen ..."

Ich möchte noch anfügen, dass ich, nachdem ich ihr die Gedichte und ihr neues diktiertes Material vorgelesen hatte, ihr auch die letzten drei Sitzungen aus Seths Der Weg zur Gesundheit *vorlas, die am 24., 26. und 27. Juni stattgefunden hatten.*

Jane hatte mich nicht darum gebeten, sondern mir überlassen, etwas zum Vorlesen auszusuchen.

Janes Seth-Stimme war durchschnittlich, ihre Durchgabe gut. Ich fand, die kleine Sitzung gelang ihr sehr gut.)

Auf jeden Fall wachsen und reifen in jedem Menschen neue Leben heran, unabhängig von seinem Alter oder seinen Lebensumständen.

Die Vorstellung eines Fortlebens reicht weit über die aktuelle Lebenserfahrung hinaus, und jedem Menschen stehen immer neue physische und spirituelle Existenzen offen – denn so etwas wie Auslöschung gibt es nicht. Lebendig oder tot im üblichen Sinne – ihr seid immer bewusst und euch eurer selbst gewahr, und ihr seid immer ein Teil des universellen Geschehens, an dem ihr schon immer beteiligt wart, unabhängig von eurem Bewusstseinszustand.

Ihr werdet getragen, niemals verlassen und seid immer liebevoll in die große und doch vertraute Gegenwart von „Allem-Was-Ist" gebettet, dessen Liebe euren Atem, euer Leben und euren Tod erschafft, in denen die unbekannte Göttlichkeit seit jeher gesegnet und allzeit gegenwärtig war und ist.

Sie ist gleichsam bekannt und unbekannt – sie erschafft alle Stufen der Kreativität, und ihr seid in ihr geborgen und gesegnet, ein Teil des göttlichen Bezugssystems von Allem-Was-Ist zu sein.

(Ende um 16.09 Uhr.

„Lass mich einen Schluck Schokomilch trinken und eine Zigarette rauchen, und mach dich bereit, mich umzudrehen", sagte Jane mit einem kleinen Lachen. „Das könnte das Ende des Buches sein. Aber vielleicht mache ich auch noch ein bisschen weiter. Was auch immer passiert, Bob, ich möchte, dass das gesamte Material, wenn irgend möglich, eines Tages veröffentlicht wird. Es soll aber keine Last für dich sein. Wenn du es allein nicht schaffst, kannst du dir vielleicht Hilfe holen."

„Wieso sagst du das jetzt?", fragte ich, obwohl ich die Antwort schon kannte.

„Die ganze Sache", sagte Jane. „Ich weiß nicht, ob ich leben oder sterben werde."
Sie sprach ganz nüchtern. „Was auch immer ich tun werde, werde ich tun."

„Ich weiß, dass du darüber nachgedacht hast, ob du leben oder sterben willst", sagte ich. „Seit du um den 4. Juli herum aufgehört hast zu essen, war das für mich klar."

Den ganzen Nachmittag über war mir immer wieder zum Weinen zumute, da ich mir immer sicherer wurde, dass Jane tatsächlich über all diese Dinge nachdachte. Sie rauchte eine Zigarette, und wir redeten bis etwa 16.40 Uhr.

Jane sagte, sie sei dankbar für jeden Tag, den wir während unserer Ehe mitein-

ander verbracht hätten. Das war ich auch – und ich glaube nicht, dass wir in diesen 30 Jahren mehr als vier oder fünf Tage voneinander getrennt waren. Ich sagte, ich würde wahrscheinlich nicht das ganze Material allein veröffentlichen können. Und dass ich wahrscheinlich nicht wieder heiraten würde. Jane sagte, Sue wäre vielleicht eine Möglichkeit – aber ich zweifle, dass Sue interessiert wäre.

Ich sagte, ich wünschte, wir wären nie aus Sayre weggegangen, und sie stimmte mir zu. Vielleicht wäre dann alles anders gekommen. Sie sagte: „Keine Autopsie." Als ich sie fragte, ob sie begraben oder eingeäschert werden wolle, drückte sie weder für die eine noch für die andere Variante einen eindeutigen Wunsch aus, entschied sich aber schließlich für die Kremation – vielleicht, weil ich fragte, was ich wohl machen würde, wenn ich ein paar Jahre nach ihrer Beerdigung aus der Stadt wegziehen wollte. Daran hatte sie nicht gedacht. Sie sagte, soweit sie wisse, seien ihr Großvater, ihre Großmutter und andere Familienmitglieder in Saratoga begraben, aber bei ihrer Mutter waren wir uns nicht sicher. Ihr Vater, Del, wurde vermutlich irgendwo in Florida beigesetzt, aber wir wissen nicht, wo.

Nachdem ich sie umgelagert hatte, brach ich weinend zusammen, als ich ihr zu sagen versuchte, wie sehr ich sie liebte. Auch Jane weinte. Ich konnte nicht fassen, dass dies wirklich geschah, selbst nach all den Anzeichen, die sich im Laufe der Jahre angesammelt hatten. Die Tragweite und die Auswirkungen der heutigen Sitzung ließen alles ganz deutlich werden.

Dann lehnte ich mich für mein übliches Nickerchen zurück, aber ich konnte nicht wirklich schlafen. Ich war furchtbar traurig. Jane hatte davon gesprochen, wie sehr sie die Natur liebte, und dass sie das Haus und die Katzen noch einmal sehen wolle. Ich erzählte ihr von den vier Rehen – drei Böcke und eine Ricke –, die ich heute Morgen draußen im sogenannten Wildblumengarten an den Blüten knabbern gesehen hatte. Jetzt blühen dort einige blutrote Mohnblumen.

Jane aß zum Abendbrot ein wenig von verschiedenen Speisen – etwa so wenig wie in den letzten paar Tagen. Das war eigentlich eine Verbesserung, denn seit etwa dem 4. Juli hatte sie bis auf wenige Ausnahmen keine feste Nahrung mehr zu sich genommen – und auch dann nur ein paar Krümel. Im Laufe des Monats musste ich beobachten, wie sie sich tatsächlich aushungerte und sterben würde, wenn sie so weitermachte. Sie hatte sehr viel Gewicht verloren; ihre Arme und Beine waren knochendürr.

Nach dem Abendessen erfuhr ich einige Dinge. Vor ein paar Tagen hatten die Krankenschwestern Jane gesagt, sie könne jederzeit Morphium bekommen, wenn sie es wolle; es würde ihr per Injektion verabreicht. Jane erzählte auch, dass sie seit ges-

tern ihre Schilddrüsenmedikamente wieder nähme, die sie am 4. Juli – dem Tag der letzten kleinen Sitzung – abgesetzt hatte. Sie verriet auch, dass sie seit drei Tagen nicht mehr zur Hydrotherapie gegangen sei und nun nachgeben und gehen müsse; sie wolle weitere Schmerzen vermeiden.

Um 18.55 Uhr las ich ihr die Sitzung vor. „Sie ist wirklich sehr gut", sagte ich. „Nun, das war's", sagte sie. „Das ist das Ende."

„Vom Buch – oder vom Seth-Material?"

„Ich weiß es nicht. Wir werden sehen. Vielleicht fange ich mit etwas anderem an und ziehe es dann gleich ganz durch", sagte sie. Fast hätte sie gelacht. „Aber im Augenblick versuche ich einfach, jede Nacht und jeden Tag zu überstehen."

Wie ich erfahren hatte, waren ihre Nächte besonders schwer. „Wie schön wäre es doch, wenn ich nur ein wenig inneren Frieden finden könnte", sagte sie.

Ich fragte sie, ob sie es etwas mit freiem Assoziieren versuchen wolle. Ich sagte ihr, ich glaubte, sie habe damit aufgehört, weil sie Angst habe, es würde nicht funktionieren. Obwohl ich dachte, es gäbe Anzeichen dafür, dass es funktionierte, meinte ich, sie hätte mit dem freien Assoziieren wohl auch darum aufgehört, weil es mit den tief sitzenden Überzeugungen kollidierte, die zu ihrer körperlichen Unbeweglichkeit geführt hatten. Ich sagte ihr, ich hätte im letzten Monat die Hoffnung aufgegeben, und dass sie das wohl auch getan habe, und dass ihr Zustand ein perfekter Spiegel dieses Hoffnungsverlustes von uns beiden sei. Sie schien mir zuzustimmen.

Ich möchte anfügen, dass es Hoffnung gibt, solange es Leben gibt, und dass, wie Seth schon so oft gesagt hat, jemand, der nicht wirklich sterben will – was Jane neulich beteuert hatte –, dies auch nicht täte. Aber ich sagte Jane, ich könne nicht von ihr verlangen, etwas zu tun, das sie nicht tun wolle. Und ich fügte hinzu, dass ich persönlich unter solchen Bedingungen nicht würde leben wollen.

Das war es also vorerst. Carla rief um 21.15 Uhr für Jane an, als ich gerade diese Zeilen tippte. Sie übermittelte mir, dass Jane mich liebe und dass sie „eine bessere Nacht" habe. Ich bat Carla, Jane zu sagen, dass ich sie auch liebe.

Und der Umstand, dass meine Frau eine bessere Nacht hat, kann etwas bedeuten, oder auch nicht … Ich hatte ihr heute Nachmittag gesagt, dass ich jederzeit darauf vorbereitet sei, einen Anruf aus dem Krankenhaus zu erhalten, um mir zu sagen, dass ich schleunigst kommen solle, weil es meiner Frau schlecht gehe und das Ende nah sei. Und Jane lächelte und sagte, sie sei schon oft in Versuchung gewesen, mich anrufen zu lassen, um mich kommen zu lassen, besonders spät in der Nacht.

Ich liebe dich, Jane, und weiß nicht, ob ich lachen oder weinen soll. Mir ist nach Letzterem zumute. Ich wünsche dir das Beste, ob du nun gehst oder bleibst. Die heutige Sitzung sagt alles, denke ich, denn sie bedeutet, dass für dich und für mich bessere Zeiten anstehen – und wenn das der Fall ist, worüber müssen wir uns dann Sorgen machen?

Ich schließe zwar mit diesen Gedanken, aber wenn ich ganz ehrlich bin, denke ich, dass es diejenigen, die zurückbleiben, viel schwerer haben als diejenigen, die gehen.)

31. JULI 1984,
15.54 UHR, DIENSTAG

(Jane aß heute etwas besser zu Mittag – das heißt, es war zwar nicht genug, um einen Vogel am Leben zu halten, aber dennoch etwas mehr als während des restlichen Monats Juli: Ein bisschen Suppe, ein bisschen Eigelb, Kaffee, ein bisschen Pudding, Schokomilch und so weiter.

Nach dem Mittagessen – und einer Zigarette ihrerseits – las ich ihr die gestrige Sitzung vor, da sie sie mit keiner ihrer beiden Brillen lesen konnte. Auch gestern waren die Augen nicht besser gewesen. Schließlich fragte ich Jane, ob sie es mit dem freien Assoziieren versuchen wolle, nachdem wir eine Weile geredet hatten, bekam aber keine eindeutige Antwort.

Sie hatte so starke Schmerzen, dass ich ihr mindestens zehn Minuten lang versuchte, durch positive Suggestionen zu helfen. Vielleicht kam auch Hypnose zum Tragen. Auf alle Fälle schien sie sich etwas zu lockern; ihre Arme und Hände wurden leichter und gelöster. Sie schien entspannter im Bett zu liegen und sprach im Laufe des Nachmittags mehrmals über diese Erfahrung. Ich werde es weiter mit solchen Dingen versuchen. Sie freute sich über die Wildblumen, die ich von zu Hause mitgebracht hatte.

Später erzählte ich Jane von einer Bemerkung, die Frank Longwell neulich gemacht hatte, nachdem ich ihm gesagt hatte, dass dieser Monat sehr schwierig für sie sei. „Nun", sagte Frank, „das ist immer so, wenn sie keine Sitzungen hat." Ich konnte sehen, wie Jane darüber ins Grübeln kam. Wir hatten beide schon gelegentlich denselben Gedanken gehabt, aber Franks spontane Bemerkung traf genau ins Schwarze.

Ich fragte Jane, ob sie glaube, dass die Sitzungen als Ausgleich zu den sehr hinderlichen Vorstellungen des sündhaften Selbst dienten – ob das andere Selbst seine Macht und seine Überzeugungen durchsetzen könne, wenn sie keine Sitzungen mehr durchführe. Sie wusste es nicht, aber ich hielt das für einen begründeten Gedanken. Ich fügte an, dass mich die ganze Sache in eine Zwickmühle brächte und dass das schon immer so gewesen sei, denn ich war mir nie sicher, ob ich darauf bestehen sollte, dass sie die Sitzungen durchführt oder ob sie sie lieber aufgeben sollte. Ich war immer zurückhaltend gewesen, wenn es darum ging, sie aufzufordern, die Sitzungen beizubehalten, weil ich befürchtete, sie könnten irgendwann ihr Leben dominieren. Es wäre in der Tat ironisch, würde sich herausstellen, dass die „Wahrheit" genau umgekehrt war. Zumindest im Augenblick habe ich sogar den Eindruck, dass es für Jane viel schädlicher wäre, die Sitzungen nicht weiterzuführen.

„Hol deine Sachen raus", sagte Jane, nachdem ich ihr von Franks Bemerkung erzählt hatte und wir ein wenig darüber diskutiert hatten. Sie lag weit oben im Bett, den Kopf gegen die Kissen gelehnt. Ich hatte den Eindruck, dass ihre Seth-Stimme sowohl angespannt als auch stark klang, aber sie hatte keine Probleme mit den Worten. Ihre Stimme und ihr Rhythmus waren anders als sonst; alle paar Worte legte sie eine Pause ein.)

Die Sitzungen waren und sind, wie das Leben selbst, ein Geschenk, das aus der unermesslichen, nie endenden Kreativität der Existenz hervorgeht.

Sie tragen in sich den Reichtum unbekannten Wissens und entspringen den tiefen Quellen von Ruburts Leben; in ihnen enthalten sind die Umgebung und die Welt, in der er aufwuchs, die Kraft und Vitalität der Menschen, die er kannte, der Schöpfergeist und die Energie, die seine Wirklichkeit prägten. In den Sitzungen verbirgt sich die großartige Vitalität von Pater Trenton, seiner *(Ruburt-Janes)* Mutter, seinen Nachbarn und Lehrern – aber darüber hinaus verbinden und vereinen die Sitzungen die Annalen der Existenz, wie er sie erlebt hat, sodass er, wenn er mit meiner Stimme <u>und für mich</u> *(zitternd)* spricht, die gesegnete Vitalität und die Wertschätzung des Universums zum Ausdruck bringt, so wie durch die Sitzungen das gütige Universum seine Gegenwart und sein Sein würdigt. Und ihr beide lebt auch zusammen ein Leben, das viele Stimmen zum Ausdruck bringt und seine Güte, Zufriedenheit und Freude in die Welt hinaus sendet, um sie zu bereichern, die Frühlinge zu erfrischen und niemals wirklich zu enden.

Lasst uns also weitermachen!

(16.02 Uhr „Das war's", sagte Jane. „Ich weiß nicht, was er mit dem ‚Lasst uns also weitermachen!' meinte, aber das war der letzte Satz, den ich bekommen habe. Ich weiß nicht – ich könnte nicht sagen, ob es ein ‚Hallo' oder ein ‚Auf Wiedersehen' war ..."

Ich las ihr die Sitzung vor: „Nun, ich würde sagen, es kann alles sein, was du willst."

Sie nickte. „Ich fühle mich so seltsam und weiß nicht, was ich tun soll."

„Das könnte ein gutes Zeichen sein – ein Zeichen der Veränderung. Lass mich einfach wissen, was du tun möchtest."

Jane sagte, sie fühle sich „ängstlich und panisch", und das, so wusste ich, war ein gutes Zeichen. Ich sagte ihr, wir hätten etwas angeschnitten, das ans Licht gebracht werden müsse. Bevor ich jedoch so etwas wie freies Assoziieren vorschlagen konnte, sagte Jane, sie habe noch mehr Material.

16.10 Uhr.) Auf die eine oder andere Weise spricht Ruburt in den Sitzungen für alle Völker, für die vereinten Psychen, deren überquellenden Gedanken und Gefühle vom Wind erfasst werden; er verleiht den persönlichen, intimen und doch durch die Jahrhunderte hindurch miteinander verbundenen Leben von Männern und Frauen eine Stimme – sodass die vielen Menschen, die die Sitzungen hören oder lesen, ihre eigene innere Stimme hören und die Dimensionen ihrer eigenen und auch der universellen Natur spüren.

(„Das ist alles", sagte sie um 16.14 Uhr. Ich machte mir Notizen und half ihr, eine Zigarette zu rauchen, bis es Zeit war, sie um 16.30 Uhr umzulagern.

Ich verspürte heute Nachmittag einen kleinen Hoffnungsschimmer, was unsere Fortschritte anging, und hoffe natürlich, dass sie anhalten. Vielleicht werden die Sitzungen Jane helfen. Ich sagte auch mehrmals, dass ich sie gerne wieder ins Hügelhaus mitnehmen würde. „Aber nicht in das Bett dort", sagte ich und meinte damit das Krankenhausbett, das wir dort stehen haben. „Das meine ich überhaupt nicht. Ich möchte einfach, dass du zumindest wieder ein bisschen selbst gehen kannst.")

1. AUGUST 1984,
15.13 UHR, MITTWOCH

(Nach unseren gestrigen Gesprächen und Aktivitäten sah Jane heute etwas besser und entspannter aus. Ich hatte die Sitzungen vom 5. und 6. Februar mitgebracht und las sie ihr nach dem Mittagessen vor. Heute Morgen hatte ich sie aufs Geratewohl hervorgenommen, dabei aber genau diejenigen erwischt, die mir wichtig waren, denn sie besagen, dass Jane an keiner Krankheit leide, worauf Seth die ganze Zeit bestanden hatte. Mit anderen Worten, sagte ich Jane, müsse sie keine körperlich schwächende Krankheit überwinden, die mit Bakterien oder Keimen oder Mikroben einhergeht und als „unheilbar" bezeichnet wird.

Die Sitzungen betonten auch ihre Ängste, von der Welt angegriffen zu werden, wenn sie ihre Fähigkeiten einsetzte. Ich hatte diese Ängste auch, aber inzwischen waren sie bei mir kaum noch vorhanden, und ich wollte, dass auch sie ihre Ängste so weit abbauen könnte. Ich sagte ihr, ich wisse, dass sie das könne und dass es für sie unerlässlich sei, wenn sie leben wolle. Schließlich gäbe es kaum etwas Schlimmeres im Leben, als von ihren Symptomen heimgesucht zu werden – was hätte sie also zu verlieren?

Die Sitzung vom 5. Februar betonte auch, dass dieselbe Energie, die ihr rechtes Bein geheilt hatte, es auch wieder gerade richten könne. Ich versuchte zwar, meine Worte behutsam zu formulieren, fürchtete aber schließlich, dass ich es in meinem Eifer, die Dinge in Gang zu bringen, dennoch übertrieb. Ich dachte, Jane könnte angesichts der vielen Ideen und Vorschläge aus so vielen Richtungen vielleicht verunsichert werden.

Sie stimmte jedoch zu, es mit einer Sitzung zu versuchen, obwohl ich glaubte, dass sie dazu nicht in Stimmung war. Ich hatte die Sitzung angeregt, damit sie ihre kreativen Fähigkeiten gebrauchte, die doch so sehr ein Teil von ihr sind, während ich früher manchmal daran gedacht hatte, sie aufzufordern, eben diese Fähigkeiten nicht *zu gebrauchen, weil ich das Gefühl hatte, dass es ihr dadurch schlechter gehe. Ich denke, dass ich jetzt begriffen habe – und hoffe, es Jane vermitteln zu können –, dass es nur darum geht, die eigenen Fähigkeiten in allen Bereichen voll auszuschöpfen und dass* diese *Entschlossenheit und dieses Handeln alles überwinden und sie befreien würden – physisch, kreativ und mental.*

Sie lehnte sich zurück auf ihr Kissen, weinte manchmal etwas, sprach oft mit erstickter Stimme und erneut in einem anderen Rhythmus – der, wie gestern, alle paar Worte durch lange Pausen unterbrach.)

Ich wünsche euch *(halb weinend)* herzlich einen guten Tag.

(„Danke, Seth. Gleichfalls."

Lange Pause.) Meines Wissens wird Ruburt jetzt nicht sterben.

Er ist immer noch dabei, seine Kräfte zu sammeln und geriet angesichts seiner allgemeinen Verfassung in Panik. Er arbeitet immer noch an seiner Genesung, aber die Angst und die Panik haben diese Genesung beträchtlich verlangsamt – und mit Genesung meine ich schlicht die Wiederherstellung des Zustandes kurz vor dem jüngsten Durchhänger.

(Die Durchgabe klang oft seltsam, erstickt durch Emotionen, mit langen Pausen.)

Die Schilddrüsenmedikamente werden sich positiv auswirken, und ich glaube, die Ernährungssituation wird sich langsam wieder auf das frühere Niveau einpendeln.

Lass ihn eine Pause machen, und vielleicht können wir kurz zurückkehren.

(15.21 Uhr. Jane weinte wieder halb. Sie trank etwas Schokomilch und rauchte eine Zigarette. Sie verspürte Panik, was bedeutete, dass wir irgendeiner Sache auf der Spur waren. Ich fragte sie, was es sein könnte, aber sie antwortete kaum, sodass ich das Thema nicht weiter verfolgte.

„Ich brauche noch einen Augenblick, bis ich wieder soweit bin.“

„Okay.“ Jedes einzelne Wort ganz bedächtig:

15.27 Uhr.) Die Sitzung sollte ihn so weit beruhigen, dass die Panik etwas nachlässt, damit er zumindest eine gewisse neu entstehende Ruhe spüren kann. Du warst in der Tat eine unschätzbare Unterstützung.

(Jane lag so ruhig und mit geschlossenen Augen da, den Kopf auf dem Kissen nach links geneigt und mit offenem Mund, dass ich dachte, sie sei eingeschlafen.)

Vermeide „Was-ist-falsch“-Fragen. Das ist wichtig. *(Lange Pause.)* Lass ihn stattdessen versuchen, das zu spüren, was in ihm noch immer richtig ist. Diese <u>Richtigkeit</u> kann dann helfen, die anderen Elemente <u>aufzulösen</u> oder zu umgehen.

Ich wünsche euch einen hoffnungsvollen, guten Tag.

(„Danke.“

15.36 Uhr. Jane bat mich, ihr die Sitzung vorzulesen und ihr zu sagen, was ich davon halte. Ich sagte, sie sei in der Tat sehr gut – genau so, wie ich es erwartet und erhofft hatte. Sie zeige ein Wiederaufkeimen der Hoffnung, dass noch nicht alles verloren sei. Jane war sich zwar nicht so sicher, was die Genesung anging, aber ich sagte, dass ich in den letzten Tagen Anzeichen dafür gesehen und nun das Gefühl hätte, dass sie eintreten würde. Ihr Appetit wurde langsam besser. Ihre Arme und Hände waren lockerer, und insgesamt schien sie etwas entspannter zu sein. Ich möchte noch mehr Suggestionen wie diejenigen von gestern ausprobieren. Ich sagte Jane, mir sei klar, dass es für sie schwieriger sei, diese Dinge zu erkennen, dass ich jedoch glaubte, alles würde sich so entwickeln.

Ich ließ sie in Seitenlage liegen, während ich das Fernsehprogramm durchsah, ihr beim Abendessen half und so weiter. Um 19.15 Uhr ging ich nach Hause. Ihre Vitalwerte waren in Ordnung, 36,9 Grad, glaube ich. Wir sprachen kein Gebet. Schlaf gut, mein Liebling.)

2. AUGUST 1984,
15.21 UHR, DONNERSTAG

(Jane rief gestern Abend nicht mehr an. Sie sagte, sie sei, nachdem ich um 19.15 Uhr gegangen war, nach all den Vorkommnissen des Tages „völlig weggetreten" und habe zweieinhalb Stunden lang gut geschlafen. Später fühlte sie sich allerdings nicht mehr so wohl. Heute Morgen ging sie zur Hydrotherapie. Schmerzen. Später musste sie in ihrem Zimmer um Hilfe rufen, weil sie den Rufknopf nicht bedienen konnte, woraufhin eine der Krankenschwestern sie angebrüllt hatte. Dann kam Georgia, um zu helfen.

Ich war enttäuscht, dass Jane heute so wenig zu Mittag gegessen hatte. Ich war schon müde, als ich bei ihr ankam, und beschloss daher, nicht auf irgendwelchen Themen herumzureiten. Vielleicht, so dachte ich, bräuchten wir einfach etwas Zeit, um uns von den Emotionen der letzten Tage zu erholen. Ich hatte auch das Gefühl, dass Janes Schicksal in ihren Händen läge und dass niemand daran etwas ändern könne, was immer man auch täte. So ist es mit uns allen. Ihre Genesung lag also in ihren Händen, auch wenn ich mich immer noch fragte, warum sie ihre Situation so auf die Spitze getrieben hatte, wo sie doch sagte, sie wolle nicht sterben.

Jane diktierte folgendes Gedicht von 15.00 Uhr bis 15.06 Uhr.

Frauen, Kinder, Männer —
wie wir,
so sind auch sie anonym,
doch alle tragen heimlich Namen,
die sie als königliche Kinder
des Reiches der Natur ausweisen.
Der Wind grüßt uns, und von
den Sternen werden wir geehrt
als Teil eines Geschlechts
von ewiger Gestalt.

Auf ihren Wunsch hin las ich ihr das Gedicht vor. Manchmal möchte sie ihre Gedichte nicht hören. Sie erzählte mir von einem intensiven Traum, den sie letzte Nacht hatte, und am Ende der Sitzung gehe ich auf eine Interpretation des Traumes ein.

Dann las ich ihr den Seth-Teil der gestrigen Sitzung vor, aber nicht meine Noti-

zen. Jane sagte, sie fühle sich heute insgesamt etwas besser, und ich dachte, man sähe es ihr auch an. „Ich weiß nicht, ob ich heute eine Sitzung durchführe oder nicht", sagte sie, „halte aber auf jeden Fall dein Schreibzeug bereit." Und dann begann sie sofort mit der Sitzung. Ihre Worte waren sehr emotional, gleichmäßiger als gestern, aber dennoch war der Rhythmus weder leicht noch schnell.

Ich war überrascht, dass sie überhaupt eine Sitzung durchführte, weil ich gedacht hatte, sie würde sich heute vielleicht mehr entspannen wollen.)

Ich wünsche euch einen mitfühlenden und hoffnungsvollen, guten Tag.

(„Guten Tag, Seth.")

Lass Ruburt sich daran erinnern, dass seine Geburt nicht für die Behinderung seiner Mutter verantwortlich war. Er hat ihr durch seine Geburt nicht ihr Leben gestohlen.

(In kürzester Zeit war Janes Seths Stimme dem Weinen immer näher gekommen.)

Er hat keinen Grund (lange Pause), sich schuldig zu fühlen oder sich für die Situation seiner Mutter zu bestrafen. Er hat sie keineswegs durch seine Geburt umgebracht. Er ist also weder ein Mörder noch ein Zerstörer oder verachtenswert. Er ist daher in keiner Weise der Mörder seiner Mutter und auch nicht schuld daran, dass die Ehe seiner Eltern zerbrach.

Er hat kein solches Verbrechen oder solche Verbrechen begangen, die er bereuen oder für die er sich bestrafen müsste. Er ist daher keine unnatürliche Tochter der Erde.

Macht eine Pause.

(15.27 Uhr. Die Tränen liefen über Janes Wangen, als sie aus der Trance kam, und sie weinte immer heftiger. Zur Pause hin hatte sie beinahe mit erhabener Grabesstimme gesprochen. Sie schluchzte, ihr Gesicht war tränennass, ihr Mund verzerrt.

„Ist es das, worum es hier die ganze Zeit ging?", fragte ich und meinte damit all die Jahre mit ihren Symptomen. Sie antwortete nicht. Ich fand es großartig, dass sie tief empfundene Gefühle zum Ausdruck brachte, aber ich war auch überrascht, dass sie – scheinbar – spontan dieses Thema für die Sitzung gewählt hatte … Das müsse gut sein, sagte ich.

„Ich versuchte immer, ihr Dinge zu kaufen, um es wiedergutzumachen", weinte Jane, deren ganzes Gesicht von tränenreichen Emotionen verzerrt war. „Ich weiß nicht, ob sie mich hasste oder nicht. Ich glaube, sie hasste mich."

„Nun", sagte ich mehrmals, „wo auch immer sie jetzt ist, ich hoffe wirklich, deine Mutter begreift, was sie dir angetan hat. Ich suchte nach Worten, um meine Wut auszudrücken, denn meine Frau weinen zu sehen, löste in mir starke Gefühle aus. Am

liebsten hätte ich Marie übel beschimpft – vor allem, als ich mich an die alten Fotos
von Jane erinnerte, die ich mir vor ein paar Tagen angeschaut hatte. Wie konnte ein
dreijähriges Kind, das auf der Middle Avenue in Saratoga Springs im Schnee stand,
dafür verantwortlich sein, dass irgendetwas – oder irgendjemand *– verletzt wurde?*

Ich versuchte immer wieder, sie zu beruhigen. „Du hast noch nie jemandem weh-
getan, mein Liebling –"

Und ausgerechnet jetzt kam Carla herein, um Janes Temperatur zu messen: 36,3
Grad. Ich bat Carla, jemanden zu holen, der Janes Ohren reinigte, denn sie hatte in
letzter Zeit wieder Schwierigkeiten beim Hören.

Carla war noch keine Minute weg, als eine andere Krankenschwester kam und
sagte, sie würde Janes Ohren etwas später reinigen. Ich sagte, das sei in Ordnung.

Jane weinte zwar nicht mehr, aber ihre geröteten Augen und ihr Gesicht sprachen
für sich, obwohl niemand etwas sagte. „Du hast nie jemandem wehgetan", sagte ich
wieder. „Ich weiß nicht, was ich sagen soll." Ich verstummte, anstatt Marie zu ver-
fluchen, wie ich es gerne getan hätte. „Ich sollte wohl besser den Mund halten, bevor
ich noch mehr sage."

15.47 Uhr. Obwohl sie wieder etwas weinte, fuhr Jane mit der Sitzung fort. Ich
musste sie bitten, einige Worte zu wiederholen. Die meiste Zeit lag sie zurückgelehnt
und hatte die Augen geschlossen.)

Sag Ruburt, er sei in keiner Weise für den Tod seiner Großmutter oder der
Haushälterin verantwortlich.

Es gibt daher keinen Grund für Selbstbestrafung oder Buße *(Jane weinte)*
oder Verzweiflung. Er ist also in keiner Weise verdammt – weder von Gott noch
von der Natur, und es gibt keinen Grund für ihn, sich selbst zu verdammen. Er
ist unschuldig, und zwar eindeutig.

(15.50 Uhr. Eine Schwesternhelferin brachte Janes Vitamine. Dann kam eine
andere, um Hallo zu sagen und über den Regen zu sprechen, der in Schüben kam.
„Wenn noch mehr von diesen Mädchen kommen, schreie ich", sagte Jane, als sie ge-
gangen waren. Aber sie sind alle tolle Menschen, und es ist eine Freude, sie zu sehen
und sich auf sie verlassen zu können, und offensichtlich mögen sie uns.

Ich las Jane die Sitzung ab der Pause vor. „Mehr", sagte sie um 15.56 Uhr. Ihre
Durchgabe war jetzt ruhiger, gleichmäßiger.)

Es gibt auch keinen Grund, seiner Mutter die Schuld zu geben oder ihr gegenüber nachtragend zu sein, denn Marie verstand die Problematik überhaupt
nicht.

(Lange Pause, Augen geschlossen.) Solche Ansichten und fatalen Fehlinterpreta-

tionen treten oft auf, wenn man das eigene Leben deutet oder liest – als ob man einen zusätzlichen Vokal oder Silben einfügen würde, die nicht dazugehören und dadurch die Interpretation einer ganzen Passage verändern. Lass daher zu, dass der Fehler ausradiert wird.

(Lange Pause um 16.01 Uhr. „Ich glaube, das war's …"

Nicht sehr lange nach Ende der Sitzung begann Jane, mit beiden Armen Bewegungen zu machen, sie vom Körper zu heben und kreisen zu lassen. Auch ihre Füße und Zehen bewegten sich, und auch ihr Kopf ein wenig. Die Bewegungen erinnerten, wenn auch nicht ganz so ausgeprägt, an jene, die sie im Oktober 1983 begonnen, aber schließlich aufgegeben hatte.

„Was machst du da?", fragte ich. „Gibst du etwas an?"

Jane gab keine Antwort. Mit fest geschlossenem Mund gab sie ächzende und stöhnende Laute von sich, während sie ihren Körper immer und immer wieder bewegte und mit ihrer Stimme die gleichen Anstrengungen ausdrückte, die sie auch körperlich unternahm. Auch diese Bewegungen waren eindeutig eine Reaktion auf ihre neue Freiheit, und ich erinnerte sie daran, dass Seth zu Beginn des Jahres gesagt hatte, der physische Körper reagiere sofort, wenn man es ihm erlaube. Dies sei sicherlich ein Zeichen dafür, sagte ich, und etwas, an das ich gar nicht gedacht hätte. Die Sitzung und die Bewegungen wiesen sicherlich auf neue Dinge hin.

Als ich sie fragte, sagte Jane, dass die heutige Sitzung und die Bewegungen mit ihrem Traum von letzter Nacht zusammenhängen könnten. Sie hatte geträumt, dass, sobald bestimmte Dinge, Ereignisse, einmal in Gang gesetzt worden seien, sie sich unweigerlich weiter bewegen würden, bis sie sich verwirklichten – dann würde die Welt untergehen. „Nun", sagte sie, „wenn ich herausfinde, dass diese Dinge nicht <u>*wahr sind*</u>*, dann wird die Welt auch nicht untergehen." Ich sagte, der Traum scheine symbolisch auszudrücken, ihre alten Überzeugungen bedeuteten, dass sie keine Hoffnung habe, sich aus einer unausweichlichen Entwicklung zu befreien. Aber wenn die Ereignisse zwischen Jane und Marie* <u>*nicht*</u> *auf ihr unvermeidliches Ende zusteuern müssten, wie in der heutigen Sitzung gesagt wurde, dann gab es Hoffnung.*

Das bedeutete aber nicht, dass ich Marie gegenüber nicht immer noch Bitterkeit empfand. Selbst wenn sie, wie Seth sagte, die Problematik nicht verstanden habe, gab ihr das noch lange nicht das Recht, einen anderen Menschen so zu missbrauchen. Ein weites Feld, ich weiß, und ein Thema, das von allen Beteiligten gewählt wurde, aber trotzdem …

Nach dem Abendessen begann Jane wieder mit einer Reihe von Bewegungen, vor allem mit ihren Armen und Händen. Auch andere Teile ihres Körpers reagierten – es war, als würde er, sobald er begriffen hatte, dass er frei war, sofort versuchen, sich so gut wie möglich zu bewegen. Das ist sehr ermutigend, Jane, mach weiter so. Große Dinge können geschehen!

Carla rief um 21.30 Uhr für Jane an und sagte mir, Jane mache wieder diese Bewegungen. Meine Frau stürzt sich also voll hinein. Gut so!)

3. AUGUST 1984,
14.59 UHR, FREITAG

(Jane sah etwas entspannter aus, als ich bei ihr ankam. „Berühr mich bitte nicht", sagte sie, während sie auf dem Rücken lag und sich wie jeden Mittag die Seifenoper „Schatten der Leidenschaft" ansah. „Ich will einfach nur hier liegen und warten, bis das Darvoset wirkt ..."

Sie aß eher spärlich zu Mittag. Um 14.59 Uhr begann sie während unserer Unterhaltung wieder von ihrer Angst und Panik zu sprechen. Kurz darauf weinte und stöhnte sie und bewegte ihre Arme und Hände von der Stelle weg, an der ich sie aufgestützt hatte. Sie sagte, ihre Panikgefühle hätten mit der gestrigen Sitzung über ihre Mutter Marie zu tun und mit einem Traum, den sie in der vergangenen Nacht gehabt habe. Sehr gut, sagte ich, aber sie konnte die Quelle oder das Thema ihrer heutigen Panik nicht genau benennen. Halb weinend fuhr sie fort. „Lies mir – lies mir die gestrige Sitzung vor. Ich weiß nicht, was mit mir los ist", weinte sie, als ich sie fragte, ob sie an Marie denke.

Um 14.48 Uhr las ich ihr die Sitzung vor. Jane stöhnte und weinte. Sie wollte weder meine Notizen der Sitzung noch das Gedicht, das sie gestern diktiert hatte, hören. Ich hielt es zwar für wichtig, dass sie die Notizen hört, hatte aber keine andere Wahl, als zu warten. Unter Tränen und stöhnend um 14.58 Uhr: „Rob, ich werde versuchen, eine Sitzung durchzuführen. Ich werde mein Bestes tun ... Ich weiß nicht, ob ich es kann ... Also gut, ich werde es versuchen." Dann tränenreich, mit vielen Pausen und meist offenen Augen:)

Zum Leben bedarf es keiner monumentalen Anstrengung.

Er wird nicht sterben, sozusagen trotz seiner selbst. Dass er lebt, ist die natürlichste Sache der Welt. Er ist also nicht im Stich gelassen. Die geheimnisvollen, schöpferischen Heilenergien unterstützen ihn. Vergesst die Knie und die scheinbaren Behinderungen so weit wie möglich.

(Sehr lange Pause.) Die Beweglichkeit des Körpers beginnt sich bereits zu ma-

nifestieren. Lass ihn diese Beweglichkeit finden. Vor allem solltest du, Rob, ihn ermutigen. Nochmals: Die Sitzung sollte automatisch dazu beitragen, seinen Geist zu beruhigen und die Panik aufzulösen.

Wir werden zurückkehren.

(„Für den Moment ist das alles", sagte Jane.

15.03 Uhr. Ihr war immer noch zum Weinen zumute, und ihre Stimme war oft vor Erschütterung erstickt. Sie nahm das Darvoset, um sich zu beruhigen. Es regnete heftig, so wie es gestern Nachmittag in regelmäßigen Abständen der Fall gewesen war. Die Lektüre des Materials, das in der heutigen Sitzung bislang durchgekommen war, half etwas. Carla hatte gestern Abend, als sie anrief, gesagt, dass Jane immer noch die Bewegungen mache, mit denen sie gestern begonnen hatte. Jetzt erzählte mir Jane, dass eine Freundin sie früher am Abend besucht habe. Als die Bewegungen wieder einsetzten, bat Jane sie, wieder zu gehen, da sie diese nicht vor jemand anderem machen wollte.

„Jetzt gerade", sagte Jane, „scheine ich Angst zu haben, dass ich trotz meiner gegenteiligen Wünsche sterbe."

„Das ist in schon Ordnung", sagte ich. „Es ist nur eine weitere Angst. Verdränge sie einfach nicht. Sie wird sich von allein wieder legen. Aber sie zeigt, wie weit du schon gegangen bist – dass es an der Zeit ist, dass du dich von der Schwelle des Todes wieder entfernst." Jane rauchte eine Zigarette. Ich sagte ihr, es sei wichtig, dass ich ihr meine Notizen von der gestrigen Sitzung vorlese, vor allem die, die sich auf ihre Mutter bezögen. Schließlich stimmte sie zu.

15.14 Uhr. Ich las die Notizen vor. Dann las ich – auf Janes Wunsch hin – auch die Sitzung vom 30. Juli vor, die erste in dieser Reihe, in der es um ihren Tod, das Ende von Der Weg zur Gesundheit *und so weiter ging. Ich versuchte, die Situation in die richtige Perspektive zu rücken: „Du hast versucht, deine Ängste vor deiner Mutter zu bewältigen, was wiederum zu deiner Angst vor der Welt und deinen Ängsten vor dem Tod führte, weil du deine Gedanken in Bezug auf den Schutz vor der Welt so weit triebst ..."*

15.30 Uhr. „Noch ein bisschen Sitzungsmaterial", sagte Jane. Ihre Durchgabe war jetzt viel ruhiger.)

Erinnere Ruburt außerdem daran *(Pause)*, dass er sein Bestes tat, um deiner Mutter zu helfen, indem er sich ihr gegenüber bemühte, liebevoll und kommunikativ zu sein *(lange Pause)*, was du seiner Meinung nach deiner Mutter gegenüber manchmal nicht konntest.

Erinnere ihn an auch seine Freundlichkeit gegenüber eurer Nachbarin Miss

Callahan im Apartmenthaus an der West Water Street, gegenüber seinen vielen Klassenteilnehmern und an seine Liebe zu dir. Erinnere ihn auch daran, dass er seiner Mutter gegenüber <u>nie böswillig handelte</u>. Erinnere ihn liebevoll und oft daran, dass er seine Mutter viele Jahre lang zutiefst liebte und dass seine Existenz seinen Großvater eine Liebe erfahren ließ, die ihm in seinen späteren Jahren ein <u>Licht</u> war. Diese Elemente sind alle lebendig und im <u>Rahmen</u> seines Lebens hochwirksam – daher darf die Beziehung zu seiner Mutter *(Pause)* <u>auf keinen Fall</u> zu einem isolierten Brennpunkt werden, der getrennt von den anderen Dingen des Lebens existiert. Erinnere ihn daran, dass Ruburt die Natur liebt und schon immer geliebt hat. Und <u>die Natur liebt Ruburt</u> und hat ihn immer geliebt.

Es wäre vielleicht auch eine gute Idee, einige Teile unseres letzten Materials noch einmal zu lesen und dabei den Namen Jane anstelle von Ruburt zu verwenden. Für sich, für das Universum, für dich, für seine Freunde und für seine Leser ist er Jane.

(„Okay", sagte Jane um 15.40 Uhr.

Wir unterhielten uns gerade, als um 15.45 Uhr das Telefon klingelte. Es war John Bumbalo. Sein Vater Joe war um 14.00 Uhr gestorben. John hatte gerade das Haus verlassen, so wie Jane und ich das Altersheim gerade vor dem Tod meiner Mutter im November 1973 verlassen hatten. Jane sprach mit John und dankte ihm, dass er sich um mich kümmerte.

John sagte ihr, ich sei „ein wunderbarer Mann". Als sie mir das sagte, wurde ich, halb ungläubig, von großer Rührung ergriffen. Jane begann ein Lied zu summen, das wir beide kannten, aber nicht zuordnen konnten – vielleicht eine Arie aus einer italienischen oder spanischen Oper. Sie sagte, sie glaube, die Melodie habe irgendwie mit Joe zu tun.

Nach einem späten Abendessen ging ich zur Familie Bumbalo. Margaret und ich umarmten uns. Sie war den Tränen nahe. Ich konnte sehen, dass alle geweint hatten. Dennoch liefen die Olympischen Spiele im Fernsehen, und John bot mir einen Scotch mit Soda an. Wir lachten auch und scherzten. Margaret fragte mich, ob ich bei Joes Beerdigung als ehrenamtlicher Sargträger mitwirken würde, was ich natürlich bejahte. Sie sagte, ich müsse gar nichts tun. Der erste Gedanke, der mir in den Sinn kam, war, dass ich keinen Anzug hatte – nur meine Cordhose. Das erwähnte ich aber nicht.

Gestern Abend tippte ich nichts mehr ab, erst heute Morgen, nachdem ich unseren Kater Billy auf seinem Morgenspaziergang durchs Haus begleitet hatte. Um 10.25 Uhr läutete das Telefon. Es war Georgia. Sie gab mir Jane. „Es ist nichts Besonderes", sagte meine Frau, „aber ich hatte eine miese Nacht. Würdest du früher kommen und vielleicht mit mir zu Mittag essen?“

Georgia sagte, sie würde mir eine kalte Schinkenplatte bestellen, und Jane und ich verabredeten, dass ich gegen Mittag eintreffen würde – früher sei nicht nötig, sagte sie. Jane würde heute Morgen nicht zur Hydrotherapie gehen, und Georgia fing schon an, sie im Bett zu waschen. Es war das erste Mal, dass meine Frau mich bat, zu einer anderen Zeit zu kommen. Ich halte das für ein gutes Zeichen, da ich ihr gesagt hatte, sie solle das tun und dass dies als ausgezeichnete Therapie und zur Festigung neuer Überzeugungen dienen könnte. 10.37 Uhr.)

4. AUGUST 1984,
15.00 UHR, SAMSTAG

(Ich traf um 12.05 Uhr bei Jane ein, als sie gerade ihr Darvoset einnahm. Es ging ihr nicht besonders gut, sie schien sich aber später etwas besser zu fühlen. Als das Essenstablett mit der kalten Schinkenplatte kam, die Georgia für mich bestellt hatte, hatte ich keinen Hunger. Auch Jane aß wenig, aber sie trank mehrere Tassen eisge-kühlte Schokomilch. Ich glaube, zu sehen, dass sie erneut kaum etwas essen würde, deprimierte mich.

Um 14.30 Uhr bekam Jane wieder Panikattacken, wie es in letzter Zeit immer wieder vorkam. Sie weinte und stöhnte. Sie konnte mir wieder nicht sagen, was der Grund dafür sei, obwohl wir uns ziemlich sicher waren, dass es um dieselben Dinge ging – in erster Linie um ihre Mutter. Ich putzte ihr die Nahsichtbrille und forderte sie auf, sie aufzusetzen, was sie zuerst aber nicht wollte. Dann sagte ich ihr, sie solle die gestrige Sitzung lesen, während ich sie ihr hinhielt. Hätte ich nicht darauf bestan-den, hätte sie es nicht getan. Zuerst las sie das Seth-Material aus der Sitzung, dann, auf mein Beharren hin, auch meine Notizen.

„Ich denke, ich habe in alles meine Ängste einfließen lassen“, sagte sie unter Trä-nen. Auch ich war aufgewühlt und beinahe wütend. „Das hast du wirklich“, sagte ich. „Du hast dein ganzes Leben, fast jeden Gedanken davon beherrschen lassen, und viel ist jetzt nicht mehr übrig, nicht wahr?“

Ihr Panikzustand hielt nicht annähernd so lange an wie gestern, und ich hoffte, dass er immer schwächer würde und schließlich ganz verschwände, wenn sie ihn weiterhin erleben würde. Zwischen Schluchzern wiederholte sie mehrmals, dass sie versuchen würde, eine Sitzung durchzuführen. „Ich gebe mein Bestes.“

Fangt noch einmal an, aber langsam.

Fordere Ruburt auf, sich zu sagen, dass er langsam, aber stetig kleine Anpassungen in seinem Denken, Fühlen und Glauben bewirken kann – dass er trotz seiner Panik spüren kann, wie sich diese Veränderungen in seiner Psyche ausbreiten. Erinnere ihn daran, dass sein ganzes Wesen <u>in der Tat</u> zu seinen Gunsten arbeitet und dass Anzeichen für schöpferische Veränderungen und Gefühle wie winzige Triebe an die Oberfläche sprießen.

Noch einmal: Er ist nicht allein. Er ist in keiner Weise für die Probleme seiner Mutter verantwortlich, und ganz gleich, wie stark seine Ängste auch sein mögen – die universelle Energie trägt ihn ungeachtet aller Umstände. Die Sitzung verstärkt automatisch ein Gefühl unendlicher Zuneigung, indem sie die heilenden Fähigkeiten bündelt, die eine beruhigende Wirkung entfalten.

Manchmal sind es nicht die Worte, sondern die Laute der Sitzungen selbst, die Ruhe vermitteln, indem sie auch den Körper direkt beeinflussen.

Die gesamte Situation ist nicht nur vorübergehend, sondern weist bereits auf eine Kehrtwende, wodurch Körper und Geist zu einem bedeutenden Grad wiederhergestellt werden.

(15.14 Uhr. Auf Janes Bitte hin las ich ihr die Sitzung vor. Aber ich hatte keine richtige Lust. Im Laufe der Sitzung war ich immer wütender geworden. Ich fragte mich, wozu das Ganze gut sein sollte. Heute war ich wahrscheinlich einfach in einer solchen Stimmung – aber die Sitzung hätte auch eine beliebige ähnliche sein können, die Jane in den letzten zehn Jahren durchgeführt hatte. Und bei all diesen anderen Sitzungen war es ihr noch besser gegangen – und trotzdem hatte sich nichts verändert!

Ich bin wohl an dem Punkt angelangt, an dem ich wirklich glaube, dass sie nichts anderes will als das, was sie hat – denn schafft sich nicht jeder von uns seine eigene Realität? Und was ist meine Rolle bei all dem? Ohne jeden Zweifel kamen meine Frustrationen und Ressentiments jetzt an die Oberfläche – wahrscheinlich zu meinem eigenen Schutz. Jane schien sich nach der Sitzung viel besser zu fühlen, und sie konnte auch besser sprechen. Als ich sie um 16.30 Uhr drehte, bewegte sie wieder ihre Arme und Hände und in geringerem Maße auch ihre Füße. Ich konnte nicht umhin als zu denken, dass ich das schon viele Male gesehen hatte, ohne dass sich allerdings dauerhafte Ergebnisse eingestellt hätten.

Carla half Jane, mich um 21.05 Uhr anzurufen, als ich gerade diese Sitzung beendete. Sie hörte sich recht gut an. Wir wechselten ein paar liebevolle Worte.)

5. AUGUST 1984,
16.09 UHR, SONNTAG

(Ich frühstückte gerade um 7.50 Uhr, als ich einen Anruf aus dem Krankenhaus erhielt. Um diese Zeit erschreckte mich der Anruf. Die Krankenschwester sagte, Jane ginge es nicht gut. Trotz aller Bemühungen des Personals fühlte sie sich nicht wohl, frühstückte nicht und wollte, dass ich zu ihr komme. Jan sollte Jane sofort Bescheid sagen, ob ich zu ihr kommen würde. Ich ließ das Frühstück stehen und die Katzen und das Haus allein und fuhr zum Krankenhaus. Ich glaubte nicht, dass es sich um eine lebensbedrohliche Krise handelte, sondern um das Ergebnis unserer jüngsten Gespräche, der Sitzungen, der Panikattacken und so weiter. Es regnete stark, als ich das Haus verließ.

Jane <u>fühlte</u> sich sehr unwohl, und sie lag bis zu den Schultern hoch gestützt und verkeilt zwischen zwei Kissen und konnte sich nicht bewegen. Ich ließ sie von zwei Krankenschwestern anheben, während ich die Stützkissen entfernte. Wir brachten sie in eine viel bequemere Position. Manchmal weinte Jane etwas. Sie hatte schon vor meiner Ankunft Darvoset bekommen. Tatsächlich betrachtete ich ihre Aufgeregtheit aber als ein weiteres gutes Zeichen.

Schließlich konnte ich meine Frau nach einer Weile dazu bringen, noch etwas zu frühstücken. Sie nahm einen Schluck Schokomilch, etwas Kaffee, eine Scheibe Toast mit Marmelade und mehrere Bissen Ei und Speck zu sich. Meine Anwesenheit hatte ihr zweifellos geholfen, noch etwas zu essen.

Während sie aß und auch danach verspürte sie immer wieder Panikattacken, die wir einigermaßen ausdiskutierten. Ich forderte sie auf, diese Gefühle nicht einfach zu verdrängen, und ich glaube auch nicht, dass sie das tat. Jane lieferte mehrere hervorragende Erkenntnisse. Eine davon war, <u>dass sie Bestrafung möglicherweise mit körperlicher Bewegung in Zusammenhang brachte</u> – diese Vorstellung stammte noch aus ihrer Zeit im katholischen Heim, wo die Kinder zur Bestrafung für verschiedenste „Vergehen" lange Zeit knien mussten. Dies wurde Jane bewusst, als wir einen sehr kreativen Sketch in der Fernsehsendung Sesamstraße *sahen, während sie aß. Ich hatte sie noch nie zuvor diese Verbindung herstellen hören.*

Eine weitere Erkenntnis war, dass „der Körper seine eigenen Rechte hat". Seth – und auch ich – hatten das schon oft gesagt, aber für Jane war das offenbar zuvor nicht so wichtig gewesen.

Als sie während des Frühstücks wieder nervös wurde und in Panik geriet, setzte ich wie am Vortag erneut erfolgreich Suggestion und leichte Hypnose ein. Jane blickte mich aufmerksam an, während ich die Worte sprach. Das machte ich mehrere Minuten lang und wiederholte die positiven Suggestionen.

Ich erzählte Jane von der Todesanzeige für Joe Bumbalo, die ich in der gestrigen Zeitung gesehen hatte, und dass ich heute Abend, nachdem ich mich von ihr verabschiedet haben würde, zum Beerdigungsinstitut führe, um Joe und seiner Familie meine Aufwartung zu machen. Und auch, dass ich morgen früh zur Beerdigung gehen würde.

Eine der neuen Krankenschwestern hatte heute ihren 20. Geburtstag. Das Personal gab eine Party, und es gab jede Menge Leckereien zu essen, weshalb eine der Pflegerinnen auch für Jane und mich etwas zu essen zusammenstellte. Jane aß recht gut. Sie hatte allerdings auch ein wenig Panik wegen ihrer Mutter und familiärer Ereignisse, worüber wir uns unterhielten.

Ich hatte nicht gewusst, dass ihr Großvater, Joseph Burdo – „Little Daddy", wie Jane ihn genannt hatte – einige Jahre wegen Tuberkulose in einem Krankenhaus verbracht hatte, als Jane etwa zehn Jahre alt war. Im Laufe unseres Gesprächs erfuhr ich auch, dass Janes Großvater, als er aus dem Haus in der Middle Avenue auszuziehen gedachte, alle Möbel verkauft und die Strom- und Wasserleitungen abgestellt hatte. Marie gelang es dann, seine Pläne zu vereiteln und ihn aus dem Haus zu werfen. Für Jane war das wie eine <u>zweite Scheidung in der Familie</u>, was das sechsjährige Mädchen sehr traf. Ihre Eltern hatten sich scheiden lassen, als sie drei Jahre alt war.

Jane weinte, als sie mir diese Dinge erzählte, die mir neu waren. Ich sagte, sie müsse die Vergangenheit hinter sich lassen, wenn sie jemals frei sein wolle. Sie erzählte mir eine Reihe von Erinnerungen, von denen ich nichts wusste – wie zum Beispiel, dass sie an den Wochenendabenden ins Jugendzentrum am unteren Broadway in Saratoga Springs gegangen sei, um zu tanzen und sich mit anderen zu treffen und so weiter. Sie erwähnte viele Dinge, die sie sehr gerne getan hatte – Joggen, Schlittschuhlaufen, Tanzen und ganz einfach nur zum Spaß spazieren gehen. Schon damals war sie sehr naturverbunden.

Ich freute mich. Ich sagte, wenn sie ihre Autobiografie „Aus diesem reichen Beet" damals fertiggestellt hätte, hätte sie wohl viele Dinge weggelassen. Sie sagte, sie würde das Buch jetzt wohl nie fertigstellen. Ich sagte, sie könne es, und ich wolle, dass sie zu Hause daran arbeitet. In Anbetracht all dieser frühen, erfreulichen Ereignisse, die sie erlebt hatte, schlug ich ihr vor, sich in Zeiten des Stresses auf diese zu konzentrieren, anstatt auf die negativen Dinge, über die wir normalerweise sprachen. Ich denke, alles in allem hatten wir eine ganze Menge gelernt und dass wir – im Gegensatz zu meiner gestrigen negativen Stimmung – doch noch Hoffnung haben könnten.

Als ich ihr sagte, dass ich mit diesen Notizen im Rückstand sei, und sie fragte, ob sie eine Sitzung durchführen wolle, sagte sie überrascht, sie habe überhaupt nicht daran gedacht und sei auch nicht bereit oder in der Stimmung dazu. Ich sagte, das müsse sie auch nicht. Sie wurde unruhig, da sie lange genug auf dem Rücken gelegen hatte. Aber fast sofort begann Jane dann doch mit einer Sitzung. Sie sprach langsam, schloss oft die Augen, und ihre Stimme war immer noch ungleichmäßig und sehr emotional, zuweilen sogar zittrig.)

Deine Hilfe war erneut von unschätzbarem Wert und entspringt auch einem neuen Gefühl des Friedens und der Macht, das in <u>deiner</u> Psyche entsteht.

Diese Energien kommen Ruburt jetzt zu Hilfe. *(Lange Pause.)* Die Gefühle des Verlassenseins drückt er jetzt aus. Das ist eine therapeutische Maßnahme, die den Weg für Heilung, Trost und Zuversicht <u>freimacht</u>, indem er Erinnerungen auf unterschiedliche Weise zusammenstellt, Erfahrungen neu anordnet und Gedanken komplett umkrempelt.

(Sehr lange Pause um 16.20 Uhr.) In vielen, selbst in den erschütterndsten, Erfahrungen steckt eine schöpferische Kraft. Ruburt beginnt nun, den Weg freizumachen, damit er sich wieder ausdrücken kann. Nicht nur die Worte der Sitzung sind wichtig *(die Durchgabe war jetzt sehr unregelmäßig)*, denn die sie begleitende heilende Energie wird auch auf andere Weise übersetzt.

Er sollte sich daran erinnern, nach neuen Anzeichen für eine neue <u>Leichtigkeit</u> Ausschau zu halten, auch wenn sie noch so klein sind, denn diese Anzeichen werden sich jetzt tatsächlich vermehrt bemerkbar machen.

Ich wünsche euch noch einen erholsamen und ermutigenden Tag.

(„Auf Wiedersehen, Seth. Vielen Dank."

16.24 Uhr „Ich musste mehrmals wegen Blasenkrämpfen innehalten", sagte Jane, was mit ein Grund für ihre unregelmäßige Durchgabe war. Gleichzeitig seien in ihr ein paar Mal Panikgefühle aufgekommen, und außerdem sei ihr ein sehr bekannter Ohrwurm im Kopf herumgespukt. „Ich weiß nicht", sagte sie. „Ich glaube, ich habe von Seth bekommen: ‚Ruburt wird es in der Hydro gut machen', denn das ist etwas, vor dem ich mich gefürchtet habe."

Zum Abendessen aß Jane nicht viel, was aber in Ordnung zu sein schien. Ich wurde allmählich müde. Um 19.15 Uhr ging ich los und fuhr zum Beerdigungsinstitut. In meinen blauen Jeans und Schuhen fühlte ich mich unwohl. Ich war so früh und schnell aus dem Haus gegangen, dass ich keine Zeit gehabt hatte, mir etwas Förmlicheres anzuziehen. Ich hatte die Jacke dabei, die ich normalerweise trage, wenn ich bei Jane ein Nickerchen mache – sie war ein bisschen präsentabler.

Aber im Beerdigungsinstitut stellte ich bald fest, dass das keine Rolle spielte; die Leute trugen alles Mögliche. Ich traf John, Margaret und andere und trug mich in ein Gästebuch ein.

Joe lag in einem purpurroten Sarg. Ich sagte John, er sähe wirklich so friedlich aus wie nie zuvor in seinem Leben. Ich hatte dasselbe Gefühl, als ich meine Eltern damals in ihren Särgen betrachtet hatte. Die Leute lachten und scherzten. Ich sagte John, dass ich morgen an der Trauerfeier im Beerdigungsinstitut dabei sein würde und dass ich bereit wäre, als ehrenamtlicher Sargträger teilzunehmen, sofern es mir zeitlich möglich wäre.

Sie zeigten alle Verständnis, da sie wussten, dass ich den ganzen Tag im Kranken-haus war. Es wird in der Kirche auch eine Messe geben. Ich weiß noch nicht, was geschehen wird. Ich sagte den Bumbalos, dass ich anrufen würde, falls irgendetwas dazwischen kommen sollte. John bot mir an, mich am Morgen zur Beerdigung mit-zunehmen, und sagte auch, sie hätten genug zu essen, um mich eine Woche lang zu versorgen, wenn alles vorbei sei. Das Leben geht weiter, auch in unserer Realität.

Ich erwartete einen Anruf von Carla und Jane, als ich dies tippte, aber als ich die-se Sitzung um 21.55 Uhr beendete, war noch keiner eingegangen. Schlaf gut, Jane.)

7. AUGUST 1984,
16.05 UHR, DIENSTAG

(Nachfolgend die Notizen bezüglich der Aktivitäten von Montag, den 6. August:

Heute Morgen war ich schon um 9.15 Uhr bereit, um zu Joe Bumbalos Beerdi-gung zu gehen. Ich trug eine Bügelfaltenhose und mein Campus-Jackett, das ich ge-kauft hatte, als ich noch bei Artistic arbeitete, und ich fand, es sähe gut aus. Ich hatte keine Lust, bis 9.45 Uhr im Haus herumzuhängen – der Gottesdienst war für 10.00 Uhr angesetzt –, also sagte ich Margaret Bumbalo, dass ich zuerst auf einen Sprung ins Krankenhaus gehen würde, um nach Jane zu sehen, und dann zum Beerdigungs-institut käme. Es ging ihr etwas besser; sie war überrascht, mich zu sehen, und über-legte nun, ob sie zur Hydro gehen solle oder nicht und entschied sich schließlich dagegen. Ich las ihr die gestrige Sitzung vor, als sie Panik in sich aufsteigen spürte.

Die Trauerfeier im Beerdigungsinstitut war seltsam, weil die Leute so platziert waren, dass sie im rechten Winkel zu Joes Sarg saßen. Joe lag unverändert in seinem purpurfarbenen Sarg, seitlich und am Kopfende standen Blumen. Ich hatte Margaret gesagt, wir würden eine Spende machen. Ich traf auf Peggy und Bill Gallagher, die am Freitag, glaube ich, bei der Zeitung in den Ruhestand gegangen waren.

Ich war einer der sechs ehrenamtlichen Sargträger. Nach dem Gottesdienst standen wir draußen, je drei in einer Reihe, einander zugewandt unter dem Vorbau, während sechs andere den Sarg von Joe zwischen uns die Treppe hinunter zum Bestattungswagen trugen. Einen der ehrenamtlichen Sargträger, Al, hatte ich vor einem Jahr bei Joe zu Hause kennengelernt. Er wusste von unserer Arbeit.

[Eine Anmerkung: Vor zwei Tagen hatte mir einer der Söhne eines der Sargträger erzählt, dass eines von Janes Büchern in seinem Psychologiekurs an der Universität besprochen worden sei – wahrscheinlich Das Seth-Material, da er Fotos erwähnte].

Ich fand die ganze Beerdigung recht interessant, auch wenn ich nur wenig von dem verstand, was vor sich ging (abgesehen von der offensichtlichen Symbolik; auch wurde als <u>Tatsache</u> vorausgesetzt, dass Jesus Christus tatsächlich gelebt hatte). Ein Priester hielt im Beerdigungsinstitut eine kurze Ansprache, die er, vielleicht um uns zu schockieren, mit der Aussage einleitete, dass jeder von uns früher oder später dasselbe erleben würde wie Joe Bumbalo. Die Sargträger und die Ehrensargträger saßen in zwei Reihen am Ende des langen Raumes – die einzigen, die tatsächlich direkt auf Joes Sarg blickten, obwohl wir ihn kaum sehen konnten. Der Raum war mit seiner Balkendecke sehr beeindruckend.

Nach der Zeremonie rief einer der Bestatter über ein Mikrofon die Reihenfolge aus, in der die Leute das Gebäude verlassen und zu den Autos gehen sollten, die sie zur Kirche bringen würden. Die engsten Angehörigen gingen natürlich zuerst und blieben alle am offenen Sarg stehen, um einen vermeintlich letzten Blick auf Joe zu werfen. Die anderen Personen taten dasselbe der Reihe nach. Wir zwölf Sargträger waren die letzten, die den Raum verließen und in die Autos stiegen, aber die ersten, die dem Bestattungswagen folgten und wegfuhren. Die Angestellten des Bestattungsinstituts schlossen den Sarg, bevor wir, die Ehrenamtlichen, den Raum verließen.

Ich fand, dass die zeitlose Qualität des Lichts und so weiter in dem großen Raum, in dem der Sarg stand, mehr als nur ein wenig symbolisch war, denn der Raum war losgelöst von der äußeren Tages-, Nacht- oder Jahreszeit.

Wir wurden von einem Polizeifahrzeug durch die Innenstadt eskortiert. Ich fuhr mit Al in seinem Auto, zusammen mit einem pensionierten Feuerwehrchef, dessen Name mir nicht mehr einfällt. Er war ziemlich geschwätzig. Die Prozession ging bis zur Kirche der Heiligen Jungfrau von Lourdes, an der ich jeden Tag auf meinem Heimweg vom Krankenhaus vorbeifahre. Al fragte, ob die Prozession an Joes Haus vorbeifahren würde, aber wir bezweifelten das aufgrund der Lage. Aber ich konnte erkennen, dass jeder Schritt des Beerdigungsprozesses sorgfältig ausgewählt worden war, um der trauernden Familie zu helfen, sich vom Verstorbenen zu lösen. Das Verfahren war über Jahrhunderte hinweg verfeinert worden.

Der zuständige Priester – es waren drei anwesend – sagte, Joe habe einen großen Teil des Gottesdienstes selbst geplant und ihn gefragt: „Warum werden die Guten abberufen?" Der Priester dehnte die Frage aus auf: „Warum wird überhaupt jemand abberufen?"

Beim Betreten der Kirche wurden den Anwesenden Broschüren mit dem Titel „Der katholische Bestattungsritus" ausgeteilt, und ich behielt mein Exemplar. Nachdem ich erfolglos versucht hatte, es während des Gottesdienstes in die Jackentasche zu stecken, trug ich es schließlich ganz offen hinaus. Niemand forderte mich auf, es zurückzugeben. Ich wollte Jane die Broschüre zeigen und sie auch zu den Akten legen.

Die Broschüre erklärt vieles – beispielsweise all die zahlreichen Sitz-, Steh- und Kniesituationen, die wir in den Kirchenbänken durchliefen; die Gaben, die von den Bumbalo-Enkeln zum Altar getragen wurden; die Hymnen, die wir von einer Schallplatte hörten; die Auszüge aus der Bibel, die von den verschiedenen Priestern vorgelesen wurden; die Antworten, die wir auf die entsprechenden Passagen gaben, die vom Hauptpriester vorgetragen wurden, der aus dem Johannes-Evangelium und anderen biblischen Texten las.

Ich beobachtete, wie er den Weihrauchkelch in die Höhe hielt und ihn dann über Joes geschlossenen und drapierten Sarg schwenkte, der im Mittelgang auf gleicher Höhe mit den vorderen Bänken stand. Die zwölf Sargträger saßen in den beiden vorderen Reihen der Kirchenbänke auf der linken Seite des Kirchenschiffs. Die Familie saß in den vorderen Reihen auf der rechten Seite des Ganges, während alle anderen Teilnehmer der Zeremonie in den Kirchenbänken dahinter auf der rechten Seite Platz genommen hatten.

Das gehöre alles zum Ritual, sagte Jane später, als wir gemeinsam in ihrem Zimmer die Broschüre durchgingen. Aber sie war erstaunt, dass alles auf Englisch war. Von ihrer Zeit im katholischen Heim her erinnerte sie sich, dass eine Seite auf Latein war und die englische Übersetzung auf der gegenüberliegenden Seite stand. Die neue Art und Weise kam ihr sehr eigenartig vor.

Der Gottesdienst dauerte allerdings nicht so lange, wie ich gedacht hatte, und wir waren kurz vor Mittag auf dem Weg zum Friedhof, wo wir uns durch die ruhigen, von Bäumen gesäumten Seitenstraßen schlängelten. Der Tag war heiß, sonnig und schwül geworden – eigentlich ein schöner Tag, um lebendig zu sein, obwohl ich den Priestern zustimmte, als jeder von ihnen sagte, dass Joe jetzt an einem noch besseren

Ort sei. Diese Äußerungen erinnerten mich an die ersten Passagen von Janes Rembrandt.

Es standen etwa 20 bis 25 Personen am Grab, verglichen mit der viel größeren Gruppe in der Kirche. Die Träger trugen Joes Sarg aus dem Bestattungswagen und schoben ihn auf eine Plattform mit Rollen, die auf dem offenen Grab stand, auf einem Gestell, das vielleicht einen Meter hoch war. Das Grab selbst war mit einem grünen Kunstrasen abgedeckt, der wie eine Decke aussah, sodass keine frische Erde zu sehen war. Schnell legten die Mitarbeiter des Bestattungsunternehmens die mitgebrachten Blumen um den Sockel der Plattform, auf der der Sarg stand. Die Enkelkinder nahmen einige der Blumen als Souvenir mit. Ich sah Margaret, die nicht weinte, eine rote Rose nehmen. Einige der Leute aus Buffalo hatten jedoch geweint und ein Mann tat es noch.

Die Priester sprachen kurz. Sie waren absolut integre Menschen, und ich fand es fesselnd, ihnen zuzuhören, als sie mit so viel Überzeugung und Aufrichtigkeit über Jesus Christus, das Leben nach dem Tod und so weiter sprachen. Ihre Arbeit dauerte in der Regel ein Leben lang und unterschied sich daher von den Berufen der meisten anderen Menschen. Ich fragte mich, wie oft sie wohl die gleichen Prozeduren mit den Toten durchliefen, und spekulierte darüber, wie ihre Aufrichtigkeit und Liebe ihnen bei diesen oft wiederholten Gelegenheiten geholfen hatten, denn jedes Mal mussten sie bei den Hinterbliebenen die notwendigen persönlichen Akzente setzen, Anspielungen und kleine Geschichten einbauen, die zur persönlichen Geschichte des Verstorbenen passten.

Ich blieb nicht, bis der Sarg heruntergelassen wurde. Ich weiß nicht, ob die unmittelbare Familie dabei war oder nicht. John Bumbalo hatte in der Kirche dafür gesorgt, dass mich jemand zurück zum Krankenhaus fuhr, wo mein Auto stand. Nach dem Mittagessen gingen Jane und ich die Broschüre mit den Beerdigungsriten durch. Ich fühlte mich ruhig und müde und schob den Beginn dieser Aufzeichnungen lange vor mir her.

Im Beerdigungsinstitut hatte mir ein Freund gesagt, er wisse nicht, wie Jane und ich es nach all der Zeit noch aushalten könnten. Ich sagte, entweder man ist der Situation gewachsen oder eben nicht. Er stimmte mir zu und bot an, uns jederzeit zu helfen, und ich sagte ihm, dass ich das sehr zu schätzen wisse. Das tue ich wirklich.)

∼

(7. August 1984. Patty rief mich am Mittag an und sagte, Jane wolle, dass ich früher komme, falls möglich. Ich aß ein Sandwich auf und fuhr zu ihr. Zu diesem Zeitpunkt ging es ihr schon recht gut, aber sie hatte einen sehr schweren Morgen hinter sich. Sie war zur Hydro gegangen, aber es war nicht gut gelaufen: Neue Leute, Auszubildende, hatten ihr geholfen, sich zu positionieren, und sie hatten es nicht richtig gemacht. Jane sagte, sie habe aber eine viel bessere Nacht als sonst gehabt.

Ich hatte ihr in den letzten Tagen mehrmals gesagt, ich sei Meinung, dass aus ihrem rechten Knie deutlich weniger Flüssigkeit austrete, und dass mehrere andere Stellen an ihrem Körper ebenfalls allmählich abheilten. Die Schwellung am linken Schulterblatt variiert von Tag zu Tag beträchtlich.

Ich war heute ziemlich ruhig, vor allem, weil ich müde war und nicht wusste, was ich noch tun könnte, um sie dazu zu bringen, etwas mehr zu essen oder offener für körperliche Bewegung zu sein, etwa bei der Hydrotherapie. Daher sagte ich nichts und war sehr frustriert. Jane aß wenig zu Mittag, sagte aber, dass sie beim Frühstück mehr gegessen habe. Ich beschloss, in Bezug auf die Hydrotherapie oder ihr Essen nichts mehr zu sagen, da es offenbar nichts brachte.

Ich hatte nicht erwartet, dass sie eine Sitzung durchführen würde. Als sie es dann tat, war ihre Stimme ziemlich schwankend; sie sprach mit vielen Pausen, manchmal mit einer so sonderbaren Aussprache, dass ich Schwierigkeiten hatte, sie zu verstehen. Ihre Augen waren meistens geschlossen.)

Geh nicht einfach davon aus, dass die Situation mit der Hydrotherapie schlimmste Folgen hat. Das Kniegewebe <u>trocknet</u> von unten her aus *(lange Pause)*, und auch das gehört zum therapeutischen Prozess. Die Bewegungsabläufe <u>werden</u> angepasst, aber auch hier ist das Vertrauen in den Prozess immens wichtig. Ich werde versuchen zurückzukommen *(lange Pause)*, und zum Teil war Ruburts gestrige Nacht wesentlich besser – das heißt friedlicher.

(16.11 Uhr. Ich las Jane die Sitzung vor. Kurze Fortsetzung um 16.26 Uhr:)

Wie gesagt, wird die Sitzung selbst dazu beitragen, das Gefühl von Leichtigkeit und Wohlbefinden in Körper und Geist zu fördern. Ich wünsche euch nun einen erholsamen, guten Abend.

("Vielen Dank." 16.27 Uhr. Jane aß sehr wenig zum Abendessen – eine Tasse Suppe, einen Cracker mit Marmelade und eine Tasse Schokomilch. Dann erbrach sie alles wieder, sodass sie also seit Mittag nichts mehr bei sich behalten hatte. Ich war frustriert und entmutigt. Sie wollte einfach nicht essen. Um 21.15 Uhr rief sie mit Carlas Hilfe an. Sie sagte etwas davon, dass sie etwas essen sollte, bevor die Nacht vorbei sei. Ich weiß nicht, wie sie das schaffen will und habe sie auch nicht gefragt.)

8. AUGUST 1984,
14.05 UHR, MITTWOCH

(Heute fand keine Sitzung statt, aber ich möchte dennoch eine Mischung aus Gedichten und Notizen präsentieren.

Jane aß nur wenig zu Mittag. Ich drängte sie auch nicht, und ich stellte ihr auch keine Fragen zur Hydrotherapie oder sonst etwas. Von 14.15 Uhr bis 14.28 Uhr diktierte sie folgendes Gedicht:)

Hoch in den einsamen Bergen,
wo die Natur
sich verkündet,
spüre ich einen neuen Ton, voll und frei
wie eine ganz neue Welt in einem
alten süßen Rezept.

Die Zutaten sind
glitzernd und golden und hell
und voller Erwartung,
und der Ton wirbelt
gewunden in der Welt der Natur
mit dem Versprechen eines Grußes,
eines neuen Buches, das hoch oben
in den Bergen entsteht,
wo die Natur
sich verkündet.

Und da ist ein Wind,
ein Rauschen, eine Kraft und die Stimme –
eine Stimme, die schweigt
und doch neue Alphabete des Lebens erschafft,
die glitzern und schwirren und schwärmen
und in Fragmente zerspringen,
Puzzles aus Licht, liebliche Geschosse
voller Geheimnisse, die hochschießen
wie Samen der Flamme,

mit einer Wildheit und Kraft
und einem Geheimnis,
das nur ich kenne.

(Dann, von 14.33 Uhr bis 14.37 Uhr.)

Es gibt Montage,
in Ecken gesteckt,
wo Kinder sie hinwarfen
vor langer Zeit, und so sammelte
und wusch ich und
und hängte sie auf, dass sie trocknen.
Die Winde der Zeit
trocknen sie rasch,
und so flattern sie in der
neuen Morgensonne –
kosmische Wäsche.

(Eines der ersten Dinge, die ich erfuhr, als ich heute bei Jane eintraf, war, dass Jeff Karder die Dosis von Darvoset auf alle zwei statt auf drei Stunden erhöht hatte. Jane erzählte mir schließlich, sie habe einen sehr schlechten Morgen gehabt, obwohl es ihr in der Nacht meistens recht gut gegangen sei.

Sie sprach erneut davon, dass sie darüber nachdächte zu sterben – vielleicht im Schlaf –, um selbst Seelenfrieden zu finden und ihn auch mir zu ermöglichen. Die Schmerzen machten ihr zuweilen wirklich sehr zu schaffen. Sie sprach davon, wie sehr sie das Leben geliebt habe, und von der schönen Zeit, die wir hatten, bevor sie krank wurde, und sogar noch eine ganze Weile danach. Sie sagte auch, sie sei überrascht, dass ihr Leben so früh zu Ende gehe. Sie sagte mir, ich würde nach ihrem Tod ein großartiges Leben haben und frei sein.

Sie sagte das alles mit dieser nüchternen Stimme, die sie schon das letzte Mal benutzt hatte, als sie mir ähnliche Dinge über ihren Tod erzählt hatte, bevor Seth vor Kurzem gesagt hatte, dass sie jetzt nicht *sterben würde, egal, was sie dachte oder sagte. Das hatte ich mir gemerkt. Und doch lag sie hier und zog die Möglichkeit ihres Todes wieder ernsthaft in Betracht.*

Die Schwellung an ihrer Schulter war wieder größer geworden, aber ich stellte fest, dass aus ihrem Knie überhaupt keine Flüssigkeit mehr austrat, und das war auch für den Rest des Nachmittags der Fall. Jane sagte, sie habe sich geistig in unsere alten Wohnungen an der Water Street versetzt und auch visualisiert, wie sie in die Stadt ging, so wie sie es immer getan habe – als ob sie eine letzte große Tour machen würde. Nachdem sie all dies erzählt hatte, fragte sie mich, was ich davon hielte. Ich sagte, ich hätte dazu nichts zu sagen. Ich reagiere nicht mehr so wie früher, werde nicht mehr wütend und so weiter. Ich konnte sie kaum dazu zwingen, etwas zu tun, was sie nicht wollte, aber auch das sagte ich nicht. Wenn sie sterben wollte, dann war es eben so. Zur Hölle nochmal, dachte ich. Ich beschloss – wieder einmal –, dass ich es leid war, mir Gedanken darüber zu machen, ob sie leben oder sterben oder sich zu Tode hungern würde oder was auch immer.

Als ich mich daran machte, ihre Beine mit Oil of Olaz einzureiben, wie ich es immer tue, bevor ich sie auf die Seite drehe, bemerkte ich einige interessante Entwicklungen. Als ich die Hauptsehne unter ihrem linken Knie drückte, fand ich sie straff und fest wie Stahl – wie immer. Aber in der nächsten Sekunde gab sie plötzlich sehr elastisch nach. Unter meinen Händen schien sie sich in Gummi zu verwandeln. Jane schrie vor Überraschung auf. Ihr Bein begann zu zittern und auch der Fuß bewegte sich. Auch ihr Kopf und ihre Schultern bewegten sich, während ich das Bein für eine Weile massierte. Das war wirklich eine Überraschung! Seth hatte gesagt, ihr Körper habe begonnen, sich zu verändern.

Als ich das rechte Bein behutsam massierte, begann es sich ebenfalls zu bewegen, auch der Fuß, der Kopf und die Schultern. Jane weinte wieder und gab immer wieder leise stöhnende Laute von sich und hatte die Augen geschlossen, während ich das Bein massierte. Ich merkte, dass sie Angst vor meiner Berührung hatte, dass sie weh tat und dass Jane die Reaktion des Beins oder die Bewegungen nicht erwartet hatte.

Ich sagte ihr, ich wolle es nicht übertreiben, und so drehte ich sie auf die Seite. Nach meinem Nickerchen drehte ich sie zurück. Als ich ihr linkes Bein mit dem Kissen abstützte, stellte ich fest, dass es sich noch immer bewegen ließ, denn die Sehnen waren noch weich. Gleichzeitig hatte Jane Schmerzen – was natürlich sei, sagte ich –, denn nach herkömmlicher Auffassung würden Muskeln, die nicht benutzt worden waren, schmerzen. Ich ließ auch ein paar spitze Bemerkungen dahingehend los, dass sie ja nicht vorhabe, den Körper sein Ding machen zu lassen, egal, was er wolle.

Sie habe ihren Körper jahrelang eingeengt, sagte ich, und wenn er sich jetzt bewege, habe sie Schmerzen und beschwere sich, obwohl Bewegung vermutlich genau das sei, was sie wolle. Ich merkte, dass ich sie verwirrte, denn sie konnte den Unter-

schied zwischen meinen Bemerkungen über den Wunsch des Körpers nach Freiheit und ihrem grimmigen Wunsch, ihn einzuengen, nicht erkennen. Ich erklärte es ihr, und dann schien sie es zu begreifen. Sie hatte jedoch starke Schmerzen, und ich läutete erneut nach dem Darvoset, da das Personal damit unpünktlich war.

Jane war sowohl überrascht als auch erfreut über die unerwartete Beweglichkeit. Ich sagte, wir würden es morgen wieder versuchen. Doch nach dem Abendessen wurden ihre Schmerzen noch stärker. Ich wusste nicht, was ich außer einer leichten Massage am rechten Oberschenkel tun sollte. Auch ich war überrascht, als ich spürte, wie er sich unter meinen Händen bewegte – dass er das immer noch konnte, nachdem er nach dem Bruch des Knies viele Monate lang in dieser Position geblieben war. Ihr Unterleib fühlte sich allerdings immer noch steinhart an.

Ich blieb noch eine halbe Stunde und versuchte, sie zu beruhigen, was mir schließlich auch zu gelingen schien. Sie fragte mich, ob ich noch Hoffnung hätte, und ich bejahte – eine seltsame Frage von jemandem, der zuvor gesagt hatte, dass er intensiv ans Sterben dächte!

Ich wusste, dass meine halb sarkastischen Bemerkungen darüber, dass sie ihren Körper nicht den Weg der Selbstheilung gehen ließe, natürlich eine Reaktion auf ihr früheres Gerede über das Sterben waren. Ich glaube nicht, dass ich mit meinen Bemerkungen übertrieb – obwohl Jane sich natürlich über so etwas ärgerte, selbst wenn es der Wahrheit entsprach. Da ich aber meine Gefühle basierend auf meiner Interpretation dessen, was ich sah, zum Ausdruck brachte, denke ich, dass meine Bemerkungen richtig waren, denn später sagte sie mir, dass ich einige intuitive Wahrheiten ausgedrückt hätte. Wer weiß – möglicherweise lässt sich trotz allem noch etwas retten.

Jane lächelte sogar etwas, als ich mich nach 19.30 Uhr zum Gehen bereit machte. „Denkst du, dass ich ja vielleicht doch nach Hause gehen kann?", fragte sie. „Das ist der Plan", erwiderte ich. Diesen Gedanken hatte ich schon vor ein paar Tagen geäußert.)

9. AUGUST 1984,
13.58 UHR, DONNERSTAG

(Jane rief gestern Abend nicht mehr an. Ich kam ein paar Minuten früher bei ihr an; Patty hatte sie gerade umgedreht. Sie hatte starke Schmerzen. Ihr war auch übel. Sie hatte jedoch eine gute Nacht und einen guten Morgen gehabt und etwas gefrühstückt. Ich massierte die Unterseite ihres linken Knies, als sie mich darum bat, *und freute mich einmal mehr, dass ihr Bein, ihr Kopf und ihre Schultern immer noch beweglich waren. Sie sagte, sie habe sich in der Nacht und am Morgen die Suggestion gegeben, dass es in Ordnung sei, sich zu bewegen und dass sie ihrem Körper vertrauen könne; sie hatte sich auch ein wenig bewegt.*

Aus ihrem Knie trat nur eine geringe Menge Flüssigkeit aus. Auf meine Frage hin, ob sie heute Morgen zur Hydrotherapie gegangen sei, sagte sie: „Das meinst du doch nicht im Ernst!"

Zur Mittagszeit sagte ich ihr, ich wolle, dass sie heute, wenn möglich, eine Sitzung durchführe, wodurch ihr neuer Kurs vielleicht bestärkt würde. Nach einem sehr kleinen Mittagessen, Darvoset und so weiter, las ich ihr die gestrige Sitzung und die Gedichte vor. Sie war bereit, es mit einer Sitzung zu versuchen, aber ich drängte sie nicht dazu. Ich las ihr die kurze Sitzung vom 7. August vor, in der Seth gesagt hatte, ihre körperlichen Verbesserungen hätten bereits begonnen.

„Ich glaube, man kann wohl sagen, dass sie das haben", bestätigte ich. Ich sagte, ich hoffte, dass sie weitergehen würden und dass ich Jane wieder bei mir zu Hause haben möchte. Ihre linke Hand tat ihr sehr weh, und ich massierte sie. Ihre Arme und Hände bewegten sich weiter.

15.15 Uhr. Während wir uns unterhielten, geriet Jane erneut in Panik. Sie war sich nicht sicher, warum. Ich vermutete, dass ihre Angst vor Bewegung sowie alte Familienangelegenheiten eine Rolle spielten, und sie stimmte mir zu. Beinahe weinend, begann sie, weitere Bewegungen mit ihren Armen und Händen zu machen. Ich rieb ihre Beine ein wenig und löste damit weitere Reaktionen aus, aber ich wollte es nicht übertreiben.

Jane sagte, sie wolle es mit der Sitzung versuchen. Ihre Stimme klang etwas bekümmert, und sie machte viele Pausen, aber alles in allem lief es ganz gut. Ihre Augen waren oft geschlossen.)

Die Dinge verhalten sich so, wie wir es gesagt haben.

(Bea kam herein, um zu sehen, wie es uns gehe; sie sagte, sie sei heute Abend die Verantwortliche. Ich las Jane die Zeile vor. Lange Pause.)

Ruburt <u>versteht</u> mit Freude das Wunder der normalen körperlichen Bewegung. Noch einmal: Die Sitzung selbst bewirkt in der Tat eine physische Transformation, eine Reorganisation, sodass die körperlichen und geistigen Strukturen mit <u>wohltuenden</u> Heilbotschaften und Elixieren gefüllt werden.

Ruburt wird es lebend nach Hause schaffen, und zwar in einer viel besseren körperlichen Verfassung.

(Lange Pause.) Ich werde vielleicht noch einmal kurz zurückkommen.

(„In Ordnung. Danke.“

16.00 Uhr. Jane war immer noch etwas panisch und hatte Tränen in den Augen. Lynn kam herein, um uns mitzuteilen, dass sie das Darvoset um 16.30 Uhr bringen würde – aus irgendeinem merkwürdigen Grund eine halbe Stunde später.

Ich las Jane die Sitzung vor und bezeichnete sie als ausgezeichnet. Der Schlüssel, sagte ich, war der Hinweis darauf, dass sie körperliche Bewegung verstehe. Ich erwähnte die Freude, von der Seth sprach, und Jane sagte, sie habe sie gespürt, selbst als sie weinte, während ich ihr half, ihre Arme zu bewegen. Ich verabreichte ihr Augentropfen und schaltete den Fernseher ein, nachdem sie verschiedene weitere Bewegungen ausgeführt hatte. Ich sagte ihr, dass ich sie zu Hause haben wolle – dass alle Zimmer im Haus auf sie warteten.

Janes Bewegungen, insbesondere in den Beinen, waren ziemlich verblüffend, als ich begann, sie vorbereitend mit Oil of Olaz zu massieren, um sie anschließend auf die Seite zu drehen. Zu meiner Überraschung entdeckte ich, dass sich ihr Fuß beim Massieren der Sehnen unterhalb des Knies ein paar Zentimeter vor- und zurückbewegte – etwas, das Jane seit Monaten nicht mehr geschafft hatte und ein Beweis dafür war, dass das linke Kniegelenk nicht steif war. Ich gratulierte ihr. Nachdem ich sie gedreht hatte, war es auch leichter, ihre Arme und Hände und andere Körperteile zu bewegen. Und das Drehen selbst ging tatsächlich sehr leicht – sie weinte überhaupt nicht und war anscheinend in einem friedlichen Zustand. Ich sagte ihr, sie habe es gut gemacht.

Tatsächlich setzte sie ihre Bewegungen fort, ohne dass ich sie darum bat. Mit dem Abendessen klappte es allerdings nicht – nachdem sie eine halbe Tasse Suppe gegessen hatte, erbrach sie wieder alles. Ich war bestürzt, aber Jane machte sich nichts daraus, und ich hielt meine Enttäuschung zurück. Sie hatte begonnen, ihren Mund viel weiter zu öffnen als sonst, als ich ihr die Suppe mit dem Löffel eingab – und sie sagte, ihr Kiefer fühle sich so locker an, dass ihre Zähne herausfallen könnten. Ich dachte sogar, sie könnte sich verschlucken, so weit öffnete sie ihren Mund für jeden Löffel.

Die Bewegungen durchdrangen also offensichtlich bis zu einem gewissen Grad ihren ganzen Körper – sogar bis hin zu ihrer Nase und ihrer rechten Augenbraue. Ich freute mich sehr und sagte es auch. Alle Bewegungen gingen weiter. Ich hoffte, dass es ihr doch noch gelingen würde, eine Kleinigkeit zu essen, aber das geschah nicht. Um 19.00 Uhr nahm sie das Darvoset ein, aber keine Vitamine oder irgendetwas anderes als Kaffee. Ich blieb bis nach 19.30 Uhr bei ihr. „Du solltest besser gehen“, sagte Jane und meinte damit, je länger ich bliebe, desto länger würde sie ihre Bewegungen fortführen. Ich war nur darauf bedacht, dass sie es nicht übertrieb und später Muskelkater haben würde. Ich sagte ihr immer wieder, wie schön es sei zu sehen, dass sie sich bewegte und dass ihre Bewegungen nur bedeuteten, dass ihr Körper mehr als bereit sei zu kooperieren, wenn sie ihn ließe. Ich glaube, entweder hat sie das inzwischen begriffen, oder sie ist auf dem besten Weg dazu. Was zählt, ist, dass sie durchhält, ohne sich zu sehr anzustrengen und dass sie den Körper seinen Teil tun lässt.

„Wenn du so weitermachst wie heute," sagte ich, „wirst du spektakuläre Fortschritte machen." Sie stimmte zu. Und warum auch nicht, sagte ich. Es war immer möglich. Wunder <u>stellen</u> die ungehinderte Natur dar, wie Seth gesagt hatte. Alles wird helfen, Jane, also lass uns einfach sehen, was passiert.

Ich würde mich schon über den kleinsten Fortschritt freuen. Jane hatte gestern gesagt, sie wäre schon mit einer 30-prozentigen Verbesserung zufrieden. Vielleicht ist sie auf dem Weg dorthin.

21.25 Uhr. Jane rief mithilfe von Carla an, als ich gerade diese Zeilen getippt hatte. Ich sagte meiner Frau noch einmal, dass sie es heute gut gemacht habe.)

11. AUGUST 1984, 16.09 UHR, SAMSTAG

(Heute brachte ich Jane ihr Acrylgemälde mit, das sie „Die Schwertlilien" nennt. Es ist eines ihrer besten Bilder, und sie freute sich, es wiederzusehen. Ein paar Krankenschwestern waren anwesend, als ich es auspackte. Ich sagte Jane, ich würde morgen ein Ölporträt, das ich selbst gemalt hatte, durch ein anderes ersetzen. In der Zwischenzeit würde ich auch noch ein paar andere Bilder umhängen, die ich im Laufe der Zeit mitgebracht hatte, und andere ganz abhängen. Es sah gut aus.

Jane war sehr unruhig, als ich ankam, sodass ich sie schnell auf den Rücken drehte. Aber sie sagte, sie habe trotzdem eine ziemlich gute Nacht und einen guten Morgen gehabt. Keine Hydrotherapie. Sie hatte sich daran erinnert, sich immer wieder zu sagen, dass sie ihrem Körper vertrauen könne, und das hatte ihr geholfen. Sie hatte sich auch etwas bewegt. Ihre Leistengegend, die ich gestern massiert hatte, tat ihr jetzt aber weh. Sie aß viel besser zu Mittag als sonst, auch ein wenig feste Nahrung. Nach dem Mittagessen massierte ich ihre Beine, so wie ich es immer tue, und erhielt wieder gute Reaktionen. Arme, Hände und Kopf bewegten sich ebenfalls. Und ich massierte auch wieder die Leistengegend, jedoch ganz sanft.

Jane bat mich, ihr etwas Seth-Material vorzulesen. Ich wählte die letzten neun Sitzungen aus – beginnend mit unserer neuen Entschlossenheit und Zielsetzung vom

30. Juli, nach der langen Pause seit dem 4. Juli. Es waren zwar alles kurze Sitzungen, aber sie enthalten jetzt all unsere Hoffnungen für die Zukunft, und bis jetzt haben sie sich bewährt. Wir sprachen auch über Pläne für die Zukunft.

Als Jane sagte, sie wolle eine Sitzung durchführen, war ihre Stimme in Trance ziemlich schwankend, und ich musste sie bitten, einige Wörter zu wiederholen.)

Nun, nochmals: Ruburt – Jane – wird wieder nach Hause gehen können, in viel besserer Verfassung und endlich in der Lage sein *(lange Pause)*, in einem rollstuhlähnlichen Stuhl zu sitzen.

(Sehr lange Pause.) Das rechte Bein <u>wird</u> viel beweglicher werden, sodass sie wieder sitzen können wird. Von Tag zu Tag wird es –

(16.12 Uhr. Leider wurden wir von einer Krankenschwester unterbrochen, die Janes Dosis Darvoset brachte. Sie blieb zwar nur ein paar Augenblicke, aber es war trotzdem zu lang.)

Ich mag zurückkommen oder auch nicht – aber er wird wieder auf seiner Veranda sitzen.

(„Das war's", sagte Jane schließlich.

16.14 Uhr. Jane nahm das Darvoset, das sie etwa alle zwei Stunden bekommt. „Ist es wirklich möglich, dass es mir so gut gehen wird, dass ich wieder auf der Veranda sitzen kann?", fragte sie halb weinend.

„Warum nicht?", erwiderte ich.

Mit verzerrtem Gesicht weinte sie weiter. „Nur schon die Vorstellung, nach Hause zu gehen und wieder auf meiner Veranda zu sitzen … Ich möchte es so gerne glauben, mit meinem ganzen Herzen und meiner ganzen Seele …

„Okay", sagte ich, „dann lass uns darauf hinarbeiten."

Ihre Vitalwerte waren in Ordnung. Ich sah keinerlei Ausfluss aus ihrem rechten Knie, und die Schwellung an ihrer linken Schulter schien erheblich zurückgegangen zu sein. Den ganzen Nachmittag über hatte sie sich immer wieder ziemlich unwohl gefühlt, aber alles in allem denke ich, dass es ihr besser ging, was bedeutete, dass unsere Vorgehensweise in diesen Tagen sehr hilfreich war.)

13. AUGUST 1984,
15.45 UHR, MONTAG

(Jane rief gestern Abend nicht mehr an. Rita und Patty hatten Schwierigkeiten, sie auf den Rücken zu drehen, als ich heute in Zimmer 330 ankam. Ich brachte sie in die richtige Lage, woraufhin sie sich besser fühlte. Allerdings aß sie kaum etwas zu Mittag. Jane sagte, sie habe in der Nacht und heute Morgen ab und zu Bewegungen gemacht. Um 15.15 Uhr massierte ich ihre Beine, erneut mit guten Ergebnissen. Ich kann sehen, dass ihre Füße und Zehen darauf ansprechen und werde mich morgen mehr auf sie konzentrieren.

Nach der Massage, die ich ziemlich lange ausführte, diktierte sie folgendes Gedicht. Ihre Füße bewegten sich noch immer. Ihre Augen waren oft geschlossen, die Stimme leise, und sie machte viele Pausen.

Hoch oben über
den fernen verborgenen Felsen
der Welt, wo die Natur
all ihre Werke verkündet,
erklingt eine süße Botschaft,
in der sich kostbare Mysterien
ausbreiten.

Samen der Bewegung,
süß, leuchtend und kryptisch,
sprechen und rühren
Gelenke mit
jähem und dunklem Klang,
dessen Botschaft nur
mir bestimmt ist.

Ihr Ursprung ist höher,
ihre Kunde ganz klar,
auch wenn ohne Worte,
Vokale und Silben
sie spricht.

Nachdem wir über verschiedene Themen wie etwa Politik gesprochen hatten, wo-
für sich Jane schon immer interessiert hatte, sagte sie mir um 16.26 Uhr, ich solle
den Fernseher leiser stellen: „Ich werde wahrscheinlich nicht mehr als ein oder zwei
Sätze haben.")

Ich möchte Ruburt einfach meiner Anwesenheit versichern und ihn wissen
lassen, dass ich meine Äußerungen dahingehend, dass er wieder auf der Veranda
sitzen wird, nochmals bekräftige.

(Lange Pause.) Außerdem möchte ich ihm noch einmal sagen, dass, unabhängig von den Worten der Sitzung, neue Entwicklungen und Bewegungen von der
Sitzung selbst ausgehen.

Ich wünsche euch einen schönen und ermutigenden, guten Tag.

(„Auf Wiedersehen."

16.30 Uhr. Ich musste Jane bitten, einige Worte zu wiederholen, so leise war ihr
Diktat. Die Sitzung, auf die sich Seth bezog, war die vom letzten Samstag, dem 11.
August, als er zum ersten Mal erwähnte, dass Jane wieder auf der Veranda würde
sitzen können. Seitdem hat er sich immer wieder darauf bezogen.

Es war an der Zeit, meine Frau für eine halbe Stunde auf die linke Seite zu
drehen und dann mein Nickerchen zu machen. Ich massierte zuerst ihre Beine und
Arme und spürte wieder eine gute Reaktion. Sie machte es gut und reagierte wirklich
auf die neue Hoffnung, die wir erschufen.)

16. AUGUST 1984,
16.37 UHR, DONNERSTAG

(Von 15.47 bis 15.57 diktierte Jane folgendes Gedicht.

Hinter den höchsten Wolken,
die der Mensch je gesehen,
liegen Berge und
verborgene Buchten, woher alle
wahren Verkündungen stammen.
Ihre Sätze sind lautlos
und bergen gleichwohl ein Wort,
das geheime Verträge
zwischen Göttern und Menschen einlöst,

verkündet vor langer Zeit,
geäußert ohne ein Wort oder Flüstern,
für mich nur gesprochen
mit einem magischen Ton,
einer geheimen Botschaft
und einer süßen Antwort,
bekannt mir allein.

Um 16.37 Uhr sagte Jane: „Du solltest das vielleicht aufschreiben. Mir kam der Gedanke, dass es sich bei meinem fehlenden Appetit um ein vom Körper herbeigeführtes Heilfasten handeln könnte – seine eigene natürliche Version davon."

„Zu welchem Zweck?", fragte ich.

„Als Heilungsprozess."

Ich verstand ihre Antwort auf meine Frage nicht wirklich, aber sie schien mir auch nicht deutlicher werden zu wollen, also ließ ich es bleiben. Sie isst immer noch nicht genug, um einen weiteren Gewichtsverlust zu verhindern. Wenn sie also weiterhin nicht ausreichend Nahrung zu sich nimmt, wird das sehr ernste Folgen haben. Sie hat es schon viel zu weit getrieben.)

17. AUGUST 1984,
15.30 UHR, FREITAG

(Georgia rief heute Morgen gegen 11.30 Uhr an. Jane bat mich, früher zu kommen, was ich dann auch tat. Ich arbeitete an Kapitel 9 von Träume – hatte in der Tat gerade erst angefangen. Als ich eben das Garagentor öffnete, kam mir eine Frau entgegen, die in die Einfahrt gefahren war. Sie hatte einen Tumor und wollte Jane sehen. Sie hatte uns wiederholt geschrieben, aber nach einer Weile hatte ich aufgehört, ihr zu antworten. Ich sprach einige Minuten mit ihr und sagte dann, dass ich leider weg müsse. Ich hörte den Kühler ihres Autos kochen, aber er hatte kein Leck. Sie folgte mir den Hügel hinunter und zur dortigen Tankstelle, wo ich ihr zum Abschied winkte. Ich hatte ihr gesagt, dass ich wahrscheinlich ihren letzten Brief erhalten hätte, aber schon seit einiger Zeit keine Post mehr beantworten würde.

Jane ging es bei Weitem nicht so schlecht wie neulich, als ich schon frühmorgens zu ihr gerufen wurde. Ich massierte ihr linkes Bein vor dem Mittagessen, was half.

Nach dem Mittagessen brachte ich einen Scheck, den ich gestern von unserer Ver-

sicherung erhalten hatte, zur Rechnungsstelle im Krankenhaus. Der eher niedrige Betrag, 5'000 Dollar, war mir ein Rätsel. Ich wusste nicht, wofür er war. Die Leute in der Buchhaltung wussten es auch nicht. Seltsam, sagte ich zu Jane, als ich endlich wieder in ihr Zimmer kam. Vielleicht führt der ganze Schlamassel mit der Versicherung zu noch mehr Verwirrung. Ich hätte wissen müssen, dass die Ruhe der letzten Monate trügerisch war. Unsere Rechnung ist wieder auf rund 55'000 Dollar angestiegen – und Janes Versicherung hat mir keine Schecks geschickt. Meine Vorstellung, dass das Krankenhaus vierteljährlich abrechnet oder so etwas, war wohl Wunschdenken. Ich werde die ganze Sache vergessen, wenn ich es irgendwie kann.

Einmal mehr aß Jane nur sehr wenig zu Mittag, obwohl Georgia sagte, dass sie ganz gut gefrühstückt habe. Im Grunde hungerte sie nach wie vor. Jane und Georgia unterhielten sich und rauchten, während ich zur Rechnungsstelle ging. Jane sagte, sie würde erst später eine Sitzung durchführen, änderte dann aber ihre Meinung, als ich mich anschickte, die Post zu erledigen. Ihre Stimme war sehr zittrig, nicht sehr deutlich, eher hoch und fast tonlos. Ihre Augen waren teils offen, teils geschlossen.)

Ich wünsche euch einen wohltuenden und heilsamen Tag.

Ruburt sollte vor den panikartigen Gefühlen <u>keine</u> Angst haben und sich auch <u>nicht</u> dafür schämen. Er <u>soll</u> sie auch ausdrücken, denn dann machen sie, wie gesagt, den Weg frei für neue Energie.

Die erhöhte Beweglichkeit, die ihr beobachtet habt, entsteht auf natürliche Weise mit den Jahreszeiten und wird ein Gefühl zunehmender Leichtigkeit mit sich bringen. Nun wird sich eine gewisse Gelassenheit einstellen. Du warst wieder eine sehr wertvolle Hilfe. Lies ihm die Sitzung vor. Wir mögen zurückkehren oder nicht, aber meine Gegenwart, Aufmerksamkeit und Energie sind bei ihm.

(„So weit, so gut", sagte Jane.

15.36 Uhr: Das mit dem „schämen" war mir neu. „Das ist wahrscheinlich der Grund, warum ich die Sitzung hatte", sagte Jane. Sie sagte, sie habe sich manchmal wegen der Panik geschämt und stimmte mir zu, dass die Panik länger anhielte, wenn sie sie – die Panik – aus Scham möglicherweise unterdrückte.

Ich muss gestehen, dass ich überrascht war, als meine Frau sagte, sie schäme sich wegen der Panik. Ich hätte nicht gedacht, dass es noch irgendetwas gab, was sie vor mir verbergen könnte, aber im Nachhinein sah ich, dass ihr Verhalten ziemlich typisch – und ziemlich heimlichtuerisch – war. Vielleicht hätte ich ahnen sollen, dass so etwas vor sich ging – aber andererseits: Wie könnte ich dafür verantwortlich sein, außer vielleicht in ganz geringem Maße?

Es sind Ereignisse wie diese, die mich verzweifeln lassen, denn wieder einmal sehe ich, wie Jane weitermacht wie bisher, und ich frage mich, was, wenn überhaupt, sie aus all dem gelernt hat? Wie, frage ich mich, kann man sagen, sie habe viel gelernt, wenn meine Frau an der Schwelle des Todes steht und nach wie vor dabei ist, sich auszuhungern? Jede Herausforderung, der wir uns stellen und die wir überwinden müssen, ist auf einer niedrigeren Stufe, und wenn wir sie schließlich durchbrechen oder überwinden, sind wir wieder auf der nächsthöheren Stufe, von der aus wir gestürzt sind. Nie gibt es einen Sprung ein paar Sprossen auf der Leiter nach oben, von wo aus wir im Triumph zurückblicken könnten.

Als ich Janes linkes Bein massierte, machte sie so viele Geräusche – stöhnte sie –, dass Georgia hereinkam. Ich erklärte ihr die positiven Folgen und zeigte ihr, was ich tat. Georgia verstand. Nach der Sitzung massierte ich Janes sämtliche Gliedmaßen – und erzielte erneut hervorragende Ergebnisse. Vor allem ihre Beine und Füße waren wieder beweglicher. Und trotz dieser guten Resultate fragte ich mich einmal mehr: Was musste Jane alles tun, um nur schon wieder auf die Stufe zu kommen, von der sie vor Kurzem gefallen war?)

23. AUGUST 1984, 14.46 UHR, DONNERSTAG

(Diese Anmerkungen beziehen sich auf den 22. August:

Überraschenderweise taten wir etwas, das uns beiden ein sehr gutes Gefühl gab. Jane erzählte mir, dass sich eine Pflegerin, die sich heute Morgen um sie gekümmert hatte und die von ihrem Mann getrennt lebte und drei Kinder hatte, heute Mittag eine gebrauchte Waschmaschine angeschaut hatte, aber die 130 Dollar, die sie kostete, nicht aufbringen konnte. „Sag ihr, dass wir sie bezahlen werden", sagte ich, oder so ähnlich. Vielleicht sagte ich auch: „Wir können sie für sie besorgen." Dadurch würde sie nicht mehr zum Waschsalon fahren müssen, um die Wäsche zu waschen, obwohl das Trocknen der Wäsche dadurch nicht geregelt wäre. Jane stimmte sofort enthusiastisch zu. Wie auf ein Signal kam die Pflegerin herein, um Janes Katheterbeutel zu leeren, und wir teilten ihr unsere Absicht mit. Wie vorauszusehen war, lehnte sie zunächst ab, aber schließlich konnten wir sie überreden.

„So etwas hat noch nie jemand für mich getan", sagte sie. Ohne groß ins Detail zu gehen, erklärten wir ihr, dass uns auch schon andere Menschen geholfen hätten. Wir beschlossen, ihr das Geld morgen in bar zu geben, anstatt mir von ihr oder dem

Laden die Rechnung schicken zu lassen. Sie konnte es nicht glauben. Sie küsste uns beide. Wir baten sie, es niemandem zu sagen, obwohl ich davon ausgehe, dass sie es Georgia, ihrer engsten Freundin im Krankenhaus, erzählen wird. Sie bedankte sich noch einmal bei uns, bevor sie nach Hause ging.

Ich habe Jane schon lange nicht mehr so enthusiastisch erlebt. Sie strahlte förmlich vor Freude, und ich wusste sofort, dass wir die richtige Entscheidung getroffen hatten. Ich erkannte, dass dies eine sehr positive heilende Wirkung auf meine Frau haben könnte. Jemandem auf diese Art und Weise zu helfen, war für uns ein Durchbruch. Ich hatte mich oft gefragt, was ich – oder irgendjemand anderes – noch tun könnte, um Jane zu helfen, und dabei hatten wir die ganze Zeit eine mögliche Lösung vor Augen gehabt.

23. August. Heute Morgen weckte mich um 5.45 Uhr das klingelnde Telefon. „Es kann nur jemand aus dem Krankenhaus sein", dachte ich, als ich aus dem Schlafzimmer lief. Es war Shawn, die Nachtschwester. Ich sprach mit Jane: „Ich sterbe nicht oder so, aber könntest du jetzt kommen? Ich fühle mich so unwohl …"

Ich fütterte die Katzen, rasierte mich und kam um 7.00 Uhr bei Jane an. Sie hatte starke Schmerzen. Ich holte zwei Nachtschwestern, die mir halfen, das Stützkissen unter ihr wegzuziehen, sodass wir es ihr nach und nach bequemer machen konnten. Ihr schmerzverzerrtes Gesicht zeigte, wie schlecht es ihr ging. Das Darvoset half ihr schließlich, sich zu entspannen. Ich sah, dass die geschwollene Blase mit Flüssigkeit an ihrem linken Schulterblatt sehr groß war – was der Grund für einen Großteil ihrer Beschwerden war. Zuerst wusste sie nicht, ob sie in der Seitenlage bleiben oder sich auf den Rücken drehen lassen sollte, aber das Umlagern half tatsächlich. Mary, die Oberschwester, kam herein und ich sagte, dass die Blase drainiert werden sollte, um den Druck zu lindern. Jane stimmte zu: „Sie werden eine Nadel hineinstechen." Die Schwester machte einen Vermerk auf einer Karte und ging – sie war zwar sehr aufmerksam gewesen, aber den ganzen Tag über wurde nichts unternommen. Auch ein Arzt tauchte nicht auf.

Beim Frühstück sagte Jane, sie wolle später am Tag eine kurze Sitzung durchführen, falls sie es schaffe. Im Laufe des Tages schien es ihr besser zu gehen. Ich hatte das Notizbuch mit Kapitel 9 von Träume *mit ins Krankenhaus genommen. Ich arbeitete gerade daran, als sie mir sagte, ich solle die Tür schließen und das Notizbuch für die Sitzungen herausholen.*

Janes Stimme war stockend, fast hoch, mit einer Art ungewöhnlichem Sing-Sang. Ihre Augen waren die meiste Zeit über halb geschlossen.)

Einen wunderschönen, guten Tag.

(„Guten Tag, Seth.")

Jemandem Geld zu schenken, um ihm in einer momentanen Notlage zu helfen, war auf eine Art und Weise ein Geniestreich, egal, wie simpel und kindisch er auch zu sein schien. Da Ruburts Wesen eine Mischung symbolischer und praktischer Aspekte ist, vermittelte ihm diese Geste ein ausgezeichnetes, eindeutiges Gefühl der Selbstbestätigung, und zwar <u>auf eine Art und Weise</u>, wie er es seit Langem nicht mehr erlebt hat. Das ist sehr wertvoll und führt dazu, dass er beginnt, wieder feste Nahrung zu sich zu nehmen.

Dein Verhalten war tadellos, indem du zustimmtest, und auch, indem du so früh am Morgen kamst. Ich kann diese Punkte nicht oft genug betonen. Ich empfehle auch wärmstens, kleine Beträge an Menschen zu geben, deren Not dir oder Ruburt bekannt ist. Als Folge davon kann sich eine Wende hin zu Aktivität und Bewegung ergeben. Ich rate euch, sofort damit zu beginnen. Natürlich haben die Bücher den Menschen in größerem Maße geholfen, aber wir wollen sozusagen schnelle Impfungen dieser besonderen Art der Selbstbestätigung.

Der Körper reagiert jetzt noch aktiver, und diese Art von Verhalten wird die neue Leichtigkeit der Bewegung wunderbar verstärken.

Deine Zustimmung zu den Vorschlägen in Bezug auf das Geld ist ebenfalls von großer Bedeutung.

Ich mag wiederkommen oder auch nicht – aber nochmals: Die Sitzung selbst wird mehr Gelassenheit und Vertrauen fördern. <u>Möglicherweise</u> komme ich tatsächlich noch einmal zurück, aber jetzt möchte ich, dass ihr beide die Sitzung besprecht.

(„Danke." 15.00 Uhr.

Janes Füße hatten im Laufe der Sitzung begonnen, sich zu bewegen. Jetzt rauchte sie eine Zigarette. Ich las ihr die Sitzung vor. Wir kamen nicht dazu, sie ausführlich zu besprechen, weil Frank Longwell zu Besuch kam. Ich erzählte ihm, dass der rote Ahorn, den er im Garten gepflanzt hatte, offensichtlich abgestorben sei, aber er meinte, er sei vielleicht nicht ganz hinüber.

Die Massage von Janes Gliedmaßen und meine Hilfe bei ihren Bewegungen zeigten gute Ergebnisse. Heute Mittag probierte sie zu meiner Überraschung verschiedene Speisen, die die Küche auf Verlangen von Georgie für mich auf ihr Essenstablett gestellt hatte. In den letzten Tagen hatte ich sehen können, dass sie ein wenig mehr aß, aber der heutige Tag war in dieser Beziehung bisher der beste.)

30. AUGUST 1984,
14.50 UHR, DONNERSTAG

(Als ich gestern um 12.45 Uhr bei Jane ankam, lag sie auf der Seite. Sie sah sehr elend aus – abgemagert, weil sie viel zu wenig gegessen hatte, wie ein greiser Fötus, dachte ich, so wie sie da in ihrer zusammengezogenen Stellung lag.

„Vielleicht habe ich mich für den Tod entschieden", sagte sie schwach.

„Das hast du wohl", sagte ich unverhohlen. „Es dauert jetzt nicht mehr lange. Ich kann mir nicht vorstellen, dass du jetzt noch einen anderen Weg einschlägst. Es ist zu spät."

„Ich will nichts davon hören", sagte sie. „Mach den Fernseher lauter." Ihre Lieblingsseifenoper wurde gerade gezeigt.

Dieser kleine Wortwechsel fasst ziemlich genau unsere derzeitige Stimmung und Janes sich verschlechternden Gesundheitszustand zusammen. Gestern aß sie etwas zu Mittag, aber kaum Abendbrot. Heute aß sie am Mittag noch weniger. Ich erinnerte sie daran, dass ich um 16.15 Uhr zum Zahnarzt müsse. Das führte dazu, dass sie sofort das Gefühl hatte, nichts mehr tun zu können. Ich verspürte diesen Druck aber überhaupt nicht. Immer wieder fragte sie mich nach der Uhrzeit.

Nach einem kärglichen Mittagessen sagte sie, sie habe gestern Abend eine Eingebung dahingehend gehabt, dass sie jetzt noch nicht sterben würde. Sie war sehr kurz, aber eindeutig. Ich hatte gewusst, dass sie mir nach dem Mittagessen etwas mitzuteilen hatte, aber das hatte ich nicht erwartet. Ich zeigte überhaupt keine Reaktion auf die Nachricht – und erinnerte mich sofort an mein völliges Fehlen einer Reaktion, als unser Anwalt mir gesagt hatte, die Versicherungsangelegenheit sei erledigt. Offensichtlich war ich inzwischen von den wiederholten Schüben aus Angst, Besorgnis und Negativität und des sich täglich verschlechternden Zustandes von Jane so abgestumpft, dass ich nicht mehr reagieren konnte. Weder glaubte ich es, noch glaubte ich es nicht.

Jedenfalls schien es Jane damit etwas besser zu gehen, und so spielte ich mit, als sie sogar von einer Sitzung am heutigen Nachmittag sprach. Ich bat sie, mir beim Ausfüllen der Speisekarte zu helfen, denn ich hatte beschlossen, dass es sinnlos war, weiterhin Dinge auf die Karte zu schreiben, die sie doch nie anrührte.

Dann sagte sie, ihre Beine schrien geradezu nach Bewegungsübungen, woraufhin ich besonders ihr linkes Bein massierte.

Ihre Beine und Füße bewegten sich ziemlich gut.

Wenn Jane wollte, konnte sie die Dinge immer noch beschleunigen – daher die frühe Sitzung, weil ich danach gehen musste. Ich war nach all der Zeit wohl negativer, als ich dachte, denn ich glaubte ihr nicht, als sie sagte, dass sie jetzt noch nicht sterben würde. Denn es sieht in der Tat so aus, als ob ihr Leben fast zu Ende wäre. Würde sie jetzt sagen, dass sie stirbt, würde ich ihr zustimmen.

Ihre Seth-Stimme war sehr schwach, und ich hatte Schwierigkeiten, einige der zittrigen Worte zu verstehen. Ihre Augen waren die meiste Zeit halb geschlossen.)

Wir verzichten auf das Vorgeplänkel.

Ruburts Gefühl ist richtig: Er ist noch nicht bereit zu sterben – er wird jetzt noch nicht sterben. Es besteht ein Unterschied, einfach ein bestimmtes Gefühl zu haben oder zu wissen, dass das Gefühl richtig ist – das heißt, dass man zwar vielleicht das Gefühl hat, dass A gleich B ist, aber man kann mit seiner Interpretation dennoch völlig falsch liegen. Nur weil man das Gefühl hat, dass, sagen wir, A und B dasselbe sind, heißt das noch lange nicht, <u>dass sie das auch wirklich sind</u>.

Natürlich sind viele Schwierigkeiten durch das Umfeld bedingt, und je eher er nach Hause zurückkehren kann, desto besser, auch wenn das noch so anmaßend erscheinen mag.

Er muss die Entschlossenheit zurückgewinnen, nach Hause zurückzukehren, <u>und auch du solltest dich bemühen</u>, das Gleiche zu tun; dein <u>Gefühl</u>, dass die Situation hoffnungslos ist, bedeutet nicht, dass die Situation auch <u>wirklich</u> aussichtslos ist – und das musst du dir so klar wie möglich machen.

Es ist sehr wichtig, dass ihr eure Vorstellungskraft so ausrichtet. Ihr beide könnt diesen lebenswichtigen Schritt der kreativen, imaginativen Bewegung tatsächlich tun.

Auch diese Sitzung wird in der Tat helfen und etwas Ruhe zurückbringen. Macht einen Augenblick Pause. Ich werde dann hoffentlich nochmals zurückkommen.

(14.59 Uhr. „Oh Gott", sagte Jane und benutzte damit einen Ausdruck, den sie in letzter Zeit sehr oft verwendet hatte. „Gib mir eine Zigarette. Sobald ich sagte, ich würde es tun – die Sitzung –, bekam ich Angst. Das zeigt, dass man diese Gefühle einfach rauslassen muss. Ich wünschte, ich könnte schreien und brüllen, aber ich kann nicht …" Sie nahm nur gerade ein paar Züge von ihrer Zigarette. Ich las ihr die Sitzung vor. Sie war verängstigt. „Oh, meine Arme", sagte sie. Ich tastete sie ab – sie waren so steif wie gebogene Metallstangen.

15.06 Uhr. „Ich denke, ich mache noch ein bisschen weiter. Es ist sehr schwer, oh Gott …")

Nochmals: Es ist wichtig, dass Ruburt diese Panikgefühle ausdrückt und sie dadurch nach außen loslässt. Dieses Loslassen entspannt auch die Muskeln und ordnet die Strukturen neu – so, als ob man einen Kristall zu einer neuen Form zusammensetzen würde.

Die Sitzung selbst wird wieder zur Linderung beitragen …[9]

(15.08 Uhr. „Oh, Bob, das ist alles“, sagte sie halb weinend. „Ich wünschte, ich könnte schreien.“ Ich hatte ihr mehr als einmal gesagt, sie solle genau das tun.

Wir unterhielten uns ein wenig. Jane schien mehr darüber besorgt zu sein, wann ich zum Zahnarzt gehen würde, als über alles andere. So klein war ihre Welt geworden. Als sie mich schließlich fragte, was ich von der Sitzung halte, hatte ich Mühe, irgendeine Hoffnung auszudrücken, angesichts der negativen Gefühle, die ich nun schon so lange hatte. Ich sagte Dinge wie: „Heute Morgen, als ich an Kapitel 9 von Träume arbeitete, musste ich einige Sitzungen aus dem Jahr 1981 durchgehen – und sie sind perfekt. Sie gehen genau darauf ein, was falsch war, und sie passen wie angegossen auf die aktuelle Situation. Aber schau dir nur an, wo wir jetzt stehen – wir sind viel schlechter dran.“ Was hatte sich in den vier Jahren verändert?

Schließlich ließ ich meine Frustration durchblicken, als ich mich allmählich auf den Weg machen musste. Ich warf Jane vor, dass ihr meine emotionalen Stürme egal seien. Dies ereignete sich, als ich versuchte, ihre Arme bequem zu lagern und feststellte, dass sie sich so steif wie nur möglich machte – nach allem, was sie eigentlich hätte wissen und gelernt haben müssen. Das ärgerte mich geradezu. Ich empfand dieses Verhalten wie eine Ohrfeige.

„Aber es ist mir nicht egal“, protestierte Jane. „Ich sorge mich sehr. Ich habe sogar daran gedacht zu sterben, um dich freizugeben.“

„Glaub mir“, sagte ich, „diesen Gedanken hatte ich auch schon. Ich würde lügen, wenn ich behaupten würde, es wäre anders …“

Ich möchte hinzufügen, dass ich nicht meinte, ich wünschte, sie würde sterben, damit ich frei wäre. Ich möchte, dass sie lebt – mit mir, zu Hause, arbeitend und singend. Das ging mir im Zahnarztstuhl durch den Kopf. Ich vergaß, es ihr zu sagen, als ich zum Abendessen wieder bei ihr war, aber ich werde es morgen tun. Jane rief mich noch an, als ich gerade diese Sitzung beendete.)

---

[9] Anmerkung vom 9. September 1984, vier Tage nach Janes Tod: Seths letzte Worte, mit denen er versuchte, bis zuletzt zu helfen.

EPILOG

Das ist es also: Das letzte Buch. Das Ende des Seth-Materials – oder doch nicht? Jetzt, wo sich meine Emotionen nach dem Korrekturlesen von *Der Weg zur Gesundheit* etwas beruhigt haben, kann ich mich wenigstens ein bisschen mit dieser Frage beschäftigen.

Während ihrer letzten Tage im Krankenhaus hörte Jane einfach auf zu essen, und ich wusste, dass ihr Übergang in eine andere Realität nahe war. Ich war bei ihr, als sie in jener frühen Morgenstunde im September 1984 im Schlaf starb. Wie stets hatte Seth sein Bestes gegeben, und noch mehr, wie die Aufzeichnungen in *Der Weg zur Gesundheit* zeigen. Doch auch er willigte in Janes Tod ein, als sie den Entschluss gefasst hatte zu gehen. Es gab keine Proteste seinerseits, keine Vorwürfe, dass zum Beispiel seine Stimme „für immer verstummen würde". Ich verspürte selbst auch keine Rebellion – nur ein Gefühl betäubter Akzeptanz.

Obwohl ich mir sagte, ich wisse, dass Jane noch lebt, war ich es nicht gewohnt, in der Gegenwart des physischen Todes zu sein. Ich fertigte zwei Kugelschreiberzeichnungen von meiner Frau an, während sie auf der Seite lag und ihre schönen, blau-braunen Augen noch offen waren, so klar und friedlich wie die eines Kindes. Ich hatte die vage Vorstellung, diese Zeichnungen als Vorlage für Porträts zu verwenden, die ich von ihr malen wollte. Sie würden einmalig werden, dachte ich. (Ich habe diese Bilder noch nicht gemalt, habe es aber immer noch vor.)

Jane war in ihrer Jugend eine gläubige Katholikin gewesen. Da sie in einem katholischen Krankenhaus gestorben war, bat ich einen Priester, an ihrem Bett zu sprechen. Ich versuchte es, konnte aber nicht weinen, als er betete: „Liebender und barmherziger Gott, wir vertrauen dir unsere Schwester an. Du hast sie in diesem Leben sehr geliebt …" Der Priester versprach, mir eine Kopie seiner Worte zu schicken.

In den folgenden Tagen arrangierte ich die Einäscherung, die Jane schon vor langer Zeit für sich beschlossen hatte, kümmerte mich um rechtliche Angelegenheiten, bezahlte Rechnungen und sprach kurz mit ein paar Freunden. Unsere Grabstätte liegt nicht in Elmira.

Später, als ich allein sein konnte, kamen die Tränen. Mehr als ein Jahr lang weinte ich jeden Tag. Doch am Tag nach dem Tod meiner Frau ging ich wieder an die Arbeit und beendete Band 2 von *Träume, „Evolution" und Werterfüllung*. Was hätte ich sonst auch tun sollen?

Und so wie Jane weiterlebt, so lebt auch ihre Arbeit weiter. Obwohl man sagen kann, ihr Leben in dieser Realität sei vorbei, so ist es ihr Lebenswerk nicht. Viele Menschen haben geschrieben, dass ihre Bücher jedes Mal, wenn sie sie lesen, neu sind – dass sie ständig neues Material darin finden. Das erlebe ich auch so. Genauso verhält es sich mit den Audiokassetten aus Janes ASW-Klassen, wenn sie für Seth oder als sie selbst im Austausch mit Studenten spricht, oder wenn sie in ihrer Trancesprache Sumari spricht und singt. Was für wunderbare Zeichen des Fortlebens all diese Dinge sind!

Doch aus dem umfangreichen Werk von Jane kann noch mehr hervorgehen. Zum Beispiel die 15 Ordner mit ihren sauber abgetippten Gedichten; ihre Essays und Tagebücher; andere Sitzungsgruppen von unveröffentlichtem Seth-Material, die ich in der Einleitung erwähnt habe; eine unvollendete Autobiografie, die ich vielleicht in eine publizierbare Form bringen könnte; ebenso Passagen aus einem unvollendeten vierten *Überseele-Sieben*-Roman, in dem Jane auf Siebens Kindheit eingeht; ein Bildband ihrer Gemälde und dazugehörige Kommentare; mehrere frühe Romane, die ich immer noch für veröffentlichungswürdig halte. Genug Arbeit also für den Rest meines Lebens, und vielleicht auch für andere, die das Werk fortsetzen, nachdem ich meiner Frau nachgefolgt sein werde.

Im Laufe der Jahre erhielten wir durch Janes und meine Arbeit viele Tausende von Briefen, nicht nur aus dem Inland, sondern auch aus dem Ausland. Ich bin immer noch dankbar für die Briefe, die ich nach wie vor fast täglich erhalte, und ich bemühe mich immer noch, jeden einzelnen auf irgendeine Weise zu beantworten. „Wo wären wir denn auch ohne die Reaktionen der Menschen?", hatten Jane und ich oft gesagt. Bis auf einige wenige Briefe, die uns vielleicht ganz am Anfang entgangen sind, habe ich sie alle aufbewahrt.

Als Jane 1970 *Das Seth-Material* veröffentlichte, waren wir auf die Auswirkungen ihrer Arbeit überhaupt nicht gefasst. Unzählige Kisten mit Briefen befinden sich jetzt in der Universitätsbibliothek von Yale, wo ihre Privatsphäre geschützt ist. Ich habe jetzt noch viele weitere zu verschicken. Ich liebe jeden Brief, den wir je erhalten haben, auch die, die nicht so nett waren. Meiner Meinung nach sind Freundschaften mit Menschen, denen man nie persönlich begegnet ist, etwas, das man nur selten erfährt und erlebt. Oft gaben diese Freunde etwas von sich in einer Weise, die wir nicht aufwiegen konnten. Sie tun es immer noch.

Außerdem befinden sich Kopien aller Seth-Sitzungen – reguläre, persönliche und aus der ASW-Klasse – in der Sammlung unserer Unterlagen in Yale. Auch viel anderes Material ist dort zu finden: Ich habe mehrere Jahre damit verbracht, es zusammenzutragen. Praktisch alles davon steht der Öffentlichkeit kostenlos zur Verfügung, mit einigen wenigen Einschränkungen dahingehend, wie viel für den persönlichen Gebrauch kopiert werden darf. Manchmal ist auch meine Genehmigung erforderlich.

Ich bin stolz darauf, Jane und Seth geholfen zu haben, ihren Beitrag in unserem komplexen und sehr kreativen Gefüge dieser Realität zu leisten. Ich danke ihnen – genauso wie ich jedem einzelnen von Ihnen, liebe Leserinnen und Leser, für Ihre vergangenen, gegenwärtigen und zukünftigen Beiträge danke. Jeder von uns ist also Teil des großen Mysteriums von „Allem-Was-Ist", das wir gemeinsam, aber doch jeder auf seine Weise, erforschen.

Wie Seth in der Sitzung vom 31. Juli 1984 in *Der Weg zur Gesundheit* sagte: „Die Sitzungen waren und sind, wie das Leben selbst, ein Geschenk, das aus der unermesslichen, nie endenden Kreativität der Existenz hervorgeht."

Mit diesem Zitat möchte ich auch diesen Epilog beenden.

Robert F. Butts
Elmira, New York
Im September 1997

NAMEN- UND SACHREGISTER

Wir bedanken uns herzlich bei den Freunden der Seth-Literatur,
die das Projekt

SETH ÜBER DEN HARMONISCHEN WEG ZUR GESUNDHEIT

unterstützt und gefördert haben. Bei:

Christoph Gassmann, für sein stetiges großes Engagement, das die notwendige
Sicherheit für die Arbeit am Seth-Material bietet;

Ruedi Anner, der die Vereinigung der Seth-Freunde zusammen mit
anderen begeisterten Leserinnen und Lesern 1981 gegründet hat;

der Vereinigung der Seth-Freunde, die sich seit Jahrzehnten dafür einsetzt, dass
das Werk von Jane Roberts, Robert F. Butts und Seth auch in Zukunft dem
deutschsprachigen Raum erhalten bleibt;

Ursula Lang und Ruth Brandenberger, die das vorliegende Buch lektoriert
und probegelesen haben.

Maurizio Vogrig
Übersetzer und Chief Publisher
Seth-Verlag und smartmyway ag

im Oktober 2022

Liebe Leserin, lieber Leser

Für weitere Bücher von Jane Roberts besuchen Sie bitte unsere Homepage, wo Sie zu allen Büchern ausführliche Inhaltsangaben und viele weitere Texte rund ums Seth-Material finden.

www.sethverlag.ch

Durch den Kauf unserer Bücher helfen Sie, das Seth-Material auch im deutschsprachigen Raum am Leben zu erhalten.

Möchten Sie Sponsorin, Sponsor werden und unseren kleinen, nicht selbsttragenden Verlag noch weiter unterstützen, dann treten Sie bitte mit uns in Kontakt, per E-Mail oder telefonisch:

E-Mail: Kontakt@sethverlag.ch
Tel.: 0041 79 348 16 43

Herzlichen Dank!

Begeisterte Leserinnen und Leser des Seth-Materials haben sich zum
Zweck der Diskussion der Seth-Bücher von Jane Roberts zur

Vereinigung der Seth-Freunde

zusammengeschlossen, was wir an dieser Stelle für diese politisch und
konfessionell neutrale und nicht Gewinn orientierte Organisation gerne
bekannt geben.

Kontaktadresse:
Vereinigung der Seth-Freunde
www.sethfreunde.org